电阻抗断层成像技术
——方法、历史和应用
（第2版）

Electrical Impedance Tomography
Methods, History and Applications
（2nd Edition）

主　编　［加拿大］安迪·阿德勒　　［英］大卫·霍尔德
　　　　　　　　（Andy Adler）　　　　（David Holder）

荣誉主译　钟南山

主　译　招展奇　桑　岭　何怀武

U0224245

中国协和医科大学出版社
北　京

著作权合同登记图字：01-2024-1196号

图书在版编目（CIP）数据

电阻抗断层成像技术：方法、历史和应用 / (加) 安迪·阿德勒 (Andy Adler), (英) 大卫·霍尔德 (David Holder) 主编；招展奇，桑岭，何怀武译.2 版. -- 北京：中国协和医科大学出版社，2024. 10. -- ISBN 978-7-5679-2468-0

Ⅰ. R445

中国国家版本馆CIP数据核字第2024DY0793号

主　　编	［加拿大］安迪·阿德勒（Andy Adler）	
	［英］大卫·霍尔德（David Holder）	
主　　译	招展奇　桑　岭　何怀武	
责任编辑	杨小杰	
封面设计	邱晓俐	
责任校对	张　麓	
责任印制	黄艳霞	
出版发行	中国协和医科大学出版社	
	（北京市东城区东单三条9号　邮编100730　电话010-65260431）	
网　　址	www.pumcp.com	
印　　刷	北京天恒嘉业印刷有限公司	
开　　本	787mm×1092mm　　1/16	
印　　张	35.5	
字　　数	692千字	
版　　次	2024年10月第1版	
印　　次	2024年10月第1次印刷	
定　　价	200.00元	

（版权所有，侵权必究，如有印装质量问题，由本社发行部调换）

译者名单

荣誉主译　钟南山　广州医科大学附属第一医院

主　　译　招展奇　桑　岭　何怀武

副主译　代　萌　杨　琳　陶　峰

译　　者（按姓氏笔画排序）

　　　　　　王　超　天津大学
　　　　　　付　峰　空军军医大学
　　　　　　代　萌　空军军医大学
　　　　　　刘亦凡　空军军医大学
　　　　　　李　军　麦德安医疗设备有限公司
　　　　　　杨　琳　空军军医大学
　　　　　　何怀武　中国医学科学院北京协和医院
　　　　　　张婷婷　韩国庆熙大学
　　　　　　陆　彧　点奇生物医疗科技有限公司
　　　　　　招展奇　广州医科大学
　　　　　　林志敏　广州医科大学附属第一医院
　　　　　　陶　峰　海军军医大学
　　　　　　桑　岭　广州医科大学附属第一医院
　　　　　　黄勇波　广州医科大学附属第一医院
　　　　　　曹新生　空军军医大学
　　　　　　葛慧青　浙江大学医学院附属邵逸夫医院
　　　　　　潘　清　浙江工业大学

序

　　电阻抗断层成像（electrical impedance tomography，EIT）技术是一种无创、无辐射的新兴医学成像技术，其原理是通过测量人体不同组织对电流的阻抗差异，重建人体内部的电阻抗变化分布图像。EIT技术最初被应用在地球物理和工业流体测量，后来因其独特的技术优势，科学家利用人体安全电流、精确的电子电路和先进的重建算法，对其进行升华，将其应用于医学领域。EIT技术具有广泛的医学应用前景，不仅可用于人体疾病的诊断，还可用于疗效评估和病理研究。

　　我很荣幸能为《电阻抗断层成像技术——方法、历史和应用》（第2版）（*Electrical impedance tomography：history，method and application*）的中文翻译书作序。令我深感欣慰的是，这本对EIT技术进行详细介绍和深入剖析的国际著作，被翻译成中文，以帮助更多的中国医生和科研人员理解和掌握这一技术。为此，我要向本书的翻译团队表达我的诚挚感谢和高度赞扬。他们以专业的知识和准确的语言，将这本包含复杂理论、电子电路、技术特点，以及各类实际应用的著作呈现在我们中国读者的面前。本书不但涵盖了EIT技术的各个方面，包括基础原理、成像算法、硬件设备、临床应用等，而且详细介绍了EIT技术的历史、发展现状及未来趋势，同时深入地探讨了EIT技术在生物医学、临床医学等领域的应用前景。

　　作为一位在呼吸系统领域开展医教研六十余年的医务工作者，我深知诊断对于治疗的重要性。因此，我对本书中关于EIT在肺部疾病中的应用特别感兴趣。EIT技术可以床旁、无创、实时地测量肺部的气体和血流引起的电阻抗分布，从而反映肺部疾病（特别是在进行人工通气时）的病理生理变化。这些结果为肺部疾病的早期诊断、病情监测和疗效评估提供了一种全新的手段。在新型冠状病毒感染疫情的防控中，EIT技术发挥了重要的作用，通过实时监测新型冠状病毒感染患者的肺部通气情况，可以快速准确地发现肺不张和过度膨胀等呼吸机相关的潜在肺损伤，为病情监测和呼吸机调整提供了重要的依据。这有助于医生及时制订个性化的治疗方案，提高治疗效果，缩短康复时间，降低死亡率。此外，通过本书我还了解到，EIT技术还可应用于其他器官、系统疾病的诊断和治疗中，如腹部疾病、神经系统疾病和肿瘤疾病等。面对未来可能出现的新公共卫生突发情况，我们需要不断地学习和掌握新技术，以更好地应对挑战。随着 EIT 技术的不断发展和完善，它将在未来的疾病防控和治疗中发挥越来越重要的作用。

在阅读相关章节时，我深感其内容的专业性和深度。本书不仅详细介绍了 EIT 技术的各种理论，更结合了大量的临床案例和实践经验，使理论和实践得以深度结合。这对于从事医学研究和临床工作的医生来说，无疑是一本极具价值的参考书籍，同时推荐成为高校开展相关专业课程的教学用书。

本书的翻译团队由多位具有丰富翻译经验的临床和工程方面的专家组成，他们在保证翻译准确性的同时，充分考虑了中文表达的流畅性和可读性。我衷心希望本书能对中国的医学研究和临床实践发挥积极的作用。我也希望本书能激发更多人对医学成像技术的兴趣和热情，推动中国医学科技的不断发展壮大。

最后，我要再次感谢本书的翻译团队和所有参与本书出版的人员，并衷心希望本书能对中国的医学成像技术和医学研究的发展起到积极的推动作用。

钟南山

2024 年 3 月

译者前言

亲爱的读者：

感谢您阅读本书第2版。

    EIT作为一种先进的无创检测技术，自其诞生以来，便受到科学界和工业界的广泛关注。随着研究的逐步深入，EIT技术不断发展，其应用领域也日益拓宽。作为一种非侵入性的成像方法，EIT通过体表电极向人体注入电流并测量体表电压来重建人体内部的电阻抗分布。该技术在众多医学领域具有广泛的应用前景，包括肺部疾病监测、脑功能成像、癌症诊断等。随着技术的不断进步和应用范围的扩大，EIT正成为医学领域中的重要工具之一。在这种背景下，我们翻译了加拿大安迪·阿德勒（Andy Adler）和英国大卫·霍尔德（David Holder）主编的《电阻抗断层成像技术——方法、历史和应用》（第2版），旨在为中国读者全面理解生物医学EIT提供帮助。

    本书第2版在第1版的基础上进行了全面更新和扩充，反映了EIT领域近十几年来的新进展和成就。

    本书内容丰富，涵盖了EIT技术的各个方面。首先，回顾EIT的历史，了解EIT的起源和发展脉络，以及发展过程中的重大突破和里程碑事件。接着从EIT的基本原理出发，深入剖析了其数学基础和物理机制；进而详细介绍了EIT系统的硬件设计和软件设施，包括数据采集、图像重建等关键技术；最后，重点关注了EIT技术在医学、工业检测等领域的应用，展示了其巨大的应用潜力和价值。通过本书，您将了解EIT在各种医学场景中的潜在应用，以及其在临床诊断、疾病监测和治疗过程中的价值。

    EIT是一项多学科交叉的技术，涉及工程学、数学、生物医学等多个领域。本书的特点在于其广度与深度的完美结合。它不仅为初学者提供了入门知识，也为专业研究人员提供了当前该领域新的深入的研究。因此，本书的结构和组织方式可满足不同读者的需求。您可以根据自己的专业背景、学习目标和兴趣选择适合自己的章节进行阅读。无论您是工程师、数学家、医护人员还是生物医学工程专家，我们相信本书都能成为您学习和研究EIT的重要参考资料。

在翻译本书的过程中，我们力求保持原著的准确性和完整性，同时注重语言的流畅性和可读性。我们深知，翻译一本专业书籍是一项艰巨而复杂的任务，需要严谨的态度和深厚的专业知识。因此，我们感谢原著作者的辛勤付出和卓越贡献，也要感谢所有参与本书编写的专家、研究人员和机构。没有他们的辛勤工作、经验分享和合作支持，这本书将无法达到如此丰富和权威的水平。尽管我们翻译团队包括了EIT各领域的专家，但由于水平所限，翻译过程中难免出现疏漏，不妥之处敬请专家和读者指正。

最后，我们希望本书的出版能够推动EIT技术的发展和应用，为相关领域的科研和实践工作提供有益的参考和借鉴。我们相信，随着EIT技术的不断进步和完善，它将在更多领域展现其独特的优势和价值。希望本书能引起更多的读者对EIT技术产生兴趣，并以此为工作和研究的方向。我们也十分欢迎广大读者针对其感兴趣的相关话题与我们展开讨论。

祝您阅读愉快！

招展奇

2024年4月

目　　录

第1部分　导论

第2部分　从组织特性到图像度量

第4部分　相关技术

第 1 部分

导　论

01

第1章 电阻抗断层成像

1.1 引言

电阻抗断层成像（electrical impedance tomography，EIT）是通过体表电极的电阻抗测量，构建体内组织电阻抗特性的断层成像。图1-1形象地说明了这一概念：电极被贴于胸部，通过计算得出气体与血液流动的图像和波形。断层成像是指使用体外的穿透性能量对体内的组织进行成像。断层成像方法通常以所使用的能量或其与身体的相互作用来命名，因此，EIT这一命名的由来是其使用了电阻抗的测量。

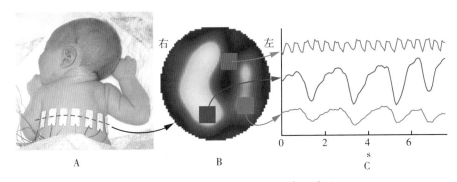

图1-1　一名健康婴儿的EIT图像和波形

注：A.EIT电极贴在出生10天婴儿的胸背部（来自Heinrich等）；B.重建中心切面图；C.来自左右肺的像素点的波形曲线。婴儿如果把头侧向一边，那另外一边的通气会更好。

本书为第2版，第1版于2004年出版，已是将近20年前。EIT技术的基础及其应用并未改变，改变的是这一技术终于在临床上用以确定患者的治疗方案。在本书写作期间，EIT被用于新型冠状病毒感染患者（简称"新冠患者"）。目前，已有商用EIT系统和研究用EIT系统。EIT作为一种科学方法已得到认可，如被用于帮助理解婴儿第一声啼哭的独特生理学过程。目前，这一技术的发展也侧重于计算的鲁棒性及有效的临床指标参数。

1.2　本书内容概览

生物医学EIT是一个跨学科领域。本书有关EIT应用章节中的一些临床术语和概念对于具有数学或物理背景的读者来说可能不太熟悉，有关EIT重建算法或EIT仪器研发的章节对于临床医生来说可能难以理解。本书第2章旨在对生物医学EIT的技术和概念做一个科普性质的介绍。

本书第二部分（第3～8章）介绍了EIT测量的过程，从组织电学特性开始，到测量、成像，最后是对EIT图像的解读（图1-2），这种模块化划分有助于对EIT技术进行全面阐述。EIT的输入是用户感兴趣的、引起组织电阻抗变化的生理学或解剖学特征，如肺部非导电性气体的运动，或者被导电性良好的血管网络包围的肿瘤；EIT的输出是临床相关的功能图像或指标。如果想知道某干预措施是否改善了患者的通气情况，需要根据EIT图像计算其通气量，并在治疗前后进行比较。在描述组织电磁特性（第3章）后，介绍了EIT电子学、硬件及其信号采集（第4章）。接下来，读者需要了解电流如何在体内传播（第5章），以建立一个可以计算出断层扫描图像的模型（第6章），以及一套新的用于图像重建的"D-bar"方法（第7章）。最后，根据这些图像计算临床相关的功能参数和指标（第8章）。第1.3节会更加细致地说明上述步骤及过程。

本书第三部分（第9～15章）介绍了EIT的应用。在肺部成像方面，EIT应用最为广泛（第9章），目前已被用于重症监护和手术患者的通气监测（第10章）。胸腔EIT可以获得血流（灌注）信息，有望用于血流动力学参数的测定（第11章）。第12章介

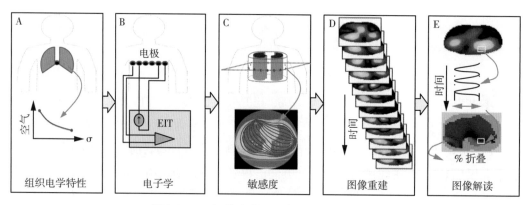

图1-2　EIT图像生成及图像解读的步骤概述

注：A.组织具有电学特性，其与周围组织的电学特性形成对比，或者随时间变化；B.EIT硬件系统对一组体表电极施加电流并测量其电压；C.电极激励和测量的模式，以及人体形态及其电学特性决定了EIT测量的敏感区域；D.通过使用某一图像重建算法构建电学特性敏感场域，从而计算电导率（静态EIT）或电导率变化（动态EIT）；E.由图像对比及其随时间的变化计算得到生理相关的指标。

绍了ETI在脑和神经成像中的应用，第13章介绍了EIT对癌症区域的成像。对于EIT的其他应用，第14章对其进行了阐述。此外，EIT还在兽医学领域有所应用（第15章）。

本书第四部分（第16～20章）介绍了许多与生物医学EIT相关的其他技术。组织的电学特性可以通过磁感应断层成像（magnetic induction tomography，MIT）进行磁性测量（第16章）。通过磁共振电阻抗断层成像（magnetic resonance EIT，MREIT）中的磁共振成像，可以得到组织阻抗的高分辨率图像（第17章）。医学EIT的基本原理也与其他学科相关。使用电阻率断层成像（electrical resistivity tomography，ERT）的地球物理勘探是断层成像方法的首次应用，始于1911年；在许多方面，地球物理ERT比生物医学EIT更先进（第18章）。ERT的另一个重要应用是工业过程断层成像，如对管道流量和工业混合过程的监测（第19章）。第20章中简要介绍了EIT设备（包括历史上重要的和当前使用的系统），以及有关EIT的会议、事件。

1.3 EIT图像生成及其解读

EIT的图像分辨率相对较低，约为体表电极环形阵列直径的10%［译者注：EIT测量通常使用16个电极进行电流轮换激励和边界电压测量。尽管存在对向激励、相邻激励等多种激励–测量模式，但根据互异性定理，16电极的EIT系统可获得的独立测量数约为100。从解析解的角度而言，EIT图像的理论分辨率约为$\sqrt{100}=10$，即10×10的图像分辨率。但是，从数值解的角度而言，通过向EIT图像重构中融入不同的先验信息（如噪声水平）和采用不同的重构策略（如全变差方法），可获得更高的空间分辨率］，但其时间分辨率很高，可达几十毫秒。此外，EIT硬件体积小巧，使用体表电极开展测量，与许多其他医学成像设备相比，使用更为方便。图1-3展示了EIT的数据采集过程。这些图像的成像数据来源于图1-3A所示的健康新生儿，数据采集使用了16个心电电极。通过组织特性容积模型，重建EIT图像。我们阐明了心脏活动，展示了心动信号（仅供参考）及心室容积。血液比大多数组织更易导电，与收缩期相比，舒张期的心脏体积增加，表明电流"更喜欢"通过血液传导。接下来，我们将说明EIT数据的采集过程。通过一对电极向人体施加电流，然后电流流经全身，产生以等电位线所示的电压分布。在收缩期和舒张期之间，心脏中血容量的变化会影响电流流动，从而影响在电极处测量的电压。图1-4展示了EIT图像重建和功能性指标计算的过程。在测量数据中，选择一帧参考数据，然后使用一个计算模型，进行图像反演，最后得到当前帧数据相对于参考帧数据的图像。对于每一帧，重构断层面图像，形成以时间为函数的序列EIT图像。从这些图像中，可以提取每一个像素的波形，这些波形可以反映心

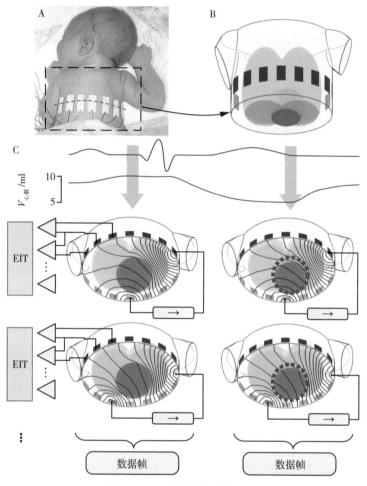

图 1-3　EIT 原始数据采集图示

注：A.一名健康新生儿；B.用于重建的组织特性容积模型；C.心脏活动及舒张期的血流增加；底部图示 EIT 数据采集：于交替电极对之间施加的电流在体内产生电压分布，并改变测量电极处的电压。

脏和肺部活动；同时可以计算相关指标，如心率或每个肺的潮气量。

1.3.1　组织的电学特性

生物组织的电学特性是通过施加并测量电压或电流而测定的。EIT 设备施加的电流人体难以察觉，这种微小电流符合医疗设备安全标准（ISO/IEC 60601）。EIT 通常施加频率高于 50kHz 的正弦电流，其最大电流不超过 5mA（译者注：有设备在施加更高频率的电流时，电流幅度是超过 5mA 的。但这个幅度仍然是符合医疗设备安全标准，具体可参考第 3.5 节"电气安全及电流限制"），目的是提高 EIT 的电气安全性，并使激励信号处于人体自身电信号的范围之外。

这些微小电流符合欧姆定律：$V = IR$，可以看出，需要一个电压（V）才能使电流

（I）通过电阻（R）。这与流体的流动类似：为了使流体（电流）能够通过狭窄的管道（电阻），需要有一个压力（电压）。电阻（单位为 Ω）描述了处于电极之间的人体电属性。描述组织电学性质的相关参数是电阻率（ρ）（通常以 $\Omega \cdot cm$ 为单位测量）。对于两端有电极的均匀圆柱体，其电阻（$R = l\rho/A$）随长度（l）的增加而增加，随面积

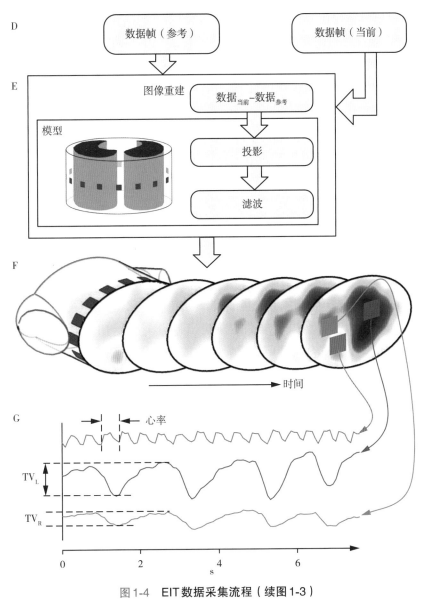

图1-4　EIT数据采集流程（续图1-3）

注：参见图1-3所示的EIT信号采集过程，需要采集一组数据帧，这组数据帧包含所有时刻的EIT测量值。利用重建算法，可以获得电极所在切面的组织阻抗图像。目前，绝大多数EIT系统都采用时差重构算法（tdEIT）。在tdEIT算法中，阻抗变化 ΔZ 由两帧数据的差分结果重构获得。两帧数据为两个不同时刻的EIT数据，即参考时刻（t_{ref}）和当前时刻（t）。

（A）的增大而减小。通常考虑2个参数：电阻的倒数（$G=R^{-1}$）（单位为西门子，S）和电导率（$\sigma=\rho^{-1}$）（单位为S/cm或S/m）。在人体内，电流的流动就像溶液中离子的运动，而血液是良导体。

当正弦电流$I=I_0\cos2\pi f$施加于纯电阻时，电压（V）与电流（I）的相位完全相同。相比之下，当正弦电流通过电容（C）时，电压的相角延后了90°。而当一个电路里既有电阻又有电容时，使用复数来表示某一正弦频率下的同相和异相分量。对于一个复数，阻抗（Z）对应于电阻，导纳（Y）对应于电导。对于纯阻性电路，$Z=R$且$Y=G$。当一个电容与一个电阻并联时，复导纳$Y=G+i2\pi fC$。

生物组织的细胞膜在低频时相当于一个存储电能的电容。随着频率的增加，经过膜的通路的导纳升高，则电流开始流过细胞膜（图3-2）。组织的整体特性由一个复电导率（或复导纳率）［符号为$\sigma*$或（γ）］来表征。随着频率的增加，$\sigma*$的改变可用于表征该组织（图3-4）。EIT系统通常测量电极处的幅值和相位，但大多数图像重建算法仅使用幅值。因此，在本书的大部分内容中，电导率和导纳率被视为近似同义词。

在EIT中，频率为f的电流通过一对电极施加到人体。电流会通过最简单（阻抗最低）的路径向全身扩散（图1-2C）。组织复电导率（$\sigma*$）的空间分布变化将改变电流流动方式及电压模式，而EIT对组织导纳率的前后变化很敏感。由于血液比人体其他组织的导电性更好，舒张期心脏内血液的增加或由出血引起的淤血会导致阻抗发生变化，而这种变化就可以通过EIT测量。人体肺部的电导率变化最主要因素是肺内空气含量的改变。每次呼吸时，大量的非导电性空气进出肺部，因此，EIT对肺部通气高度敏感。还有其他几种人体组织也存在可用的前后变化或对比状态。例如，神经组织在活动状态下会导致电导率发生改变（第12章），癌组织及恶性肿瘤周围新生部分的电导率也会与良性组织的电导率形成鲜明对比（第13章）。此外，还可以通过其他方法如注射高渗氯化钠溶水（第11章）、摄入高盐食物或温度变化形成电导率的前后对比。

1.3.2　EIT电子电路

大多数EIT系统通过成对电极施加电流，然后在剩余电极上测量电压。这种激励－测量方式在很大程度上可消除电极间电极－皮肤接触阻抗差异对电压测量的影响。另外，因无法明确激励电极与皮肤之间的接触阻抗，通常不测量激励电极上的电压。一帧EIT数据包含一组完整的电压测量。大多数EIT系统依次在每对电极上施加电流，然后在将电流切换到下一对电极之前，测量除激励电极外所有电极对上的电压。早期的EIT系统利用相邻电极注入电流，如今许多EIT系统都使用"$skip$"模式，如$skip=2$表示电极1与电极4配对进行电流注入。对电流注入和电压测量方式的选择称为激励－测量方式。对于一个具有N个电极的EIT系统，最多能够进行$N\times(N-3)/2$次独立测量。一个典型的EIT系统通常有8个、16个或32个电极，因此，每一帧能够进行的独立测量数分别是20次、104次或464次。如今的EIT系统具有很快的运行速度，每秒可以完成50帧或更多帧的电压测量。对于一个32电极系统，激励电流为100kHz时，相当于单次测量对应62.5个正弦周期，然后计算这段时间内所有电极上的电压信息，包括幅值和相位。

EIT数据采集存在诸多挑战。第一个挑战就是干扰对信号采集的影响。通常采用信号平均方式可以大幅提高信号信噪比（signal-to-noise ratio，SNR），但EIT较高的帧率导致难以对信号进行长时间平均。医院环境包含各种电噪声，且患者自身（如心脏、肌肉和神经）也会产生电信号。因此，必须采用精密滤波器抑制各种噪声和干扰。第二个挑战是保证系统的精度。虽然心脏中血量变化很大（图1-3），但体表电压的变化却很小，因此，一台高性能EIT系统的精度必须满足0.1%的相对精度。此外，EIT数据采集还面临其他一些挑战。例如，EIT测量信号的动态范围（最大和最小信号之间的比率）很大，EIT系统要在很宽的测量范围内保持很高的数据采集精度。在20Hz～20kHz内，EIT电路也存在许多难点，如非零共模抑制、漏电流和电极通道之间的串扰。精密电子产品对温度非常敏感，因此，EIT测量信号会随着时间而发生漂移。在临床实际测量中，诸多客观因素都会影响电极-皮肤之间的状态，从而直接影响测量的信号质量，如患者出汗、患者姿势改变。

为了方便临床日常应用，EIT设备必须坚固耐用，且人机交互友好。例如，在使用过程中，若发生电极连接异常，系统必须能够自动检测并提示医务人员。在EIT研究中，使用独立的类心电电极可以完成EIT信号采集，但逐个贴放电极耗时很长，不适用于临床。为了解决这一问题，EIT制造商设计了一种可以快速安放的电极带。这种电极带由生物相容性材料制成，可清洗且价格便宜，能够作为一次性使用耗材。为了改善接触质量，测量时通常会在皮肤上涂抹接触凝胶或生理盐水，但涂抹的生理盐水具有很强的腐蚀性，可能会对电极带造成损坏。

不同于动态时差EIT（time-difference EIT，tdEIT），动态频差EIT（frequency-difference EIT，fdEIT）采用不同频率下的数据进行差分成像，此种成像方式的根本依据是不同组织阻抗特性随频率改变的特性不同。例如，脑脊液（cerebrospinal fluid，CSF）和脑灰质具有完全不同的阻抗频谱特性。CSF是一种充满离子的液体，可等效为纯电阻，故在EIT测量中，CSF的阻抗并不会随电流的频率变化而发生改变。但脑灰质具有细胞结构，其在低频下比在高频下具有更高的阻抗，因此，可以利用不同频率下的阻抗差异进行成像。基于此成像原理，可在多频EIT图像中鉴别不同类型组织。

1.3.3 敏感性模型

敏感性是指边界测量值与人体内部阻抗之间的相关关系，其通常由Jacobian矩阵来表示：$J_{i,\,j} = \partial v_i / \partial \sigma_j^*$。该矩阵表明，体内的电导率如何影响边界测量值。为了能够重建出一幅EIT图像，敏感性模型必须准确描述每个电极上的测量值与人体内部各处阻抗之间的关系（第5章）。在EIT测量所使用的频率段内，人体内部的电势分布可通过Laplace方程（$\nabla \cdot \sigma^* \nabla V = 0$）来表述。从此方程可以看出，人体内任意一处$\sigma^*$的改变，都会对所有电极上的电压造成影响。

EIT的敏感性计算方法包括解析模型和有限元模型（finite element models，FEM）两种。解析模型适用于圆柱体等规则形状的计算。临床通常使用FEM。FEM将人体剖分为若干子区域（通常为四面体），并通过子区域边界之间的约束条件求解Laplace方程。理论上，通过更精细的子区域剖分可提高计算精度，特别是在电极附近的高电场区域。FEM具有非常快的求解速度，可以在几秒钟内求解出一个具有百万级别单元的FEM。

通过敏感矩阵的计算，可以进一步获得EIT系统的性能。例如，根据敏感矩阵可以选择最优的电极安放位置，以获得最佳的检测能力。目前，大多数算法使用基于近似被测体形状的模型（早期算法使用的是圆柱体，近代的算法基于人体CT构建准确的FEM）。通过构建准确的模型，可提高EIT图像质量（图6-6）。但在实际应用中，可能很难构建精准模型。例如，即使获得患者的CT图像，也很难确定电极的实际位置，且患者姿势改变和呼吸运动也都会改变模型的形状。另外，通过调整图像重构参数，可校正FEM剖分。

1.3.4 EIT图像重建

图像重建是断层成像的一个术语，是指根据投影数据计算出一幅图像。因为其对应方程的条件具有病态性，所以图像重建通常具有难度。重构过程的病态性源自不同区域（EIT中的电极与中心区域）间的敏感性差异。由于每帧数据中的测量值数量远小于模型参数，EIT图像重构具有严重的病态性。图像重建实际上是对测量对象的内部特性分布（x）计算一个估计值（$\hat{x}$），这个估计值是对测量结果（y）的最优反演。图6-1展示了一个简化的EIT图像重建过程概要，说明通过迭代调整模型参数以匹配测量结果的过程。

EIT图像重建算法可分为动态EIT（第6.6节）和静态EIT（第6.7节）算法。动态EIT更稳定，可以通过矩阵乘法实现；静态EIT比较有难度，需要一个精确的模型，包括测量对象的几何形状，电极位置、形状及其接触阻抗。对于动态EIT，被测对象的形状和电学建模的误差不是特别重要，只要这两者在每次动态测量时保持不变。在地球物理ERT中，静态重建很常见，而EIT在用于实验研究和临床应用时几乎全部使用动态重构。EIT图像重建是EIT研究领域的关键难题，对噪声等异常干扰十分敏感。在第6.2节，我们将介绍"为什么EIT问题如此难以求解？"。

EIT图像重建可以表示如下：$\| \mathbf{y} - F(\hat{x}) \|_w^2 + \alpha^2 \| \mathbf{L}(\hat{x} - \mathbf{x}_0) \|^2$。式中，第一项 $\mathbf{y} - F(\hat{x})$ 是测量数据与使用正问题模型 $F(\cdot)$ 所得估计值之间的"数据差异"，W是一个数据加权矩阵，表示测量值的协方差。第二项是重建估计值（$\hat{x}$）与其先验估计值（$\mathbf{x}_0$）之间的差异，又称惩罚项，通过选择矩阵L来测量图像中的幅值或误差，因此，该惩罚项会压缩满足测量数据但具有较大数值或不平滑的解。测量数据误差和模型误差之间的相对权重由超参数（α）控制。当α值很大时，解往往是平滑的；当α值较小时，解与测量数据匹配得更好，空间分辨率更高，但图像中噪声大，病态性较高（图6-3）。

早期的EIT图像重建采用反投影算法（受CT图像重构的启发）。利用反投影算法，可以清楚地尝试正则化的线性逆问题求解过程。有趣的是，可以用反向投影和滤波来解释正则化线性逆（框6.3）。正则化的逆问题求解需要定义很多参数，这些参数可以对算法性能进行调控。2007年，基于对EIT图像质量的共识，Andy等提出了GREIT算法，该方法已经被广泛应用于胸部EIT。通过前期大量临床实践发现，临床医务人员更关心的是EIT图像的鲁棒性，而不是追求高分辨率，因此，EIT算法研究更符临床需求。

目前，算法研究还涉及以下两个方向。一是解决电极移动、失效电极检测及其数据补偿，以期提高图像的鲁棒性。二是探索新的算法策略，以改善图像重构，如D-bar算法（第7章）、level-set和机器学习。

1.3.5　EIT图像解读

只有在能够提供诊断信息，对治疗方案提供有用参考时，医学图像才有价值。因此，EIT的价值在于可以对其图像进行分析，以确定相关临床功能参数：大量的文献介绍了各类功能EIT（functional EIT，fEIT）的计算方法，这些fEIT分析了单个图像及一组时序图像（第8章）。fEIT的分析可以进一步分为fEIT图像和EIT指标。在图1-4中，所计算的参数是心率（heart rate，HR）及右肺和左肺之间的相对通气指数。进一步有关fEIT图像分析的说明如图8-6所示。EIT图像指标大致可以分为两类：可连续测量的指标和针对特定检查的指标。第二类指标来自对患者进行某种干预。有关fEIT指标包括：

- 肺容量和血流量分布：与肺通气患者管理和阻塞性肺疾病监测相关。
- 换气变化的分布：由生理活动或治疗干预导致。

- 阻抗变化的频谱分析：目的是区分呼吸和心脏相关的影响，方法为心电图引导或频域滤波，从而产生与灌注相关的EIT信号。

- 呼吸系统力学特性：肺组织可以由顺应性（C）和气道阻力（R）来表征。由肺泡塌陷（肺不张）或过度膨胀导致的低肺容积和高肺容积状态下，C值均较小。组织的时间常数$\tau = RC$被引入通气这一应用，当肺部通气状态改变，EIT时间常数随之发生变化。

- 激活方式：脑EIT图像能够表征接受刺激后皮质内的激活方式。

- 脉搏传输时间：血管中的脉搏传输时间由血压调节，通过该传输时间可以测量肺动脉压（从心脏到肺部的传输时间）和全身动脉压（从心脏到主动脉的传输时间）。

- 对比剂：通过注射对比剂，可以测量血流相关指标。EIT图像可展示血液流经心脏和肺部或大脑。

1.4 EIT的应用与展望

本书第三部分介绍了EIT在许多领域如肺、心脏和血流、大脑和神经、癌组织中的应用。在这里，我们也向各位感兴趣的读者推荐一些关于EIT应用的优秀综述（如参考文献19、16、123、212、293、295、615、658、778）。在常规临床实践中，EIT已经开始得到一些应用，如通气监测（第10章），而EIT的其他应用仍处于探索研究阶段。总体而言，EIT具有几个特色鲜明的优点：无创，操作简便（只需要在体表安放电极），设备价格低廉，适用于长时间连续监测。但同时存在缺点：图像分辨率低，数据易受干扰，无法获得可靠的静态EIT图像。

医学EIT中的概念也用于地球物理学和工业过程断层成像。利用电测量开展地球物理成像具有悠久的历史，其可以检测金属矿石和地下水，并用于成像（如考古调查）和监测（桥梁和堤围）。ERT在工业过程断层成像中的应用主要侧重于管道和混合用容器的监测。

本书第1版出版已经20年，从下面这段评论不难看出，对这20年的发展进行一次审视十分有必要：

"我们期待着这一天：不再需要解释EIT这一技术，不再需要称之为有前途的'新'技术。相反，我们想写的是：'患者的预后得到了改善，EIT的安全性得到了验证，基于这些证据，EIT设备越来越多用于……'，同时，提供参考文献来证明这一点。"

过去10年，EIT已经开始应用于临床。目前，有若干家公司已经开始销售用于临床的胸部 EIT 系统。新型冠状病毒感染的大流行凸显了重症监护医学和肺通气患者管理的重要性。在医学研究的文献中，EIT 的引用率很高且不断增长。另外，EIT 的非肺部应用尚未过渡到临床应用阶段，但许多研究已具备明确的临床应用前景，如神经监测。

致我们的读者：如果你已经读到这里，说明你有兴趣深入了解 EIT，原因可能是为了进行新的研究或更好地治疗患者。我们热切期待您的见解，鼓励您通过 EIT 会议（第20.1节）软件和邮件与我们互动。在 EIT 学术圈，我们相互鼓励，支持彼此。

（作者：Andy Adler

翻译：招展奇　桑　岭　何怀武）

第2章 EIT相关概念与技术导论

2.1 生物医学EIT

生物医学EIT的吸引人之处和挑战性在于其跨学科性。这是因为某一学科最基本的知识对于一个具有不同专业背景的人来说可能很难理解。并非所有读者都能理解本书的全部章节，但笔者希望其中的大多数，尤其是具有医学物理学或生物医学工程背景的读者，能够理解本书的大部分章节。临床医生可能难以理解本书的重建算法或EIT仪器章节内容，具有数学或物理背景的读者可能不太熟悉EIT应用相关章节中的一些临床术语和概念。本章旨在对生物医学EIT进行简要的非技术性介绍，类似于教学和释义。因此，对于一般读者来说，本书后续各章节叙述更为详尽，可能更容易理解。本章的目标读者是具有临床或生命科学背景，同时具有高中物理水平的读者。本章以非技术性介绍开始，阐述了生物阻抗的基础知识，这对希望回顾电学基础和电流在生物组织中传导的读者可能会有帮助。更详细和技术性介绍详见第3章。

2.2 生物阻抗简介

生物阻抗是指当电流流经生物组织时，测量得到的生物组织电特性。这种阻抗随电流频率变化和组织类型差异而不同，同时对生物皮下组织结构的变化敏感。

2.2.1 电阻与电容

生物组织的电阻和电容描述了其阻抗的基本性质。电阻（R）反映了物体阻碍电子在其内部流动的程度，或者水溶液（如活组织）阻碍离子在其内细胞之间流动的程度。电压、电流和电阻决定了电的流动情况。可以认为，电压是施加在带电粒子流上的压力，使其沿导线或在电离盐溶液中移动。这种情况类似于沿管道流动的水所受的压力。电流是单位时间内流过的电荷量，类似于管道中的水流。电阻是带电粒子流动的难易程度，类似于水流经管道的宽度：如果管道较窄，则阻力（电阻）更大（图2-1）。

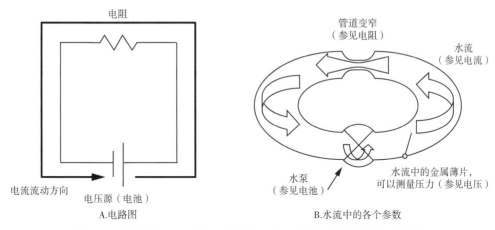

图2-1 基本概念——电流、电压和电阻，类似于水流中的各个参数

上述三者的关系由欧姆定律描述

$$V（电压，伏特）= I（电流，安培）\times R（电阻，欧姆）\qquad（式2.1）$$

上式适用于电流的稳定流动，也就是直流电（direct current，DC）。电流也可以交错流动，也就是交流电（alternating current，AC）。对于交流电和直流电，电阻产生的作用是一样的。电容（C）表示电流和电压随交流电周期发生波动时，电子元件、电路或系统存储和释放能量的程度。电容在物理上对应于电容器中极板存储电荷的能力。在每个交流电周期中，电极板上的电荷会累积，之后进行放电。直流电不能通过电容而交流电可以，这是由于快速反转的电荷通量。电容是容性电路或更加复杂电路的恒定属性。但是，电流通过的难易程度取决于施加电流的频率，施加电流的频率越高，电荷的周期性流动越迅速。

在生物阻抗领域，用以描述电流通过电容的一个重要概念是"电抗"（X）。电抗类似于电阻：电抗越高，对交流电的有效阻碍作用越强。与电阻一样，电抗的单位是欧姆（Ω），其值取决于施加电流的频率（图2-2）。

如下所示

$$电抗（Ω）= \frac{1}{2\pi \times 频率（Hz）\times 电容（法拉）}\qquad（式2.2）$$

当电流通过纯电阻电路时，电阻两端的电压与所施加交流电的时序或相位完全一致。用水流做类比，在管道较窄的地方，压力增大会立即引起水流增加。当电容中有电流通过时，在电容上测得的电压将滞后于所施加的电流，这是因为电流的周期性流动是由电容器极板的反复充电和放电决定的。这个过程需要一定的时间来完成。以水流进行类比，电容器相当于一张紧绷的膜，位于管道的横截面位置。单向水流无法通

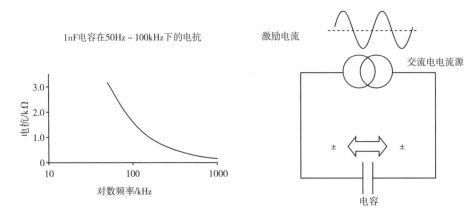

图2-2　电容电抗和频率的影响

过该膜，但当水流的方向发生周期性反转，每当水流改变方向时，膜的凸起会导致少量的水流动；水流再次改变方向后，这些水会反向流回。当部分水流入膜并将膜拉伸后，会导致膜逐渐产生压力。对于一个完整周期为360°的正弦波而言，滞后为该周期的1/4，即90°。

　　如果采用如图2-3所示的示波器，就可以看到上述情况：使用一个理想交流电电流源，电流流经一个电阻或电容，电流源产生的电流在示波器显示器上方显示，电阻或电容上测得的电压在下方显示。当电流流经电阻时，所测电压的波形与电流同相；当电流流经电容时，所测电压的波形滞后电流90°，称为相移。当电路既包含电阻又包含电容时，所测电压的相角为0～90°，其值取决于电阻和电容对所测电压贡献的相对大

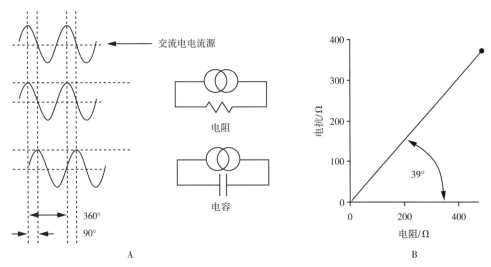

图2-3　电压与电流的相位关系

注：A.电阻的电压与所施加电流同相，而电容的电压与所施加电流异相（滞后90°）；B.在复平面中绘制的阻抗数据。

小。当施加恒定电流时，阻抗（即电阻或电抗的总和）可以根据欧姆定律，通过正弦波峰的电压幅值计算得出。

阻抗值包含两个部分：电阻（实部，同相）和电抗（虚部，异相）。通常使用坐标系表示阻抗，x轴为电阻，y轴为电抗，因此，阻抗称为复阻抗，坐标系称为复平面。正弦交流电压方程的解中，与电流同相的阻性成分为"实部"，与电流异相的容性成分为"虚部"，即容性电压的幅值是一个实数（如3.2V）乘以$i = \sqrt{-1}$。因此，某一复阻抗可以写作$450 + 370i\Omega$，表示电阻为450Ω，电抗为370Ω，如图2-3B所示，x轴为电阻，y轴为电抗。表示复阻抗的另一种等效方法是计算从坐标原点到该复阻抗所在点的长度，称为"模"，以$|Z|$表示。$|Z|$是指阻抗的总幅值，包括电阻和电抗。前述示例$450\Omega + 370i\Omega$（$R + iX$）就等于583Ω，$39°$（$Z\angle\theta$）。

2.2.2　生物组织的阻抗

生物组织细胞的电学性质可以由等效电路描述。最简单的一种形式包含3个元件：细胞外空间用电阻（R_e）表示，细胞内空间和细胞膜用电阻（R_i）和电容（C_m）表示（图2-4A）。由于细胞内外空间均存在盐离子，二者具有高导电性；因为细胞膜为脂质，是一种绝缘体，所以低频电流无法进入细胞。电流频率较低时，几乎全部仅流经细胞外空间，因此，组织的阻抗基本上为阻性，与细胞外空间的阻抗相当。通常，细胞外空间占组织空间不超过20%，电流无法通过细胞内空间，导致组织的阻抗相对较大。在高频阶段，电流可以穿过容性的细胞膜，进入细胞内空间；细胞内外空间中的导电离子均有电流通过，因此，组织的整体阻抗较小（图2-4B）。

Cole-Cole图描绘了不同电流频率下细胞内外空间各部分的电流流动情况，以及所测得的电阻和电抗值。Cole-Cole图是复阻抗图的延伸，与图2-3C所描绘的单一频率下所测单点不同，Cole-Cole图是某一频率范围内测量值的叠加。简单电路的Cole-Cole图是一个半圆。低频时，所得测量结果仅为阻性，对应于细胞外空间的电阻——这是因为电流无法通过细胞膜进入细胞内。在Cole-Cole图上，阻抗轨迹位于x轴。随着施加电流频率的增加，电流流经路径由细胞外空间转移至细胞内，导致相角逐渐增加。高频时，细胞内电容变得可以忽略不计，则电流将进入细胞内外空间的等效并联电阻。此时细胞膜的电抗为0，因此，组织阻抗再次为阻性，在Cole-Cole图上表现为阻抗轨迹再次返回x轴。在阻抗轨迹由x轴出发，最后再次返回x轴的过程中，通过容性路径的电流会达到一个顶点，此时对应的频率称为中心频率（f_c），是阻抗特性的一个重要指标。对于真实的生物组织来说，情况要复杂得多，因此，Cole-Cole图并不是理想的半圆形。真实生物组织的Cole-Cole图通常接近于半圆形，但圆心位于x轴之下。根据Cole-Cole图，其与x轴的截距分别是组织的低频和高频阻抗，在中心频率处，相角

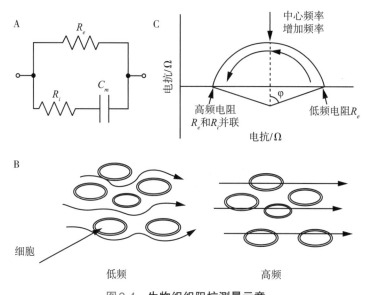

图2-4　生物组织阻抗测量示意

注：A.利用基本的电子电路给细胞建模：R_i 和 R_e 是细胞内和细胞外间隙，C_m 是细胞膜电容；B.穿过细胞的低频和高频电流；C.理想的Cole-Cole组织图。

最大。

　　EIT 和 MIT 所使用的频率范围为100Hz ～ 100MHz，在此频率范围内，生物组织的电阻和电抗逐渐降低。原因有以下两点：一是频率越高，越容易通过电容；二是此时细胞及生化机制开始起作用，电流更加容易通过。活生物组织的一个显著特点是具有极高的电容，比无机材料（如电容器中使用的塑料）高出1000倍。这是因为细胞具有众多排列紧密、位置相对的细胞膜，每个细胞膜都表现为一个微型电容器，这些细胞膜使活组织具有高电容。在100Hz ～ 100MHz范围内，某些频段的相角会增加，这是由于组织的某些生理过程开始发挥作用，使组织电容进一步升高。这一现象在电阻－频率图中表现为电阻下降区域扩大，称为散射。在频谱的低频段，多数细胞的细胞外膜能够充分放电和充电，该区域称为α散射，中心频率一般为100Hz。

　　在10kHz ～ 10MHz频段，细胞膜部分充电，电流对细胞内微小结构充电，使其主要表现出电容特性。在这一高频段，电流可以通过脂性细胞膜，引入容性成分。因此，高频对结构弛豫引起的细胞内变化较为敏感。该效应在100kHz左右时最明显，称为β散射。在最高频处，蛋白质和细胞器会发生偶极再取向，对细胞内外环境的阻抗测量产生影响。这一现象称为γ散射，由水分子的弛豫导致，中心频率为10GHz。正常组织发展至病理组织的过程中，所发生的变化多数属于α散射和β散射。

2.2.3　阻抗的其他相关度量

如前所述，电阻和电抗是单个电子元器件或样品的固定度量指标。某个度量指标如果能够描述某种材料的一般属性，则该度量指标较为有用。当测量电极间的样品长度增加时，样品的阻抗会随之增大。但如果与测量电极的接触面积增大，样品的阻抗会减小，这是因为有更多的导电材料来承载电流。通过调整各电阻或电抗值，可以将其转换为一般属性，称为电阻率或电抗率。电阻率（ρ）的单位为$\Omega \cdot m$，描述了某种材料阻碍电流通过特定的单位生物组织的能力（图2-5）。针对像圆柱体或长方体等在长轴上面积不变的物体，它通过以下公式计算

$$\rho\ [\Omega \cdot m] = 电阻\ [\Omega] \times 面积/长度 \qquad （式2.3）$$

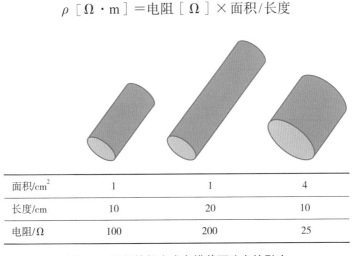

面积/cm^2	1	1	4
长度/cm	10	20	10
电阻/Ω	100	200	25

图2-5　组织的长度或者横截面改变的影响

某种材料的容性成分也可以使用相同的方法描述。电抗率的单位同样为$\Omega \cdot m$，是该材料在指定频率下的一般电抗特性。

电阻和电抗能够完全描述组织的阻抗，但还有另外几种阻抗相关指标，在EIT和生物阻抗文献中也能见到。这些指标的出现是因为电流通过组织的难易程度可以由具有相互关系的不同指标进行描述，而不是仅仅使用电流通过的困难程度。电容可以用给定频率下的有效电阻（即电抗）或该材料的固有特性（即电容，与频率无关）进行描述。对于每种指标，其对应的英语单词都可以以"-ivity"作为后缀，以体现其一般性。这些指标说明的是复阻抗而不是其同相或异相成分。

并非所有的阻抗指标都得到广泛应用。常见指标如下：①电导率（σ），是电阻率的倒数，单位为S/m。②导纳，是阻抗的倒数，是电流通过生物组织难易程度的同相和异相复合指标。③电容，是生物组织存储电荷的能力，单位为法拉（Farads）。④介电

常数，描述了介电材料的特性，决定了施加单位电压时单位体积可以存储多少静电能量，单位为F/m。真空介电常数（ε_r）表示样品置于电容器极板之间时，电容器的电容与真空相比会大多少。

2.2.4　阻抗测量

一般情况下，使用银电极对样品阻抗进行测量。最简单的电极放置方式是将电极置于圆柱体或立方体样品的两端。施加恒定电流，根据测量电压计算样品阻抗（图2-6A、B）。这种方法的缺点是测量得到的阻抗不仅包括组织的阻抗，还包括电极的阻抗。通过这种方法得到可靠结果的前提是提前进行校准以确定电极的阻抗，并合理假设电极阻抗在校准和测量期间均不会发生变化，然后从测量的总阻抗中减去电极阻抗。

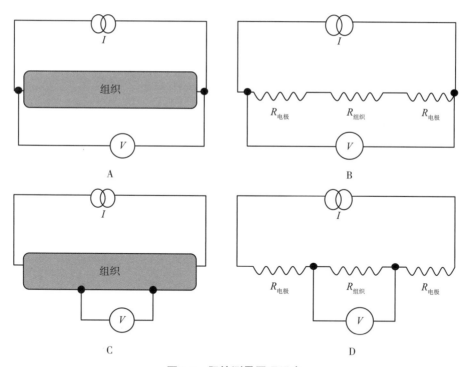

图2-6　阻抗测量原理示意

注：A.二电极法测量框图；B.简单的电路建模，两个交叉的环代表恒流源；C.四电极法测量框图；D.简单的电路建模。

测量阻抗的最佳选择是使用四电极法，可以避免使用两电极法测量时引入电极阻抗误差。四电极法的原理是通过两个激励电极施加恒定电流，由于电流恒定，其与阻抗无关。使用高性能放大器测量电压，这些放大器不会受到其与样品之间的串联电极阻抗的显著影响。因此，尽管实际测量中EIT设备的非理想状态会导致误差，但在理想情况下，所测阻抗不会受到电极阻抗的影响。四电极法的主要缺点是样品形状不能够准确定义，需要注意模拟电流流经生物组织的路径以进行电阻率的转换。

2.2.5　EIT的其他方面

多数用于临床和人体测量的EIT系统会同时测量阻抗的同相和异相成分，但仅使用阻抗的同相（即阻性）成分。其原因在于EIT设备及其线路中的电容会造成干扰，引入误差。好在这些容性成分均为异相，可以通过舍弃阻抗的异相数据大大减小其影响。出于同样的原因，使用动态方法进行成像，可以通过差分将误差降至最低。因此，绝大多数临床EIT图像实际上是某一频率下参考图像与测试图像之差（无单位）。近来，已经开发并测试了可以进行多频成像的EIT系统，能够获得阻抗的静态数据。随着这类系统经过验证得到更广泛的临床应用，有望从EIT图像数据中获得更多的生物阻抗静态参数，如电阻率、导纳率、中心频率或细胞内外电阻率比值。

2.3　生物医学EIT简介

2.3.1　EIT历史回顾

最早阻抗重建图像似乎是Henderson和Webster在1976年和1978年公开发表的。他们在胸腔一侧放置一个包含100个电极的矩形电极阵列，该阵列通过胸腔另一侧的一个大型电极接地，由此得到一幅断层图像。他们认为，图像中的低电导率区域对应于肺部。第一个临床阻抗断层扫描系统，当时称为应用电位断层扫描（applied potential tomography，APT），是由Sheffield医学物理系的Brian Brown和David Barber及其同事开发的。他们发明了著名的Sheffield Mark 1系统，该系统被广泛用于临床研究，并在很大程度上引发了人们对该领域的兴趣。现在它已经被具有更先进的电子和图像重建的系统所取代，但目前在临床研究中使用的大多数系统采用类似的基本原理。该系统通过放置在测量对象表面的16个电极（呈环形排列）对其进行多次阻抗测量，每次向一对相邻电极施加恒定电流。断层图像首次由Brian Brown和David Barber在1982～1983年发表。他们展示了手臂的图像，其中在骨骼和脂肪区域电阻升高。随着EIT的发展，他们获得并发表了胸部胃排空、心动周期和肺通气周期的重建图像。Sheffield EIT系统的优点是每分钟可获得10帧图像，且该系统是便携式的，与超声、CT和MRI扫描仪相比，该系统相对便宜。但与心脏超声和肠道X线等其他临床技术相比，EIT图像的分辨率较低，因此，EIT并没有在临床得到广泛使用。自20世纪80年代中后期第一次引起人们的兴趣以来，大约有30个研究组和几家商业公司开发了自己的EIT系统和重建软件。如今，研究领域也从最初的广泛应用集中到了肺通气和灌注、心功能、脑和神经功能及病理成像的主要领域。

2.3.2　EIT仪器设备

EIT系统的大小通常与笔记本电脑记录仪差不多，但有些可能更大一些（图20-1）。EIT系统一般包括一台设备和一台电脑，通过长1m或2m的同轴电缆连接至测量对象，其测量部位放置一条电极带或一组电极，呈单个或多个环状分布。上述部件置于一辆手推车上，从而可以在诊所或医院门诊部开展EIT测量。本书第20章展示了现代EIT系统的照片。

2.3.2.1　独立阻抗测量

单次阻抗测量构成了用于重建图像的数据集基础。大多数系统使用四电极方法，将恒定电流施加于两个电极上，并在另外两个电极上测量产生的电压。这种方法最大限度地减少了电极阻抗引起的误差。对于使用这种测量方法的测量对象，其传输阻抗由欧姆定律计算得到（图2-7）。测量时，所施加的电流约为引起皮肤感觉阈值的1/10，不会被受试者感觉到，也不会对其产生不良影响。大多数单频EIT系统施加高于50kHz的电流，在这种频率下，组织性质与施加直流电时相似，大部分电流流经细胞外空间，但电极的阻抗远低于施加直流电时的阻抗，因此，仪器的误差较小。频率为50kHz时，单次测量通常不超过1ms。

这种包含四电极的EIT设备包括电流源、电压测量电路和信息提取结构，用于从测量电压中提取相位的敏感信息。这种信息提取结构通常采用相敏解调器电路。施加

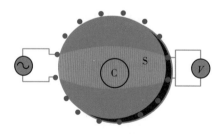

图2-7　使用EIT进行的典型单次阻抗测量

注：16个电极呈环状放置于测量对象上。电流源（～）施加100kHz、5mA的电流，在电压（*V*）下测量该电流。S代表测量对象敏感性最高的区域。C处的变化会影响在电极处测量的电压。

电流的相位是已知的，电路提取接收到的信号波形包括与施加电流同相的和相位延迟90°的。通过这种方式，可以计算电阻和电抗（图2-8）。因为杂散电容的存在可能影响测量结果，所以许多EIT系统会舍弃异相成分。有许多不同的方法可以采集生成图像所需的多个EIT测量值，如大多数系统通过一对电极施加电流激励，然后从剩余电极上采集电压。

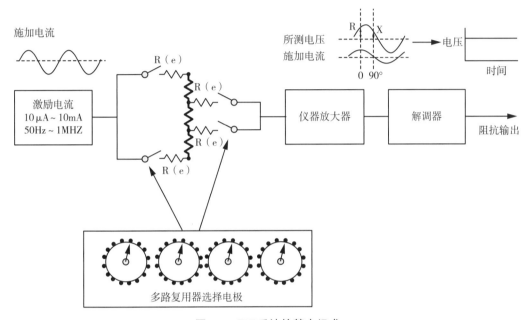

图2-8　**EIT系统的基本组成**

注：所示系统用于单次阻抗测量电路，使用多路复用器连接到电极。对于更复杂的系统来说，可能含有直接连接到电极对的多个电路。解调器将测得的交流信号转换为稳定的直流电以测量电阻和电抗，但因为杂散电容使电抗测量不准确，所以电抗在许多系统中被舍弃。测量对象的阻抗和电极阻抗［R（e）］以电阻表示。

在下文将看到，人体受试者的EIT图像分辨率相对较低，模糊大小约为体表电极环形阵列直径的10%。原因之一是独立测量中存在误差，根本原因在于皮肤与电极之间的高阻抗。设备电线中杂散电容和设备中非理想电容的存在，导致测量误差的出现，并且四种电极组合之间的测量误差不同。理论上，使用四电极系统进行的测量应当准确，但实际情况并非如此。一般情况下，需要对受试者进行备皮以降低阻抗，这一过程也会因测量部位的不同而不同。虽然EIT设备使用的是同轴导线，并且通常使用屏蔽驱动以最小化杂散电容，但备皮过程仍然很重要，特别是在较高频率下。不同的皮肤阻抗和杂散电容共同导致了所测阻抗值出现不可忽视的误差，且对于测量较小电压的电极组合方式而言，这一点尤为如此（图2-9）。

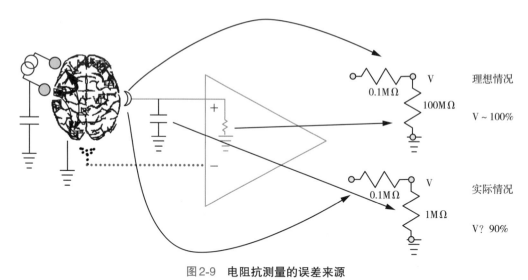

图2-9　电阻抗测量的误差来源

注：误差来源主要有两个。①存在一个电压分压器，由皮肤的串联阻抗和记录仪放大器的输入阻抗组成。在理想情况下，与放大器的输入阻抗相比，皮肤的阻抗可以忽略不计，因此，电压可以非常准确地记录（上例）。在这个例子中，皮肤阻抗为100kΩ，输入阻抗为100MΩ，因此，信号丢失可以忽略不计。在实际应用中，导线中的杂散电容与较高的皮肤阻抗结合，可能会导致所记录电压显著衰减。例如，如果输入阻抗降低到1MΩ，可衰减至90%（下例）。为了清晰起见，此图仅显示了差分放大器的一侧。放大器两侧的衰减效应可能不同。这导致共模抑制能力下降，以及记录幅度时的绝对误差。②理想的电流源是完全平衡的，以便注入的所有电流都通过电路的接收端离开。杂散电容和皮肤阻抗的影响可能会导致电流源失去平衡。一些电流会通过地线或记录电路的高输入阻抗找到其路径，从而导致大量的共模误差。由于①中的影响，共模抑制比可能较差，记录的电压是不准确的。

2.3.2.2　EIT数据采集

EIT系统可能使用上百个电极，但在人体临床研究中，多数使用单环16个电极。大多数EIT系统的电极排列方式为环状，而有些系统在进行胸部测量时使用多个环形的电极排列方式，或者在测量头部时将电极均匀分布于整个头部。下面描述的系统以Sheffield Mark1型机器为例。16个电极围成环，采用4个电极进行单次测量。在1对电极之间施加不超过5mA的电流，并测量另外2个电极上的电压差，这样就得到了传输阻抗的单次测量。只有相内电压分量被记录，因此，其实记录的是电阻，不是电阻抗。依次在其余电极上测量电压，依次使用剩余成对电极施加电流，重复上述电压测量过程，直至所有可能的电极组合均被测量（图2-10）。

理论上，电极越多，分辨率越高。系统可以采用不同的激励–测量组合提高空间分辨率，如美国纽约伦斯勒理工学院、英国牛津大学或美国达特茅斯大学研究组的设计。虽然理论上上述设计更好，但这样的设计增加了系统复杂度，需要更精确的电流源；事实上，这样的设计是否真的改善图像质量还有待验证。在硬件设计方面，包括

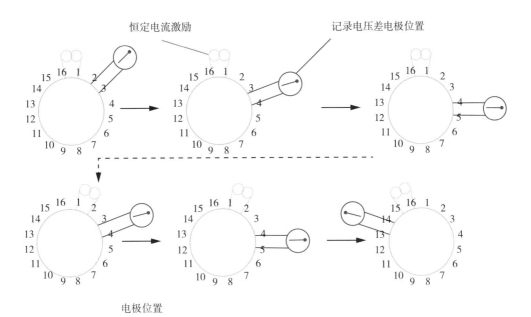

电极位置

图2-10　**Sheffield Mark 1 系统的数据采集**

注：固定电流经相邻电极对注入，并在其他电极对测量电压。激励电极转移到下一对，继续测量电压，直至所有激励－测量组合完成。注电流电极对不能准确测量电压，所以一共有208个测量值（13×16）。

施加电压并测量电流，仅使用2个而非4个电极进行独立测量（如伦斯勒理工学院系统就采用这种方式），或者同时使用多个频率进行测量，即多频EIT或EIT阻抗谱（EIT spectroscopy，EITS）。

2.3.3　电极

进行EIT的临床测量时，使用心电图黏性电极或者置于腹部/胸部的一条EIT电极带。通常，在进行测量之前，需要备皮或涂抹导电膏以降低皮肤阻抗。对于头部测量，已经开始使用类似心电图的杯状电极。置于电极上或电极附近的EIT设备使用专用电极带，可最大限度地减少由杂散电容引起的测量误差。其他EIT设备则使用多电极柔性阵列，置于皮肤、暴露的大脑或神经表面。

2.3.4　设置及校准EIT测量

EIT人体数据的采集对运动伪影和皮肤-电极阻抗十分敏感。因此，通常需要在开始记录之前检查信号质量。一个简单而广泛使用的方法是检查电极阻抗。另一种方法是测量互易性。根据这一原则，在理想情况下，如果测量和驱动调换位置，测量的传递阻抗应该是相同的。较低的互易比率，通常在80%以下，表明皮肤接触不佳，这可以通过进一步处理皮肤或重新调整电极位置来纠正。其他系统，特别是使用两个而不是四个电极的系统，在测量之前可能需要特殊处理。另一个潜在的问题在于确定阻抗测量电路的正确零相位设置。电路产生的电流相位当然是准确已知的，但杂散电容和皮肤阻抗可能相互作用，从而改变输送给受试者的电流零相位，在测量端类似的影响也可能改变输送给解调器的信号相位。可以采用不同的方法解决这个问题，其中一个是在充满盐水的圆桶上校准系统。其他方法是优化互易性，或假定受试者在低频时主要是电阻性的，并据此调整相位检测。

使用电学性质已知的物体作为测量对象有助于测定EIT系统的准确性。有研究者使用琼脂作为测量对象，琼脂使用生理盐水浸润后置于一个较大容器中，其中含有浓度不同的氯化钠溶液。如果成像速度很快，这种方法的结果是准确的；但琼脂中的生理盐水会渗入容器所盛的氯化钠溶液，因此，图像边界就会变得不清晰。也有其他研究者使用具有多孔结构的物体作为测量对象，如海绵；海绵浸入盛有生理盐水的容器，相当于测量对象中出现了绝缘体，由此产生了阻抗差异。容器形状以圆柱体为主，也有模拟真实解剖结构（如头颅）的，或者采用生物材料制成多频测量对象。一般情况下，容器中测量对象的空间分辨率约为重建图像直径的10%（图2-11）。

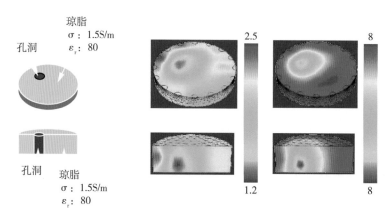

图2-11　美国达特茅斯大学多频EIT系统的图像质量示例

注：图片由 Á. Hartov教授提供。

2.3.5　数据采集策略

大多数EIT为tdEIT，通过将阻抗变化与参考基线比较，然后进行成像。第一个例子是胃排空EIT。成像开始时，受试者的胃是空的，此时获得参考基线；之后受试者饮用生理盐水（具有导电性），胃部被充满；进而与参考基线进行差分，获得动态变化图，反映胃部充满后排空生理盐水的阻抗变化。第二个例子是心脏搏动成像，将心电图引入EIT图像以显示其阻抗变化。将心脏在舒张期排空血液时的状态作为参考基线，然后将心脏在收缩期充满血液时的状态与参考基线进行对比，从而获得心脏充血图。第三个例子是肺通气成像，以呼气末为参考，重建正常通气期间阻抗变化的EIT图像。

使用动态EIT的主要原因是其能够消除或减少成像误差，这种误差由EIT设备造成，也可能是重建软件所使用的身体部位模型与实际成像对象之间存在差异。为了减少这些误差，对阻抗变化进行重建时需要参照参考基线图像。如果参考基线图像中的电极放置误差和阻抗变化图像相同，则仅对阻抗变化进行成像时，才可以基本消除这些误差。尽管动态成像方法最大限度地减少了重建误差，但其限制了EIT在如下情景中的应用：在实验中，阻抗需要在短时间内发生变化。如果阻抗变化发生于较长时间内，则电极阻抗漂移可能会在成像数据中引入无法由基线条件预测的伪影。如果在成像开始的时刻，成像对象就已经存在，则参考基线中就会包含该成像对象的信息，在这种情况下，将无法使用动态成像。因此，对于肿瘤或囊肿，就不能通过tdEIT获得其图像。与这种情况形成鲜明对比的是CT，通过CT可以获得与周围组织形成差异的组织（如肿瘤）的静态图像。

理论上，可以重建出阻抗的静态图像。但是，重建图像的过程对EIT设备误差、重建模型和成像对象之间的误差很敏感。在电极位置已知的情况下，可以重建出装满生理盐水的容器的静态图像，并且具有相当的准确度；然而即使如此，还没有在临床上取得能够用于静态重建的EIT数据。

另外一种方法是比较不同测量频率下所得阻抗图像的差异，称为fdEIT或EITS。这种方法利用了不同测量频率下组织的不同阻抗特性。这种差异的一个例子就是脑脊液和大脑灰质之间的差异。脑脊液是一种充满离子的液体，可等效为纯电阻。因此，在EIT测量中，脑脊液的阻抗并不会随电流的频率变化而发生改变。但脑灰质具有细胞结构，其在低频下比在高频下具有更高的阻抗，因此，理论上可以利用不同频率下的阻抗差异进行成像。基于此成像原理，可在fdEIT图像中鉴别不同类型组织。中心频率、细胞内外容积比等Cole参数可以用来重建图像。

2.3.6　EIT图像重建

2.3.6.1　反投影

通过前文所述的硬件系统，可以得到测量对象一系列边界测量值。这些数据可以使用与X线CT类似的方法转换为断层图像，特别直观（也应用于Sheffield Mark 1系统）。每次测量可以被看作类似于X线束，它表示记录电极和驱动电极之间的容积阻抗。不幸的是，与X线不同，这不是一个路线定义清晰的束，而是一个有分级的扩散容积。尽管如此，可以定义出一个最大灵敏度的容积。然后，使用每个电极组合记录的阻抗变化进行反投影到主体的计算机模拟中。在 Sheffield Mark 1 系统中，反投影的结果是 1 个二维圆形。反投影的结果将重叠以产生 1 个模糊的重建图像，然后可以通过使用滤波来进行锐化。

2.3.6.2　敏感矩阵方法

目前大多数系统使用的是一种更为先进的、基于敏感矩阵的方法（图 2-12）。该方法将测量对象每个体素的电阻率与所测电压值对应起来，也就是将重建图像与所测电压值对应起来。

该方法需要测量部位的数学模型，可以通过单独求解数学方程式得到一组解析解。一般情况下，上述方法仅适用于简单形状，如圆柱体或球体。具有真实解剖形状的数学模型，如胸部或头部（内含多层具有解剖结构信息的层）的数学模型，是由模型中的计算网格实现的，模型边界通过分割 MRI 或 CT 图像来确定。对于网格中的单个单元，求解其电流方程很简单；但对于可能包含数万个单元的整个网格的求解，即使功能强大的计算机也可能非常耗时，并且可能会导致求解的不稳定或发生意想不到的误差。常见的数值求解方法有有限元法（finite element mesh，FEM）和边界元法（boundary element mesh，BEM）。

使用上述模型之一，就可以计算出每种电极组合下的理论电压值。从理论上说，施加电流应流经测量对象全身，但显而易见的是，施加电流会更频繁地流向测量对象的某些特定区域。测量对象的每个体素对于特定测量电极对上的电压测量都有贡献，不过贡献大小取决于体素电阻、流经该体素的电流及该体素与测量电极对之间的距离。每个体素这三项贡献的总和构成了特定测量电极对上的总电压。在这些体素中，很多距离该测量电极对很远，可以忽略不计。在图 2-12A 中，通过具有 4 个体素的圆盘说明了这一点。对于具有 16 个或 32 个电极的 EIT 系统，测量电极对的组合有数百个，因此，对应的矩阵具有数百行。理论上，只有每个体素都具有一个独立的测量值时，才能得到准确的重建图像。要得到一个精确的解剖网格，所需要的单元格数不止几百个，尤其对于 3D 重建而言。因此，矩阵的列数可达数万个（每个体素一列），行数可达几百个。如果给定每个体素的电阻率，就可以轻松计算出每个电极组合的理论电压值。这就是正问题解，是对人体的一个仿真计算（图 2-12B），其作用在于生成一个敏感矩阵。通过在仿真计算中改变每个体素的电阻率，记录其对不同电压测量结果的影响，生成一个敏感矩阵。这样，就可以计算特定电压测量值对体素电阻变化的敏感性。

为了得到一幅重建图像，必须求解逆问题。在采集重建图像所需的数据时，每个电极组合的电压值是已知的，并且通过生成敏感矩阵，可以得到与体素电阻率相关的敏感因子。而未知的是每个体素的电阻率，可以以数学方法求解逆矩阵得到，即如图

2-12C所示的电阻率。理论上，通过上述方法可以得到精确的重建图像，但必须满足下列条件：测量结果无限接近于真实值，未知数的数量（即需要求解电阻率值的体素数）与电极组合的数量相同。一般来说，这些条件不可能满足。尤其对于许多体素来说，所流经的电流非常少，矩阵中相对应的敏感因子就接近于0。0不能够作为除数，将这样的敏感因子作为除数引入计算，会导致图像的不稳定，称为"病态性"矩阵逆运算。数学上有一个成熟分支专门研究这些逆问题，通过"正则化"实现矩阵的逆运算，在抑制噪声的同时保持良好的图像分辨率。原则上，这是通过对数据进行噪声分析来完成的。带有较小信噪比的噪声通道被抑制，以便反演图像依赖于具有良好质量数据的电极组合，并且顺利进行。常用的方法包括截断奇异值分解或蒂希诺夫（Tikhonov）正则化。实际上，通常可以使用时间差正则化方法生成EIT图像，并且基于线性假设具有测量电极平面大约直径10%的空间分辨率（图2-13）。

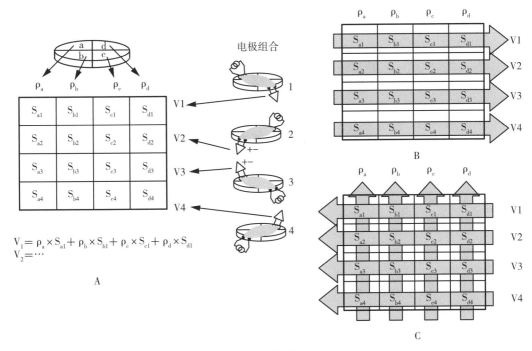

$$V_1 = \rho_a \times S_{a1} + \rho_b \times S_{b1} + \rho_c \times S_{c1} + \rho_d \times S_{d1}$$
$$V_2 = \cdots$$

图2-12 **EIT图像重建示意**

注：A.敏感矩阵。该图是对一个具有4个体素、4种电极组合的测量对象的图示说明。矩阵的每一列代表测量对象每个体素的电阻率，每一行代表一种电极组合所测得的电压值。某个激励电流源输出的电流流经测量对象，而测量电压的电极只对区域内某个特定的部分敏感，图中以灰色显示。电压测量结果是每个体素电阻率之和，电阻率由矩阵S加权，该矩阵表示体素对最终电压测量结果的影响。B.正问题。在程序中，所有敏感因子已提前计算好。给定每个体素的电阻率，就很容易计算出每种电极组合下的电压值。C.逆问题。EIT成像和上述情况正好相反——电压值是已知的，目标是计算出所有体素的电阻率，这可以通过该矩阵的逆矩阵来实现。对于此处显示的仅有4个未知数的简单情况来说，这个过程很简单，但真实的成像却并非如此。在真实的成像中，电压值具有噪声，并且未知的体素可能比所测电压要多得多。

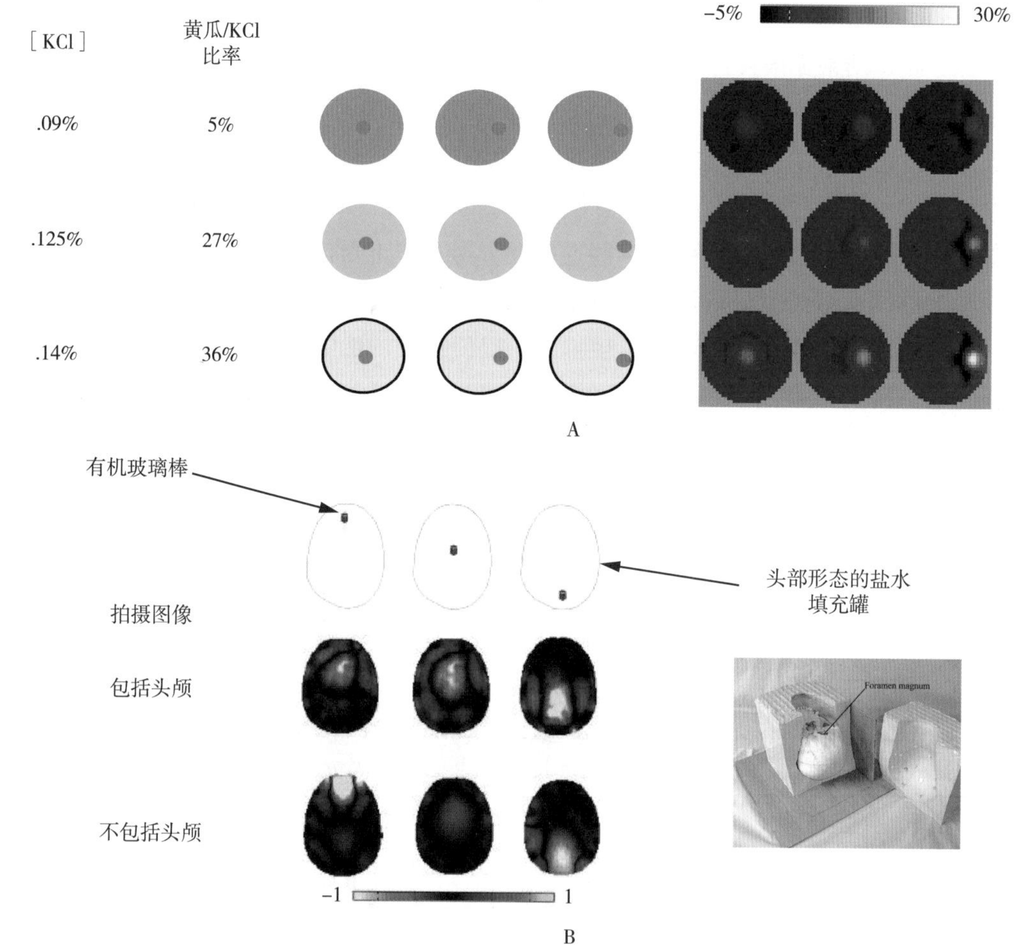

图2-13　在一个充满盐水的桶中校正一个16电极系统

注：A.试验桶里装有不同浓度的盐水，与黄瓜的阻抗对比有变化。在每个重建图里都可以看到黄瓜，但靠近边缘会更准确。B.头部模型和三维线性算法重建的图像，包括和不包括头颅。算法用了精确的头颅和桶的结构的有限元模型。

2.3.6.3　其他算法

最初，重建算法基于一个假设，即目标区域是一个二维的圆形。虽然整体的重建效果还不错，但总会有些在测量平面外的电阻抗变化会引起图像的变化，有时结果会难以预计。三维测量需要大量的电极，如胸部4个环，每环有16个电极。临床上为了方便起见，还是沿用了二维方法。首个三维的胸部图像诞生于1996年，而头部图像诞生于2003年。

上述敏感矩阵法基于一个假设，即体素电阻与其对测量电压值的影响存在直接对应或线性关系。实际上，只要电阻抗变化少于20%，这种假设基本上是成立的。一旦变化很大，这个假设就不成立了。用更精确的非线性方法就能解决这个问题。例如，在算法中引入对数循环：对体素的初始电阻率作出一个估计，然后求解正问题，得到相应的电压"测量值"；将这些计算得到的"测量值"与实际所测得的电压值相比较；之后调整估计值，重复上述过程，直到计算的电压值与实际测量电压值之差足够小，达到一个预定水平。理论上，通过这种方式应能够得到更准确的重建图像，但重建过程会非常耗时；同时，由于这一过程对细微差异（如所用网格与测量对象真实解剖结构或电极分布位置之间的差异）十分敏感，会导致重建图像出现剧烈变化。尽管有研究者对非线性重建方法比较感兴趣，但笔者在编写本书时，还没有发现其在临床上的应用。

2.3.7 目前的发展

本章概述已涵盖传统EIT的应用。现在有一系列验证良好的临床数据，证明其在肺通气和灌注成像方面的质量和潜在价值（第10、11章）。目前正在进行EIT用于心输出量、癌症、脑、神经功能及病理学的研究，但尚未获得足够的临床数据（第11～13章）。早期对胃排空、高温疗法或盆腔结构的关注并未发展成为积极的临床研究（第14章）。

另外，还有一些相关的潜在有价值的技术，仍处于技术开发阶段，尚未用于临床研究。MIT（第16章）与EIT的原理类似，但通过线圈注入和记录磁场。它的优势在于线圈的位置可以准确确定，没有皮肤-电极阻抗，但与EIT相比，系统体积更大、重量更重，通常需要注入更高的频率以获得足够的信噪比。迄今，其空间分辨率与EIT相同或更差。该方法在脑病变成像方面可能具有优势，因为磁场能够通过颅骨；如果该方法能够实现比EIT更高的灵敏度，或许在胸部或腹部也有相应的应用场景。MREIT（第17章）需要使用MRI扫描仪。电流被注入被测对象，产生一个小的磁场，改变MRI信号，从MRI图像中得出三维电阻率。MREIT失去了EIT的便携性优势，但具有MRI的高空间分辨率。它可生成准确的电阻率图，用于EIT中的重建算法模型，特别是对于大脑功能，因为关于各向异性的先验知识对于大脑功能EIT的重建算法非常重要。

自2005年本书第1版出版以来，生物医学EIT已经有了重大发展。几乎所有的临床研究都是使用2D Sheffield Mark 1系统的变体进行的。最有希望的应用似乎在于优化机械通气患者的通气设置，并可能在正常功能和癫痫的脑活动成像方面有所发展。目前有4家公司正在积极开发和推广用于肺功能成像的EIT医疗系统。然而，EIT在提供强大和广泛接受的临床应用方面尚未兑现其承诺。在上述应用方面，正在进行临床试验，笔者有理由相信如果使用改进的技术，可能会在这些领域取得突破。

（作者：David Holder

翻译：何怀武 桑岭 招展奇）

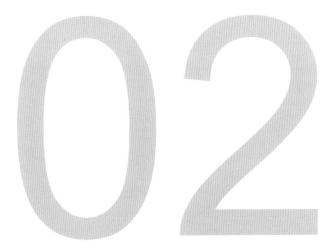

第 2 部分

从组织特性到图像度量

第3章 组织的电磁特性

3.1 组织电磁特性的基础

身体组织的电磁特性描述了其细胞结构和组成（水溶液中的生物分子和电解质）的性质，这些性质还取决于细胞膜特性。可以使用电导率和介电常数及其阻抗谱对组织特性进行概括。大多数生物组织的磁导率接近真空磁导率，这意味着在低场强下，生物组织与电磁场磁性成分的相互作用非常弱。人体最显著的磁特性与铁（存在于铁蛋白和脱氧血红蛋白中）和钙的存在有关。

对于正弦电磁场，可以认为组织对其的响应主要是电导性或电容性；通过使用复数描述组织的性质，从而对这种响应从电导角度或电容角度进行建模。描述组织电磁特性时，根据组织其成分的不同，建模方法也不同。例如，固体成分较多的组织，其往往具有更强的电荷存储能力或极化性，使用介电常数而非电导率对其电磁特性进行描述可能更为合适。无论使用的是介电常数还是电导率，对组织性质的描述均使用的是复数。对于阻性成分居多、导电性成分居多或者能量存储性（电容性）居多的组织，可以分别使用同相测量或正交测量。

组织电学性质的实部和虚部的频率依赖性与Kramers-Kronig关系相关，因此，电导率谱的特征可以从介电常数谱中直观地推断出来，反之亦然。组织特性受到多种因素的影响，包括组织非均匀性、界面效应和方向性（各向异性）。这些特性对组织特性产生的影响是综合性的，意味着在对组织阻抗谱建模时，必须引入特殊的电气元件以获得最优模型。

在EIT最常用的频率（＜250kHz）内，容性组织特性引起的相移通常非常小，所得信号几乎都与组织的电导特性有关。组织的电导特性主要来自体液中电解质的存在，而较高频率下的电导特性通常与膜界面的浓度和极性分子相关。

对于大多数材料来说，组织特性是线性的（不依赖于所施加的电流或场）。但是，其特性不能超过某个极限，否则可能会发生暂时或永久性改变。在高场强下可能发生非线性相互作用，其阈值取决于系统和频率，但已知超过10^6V/m。非线性电现象的例子包括介电电泳和电穿孔，这种现象是生物技术应用的重点，但不在本章的讨论范围之内。

本章后续内容将介绍离子对组织电导率的贡献，之后是电抗特性及频域依赖特性。接下来，介绍电导率谱和介电常数谱的常见特征，概述对EIT应用较为重要的组织特性。另外，还将对测量的方法及重要因素进行总结，这些方法及重要因素的目的在于验证EIT算法。

3.1.1　离子电导率

由于组织含水量较高，其性质与溶液中电解质的性质密切相关。体内最常见的离子是钠和氯，其他离子如钾、碳酸氢盐、钙和镁也会影响细胞内或细胞外环境。19世纪，电解液的性质得到了广泛研究。

Kohlrausch定律描述了摩尔电导率（每单位浓度的电导率）对浓度的依赖性。在低浓度下，实验数据与使用下式计算得到的电阻率值非常吻合

$$\Lambda_m = \Lambda_m^0 - K\sqrt{c} \qquad （式3.1）$$

式中，Λ_m 为摩尔电导率（$S\ m^{-1}mol^{-1}L$），c 为电解液浓度，单位为mol/L，K 为Kohlrausch系数，其值由溶剂和各种离子上的电荷决定。Λ_m^0 为盐在无限稀释时的摩尔电导率。溶液的摩尔浓度与其电导率（κ）符合下式所描述的关系

$$\kappa = \Lambda_m c \qquad （式3.2）$$

根据式3.2，溶液电导率随电解质的摩尔浓度线性增加，但这种线性关系随着浓度的增加而逐渐降低。图3-1显示了NaCl溶液（生理盐水）的电导率特性，它是25℃时摩尔浓度的函数，该图所用数据来自已发表的实验数据。NaCl溶于水时，k 值为 $89.14 \times 10^{-4}\Omega^{-1} \cdot m^2 mol^{-1}/(mol L^{-1})^{-0.5}$。25℃时，无限稀释NaCl后的摩尔电导率大约为 $126.4 \times 10^{-4}\Omega^{-1} \cdot m^2 mol^{-1}$。计算得出的电导率在0.3mol/L（17g/L）时开始低于测量值，该值也是生理盐水浓度（0.9%或9g/L）的2倍左右。值得注意的是，从图3-1可以看出，在很高的摩尔浓度下，由式3.1和式3.2计算得出的电导率开始降低。

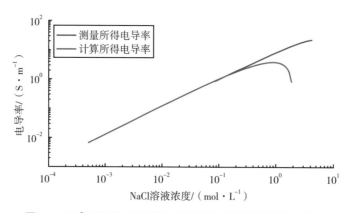

图3-1　25℃时氯化钠溶液的电导率与摩尔浓度的关系曲线

注：由式3.1和式3.2计算得出的电导率以红色曲线表示，生理盐水电导率的实测值以蓝色曲线表示。

由于水的黏度在较高温度下会降低，盐溶液的电导率也会随着温度的升高而增大。黏度的降低导致离子流动性增加，从而导致由此产生的摩尔电导率增大。这一现象构成了所观测到的组织电导率温度依赖性的基础。因此，如果组织特性的测量不是在体进行的，还应明确指出环境温度。

另外，可以通过盐溶液对使用介电探头或测量盒进行测量校准。例如，Gabriel使用5mmol/L生理盐水在10Hz ~ 20GHz范围内进行了介电探头校准，之后测量得到了组织的电导率和介电常数。如Peyman所报道，在一系列浓度、频率和温度下对生理盐水性质进行测量，其结果可能有助于校准的进行。

3.1.2 细胞膜与实体组织

组织内细胞与垂直施加的电场之间的相互作用如图3-2所示。当电流流过组织时，细胞密度、结构及细胞周围离子的流动性会造成所测得电特性的不同。相对不导电的细胞膜会阻断直接传导，这一现象在低频时最为明显。细胞堆积得越密集，该阻断效应越明显。因此，实体组织表现出更多的介电样特性。针对组织结构，如何施加电流，这也会影响所测得的电特性。

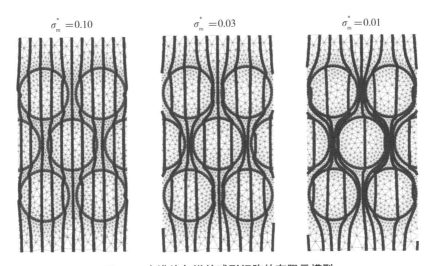

图3-2 充满均匀浴的球形细胞的有限元模型

注：图中显示了垂直电压梯度下电流通过的曲线。细胞内的电导率与培养基相同。在每张图上方标明了细胞膜的相对复电导率（σ_r^*）。

在描述组织特性时，笔者遵循了Grimnes和Martinsen提出的惯例。复电导率（σ）由实部（σ'）和虚部（σ''）组成

$$\sigma = \sigma' + i\sigma'' \qquad\qquad （式3.3）$$

类似地，复介电常数可以表示为

$$\varepsilon = \varepsilon' + i\varepsilon''$$ （式3.4）

式中，$\varepsilon = \varepsilon_r'\varepsilon_0$，$\varepsilon'' = \varepsilon_r''\varepsilon_0$，$\varepsilon_0$ 为真空介电常数（8.8542×10⁻¹²F/m），ε_r' 和 ε_r'' 分别是表征材料特性的无量纲相对参数。

如果假设测量得到的电特性本质上是容性的，则可以将其表示为复导纳 $Y = i\omega C$，其中 C 为复电容。假设电容器或电极的面积为 A，厚度为 d，则 Y 也可以表示为

$$Y = G + i\omega C = \frac{A}{d}(\sigma' + i\omega\varepsilon')$$ （式3.5）

假设 A/d 很大，将式3.4代入式3.5，可以得到复电导率和介电常数参数之间的关系

$$Y = i\omega C = i\omega\frac{A}{d}\varepsilon = \omega\frac{A}{d}\varepsilon'' + i\omega\frac{A}{d}\varepsilon'$$ （式3.6）

比较式3.5和式3.6，可得

$$\varepsilon'' = \frac{\sigma'}{\omega}$$ （式3.7）

3.1.3 组织特性的弛豫模型

用于描述窄频范围内组织的电容性和电导性特性的等效电路包含一个与串联电容和电阻并联的电容，如图3-3所示。

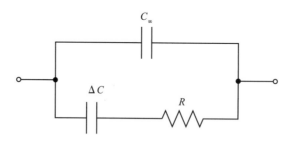

图3-3　由两个电容和一个电阻组成的Debye散射电路

可以证明，如果 ω 是角频率，τ 是时间常数（$\tau = R\Delta C$），则电路的复电容由下式给出

$$C = C_\infty + \frac{\Delta C}{1 + i\omega\tau}$$ （式3.8）

式中，C_∞ 为高频（即 $\omega\tau \gg 1$）时的电容。

在低频段（即 $\omega\tau \ll 1$），$C = \Delta C - C_\infty$，可得 $\Delta C = C_0 - C_\infty$，下标0代表直流时的复电容值。

利用和，可以得到一个类似的方程

$$\varepsilon = \frac{\varepsilon_0 - \varepsilon_\infty}{1 + i\omega\tau} = \varepsilon'(\omega) - \varepsilon''(\omega) \tag{式3.9}$$

该方程称为Debye方程。Debye方程两个参数 ε' 和 ε'' 的频率依赖性及所测阻抗的频率依赖性如图3-4所示，其对应的各个参数如下：$R = 500\,\Omega$，$\varepsilon_{\infty,r} = 1000 = \varepsilon_\infty / \varepsilon_0$，$\Delta\varepsilon' = 10\,000 = \Delta Cd / A\varepsilon_0$，以及一个形状系数（$A/d$）为20m。

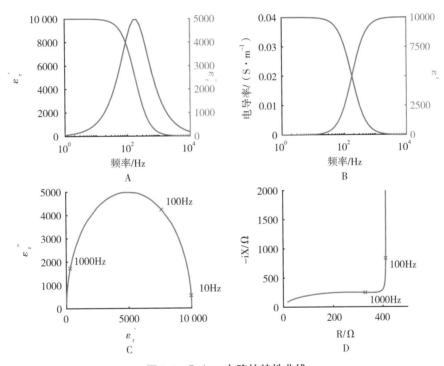

图3-4 **Debye电路的特性曲线**

注：电路参数：$R = 500\,\Omega$，$\varepsilon_{\infty,r} = 1000 = \varepsilon_\infty / \varepsilon_0$，$\Delta\varepsilon' = 10\,000 = \Delta Cd / A\varepsilon_0$，$A/d$ 为20m。A.相对介电常数随频率变化的实部（蓝色曲线，纵坐标为左轴）和虚部（红色曲线，纵坐标为右轴）；B.电导率（蓝色曲线，纵坐标为左轴）和相对介电常数实部（红色曲线，纵坐标为右轴）；C.随频率变化的实部和虚部；D.有效阻抗的实部和虚部（R_s 和 $-X_s$）。

从图3-4中可以看出，该模型材料的有效介电常数和电导率随频率而变化。介电常数随着频率的增加及电导率的增加而降低，其跃迁频率发生在 $\omega\tau = 1$ 的角频率处。

Debye电路又称简单并联或串联电阻-电容电路，所使用的元器件为理想元器件，描述的是单一散射的性质。当然，生物材料特性不会表现为纯电阻或纯电容电路的特性，因为生物材料特性具有多个相互重叠的极化，使用弛豫时间分布来对其进行描述更为恰当。因此，使用包含随频率变化的电阻和电容的电路能够更好地描述生物材料的特性。对于大多数生物材料来说，$\omega\tau \gg 1$ 时，$\varepsilon'(\omega)$ 和 $\varepsilon''(\omega)$ 均形如 $\dfrac{\omega^{m-1}}{\tau}$（$m \neq 0$），则 $\varepsilon''(\omega)/\varepsilon'(\omega)$ 与频率无关，即相角恒定。上述依赖关系使用常相角单元（constant phase element，CPE）进行建模，因此，Y 的总相角不会发生变化。

与其使用集总电阻或电容，不如考虑一个并联电路，其中的导纳 Y 由下式描述

$$Y_{cpe} = G_{cpe} + iB_{cpe} = (\omega\tau)^m(G_{\square} + iB_{\square}) = (\omega\tau)^m G_{\square} + i\omega^m \tau^{m-1} C_{\square} \quad （式3.10）$$

式中，电纳 $B = \omega C$，m 是 $0 \sim 1$ 的一个实数，τ 为频率缩放因子。符号 $(\cdot)_{\square}$ 表示 $\omega\tau = 1$ 时 G、B 或 C 的值。由于 G 和 B 均以相同的形式和频率成比例，恒定相位值为

$$\phi_{cpe} = \tan^{-1}\frac{B}{G} \quad （式3.11）$$

由 CPE 法，可知 $G = (\omega\tau)^m G_{\square}$ 和 $B = (\omega\tau)^m B_{\square}$ 均随频率增加而增大。在 0Hz 处，Y 和 B 均为 0，因此，模型中不包含直流导纳。由于 $B_{\square} = \dfrac{1}{\tau}C_{\square}$ [因为 $B = \omega C$，且 $(\cdot)_{\square}$ 意味着 $\omega = 1/\tau$]，可得 $C = (\omega\tau)^{m-1} C_{\square}$，且 $m-1 < 1$，则 C 随频率增加而减小。当频率持续增加，G 趋向于 ∞。

Fricke 通过实验观察到 CPE 的一个特例。电容的频率依赖性取决于一个参数 α，满足 $C \propto f^{-\alpha}$，且常相角为 $\phi_{cpe} = \dfrac{1}{2}\alpha\pi$。在这种情况下，使用 Fricke CPE 描述模型的性质

$$Y_{cpe} = (i\omega\tau)^\alpha G_{\square} = (\omega\tau)^\alpha G_{\square}\left(\cos\frac{\alpha\pi}{2} + i\sin\frac{\alpha\pi}{2}\right) \quad （式3.12）$$

如前所述，如果 $m \neq 0$，则式 3.10 表示一般 CPE 在直流时具有无限导纳。对于式 3.12 表示的 Fricke CPE，如果 $\alpha \neq 0$，其在直流时也具有无限导纳。要改变这一特点，可以添加一个与频率无关的并联电导，对并联 Fricke CPE 进行修改。而如果将两个 CPE 串联起来，会观察到另一个特点，这种情况下 CPE 的阻抗由下式表示

$$Z_{cpe} = (i\omega\tau)^\alpha R_{\square} = (\omega\tau)^\alpha R_{\square}\left(\cos\frac{\alpha\pi}{2} - i\sin\frac{\alpha\pi}{2}\right) \quad （式3.13）$$

Cole-Cole 模型是 Fricke CPE 的一个特例，包含一个 Fricke CPE 串联电路与一个固定的串联电容及一个并联电容，如图 3-5 所示。在该模型中，阻性和容性 CPE 串联于并联电路的下支，以修改后的符号表示。这一模型最适合于表征几乎不存在直流电导的生物组织，或描述组织的高频特性。

该模型的导纳由下式计算

$$Y = i\omega C = i\omega\frac{A}{d}\varepsilon = i\omega\frac{A}{d}\left(\varepsilon_\infty + \frac{\Delta\varepsilon}{1 + (i\omega\tau)^{1-\alpha}}\right) \qquad (\text{式}3.14)$$

式中，$\Delta\varepsilon = \dfrac{d}{A}\Delta C$，$\varepsilon_\infty = \dfrac{d}{A}C_\infty$。

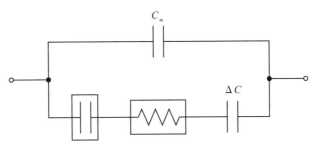

图3-5 Cole-Cole介电常数模型

注：加方框的电阻和电容表示串联连接的常相角单元的元器件类型，并具有式3.13所描述的电特性。电容 C_∞ 和 ΔC 分别描述了高频电容和从低频到高频的电容变化。

作为一个分布参数，α 的范围是 $1 > \alpha \geqslant 0$。系数 ΔC 描述了CPE的静态元件低频和高频电容之差，即 $\Delta C = C_L - C_\infty$。根据式3.4和式3.5，Cole-Cole模型的频率依赖性还可以表示为

$$\varepsilon = \varepsilon_\infty + \frac{\Delta\varepsilon}{1 + (i\omega\tau)^{1-\alpha}} \qquad (\text{式}3.15)$$

或

$$C = C_\infty + \frac{\Delta C}{1 + (i\omega\tau)^{1-\alpha}} \qquad (\text{式}3.16)$$

式3.15和式3.16称为Cole-Cole模型；当 $\alpha = 0$ 时，其恢复为Debye散射模型。

通过Cole-Cole模型，可以基于组织特性的测量值对式3.14、式3.15和式3.16中的参数进行拟合：α、$(\,\cdot\,)_\infty$、$\Delta(\,\cdot\,)$ 和 τ。这些参数可以在很宽的频率范围内表征组织特性。对于具有单一散射的组织，其参数的频率依赖性显示于图3-6，该组织的Cole-Cole模型参数为：$\Delta\varepsilon = 10\,000$，$\tau = 1$ms，$\alpha = 0.3$。可以将其与图3-4中Debye散射的匹配参数进行比较；值得注意的是，图3-6D与图3-4D所示的低频特性有明显不同。

真实组织的频率特性包含若干种特征弛豫，通常在Hz、kHz和MHz处存在跃迁（散射）。每个散射过程与上述各频段转换处的界面过程有关，当然也可能是由各弛豫时间及过程的混合作用所致。低频、中频和高频频段内的散射分别称为 α、β 和 γ 散射（图3-7）。此外，在GHz范围内，所有组织均表现出明显的水相关散射。

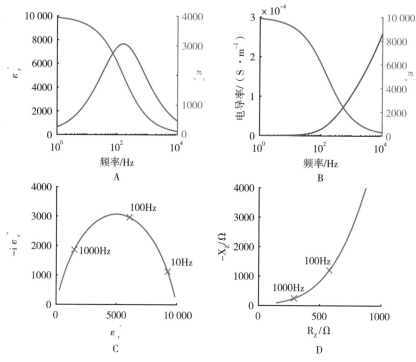

图3-6　某组织的频率依赖性及其Cole-Cole图

注：该组织的特性参数：$\Delta\varepsilon=10\,000$，$\tau=1\text{ms}$，$\alpha=0.3$。

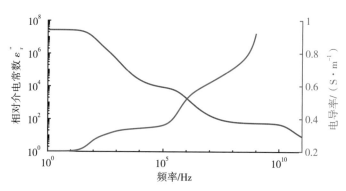

图3-7　肌肉电导率和介电常数的α、β和γ散射

注：图中所用数据由Gabriel等测得。

为了表征某一个散射，可以使用该散射附近的频率及相关时间标度和弛豫过程，对式3.14、式3.15和式3.16中的参数进行拟合，文献［322］使用的便是这种方法。在这篇文献中，参数α、$(\cdot)_\infty$、$\Delta(\cdot)$和τ_c（此处的τ_c是指单个散射的时间常数，而ω_c是指角频率）在每个散射附近的频段定义，参数中的$(\cdot)_\infty$以$(\cdot)_H$表示更为准确，是指散射频段的高频端。$\Delta(\cdot)$表示散射频段范围内发生的ε或C的变化，τ_c表示散射的中心频率，$f_c=(2\pi\tau_c)^{-1}$。每个散射由其参数表征，提供了其临界频率附近的弛豫时间及尺度信息。

3.2　人体组织的电导率

　　如第3.1.3节所述，组织电特性的总体频率依赖性是综合因素的结果，包括细胞类型、细胞大小及其弛豫过程。Faes通过Meta分析发现，对组织电特性的分类可以参考组织含水量进行。有关组织特性测量的研究有很多，包括对切除组织或抽取的体液进行测量，使用多个或单个频率进行测量，使用不同技术进行测量，以及对动物组织或人体在体组织进行测量。关于组织特性的数据库有两个，一个由Nello Carrara应用物理研究所建立维护（http://niremf.ifac.cnr.it/tissprop/），另一个由社会信息技术研究基金会建立（https://itis.swiss/virtual-population/tissue-properties/database/）。

　　表3-1列出了若干重要人体组织在50kHz时的电导率，数据来源于一个意大利数据库，该数据库由Gabriel等收集相关数据后建立。

表3-1　50kHz时人体组织的电特性

组织	ε_r	$\sigma/(S \cdot m^{-1})$	组织	ε_r	$\sigma(S \cdot m^{-1})$
真空	1	0	晶状体	2626.5	0.33849
主动脉	1633.3	0.31686	肝	690	0.072042
膀胱	1912.4	0.21688	肺（呼气后）	8531.4	0.26197
血液	5197.7	0.7088	肺（吸气后）	4272.5	0.10265
松质骨	613.18	0.083422	肌肉	10094	0.35182
皮质骨	264.19	0.020642	神经	9587.5	0.069315
乳腺脂肪	117.75	0.024929	卵巢	3010	0.33615
软骨	2762.1	0.17706	干燥皮肤	1126.8	0.00027309
脑脊液	109	2	湿润皮肤	21876	0.029369
子宫	3150.7	0.54431	小肠	17405	0.58028
结肠	4160.6	0.24438	脾	5492.8	0.11789
眼角膜	16970	0.48145	胃	3551.2	0.53369
硬脑膜	393.83	0.50168	肌腱	814.98	0.38779
眼巩膜	5494.6	0.51475	睾丸	6486.3	0.4344
脂肪	172.42	0.024246	甲状腺	4023.1	0.53395
胆囊	113.99	0.90012	舌	5496	0.28422

续　表

组织	ε_r	$\sigma/(S \cdot m^{-1})$	组织	ε_r	$\sigma(S \cdot m^{-1})$
胆汁	120	1.4	气管	6912.4	0.32987
灰质	5461.4	0.12752	子宫	5669.9	0.52584
心脏	16982	0.19543	玻璃体	98.558	1.5
肾脏	11429	0.15943	白质	3548.2	0.077584

在以下各节中，将讨论EIT应用中特别关注的人体正常组织和病理组织的电特性。

3.2.1　体液、细胞悬浮液和血液的特性

3.2.1.1　脑脊液

脑脊液的电导率在神经和脊柱相关研究与诊疗中备受关注。脑组织和脊髓周围存在高电导率的脑脊液，能够显著影响外部施加电流的通过；并且由于其靠近皮质表面，对脑电图测量也有很大的影响。最常被引用的关于脑脊液电导率的研究来自Baumann，他在低频段（10Hz ～ 10kHz）对脑脊液进行测量，这些脑脊液提取自接受过脑部手术的患者。体温下脑脊液电导率的测量值约为1.8S/m。目前，使用MREIT和磁共振－电特性断层成像进行的研究发现，在10Hz和298MHz处的脑脊液电导率值分别约为1.5S/m。

3.2.1.2　血液

血液的一个简单模型是血浆中细胞（主要是红细胞）的悬浮液，该模型的三个主要组成部分是细胞内部、细胞膜和悬浮液，三者各自的复介电特性共同决定了血液的特性。Fricke推导出了该简单模型的混合方程，所计算出的介电常数和电导率（具有频率依赖性）由上述三者的介电参数、所含内容物的体积分数、形状和尺寸共同决定。造成这种情况的原因是电荷在细胞膜上的瞬时累积，这种现象称为界面极化，导致组织的β散射。

最早报道的若干关于组织电特性的研究是对流体的测量，如牛奶、红细胞悬浮液和全血。从测量结果来看，得到的是一个双散射频谱，其中，全血的介电常数从极低频率（< 300kHz）时的几千下降到几百兆赫时的60左右，之后在几百千兆赫时下降到4 ～ 5。第一个散射是Fricke计算得到的界面极化，第二个散射是由流体中的水性成分造成的。在极低频时，血液的电导率约为0.7S/m，在千兆赫区间的100s处上升至约70S/m。

Visser报道了100kHz时血液的电导率是37℃时血细胞比容的函数。随着血细胞比容从0增加到80，电导率从1.6S/m单调降低到0.15S/m（正常血细胞比容为40～50）。

健康的人类红细胞呈双凹盘状，中心扁平。当红细胞随机排列时，血液具有各向同性的介电特性。然而，在流动时红细胞的方向倾向于沿其轴向方向，并发生堆积。红细胞的完全定向排列被称为"钱串"，会使血液产生方向性，造成血液的各向异性的介电特性。在流动的血液中，这种情况会或多或少地发生。

Visser根据血浆电导率、血细胞比容含量、血细胞形状和尺寸及其相对于激励场的排列方式的函数，建立了血液电导率的关系。与随机排列这种方式相比，血细胞平行于场的排列方式会导致电导率值更大，而垂直于场的排列方式会导致电导率值变小。

Visser还测量了沿流动方向的场中的血液电导率，发现电导率相对于平均折合速度（血流速度除以血管半径）增加。当几乎所有血细胞呈一条直线时，电导率不再增加。

在与动脉主要分支血管粗细相当的血管中，对于具有正常血细胞比容和生理状态下的血液流速而言，电导率变化可达30%。Hoetink进一步开展了建模相关的工作。

3.2.2　骨骼

骨骼的电特性，尤其是颅骨的电特性，是许多EIT相关应用的核心研究领域。例如，使用逆向脑电图求解方法对皮质源位置和强度进行成像定位。在施加经颅交流电或直流电刺激，或使用MREIT测量脑电导率时，颅骨电特性至关重要。由于EIT的上述相关应用使用的是低频段，对于骨电特性的测量来说，确保在相同频率范围内（0～200Hz）进行测量就十分重要。一般来说，由于需要在标本上安装电极（见第3.3.2节），人体组织的低频电特性难以测量。而骨电特性的测量更为困难，因为骨骼一般厚度很小，且其成分可能发生改变。骨骼包括皮质骨（较为坚硬），其内部有海绵状骨或松质骨。松质骨内充满红骨髓或黄骨髓（含量不同），这也会影响骨骼的整体电导率。颅骨电特性与其他骨骼不同，因为每种类型的骨骼都有不同的生长过程和功能环境。由于骨骼负荷会发生改变，其低频电特性可能表现出各向异性，但几乎没有证据能够表明颅骨存在各向异性。

由于骨电特性对脑电图的解读具有重要意义，多年来，有许多学者尝试研究在脑电图频段内的骨电特性及头皮/颅骨电导率。据估计，在体颅骨的总体电导率可高达15mS/m，而活组织中的皮质骨和松质骨的电导率分别约为5mS/m和20mS/m。近来，体表EIT（bounded EIT，bEIT）也被用于颅骨电导率的测量，在42Hz时，其估计值约为5.5mS/m。

3.2.3　肝

出于各种原因，关于肝组织介电特性的若干研究是在不同条件下进行的。例如，Riedel研发了一种非接触式感应测量方法及系统，通过对肝组织电导率进行测量（50～400kHz），发现电导率是肝组织来源体的死亡时间的函数。Haemmerich报道了肝组织在诱导缺血情况下和尸检期间的电阻率的变化。该研究小组发现，在发生闭塞期间，在体肝的电阻率会增大。此外，该研究小组还分析了细胞内外电阻及细胞膜电容的数据。

Raicu研究了$10^2～10^8$Hz范围内大鼠在体肝组织的介电常数和电导率。针对电极极化对测量数据进行校正之后，发现这些数据与前期研究的数据一致（Foster和Schwan，Surowiec等）。Gabriel等的研究数据更接近于较低的估算值；Raicu在标本制备过程中使用温热的生理盐水冲洗表面，这种做法不会明显影响电导率谱的特性。

3.2.4　肺

Wang等的研究显示，在EIT应用的频段（低至100Hz），肺电导率是空气填充因子（F）（空气相对于肺组织的体积分数）的函数。他们发现，肺电导率随着F的增加而降低，当F的范围是0～1.4时，肺电导率为0.255～0.15S/m。另外，他们还报道了肺癌组织的介电常数和电导率数据，发现低频电导率的增大具有统计学意义（$P < 0.05$）。

Nopp等在较早的一篇论文中报道了肺电特性数据，该数据使用某EIT系统在5～100kHz范围内测量得到。该研究小组测试了几种电极激励方式和电极材料，发现肺组织的压力会影响其电特性的测量值。50kHz时，使用不同电极系统测得的电导率值为50～100mS/m。该研究小组还发现，介电常数和电导率随着空气体积的增大而降低，并尝试通过一个模型将其量化。该模型中，空气使肺泡壁变薄，同时造成上皮细胞和血管变形。

在之后的一篇论文中，Nopp等使用Sheffield EIT系统对9名男性受试者进行在体研究。该研究小组发现，在右肺区域内重建得到的肺电阻率最大值随着吸气量的增加而线性增大，且幅度随频率增大而增加。当肺容积保持恒定时，肺电阻率最大值作为频率的函数而降低；函数曲线中，近似为对数线性的频率斜率随着肺容量的增大而变小。该研究小组改进了其肺组织模型，并尝试解释电特性谱随肺气量的变化情况。

对于EIT在肺相关临床中的应用，最重要的研究变量是肺气量的变化；一般情况下，假设肺气量与阻抗变化成正比。许多研究者已经通过实验验证了这种线性关系。例如，Ngo等发现，对于缓慢呼吸的临床处理，EIT图像与肺活量测量数据之间存在 > 0.99的相关性。肺组织的分布和封闭于肺中的空气含量导致肺阻抗的产生。在采用这种结构的模型中，在大范围内也显示出线性关系。尽管这种相关性是线性的，但由于患者的电极带位置、测量时的姿势及各患者体表电极和肺之间组织数量的不同，EIT图像中的这种线性关系会有所不同。

3.2.5 病理学

与受试者体内未发生病变区域的组织相比，病变组织或隐匿性病变也会显著改变EIT重建图像中的阻抗谱。在以下各节中，将介绍肿瘤、肺组织损伤和组织缺血导致组织电特性发生变化的相关研究。

3.2.5.1 肿瘤组织特性

一般来说，低于1MHz时，癌组织总体上比正常组织更具导电性，其原因包括血管形成增加和组织分层破坏，造成低频下通过组织的电流通路的阻力降低。Surowiec等关于乳腺癌的研究和其他研究者关于宫颈癌的研究发现，相对于正常组织，肿瘤的电导率会增大。其他几项研究如关于乳腺和前列腺组织的研究结果表明，肿瘤组织的电导率会增大。通过进一步的研究，可能对特定组织不同癌症亚型的电特性谱特征进行识别，得到所测电特性与组织结构及其生化组成之间的关系。

3.2.5.2 肺损伤

有研究者测量了由急性肺泡损伤或慢性疾病（如充血性心力衰竭）引起的肺电特性变化。急性肺损伤（acute lung injury，ALI）〔译者注：急性肺损伤为以前的临床术语，描述急性呼吸窘迫综合征（acute respiratory distress syndrome，ARDS）较轻时的状态，现在已弃用，并入ARDS，以不同严重程度的ARDS区分〕是最新EIT研究关注的焦点，已经有研究者尝试模拟ALI，方法是用水冲洗肺部，或直接向肺泡施用内毒素或油酸。Brown等进行的一项在体研究发现，使用油酸处理山羊肺后进行EIT测量，其电阻率在9.6kHz时减小了10%～25%，在300kHz时减小了20%～35%。Freimark等研究了13名男性受试者（因患有充血性心力衰竭而接受利尿剂治疗）的肺部电阻率，治疗后其肺电阻率平均增大了8%。

3.2.5.3 组织缺血

血液和缺血组织之间电特性的差异可能有助于识别和区分脑卒中类型。该差异也有可能用于定位血管阻塞对心脏组织的影响。如表3-1所示，血液的低频电导率约为0.67S/m，远大于脑灰质或白质。因此，EIT更容易对出血性脑卒中进行诊断。有研究者建立了组织缺血的实验动物模型，通过手术用缝合线阻塞血管，之后通过EIT测量其电特性的变化。另外，有研究者在100Hz～1MHz范围内测量了猪缺血性心肌组织的电导率，结果表明，在阻塞血流100分钟后，心肌组织静态电导率下降的系数＞2。该研究还表明，肾、肝或骨骼肌中发生的组织缺血也会导致低频下组织电导率降低，但降低幅度较小。

　　Dowrick等总结了动物缺血组织的阻抗谱特性，并将其与该研究小组的大鼠在体测量结果（10Hz ～ 3kHz）进行了比较。结果表明，正常脑组织的阻抗在3kHz时比在10Hz时降低了约40%，而脑缺血组织的阻抗仅降低了30%。这一结果与另外两项研究的结果一致，其下降幅度约为30%。

3.2.6　活性膜特性

　　动作电位产生期间，由于离子流的存在，可以测量得到组织活性膜的电导率变化。基于这一原理，可以通过EIT进行非侵入性的神经元监测。虽然在活性膜本身的电导率增大了约40倍，但由于其对大电流分布的影响很小，对阻抗测量结果的影响仅为0.1%左右。已经有研究者研发了EIT或MREIT测量模型，用来验证测量得到的活性过程中电导率变化的大小。

　　Hodgkin-Huxley方程描述了神经元在活动过程中其膜电导和电压的变化过程。通常，膜电压定义为细胞内外电位之间的差异

$$V_m = V_i - V_e \qquad\text{（式3.17）}$$

　　膜电导受膜内部离子特异性通道活性水平的控制。关于活性膜的描述，最简单的是概率状态，包括钠活化（m）、失活（h）和钾通道（n）。流过膜的电流为

$$I_m = C_m \frac{dV_m}{dt} + (V_m - V_{\mathrm{Na}}) G_{\mathrm{Na}} + (V_m - V_{\mathrm{K}}) G_{\mathrm{K}} + (V_m - V_{\mathrm{L}}) G_{\mathrm{L}} \qquad\text{（式3.18）}$$

式中，I_m是单位面积的膜电流，C_m是膜电容；V_{Na}、V_{K}和V_{L}分别是钠、钾和离子的静息（能斯特）电压，由细胞内或细胞外这些物质的平衡浓度决定。单位面积的总膜电导是下列参数的总和：钠和钾相对于各自最大值$G_{\mathrm{Na,max}}$和$G_{\mathrm{K,max}}$的电导及恒定泄漏电导G_{L}，其中

$$G_{\mathrm{Na}} = m^3 h G_{\mathrm{Na,max}} \qquad\text{（式3.19）}$$

　　且

$$G_{\mathrm{K}} = n^4 h G_{\mathrm{K,max}} \qquad\text{（式3.20）}$$

　　描述m、h和n通道状态的微分方程为

$$\frac{dm}{dt}=\frac{1}{\tau_m}\left(m_\infty-m\right) \quad\quad\text{（式 3.21）}$$

$$\frac{dn}{dt}=\frac{1}{\tau_n}\left(n_\infty-n\right) \quad\quad\text{（式 3.22）}$$

和

$$\frac{dh}{dt}=\frac{1}{\tau_h}\left(h_\infty-h\right) \quad\quad\text{（式 3.23）}$$

式中，变量 m_∞、n_∞、h_∞、τ_n、τ_m 和 τ_h 取决于特定通道常数和静息膜电位。

3.3　阻抗特性的测量

测量得到的阻抗或电导率值一定会受到测量方法的影响。进行低频（< 50MHz）测量时，可以将电极置于被测对象的外侧边界，通过对电极-组织界面的特性进行建模、测量，将其最小化或采取补偿措施，最终得到校正后的测量数据；进行高频（> 50MHz）测量时，可以使用介电探头进行（此时必须考虑探头的测量特性）。

低频阻抗测量如图 3-8 所示。通过电极测量低频电特性的过程很复杂，因为测量得到的电压值与电极特性密切相关。电极-组织界面的特性本身就很复杂，并受下列因素的影响：构成电极-组织电解质界面的材料、电极面积、测量频率和流经界面的电流总量。通过使用四电极法，大大降低了电极特性对测量的影响；但在进行 EIT 重建时，仍应考虑电极并将其纳入模型。

3.3.1　电极特性

EIT 系统中，电流流经激励源、导线、电极和组织时，会发生从电子到离子的转换；这几者之间存在转换界面，这些界面及其对测量的影响可以使用电子元器件来近似。如果将恒定电流施加到图 3-8A 所示的电路中，使用两电极法测量，则电压测量结果中会包括界面的电特性。电极-电解质界面的最简单形式包括半测量单元电压、一个电阻和一个电容。界面的半测量单元电压值、有效电阻值和有效电容值表征了电极材料、转换界面面积、电极附近区域电解质的类型和浓度。Geddes 在其论著中对电极特性做出了非常好的基础性总结。

四电极测量法如图 3-8B 所示。在理想情况下，如果电压测量电路放大器的输入阻抗非常大，则可以假设没有电流流过电压测量电路，那么电极-电解质界面的阻抗特性可以忽略不计。但电极材料的不同会导致半测量单元电压出现差异，则电压测量值

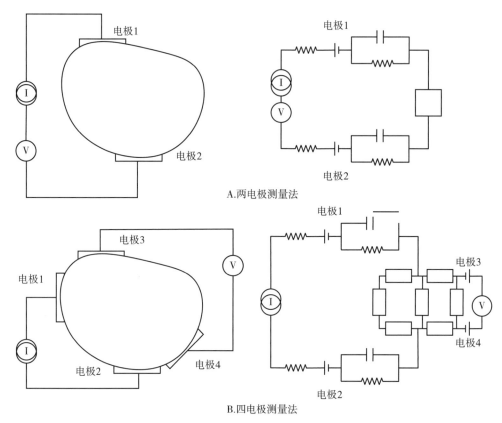

A.两电极测量法

B.四电极测量法

图 3-8   **阻抗测量电路示意**

可能会出现直流偏移。

3.3.2   电导率测量单元及几何形状

流经测量对象的电流（传输阻抗）与在其外部测量得到的电压差之间的关系由该测量对象的几何形状及其电特性决定。例如，在长度为 l、横截面积为 A 且电导率为 σ 的圆柱形物体中，电流纵向流动，在这种简单情况下测得的电阻为

$$R = \frac{l}{\sigma A} \qquad\qquad （式 3.24）$$

这里，该模型的几何系数为 $\dfrac{l}{A}$，单位为 m^{-1}。已知几何系数及所测电阻，则可以计算出电导率 σ。如果测量对象的形状复杂，则可以使用一种电导率已知的物质（电导率标准液）计算出该几何系数。这种电导率标准液通常用于低频测量，一般是不同浓度的氯化钾溶液，溶液浓度的选择应使其与待测材料具有相似的电导率。测量单元加入标准液后对其进行阻抗测量，则该测量单元的几何系数或形状因子（ α ）可由下式

得出

$$\alpha = R_{std}\sigma_{std} \qquad （式3.25）$$

式中，形状因子的单位是 m^{-1}。之后，使用某电特性未知的物质测量得到的电阻可以通过下式转换为电导率

$$\sigma_{meas} = \frac{\alpha}{R_{meas}} \qquad （式3.26）$$

一个简单的电导率测量单元如图3-9所示。该测量单元为立方体，其几何系数可通过电导率标准液计算或验证。大多数商用电导率测量单元也能够测量温度，以便对测量结果进行补偿。

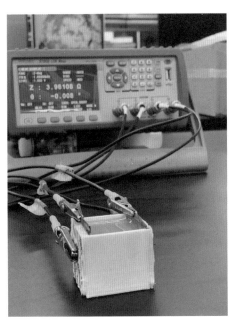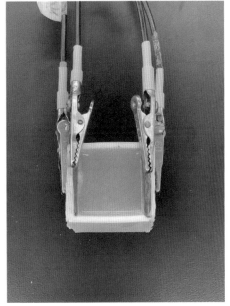

图3-9 某商用电导率测量单元

3.3.3 高频（＞50MHz）特性

开放式同轴探头越来越多地用于生物材料介电特性的测量。这一技术在20世纪80—90年代的许多文献中都有报道，如文献［319］。图3-10所展示的探头有一个接地板，不过在低频时，该接地板不是必需的。在目标频段范围内进行测量时，使用尺寸不同的探头；一般来说，频率越高，探头越小。

使用介电探头进行的测量是通过将探头与标本接触并测量其导纳或反射系数来进

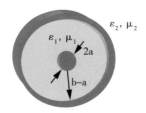

图3-10　介电探头（开放式同轴探头），分别显示了a和b的内径和外径

行的。在EIT测量频率范围内（如低于100kHz），探头与标本接触部分的导纳为

$$Y = G + \mathrm{i}\omega C = \frac{K\sigma}{\varepsilon_0} + K\varepsilon' \qquad （式3.27）$$

当探头的尺寸明显小于测量频率处的波长时，该导纳模型足以用于后续计算。在实际测量中，使用标准液（如水、稀盐溶液）获得测量单元的几何系数，并消除测量系统内杂散电容的影响。

在低频段可以使用大型探头，由此一来标本的尺寸也较大，但对于大多数组织来说，不适合使用大型探头进行测量。直径为10mm的探头能够很好地兼顾尺寸和灵敏度，可以在Hz至MHz的频段使用。

3.4　组织各向异性

组织各向异性与其电特性的方向性相关。当沿不同方向施加电流进行测量时，组织本身各部分的电导率也不相同，此时其电特性就表现出各向异性。在骨骼肌、心肌和脑白质中会观察到其电特性的各向异性，均是组织各向异性很好的例证。组织这些具有方向性的特性来自其细胞结构。在脑白质和骨骼肌中，组织由成列的长细胞束组成，而离子沿这些细胞流动，因此，使用纵向电流（沿着细胞束）测得的电导率比使用横向电流（垂直于细胞束）测得的电导率更高。心脏细胞比较短小，但其以长链形式连接，因此，心脏细胞的电特性与脑白质和骨骼肌类似。

组织各向异性与组织不均匀性不同，这一点很重要。考虑图3-9所示的情形，组织标本为立方体，置于测量单元中测量其阻抗。相对于电极位置，如果旋转组织标本使其具有不同的方向，则所测得的阻抗将不同，这可能是因为标本所含组织的类型不止一种。在简单情况下，组织可能由两种不同的物质组成，具有如图3-11所示的分层结构。各向异性σ_l/σ_t是测量对象纵向（l）电导率与横向（t）电导率之比，纵向和横向电导率分别使用沿测量对象纵向层方向和横向层方向施加的电流测得。该比率在图中绘制为两种层的相对层厚度的函数，二者在$\alpha = 1$时相等（$t_1 = t_2$）。

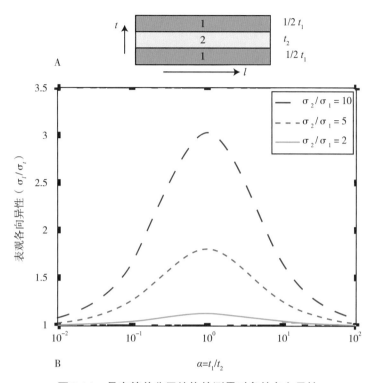

图3-11 具有简单分层结构的测量对象的各向异性

注：A.测量对象由三层组成，共具有两种电导率σ_1和σ_2，总厚度分别为t_1和t_2（当$\alpha = 1$时，$t_1 = t_2$），层的切向长度为l，径向厚度为T，宽度为w；B.如A所示的砖形测量对象，其电导率比σ_2/σ_1分别为2、5、10时，表观各向异性σ_l/σ_t与α（$\alpha = t_2/t_1$）的关系图。

表观各向异性取决于层的相对厚度（$\alpha = t_2/t_1$）及其相对电导率，该值远小于各层实际电导率的差异。如图3-11所示，两层电导率比为10的情况下，当两层厚度相同时，表观各向异性最大，但仅为3左右。

真正意义上的各向异性是一种理想化的情况。将真实非均匀组织判定为各向异性，这与组织方向性或非均匀性的几何尺度有关。图3-12显示的是使用四电极法测量后，计算得到的表观（测量）电阻率随测量对象分层层数增加的变化（每一层的电导率交替变化），它是相对电导率的函数，该相对电导率由恒定电流测量。该图中将测量值与具有真正各向异性且结构不均匀的对象所特有的表观电阻率进行了比较，结果表明，随着分层相对厚度的减小，电阻率越来越接近于各向异性曲线。

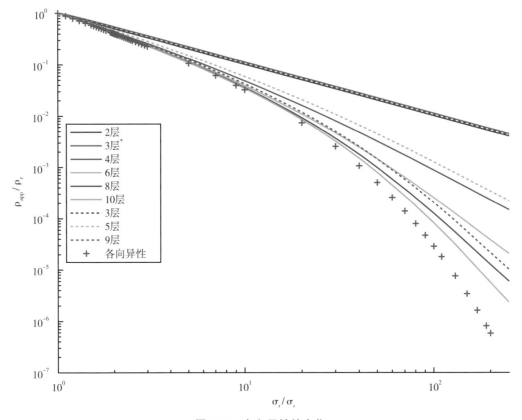

图3-12　各向异性的变化

注：该图为使用四电极法对均匀各向异性且具有分层结构的对象测量后，所得（二维）计算结果的比较。图中绘制了随着分层层数 n 的增加，使用结构横向电导率归一化后的电阻率，它是相对电导率的函数。每种情况下的层厚度相等，用星号（＊）表示的情况除外，其中心层的厚度是外部两层厚度的2倍。

3.5　电气安全及电流限制

　　医疗器械的电气安全问题很复杂，有若干本教材对此有很好的论述。这里有一个十分关键的区分，即对心脏或心脏附近施加电流的设备和对远离心脏的身体部位施加电流的设备的区分。对于前者，μA级别的电流可能会带来危险（称为"微电击"风险）；对于后者（如大多数EIT系统），较大的电流是比较安全的（称为"宏电击"风险）。关于这个问题的相关国际标准是ISO/IEC 60601—1及其附录，EIT系统的大多数设计者基于该国际标准的"患者辅助电流"部分建立EIT系统的安全评估，"患者辅助电流"的定义为："该电流用于患者的正常治疗，流经与患者连接的仪器及所有其他仪器，且不以产生生理效应为目的。"

一般情况下，应假设所有电极上施加的所有电流之和必须低于患者辅助电流（I_{PA}）限制，原因是 I_{PA} 被定义为在"在施加电流处和施加电流的其他所有位置（二者连接在一起）之间"测量得到。I_{PA} 是在连接至患者的仪器各部件（包括正常工作及发生故障时）之间流动的漏电流（对于 EIT 来说，I_{PA} 是指"正常工作"时的漏电流）。

ISO/IEC 60601—1 为直流情况下的 I_{PA} 规定了极低的限值（0.01mA），这是为了避免损伤组织。对于使用交流电的设备，"B 类"（非心脏）设备的指定漏电流为 0.1mA，该漏电流通过具有频率依赖性的"人体模型"测量得到，实际上这一模型在高频时能够测得更高的漏电流值。但是，ISO/IEC 60601—1 还有一条规定对漏电流做出了限制："无论频率如何，通过 1kΩ 的漏电流不得超过 10mA"。根据 ISO 60601—1 的这两个规则，频率为 f 时，EIT 设备电流限制为

$$I_{PA} = \begin{cases} 0.1\text{mA} & f < 1\text{kHz} \\ f/（1\text{kHz}）\text{mA} & 1\text{kHz} < f < 100\text{kHz} \\ 10.0\text{mA} & f > 100\text{kHz} \end{cases} \qquad （式3.28）$$

但在实际应用中，EIT 设备电流的安全限值为上式中各数值的一半。据笔者所知，使用符合上述安全规定的 EIT 系统时，还没有使用者报告疼痛或伤病。

3.6　结论与展望

测量所得的组织电特性用于在很大频率范围内构建生物组织的多种电磁模型。例如，在 GHz 范围内测量的电特性已被用于预测移动电话和微波辐射引起的电磁安全风险；极低频率下的电特性被用于正问题模型，以对由内源性（脑电图）或外源性（经颅直流电刺激）电流源引起的场分布进行预测，从而分别进行源定位或制订治疗计划。因为需要连接电极、电极测量阵列的排列方式不同，以及需要对电极–电解质界面电特性进行补偿，所以较低频率下的电特性测量比在较高频率范围内的电特性测量要困难得多。然而，可以认为这些频段（以及适合 EIT 应用的频段）的电特性测量是生物医学最重要的电特性测量，因为这些较低频段是人体内生理活动的所在频段，对于理解正常代谢和疾病背后的生物学进展具有重要意义。

在体情况下，很难将单个人体组织分离出来并测量其低频电特性，由文献可见，许多研究者在动物身上进行有创测量，或是在患者手术过程中进行测量，但大部分低频特性的测量是针对切除的组织（不是活组织）进行的。切除组织的电特性在离体后迅速变化，并且由于组织电特性也取决于温度，这说明应从活组织中提取组织电特性。另外，文献报道的电特性值通常来自形状不同、未统一规定的组织，其测量频率也不

同，因此，关于组织低频（低于1MHz）电特性的现有文献很少，且差异较大。

通过EIT及其相关方法的应用，可以无创地获得组织的相对或绝对电特性，这对于理解组织生理学的发展及其本质可能具有重要价值。

（作者：Rosalind Sadlier　Camelia Gabriel

翻译：杨　琳　代　萌　招展奇）

第4章 电子电路与硬件

4.1 硬件设计面临的问题及硬件实现方案

自20世纪80年代初第一批EIT系统问世以来，EIT设备随着模拟和数字电子技术的进步而不断发展。早期的EIT系统主要使用模拟技术设计，而后来的设备采用数字技术完成大部分的处理过程，广泛使用了数字信号处理器和可编程逻辑设备。许多最新的EIT系统包含了商用计算机系统，最大限度地减少了定制硬件的数量。基于定制专用集成电路（application specific integrated circuits，ASICs）研发了EIT芯片系统（system on chip，SoCs），从而实现了EIT系统小型化和在电极附近处理EIT信号。

随着技术的进步，EIT系统性能也随之提高，尤其是在系统带宽和精度方面。原始的EIT系统使用相对较低的频率（一般为10～50kHz）进行激励，而后来的系统可以施加高达1～10MHz的激励。EIT能够在很大频率范围内施加激励信号，从而可以得到阻抗谱，其中的阻抗随频率变化，可以作为成像的判别因素。EIT硬件的另一个重大变化是增加了有源电极，从而避免了使用电极连线所导致的性能损耗。本章将主要讨论在设计和实现EIT设备所需主要功能的过程中所涉及的一般问题。

4.1.1 速度与精度

EIT逆问题的病态性推动了数据采集设备的设计。在提供电流激励的系统中，远离电极处电导率分布的较大变化会导致电极处电压的微小变化，意味着需要高测量精度来检测并最终对这些变化进行成像。可区分性定义为将电导率分布σ_2从σ_1中区分出来的能力，是量化EIT系统敏感性的一种方法。可区分性是电极数量和测量精度的函数，因此，为精度不足的系统增加更多电极，或者对电极数量不足的系统提升其精度，都不会提高系统的可区分性。测量巨大的动态范围也会影响系统所需的精度，在某些EIT系统中，动态范围可能高达100～1000。通常，采用可调增益以调节这种大动态范围信号的幅度并保持测量精度。

收集单个图像数据所需的时间，即EIT系统对其"快门时间"（shutter time）的模拟，也会影响EIT设备的设计。显然，较短的快门时间能够在给定的时间间隔内重建更多图像。然而，只要电导率分布随时间变化，即使只需要单个图像，短快门时间也很重要。问题在于，在数据收集间隔期间，电导率分布的变化可能会使远离变化位置区域的重建分布发生失真。对于EIT而言，失真并不像成像技术那样局限于局部区域。优化图像数据的采集顺序和/或使用插值技术来缓解时间偏差可以减少失真，但将采集数据集所需时间最小化是提高EIT系统性能的最佳方法。

显然，EIT设备需要速度和精度。精度通常表征为信噪比或位数（bits）。许多EIT系统的设计目标是96dB的信噪比或等效的16位精度。延长测量时间，通过积分运算限制信号带宽来有效降低噪声，可以在速度和精度之间进行权衡，从而提高信噪比。某一EIT系统的最佳参数，包括电极数量、速度和精度，在很大程度上取决于该EIT系统的应用场景。

4.1.2 施加电流与电压

大多数EIT系统根据Neumann-to-Dirichlet图施加激励电流并测量电压。施加电流的方法是可取的，因为表面电流密度到电压的映射是平滑的，而表面电压到电流密度的映射是粗糙的。这种平滑的净效应是在施加电流时，测量误差（如电极放置位置不够准确，测量电压中的噪声）往往会被抑制掉。根据不同标准，有几种电流激励方式可以用于优化EIT系统的性能，如文献［235］和［500］中描述的标准。虽然施加电流和测量电压在理论上是最优选择（参见第5.5.3节），但在实际中很难实现理想电流源，尤其是在高频段。因此，某些EIT系统使用的是电压源，这其中的一些系统采用了能够使电压源产生所需电流激励方式的算法。

4.1.3 单对激励系统与并行激励系统

可以根据激励源的数量对EIT系统进行分类。单对激励系统又称单源系统，每次通过一对电极施加电流，并测量其余电极上的电压。电压测量可以使用一个电压表依次完成，但更常见的做法是使用多个电压表并测量电压，以减少数据采集时间。并行激励系统同时向所有电极施加电流并测量其上电压。并行激励系统的优势在于能够使用最适合的电流激励方式，以适合测量对象的几何形状及其电导率分布，从而得到更好的测量数据。但这一优势很少得到充分利用，原因是当存在随时间变化的电导率分布时，难以迅速找到一个最优激励方式并加以应用。相反，对于具有确定几何形状及电导率分布的测量对象而言是最优选择的激励方式（例如，标准空间正弦波对具有均匀电导率的圆形区域而言是最优激励方式），已被用于进行实际测量，测量对象的几何形状与上述确定的几何形状相近。这些激励方式虽然并不是严格意义上的最优激励方式，但与单对激励系统所使用的激励方式相比，其仍然更接近于最优选择。如图4-1所示，为了更接近最优激励方式，代价就是大幅增加EIT设备的复杂性。

串行系统的一般结构如图4-1和图5-6所示。该系统所使用的波形（在大多数情况下为正弦波）由波形合成模块产生。波形馈送至双电流源或双电压-电流转换器，产生一对幅值相等但极性相反的电流。通过2-N多路复用器，将上述电流源一次施加于一对电极。通常，电流通过保护线缆流至电极，该保护线缆采用屏蔽层来保护信号免受噪声的影响，并在弯曲时尽量降低电缆电容及电容的波动。在一些EIT系统中，为了减少线缆，将设备置于电极附近。通过单端或差分电压表，测量电极电压。差分电压测量，即电极对之间电压的测量，通常用于降低相对于单端（参照地面）电压测量的动态范围要求。虽然单个电压表可以通过多路复用的形式测量所有电极的电压，但如果使用多个电压表（数量最多为N-2），则可以利用并行测量减少测量时间，但需要更多的硬件。电压测量是同步进行的，需要波形合成模块提供参考波形。

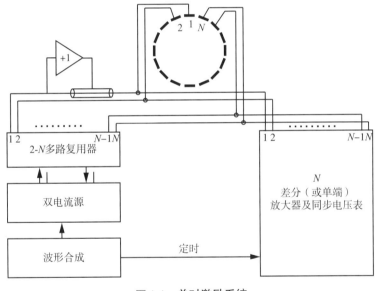

图4-1　单对激励系统

在图4-2所示的并行激励系统中，双电流源替换为N个电流源，每个电极1个。该系统的电流激励方式为每个电极所对应的电流源值由该电流激励方式确定。对于所有电流激励方式来说，施加于电极的电流之和必须等于零。系统的其余部分与单对激励系统相同。

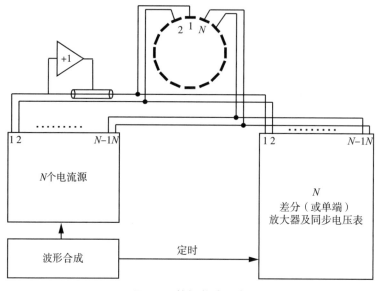

图4-2　并行激励系统

4.1.4　激励电极的电压测量

在单对激励系统中，不测量激励电极的电压；在并行激励系统中，测量所有电极的电压。这种测量方法的不同是因为EIT系统不同，以及电极-人体界面本身的性质。电极和体表之间界面的电特性通常称为接触阻抗，与电极材料和电极与体表的接触情况有关。一般来说，电极和体表之间界面的阻抗不为零意味着流经该界面的电流会产生一些压降。大量研究证明，对于EIT系统，需要特别注意电极-皮肤界面的电特性。

由于电压表的输入阻抗很高，在非激励电极上测得的电压受接触阻抗的影响较小。该高输入阻抗导致流经电极-人体界面的电流很小，因此，即使接触阻抗相对较高，压降也很小。单对激励系统所使用的电流比并行激励系统的电流更大，目的是在远离电极处（如圆形测量对象的中心）实现更高的敏感度。单对激励系统所使用的大电流导致其激励电极的电压高于其他电极的电压，并且受接触阻抗的影响更大。激励电极上的高电压会增加其他被测电压的动态范围，并由于接触阻抗而引入测量误差。在重建图像时，不使用这些高电压，但这样做会降低测量结果的自由度。并行激励系统同时在所有电极上注入电流并测量电压，所用的电流激励方式更有利于目标成像。无论是否存在接触阻抗，EIT系统在工作时如果能够使用最优或接近最优的电流激励方式，将有利于测量与成像。对于一个并行激励系统，在电极位置处会存在由于接触阻抗而引入的附加阻抗。

4.2　电极激励

大多数EIT系统使用正弦激励，从而每次能够采集一个频率下的数据。通常情况下，EIT系统采用直接数字频率合成（direct digital synthesis，DDS）技术，或者通过使用计算机，或者通过商用DDS集成电路对现场可编程门阵列（field-programmable gate array，FPGA）或数字信号处理器（digital signal processor，DSP）进行编程。通过向数模转换器（digital-to-analog converter，DAC）馈送数字信号，得到模拟波形。合成质量的高低由所得波形的频谱纯度和信噪比来衡量。

无论采用何种实现方式，DDS系统都是采用如下方法构建的：使用存储在只读存储器（read-only memory，ROM）中的正弦查询表（图4-3），或者通过将相位转换为正弦波幅度的计算方法。最常见的是将相位增量ΔΦ馈送至相位累加器，而相位累加器为正弦查询表提供寻址。相位增量的大小和时钟频率决定了输出频率。频率可以通过改变相位增量的大小来调整。但查询表的大小有限，需要对用于访问查询表的相位值进行舍入或截断，这会导致周期性相位抖动。通过将输出频率限制为查询表中相位值所用的频率，可以消除这种相位抖动。为了减少相位截断造成的谱杂质，许多DDS算法利用相位抖动来减少相位误差与正弦周期中特定点之间的耦合。

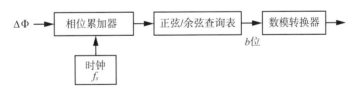

图4-3　直接数字频率合成

经过DAC后所得合成波形中的噪声是许多因素的函数，包括DAC的分辨率、采样频率和数字波形本身中存在的噪声。如果只考虑使用电压输出型DAC进行数模转换时产生的噪声，即量化噪声，则产生的电压噪声谱密度可以表示为

$$v_{NQ} = \frac{A}{2^b \sqrt{12 f_s}} \ V/\sqrt{\text{Hz}} \qquad （式4.1）$$

式中，A是波形的峰-峰值电压范围，b是DAC分辨率的位数，f_s是采样率。式4.1基于这样一个常见假设，即量化噪声为白噪声。图4-4显示了$A=2$时电压噪声频谱密度作为DAC位数和采样频率的函数关系。提高DAC分辨率和/或增加采样频率会降低噪声密度。作为参考，典型低噪声运算放大器的电压噪声频谱密度为$1 \sim 10 \text{nV}/\sqrt{\text{Hz}}$。

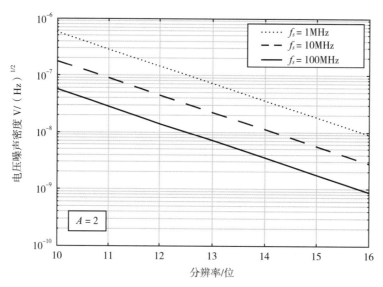

图4-4　电压噪声频谱密度与DAC分辨率和采样频率的函数关系

4.2.1　电流源

　　EIT系统使用的大多数电流源称为电压－电流转换器更合适，因为其输出电流与输入电压成比例。理想情况下，电流源应具有无穷大的输出阻抗Z_0，从而使输送到负载的电流与负载电压V_L无关。但在实际情况中，电流源具有有限的Z_0，通常表征为电阻R_0和电容C_0的等效并联值。图4-5A显示一个驱动负载的理想电流源，其中负载电流I_L等于电流源电流I_S。如图4-5B所示，当一个实际电流源驱动负载时，流经Z_0的电流随V_L而变化，因此，I_L和I_S之间的关系随负载的阻抗值而变化。

　　采用电流源时，由于杂散或寄生电容增加，I_L与V_L的变化更加剧烈。虽然与电流源本身无关，但由于设备线缆之间的电容和/或印刷电路板走线与接地之间的电容的存在，负载中的电流可以分流至"地"，从而有效地降低电流源的输出阻抗。在具体的EIT应用场景中，需要确定所需的电流源输出阻抗时，必须考虑上述杂散电容的影响。

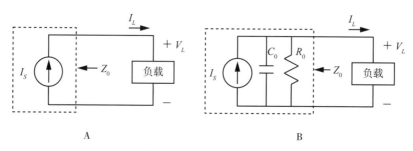

图4-5　理想电流源（A）和真实电流源（B）

下文将要讨论，电极线缆也会引入分流电容，而通过激励屏蔽可以降低该分流电容。

4.2.1.1　浮动电流源与单端电流源

在串行 EIT 系统中，每次通过一对电极进行激励，产生的电流由一个电极进入人体，然后从另一个电极流出。可以通过一个"浮动"电流源（图 4-6A）产生上述电流，电流流经负载而无须参考接地电位。图中标明了电流源输出阻抗 Z_0 和杂散电容 C_S。理想情况下，Z_0 无限大而 C_S 为零，则 $I_1 = -I_2 = I_S$。对于有限的 Z_0，负载上的电流相等且反向，但其与 I_S 的关系将随电极间的负载而变化。杂散电容的增加将导致 I_1 和 I_2 依赖于相应电极与地之间的电压，从而可能产生一个非零的"共模"电流，即 $I_1 + I_2 \neq 0$。因此，需要增加一个电极，为该共模电流提供接地路径。

产生所需电流的另一种方法是使用一对平衡单端电流源，每个电流源从"地"输出电流，如图 4-6B 所示。设置 $I_{S1} = -I_{S2}$，则对于无穷大的 Z_0 和为零的 C_S，有 $I_1 = -I_2$。而有限的 Z_0 和非零的 C_S 将导致 $I_1 \neq I_{S1}$ 及 $I_2 \neq I_{S2}$。此外，施加的电流可能幅值不等且方向相反，从而产生共模电流。共模电流问题已经通过许多不同的方式得到解决，包括调整激励电流以保持小幅值共模电压的反馈技术，使用额外电极为该共模电流接地提供路径。

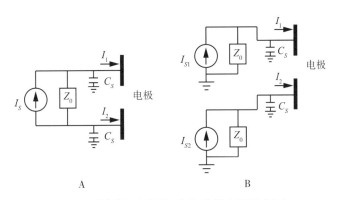

图 4-6　浮动电流源（A）与单端电流源（B）

并行 EIT 系统可以使用浮动或单端电流源，后者为大多数并行系统所使用。在这两种情况下，电流源数量都等于电极数量。对于并行 EIT 系统来说，当来自所有电源的电流之和不等于零时，就会产生共模电流。随着电极数量的增加，电极所测的负载阻抗发生变化时，要限制上述共模电流的大小，需要更高的 Z_0 及更小的 C_S。

4.2.1.2　电流源要求

EIT 系统的电流源必须能够在指定频率范围内以所需精度提供电流激励，以负载较大范围内的阻抗。要实现上述目标，电流源的频率响应、输出阻抗和顺从电压须达到一定要求。顺从电压（电流源可以向负载提供的最大电压）和输出阻抗要求都是负载阻抗的函数。电流源的顺从电压是负载的电压范围，在此范围内电流源的各项参数符合其作为电流源的特点。因此，当最大电流流入（或流出）阻抗最大的负载时，顺从电压必须高于负载电压。

具有单正弦激励的EIT设备应用于临床时，最大峰值电流值通常在0.1 ～ 5mA范围内；出于安全考虑，一般在较低频率下使用较小的电流。与单对激励系统相比，并行激励系统向单个电极施加的最大电流更小，因为这类系统同时向所有电极施加电流。负载阻抗是电极尺寸、激励频率和目标成像组织的函数，其范围通常为100 ～ 10 000 Ω，在较高频率下具有较低的阻抗值。对于上述电流和阻抗值，所需顺从电压为几伏特到10 ～ 15V。

所需输出阻抗也是负载阻抗的函数。对于这个问题，有两种思路。第一种思路是，为了保持激励电流所需的精度，即保持图4-5B中的 I_L 和 I_S 之差小于给定容差，需要考虑电流源所在电路的最大负载阻抗。电流源的误差电流等于通过电流源输出阻抗的电流 I_{Z0}，由下式给出

$$I_{Z_0} = \frac{Z_{L\max}}{Z_0 + Z_{L\max}} I_S \qquad （式4.2）$$

式中，$Z_{L\max}$ 为最大负载阻抗，Z_0 为电流源输出阻抗。为了使 I_L 达到 b 位以内的精度，要求电流误差小于一个最小有效位（least significant bit，LSB），即 $1/2^b$。对于输出阻抗的要求变为

$$Z_0 \geqslant （2^b-1） Z_{L\max} \qquad （式4.3）$$

在这种情况下，对于一个具有16位精度、最大负载阻抗为10kΩ的系统，所需电流源的输出阻抗大于655MΩ。

第二种思路是，在EIT系统研发中，通常考虑的是当前值的精确度而非其准确度；换言之，更重要的是最小和最大负载阻抗的负载电流的变化范围在所能接受的容差范围内，而不是负载电流完全等于其期望值。这一点对于单对和并行激励系统都适用。在单对激励系统中，同一电流源向多个负载（电极对）提供激励，以采集用于重建图像的数据。在并行激励系统中，不同的电流源（每个电流源的最小输出阻抗都符合一定要求）向不同负载提供激励。这两种情况下，最大负载阻抗（$Z_{L\max}$）和最小负载阻抗（$Z_{L\min}$）的负载电流之差由下式给出

$$I_{L\max}-I_{L\min} = \left(\frac{Z_0}{Z_0 + Z_{L\min}} - \frac{Z_0}{Z_0 + Z_{L\max}} \right) I_S \qquad （式4.4）$$

需要确定 b 位精度所需的最小 Z_0 时，应先确定 Z_0 以满足 $(I_{L\max}-I_{L\min})/I_S \leq 1/2^b$。

图 4-7 显示在多个负载阻抗范围内实现给定位数分辨率所需的输出阻抗值（兆欧级）。在该图中，假设所有阻抗都是实数（阻性），但阻抗一般都是复数。在临床应用方面，通常较低频段的负载阻抗值较大，而较高频段的负载阻抗值较小。在该图中，加号标记的是电阻由零增加到某个最大值，代表保持激励电流精度的过程；方框标记的是预计负载阻抗保持在标称值 20% 以内的情况；菱形标记的是预计负载阻抗保持在标称值 10% 以内的情况。该图表明，为了降低输出阻抗，当负载阻抗范围有限时，考虑电流精度是有益处的。然而，对于具有较大负载阻抗的高精度系统，其电流源仍然需要具有高输出阻抗。例如，一个具有 16 位精度的系统，当负载阻抗的范围为 $9 \sim 11\text{k}\Omega$ 时，电流源的输出阻抗应大于 $120\text{M}\Omega$。

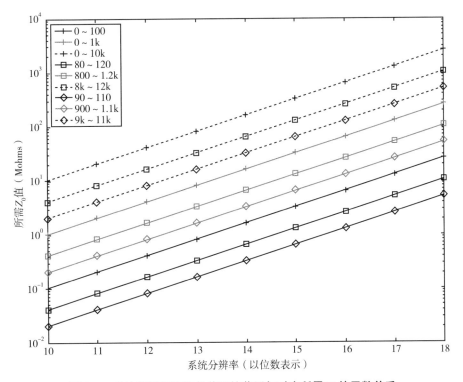

图4-7 系统所需精度及负载阻抗范围与对应所需 Z_0 的函数关系

一般来说，系统精度越高越好，但其电流精度也很重要。通过对电流源进行校准，可以获得更高的电流精度。经过校准，电流源能够向阻抗范围已知的测试负载提供精确的激励电流。对于并行激励系统，电流源的校准非常重要，这是因为必须考虑电流源之间的增益差异，以避免产生共模电流的问题。

4.2.1.3 杂散电容

显然，当某高精度系统需要10MΩ量级的输出阻抗时，其必须具有极小的杂散电容——比实际制作电路时的杂散电容要小得多。EIT系统针对此问题有两种常见的解决方法。第一种方法是采用某种类型的电容消除技术来降低电流源处的有效电容。第二种方法是当负载阻抗为阻性或接近阻性时，通过仅测量负载电压的实部来降低对杂散电容的敏感度。

要了解通过仅测量电压实部降低杂散电容的影响，参见图4-8所示的电路。在该图中，电流源驱动一个阻性负载R_L，该负载并联一个电容C。理想情况下，$C=0$，负载电压V_L是实数，且等于IR_L。当存在电容时，其引入的相移使V_L变得复杂。归一化误差（normalized error）等于（IR_L-V_L）$/IR_L$，可以表示为

$$\text{normalized error} = \frac{(2\pi fCR_L)^2}{1+(2\pi fCR_L)^2} + j\frac{2\pi fCR_L}{1+(2\pi fCR_L)^2} \qquad （式4.5）$$

对于$2\pi fCR_L < 1$的情况，归一化后的误差虚部（抗性）部分超过了其实部。例如，考虑$C=20\text{pF}$，$R_L=1\text{k}\Omega$的情况，归一化误差电压的实部和虚部随频率的变化绘于图4-9中。对于具有16位精度的系统，其归一化误差应小于$2^{-16}\approx15\times10^{-6}$。仅考虑电压实部，系统在保持误差低于上述水平的前提下，其工作频率可以达到大约10kHz。只有在极低频率下，电压虚部的误差才低于该值。值得注意的是，对于$C=20\text{pF}$和$R_L=1\text{k}\Omega$，在约8MHz及以上频段，电压实部的误差高于电压虚部的误差，如图4-10所示。

通过仅测量负载电压的实部并不能获得物体介电常数的图像。为了能够对电阻率和介电常数进行成像，同时仍然具有高精度，有必要采取措施消除杂散电容或使其无效。

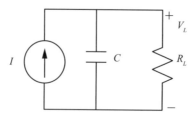

图4-8　具有杂散电容和阻性负载的电流源

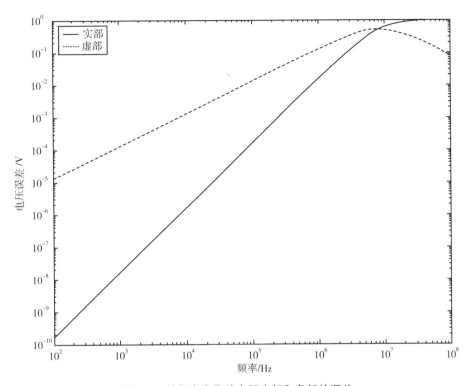

图 4-9　随频率变化的电压实部和虚部的误差

4.2.1.4　电流源补偿

电流源输出电容 C_0 和杂散电容 C_S 导致正电容的产生，图 4-10A 展示了用于消除该正电容的负电容。并联电容的总电容为各电容的和，因此，该补偿电容应等于电路中其他电容之和的负值。图 4-10B 展示了另一种方法，该方法使用电感以建立该电容的并联谐振电路。谐振时，并联 LC 电路的阻抗变为无穷大，从而有效地抵消了电容本身的阻抗（这一阻抗要小得多）。但建立并联谐振电路的方法有两个缺点。第一个缺点是只有在谐振频率下才能抵消电容阻抗的影响，因此，该方法不适合使用非单一频率激励的系统。对于采用可变频率激励的系统，必须调整该补偿方法，以适应频率的变化。第二个缺点是谐振电路具有启动和停止瞬变，这取决于电路的品质因数（Q），而 Q 值

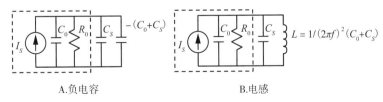

图 4-10　**电流源补偿**

会随负载和电流源输出电阻而发生变化。

还可以适当加大激励电流，以补偿有限的电流源输出阻抗和附加的杂散电容。如果已知电流源输出阻抗（包括杂散电容）及负载电压值，则可以计算由负载分流的电流。加大激励电流以补偿该电流损耗，将导致所需电流流向负载。可以通过校准的办法估算输出阻抗和杂散电容，但通过该输出阻抗的电流是负载电压的函数，而负载电压随电极处的负载阻抗及激励电流的变化而变化。这种补偿输出阻抗的方法已经通过迭代方法实现。近来，有研究者使用直接法补偿输出阻抗，根据校准过程中的固定输出阻抗测量结果和随时间变化的负载电压测量结果，确定所需的电流调整方法。

4.2.1.5　电流源及补偿电路

许多EIT系统的工作频率相对较低，通常低于10MHz，因此，会使用通过运算放大器构建的电流源。少数EIT系统使用的是基于运算跨导放大器（operational transconductance amplifier，OTA）的电流源。使用分立IC构建的EIT系统十分青睐这类电流源，因为其所用元件很少，且性能良好。另外，使用定制专用集成电路（application specific integrated circuit，ASIC）构建的EIT系统使用了各种不同的电流源拓扑结构/配置。

图4-11为一个浮动电流源的示意，该电流源使用变压器在电流源和负载之间提供了直流隔离，这是一种在临床上十分重要的患者安全保护措施，并允许负载电压相对于"地"电位浮动。该电路的顺从电压和输出阻抗受到非理想运算放大器和变压器的限制。如图4-11所示，该电路包括一个用于检测电流的电阻R_S，通过测量电阻两端的压降，直接测量变压器负载一侧的电流。通过这种方式，而不是通过理想运算放大器和变压器测量电流，可以提高源的精度。

使用多个运算放大器的电流源，如文献［1163］中所述的电流源，已在EIT系统中使用。图4-12所示的Howland及其改进电路一个单运算放大器源，已用于许多EIT系统。这些电压-电流转换器电路简单，性能良好。电流源的拓扑结构具有一条正向路径，由同相放大器（运算放大器及R_1和R_2）和正反馈组成。图4-12A显示了标准Howland电流源，电路中的同相放大器可以用仪表放大器代替。对于理想运算放大器，

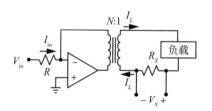

图4-11　变压器耦合的浮动电流源

当满足 $R_4/R_3 = R_2/R_1$ 时，Howland 电流源的输出阻抗为无限大。在这一"平衡"条件下，负载电流可以表示为 $I_L = V_{in}/R_3$。图 4-12B 显示了改进 Howland 电流源，其具有更高的顺从电压和更低的功耗。对于该电流源，平衡条件为 $(R_{4a} + R_{4b})/R_3 = R_2/R_1$，负载电流为 $I_L = V_{in}(R_{4a} + R_{4b})/R_3 R_{4b}$。

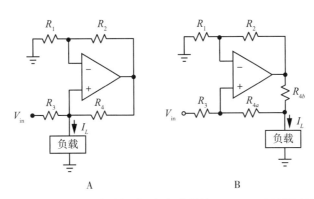

图 4-12 Howland 电流源（A）和改进的 Howland 电流源（B）

Howland 电流源的主要优点在于其结构简单性，并且能够通过适当的调整产生高输出阻抗。在实际中，可以通过调整一个电阻使输出电阻无限大，但非理想运算放大器会导致输出电容不为零。

EIT 电流源也会采用 OTA。要理解 OTA，最简单的方法是从电流运输器 II（current conveyor II，CC II）入手，如图 4-13A 所示。对于理想 CC II，$I_Y = 0$，$V_X = V_X$，$I_Z = \pm I_X$。简单来说，Y 表示无限大的输入阻抗，X 的电压跟随 Y 的电压变化；当不存在 CC II＋的逆，或者不存在 CC II－的逆时，Z 的电流就等于 X 的电流。

OTA 的简化图如图 4-13B 所示，其本质上是 CC II 的一种实现方式。OTA 围绕一个具有高输入阻抗/低输出阻抗的单位增益放大器（输入为 CC II 的端子 Y，输出为 CC II 的端子 X）构建，该单位增益放大器的负载是一个固定负载阻抗 R，其正负电压源上的镜像电流就等于未知负载阻抗（位于端子 Z）的电流。如果单位增益放大器的输入阻抗很高，则其输入端的电流就非常小；根据电流守恒，R 中的电流（从端子 X 到"地"）基本上等于电源电流（$I_+ - I_+$）之和，如图 4-13 所示。该电流之和会流向负载。

CC II 和商用 OTA 已被用于构建 EIT 系统的电流源，如 OPA860。OTA 电流源由单个 IC 组成，结构简单，无须进行任何调整。OTA 电流源的缺点是输出阻抗会随着频率的增加而下降，不过这是大多数电流源在应用中的常见问题。

通过定制 ASIC，已经实现了各种不同的 EIT 电流源，其中，定制 ASIC 作为有源电极或前端电路的一部分。有研究者发表了一篇很有价值的论文，对这类电流源的

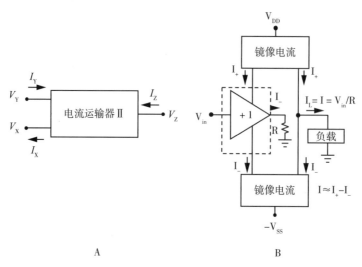

图 4-13　电流运输器 Ⅱ（A）与运算跨导放大器（B）

发展史、部分类型及其性能进行了总结。大多数这类电流源均使用了CMOS，还有很多采用了类似OTA的结构，通常具有差分输入和/或输出。该研究领域发展迅速，但时至今日，大多数已报道的电流源都难以提供高精度EIT系统所需的高SNR、低谐波失真、高输出阻抗及高顺从电压。文献［868］报道了一种集成模拟前端电路，包括一个基于运算放大器的CC Ⅱ电流源、电压缓冲结构和10位模数转换器（analog-to-digital converter，ADC）。文献［1173］中的有源电极ASIC使用了一个差分跨导放大器（differential difference transconductance amplifier，DDTA），后接一个OTA。该系统使用全差分激励产生一对方向相反的输出电流，并在反馈网络中使用了一个用于检测电流的电阻。文献［487，556，638］报道了另外一些关于EIT电流源的最新研究方法。

4.2.1.6　电容抑制电路

如前文所述，补偿过大电容的方法之一是将负电容或电感与电流源输出并联。负电容可以使用负阻抗转换器（negative impedance converter，NIC）电路合成，如图4-14所示。从电路输入端子观察，相对于"地"的阻抗由下式给出

$$Z_{in} = -\frac{R_1}{R_2} Z \qquad （式4.6）$$

该阻抗等于正反馈中的阻抗乘以一个系数，系数值由电阻之比决定：将Z设为正电容，则可以得到1个负电容，其值可通过R_1和/或R_2调节，具体调节方式为使用一个数字可编程电位计。

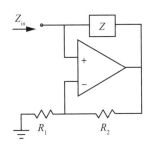

图 4-14 负阻抗转换器电路

理论上，通过 NIC 可以产生一个具有相对更宽频带的负电容，从而可以在很大频率范围内抵消电容的影响。这对于多频 EIT 系统（同时使用多个频率）来说是必要的。在一次使用多个频率的情况下，需要在更宽频带内进行补偿，从而避免每次使用新频率时都需要重新调整电流源。但在实际中，NIC 的作用有限，原因是 NIC 容易产生波动。在阻性反馈网络中增加电容可以提高稳定性，但代价是能够得到负电容的频率范围一定会缩小。

另外一种补偿方法是通过引入并联电感以建立 LC 并联谐振电路。该电感可以使用广义阻抗转换器（generalized impedance converter，GIC）电路合成，如图 4-15 所示。该电路是 GIC 的几种实现方式之一。GIC 最常用于实现 RLC 梯形滤波器的有源滤波器等效电路。从 GIC 电路端观察，输入阻抗由下式给出

$$Z_{in} = \frac{Z_1 Z_3 Z_5}{Z_2 Z_4} \qquad\qquad （式 4.7）$$

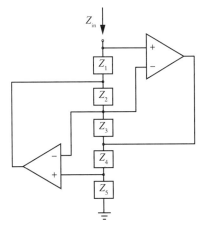

图 4-15 广义阻抗转换器电路

Z_4使用电容，Z_1、Z_2、Z_3和Z_5使用电阻，则输入阻抗等于电感阻抗，即

$$Z_{in} = s\frac{R_1 R_3 R_5 C_4}{R_2} = sL \qquad （式4.8）$$

或者，Z_2使用电容，Z_1、Z_3、Z_4和Z_5使用电阻，也可以得到一个电感，但Z_4使用电容时，电路性能更好。GIC电路具有良好的稳定性和元件灵敏度特性。但如前所述，只有在LC谐振频率下才能消除电容的影响，这意味着这种补偿方法不能用于同时施加多个频率的系统；同时，在一次施加单个频率的多频系统中，只要频率发生改变，必须对电路重新进行调整。

4.2.2 电压源

如上所述，电流源的精度要求导致输出阻抗必须很高，这样才能避免共模电流问题，尤其是对于并行激励系统。实现这种高精度电流源要求电路相对复杂，包括抑制杂散电容影响的电路，以及大量的电路校准和/或调整步骤。一些系统通过施加电压而不是电流来避免上述问题。通过这种方式可以使EIT设备得到简化，但理论上，其效果不会太理想，并且往往会增加系统对电极排布方式和电极尺寸误差的敏感性。施加激励电压时，必须同时测量激励电流。图4-16展示了一个电压源电路，其基本配置是一个同相运算放大器，插入一个用于检测电流的电阻R_s，以便测量电压源的输出电流。图中，为了获得理想的电压源电路，R_s位于运算放大器的反馈回路中，使负载电压V_L等于输入电压V_{in}。可以将R_s置于反馈回路外，但除非R_s值很小，否则负载电压可能与V_{in}有很大的差异。

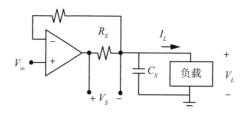

图4-16　可测量电流的电压源电路

虽然电压源比电流源更容易实现，但还是存在问题。实际上，运算放大器和/或R_s在反馈回路之外的有限开环增益将导致V_L的幅值略小于V_{in}。这种效应也可以看作电压源的非零输出电阻导致的。无论哪种情况，这种压降都会导致激励电压误差。为了降低其影响，可以直接测量负载电压（V_s负端子的电压），而不是假设负载电压等于输入电压。虽然这种方法不会使负载电压等于所要求的值，但至少可以获得实际负载电压

的精确值。一个需要关注的问题是对于负载电流 I_L 的测量不够准确。图 4-16 中，存在一个杂散电容 C_S，与负载并联。依赖于负载电压的电流将流经该杂散电容，那么通过 R_S 测量得到的电流就不完全等于负载电流。这个问题相当于使用电流源时的输出电容/杂散电容问题。同样地，可以采用电容消除技术，但会导致电路复杂得多，使用电压源的优势之一也就不复存在了。

4.2.3　电极连接

EIT 系统通常使用线缆将设备与电极连接。对于串行系统，电流从单一源多路复用至多个电极，因此，使用线缆非常方便。对于并联系统，硬件数量增加，且往往需要一个集中校准系统，那么将 EIT 设备集中放置并通过线缆连接到电极的做法就十分有用。虽然使用线缆很方便，但其具有复杂的电学特性，会显著影响 EIT 系统的性能。因此，长期以来，有研究者一直尝试缩短 EIT 设备与其电极之间的距离，尽可能将电流源、负载和电压缓冲电路之间的线缆去除。通过向"有源电极"系统转变，避免在电极处使用体积较大的电路结构，推动了 ASIC 在 EIT 研究中的应用。ASIC 有助于最大限度地减小这些有源电极的尺寸和功耗，从而增加其便捷性。

4.2.3.1　线缆

一般来说，在 EIT 设备和电极之间使用同轴或三轴线缆而非单独的电线，这样可以最大限度地减小信号与每个电极之间的耦合，并降低对噪声和干扰的敏感性。为了减少线缆的不利影响，一些 EIT 系统将设备与电极连接至线缆末端，使具有非理想电学特性的线缆远离源电路和电极链路，而线缆所在位置可以控制其驱动端子和接收端子，以尽量减少线缆的影响。将 EIT 设备置于电极处时，必须要为线缆末端供电，如果有可能，还要为其输送控制信号；同时，还需要在线缆末端封装电路（即使规格很小）。

同轴线缆是一种传输线，具有分布式电路，其中的电压和电流沿线缆长度连续变化。传输线可以建模为集中参数模型各部分的级联，其中一个部分的电路图如图 4-17 所示。假设该模型部分的长度为 Δz，R、L、G 和 C 分别是每单位长度的串联电阻、串联电感、分流电导和分流电容。模型中各部分的总数越多（即 Δz 越小），则所建模型就越精确，所计算得到的电路特性就越准确。但是，当传输线的长度相对于信号波长很短时，就可以使用图 4-17 所示的单个部分的电路对传输线的输出进行精确近似，其中，Δz 为传输线的总长度。例如，同轴线缆中信号的频率为 $f = 1\text{MHz}$，其传播速度为 $v = 2 \times 10^8 \text{m/s}$，则其波长为 $\lambda = v/f = 200\text{m}$。因此，对于一条 2m 长的线缆来说，其长度约为该信号波长的 1%。那么，图 4-17 所示的单个部分电路的电特性就应该能够对线

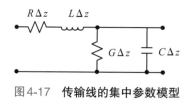

图4-17 传输线的集中参数模型

缆的电特性做出良好模拟。

电流源输出因其高输出阻抗而比电压源输出更容易受到噪声和干扰的影响。虽然同轴线缆可以提供所需的屏蔽，但这类线缆通常具有很大的分布电容，为40～100pF/m。如图4-17所示，将该屏蔽接地后，会导致分布电容充当从中心导体到"地"的分流器，十分类似于杂散电容和电流源输出电容。

如图4-18所示，通过为屏蔽施加一个电压（与导体电压相同），可以减少线缆电容的影响。如此一来，电容两端的电压为零，电流不通过电容，就可以有效地将电容从电路中移除。在实际中，并不能为屏蔽施加一个完全等于导体电压的电压，串联电感的存在也会有一定影响，因此，电容对电路的影响会降低，但不会完全消除。当使用三轴线缆时，还有一层屏蔽（该屏蔽接地）位于原有驱动线缆屏蔽（有电压）的外围，以进一步降低外部噪声的干扰。

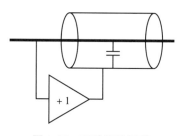

图4-18 驱动线缆屏蔽

使用驱动线缆屏蔽的主要弊端是为屏蔽提供驱动的放大器存在正反馈回路，因此，可能会导致不稳定性。此外，该放大器通常具有高容性负载，使其稳定性降低。将屏蔽驱动的增益保持在略低于单位增益的水平，可以降低电路振荡的风险（该风险来自通过信号导体的正反馈），但会使剩余线缆电容增加。许多运算放大器能够以单位增益驱动大容性负载，可作为屏蔽驱动器。如果仍然需要考虑稳定性，通常使用图4-19所示的电路来增强屏蔽驱动器电路的稳定性。在该电路中，100Ω串联电阻和反馈电容构成一个负反馈，该负反馈对容性负载导致的相移不太敏感。

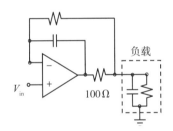

图 4-19　容性负载的驱动电路

4.2.3.2　有源电极

许多新的 EIT 系统已经不再使用线缆将硬件直接连接至电极。有关线缆的研究由来已久，如今越发重要，因为 EIT 研究的趋势是在更高的激励频率下同时保持高精度。已有研究者开展了有源电极的相关工作，随着 ASIC 的发展，有源电极的前景更加诱人，原因是 ASIC 使 EIT 设备小型化，同时降低了置于电极处的设备功率。

有源电极的目标是最大限度地减少线缆排布对 EIT 系统性能的影响。简单的有源电极仅在电极电压返回处理之前缓冲电极电压，实际上是提供一个阻抗转换，将电极的高阻抗转换为缓冲器输出的低阻抗。该转换会减少噪声和信号干扰之间的耦合，并降低（并不能完全消除）线缆电容的影响。

为 EIT 系统增加缓冲器将提高信号的完整性，但线缆不会因此而减少。有源电极也可用于简化电极和系统之间的连接。文献［325］报道的有源电极系统包括上述缓冲器，还包括一类开关，其可以将经过缓冲的电压连接至两条总线中的一条，每条总线都与差分电压表的一侧相连接。该方法专为串行系统设计，每个电极无须连接一条单独的线缆，同时，电压表可以测量任何一对电极之间的电压差。该有源电极系统还包括另外一类类似的开关，可以将某个电极连接至两条电流总线中的一条，一条总线中为正电流，另一条中为负电流。同样地，这种结构每个电极无须连接一条单独的线缆，同时，任何一对电极都可以作为激励电极。

由于线缆电容的存在，来自电源的部分电流无法到达电极。为了解决这个问题，有研究者报道了一种有源电极系统，能够测量电极处的电流。电流流经一个用于检测电流的电阻，然后到达电极。电阻两端的电压经过缓冲，在上述开关的作用下返回系统，每次返回一个电压。

最为复杂的有源电极系统包括电流驱动和电压缓冲，如文献［1173］中描述的系统。该有源电极含有一个 ASIC（包括一个电流源和一个电压缓冲器），从而避免了线缆与电极的直接连接。

4.2.4　多路复用器与并行硬件

在串行系统中，需要使用多路复用器将激励电流从一对电极切换到另一对电极。在并行系统中不使用多路复用器，但需要配置完全并行的硬件。多路复用器具有许多不良的非理想特性，包括非零"导通"电阻（与激励电压部分相关）、有限的"关断"隔离，以及在开关切换期间的电荷流入。单对驱动系统中，电流由具有高输出阻抗的电流源输出，因此，"导通"电阻的影响微乎其微。有限的"关断"隔离会导致部分电流流向本应无电流通过的电极，而这部分电流应流向激励电极。随着频率的增加，这种隔离效果会进一步减弱。然而相比之下，多路复用器的最大弊端可能是其电容相对较大。通常，多路复用器的输入电容为30～50pF，每条线路上的输出电容为5～10pF。使用较小器件制造的多路复用器的电容值较低，但"导通"电阻较高，这种情况对EIT系统来说是有利的。如第4.2.1.3节所述，通过仅测量电压实部，可以降低多路复用器电容的影响。

使用单个电压表通过多路复用器测量多个电极上的电压时，也会引入误差。在这种情况下，在将电极电压馈送到多路复用器之前对其进行缓冲，将最大限度地减少多路复用器电容的不利影响，原因在于缓冲放大器的低输出阻抗可以快速对多路复用器的电容进行充电和放电。要达到这一目的，需要增加并行硬件。同样地，如果电压表输入端具有高输入阻抗，也将最大限度地减少"导通"电阻的影响。

4.3　电压测量

EIT系统对人体内的电导率和介电常数进行成像时，需要进行相敏测量，即测量电极电压的实部和虚部。同样地，假设负载为阻性的EIT系统需要进行电压的相敏测量，以获取电极电压的实部。如前所述，测量电极电压的幅值会导致对杂散电容的灵敏度更高。通常，使用同步电压表进行相敏测量，该电压表从EIT系统波形发生器获得相干参考。早期的EIT系统使用模拟电路进行同步电压测量，而现在，所有EIT系统都采用数字匹配滤波器的方法。文献［987］讨论了有关相敏电压测量的模拟及数字方法。

4.3.1　匹配滤波器

图4-20是匹配滤波器相敏电压表的数字化实现框图，通过该电压表可获得电压的实部和虚部。通过ADC对电压进行采样和量化，所得采样乘以相同频率的正弦和余弦参考波形（在ADC之前，可能需要一个抗混叠滤波器）。之后，该乘积在信号频率的

整数个周期内累积。为了使 EIT 系统正常工作，ADC 的采样时钟必须与信号频率相关。可以证明，对于给定的 ADC 精度和整数周期，如果 ADC 之后的信号噪声为白噪声，则所得测量电压具有最佳的信噪比，即该信噪比具有平坦（与频率无关）的功率谱密度。图 4-20 标记了输出的实部和虚部，并假设实部（阻性）负载的电压波形是相位角为零的余弦。为了抑制 ADC 的采样信号与参考正弦、余弦乘积的"双频"分量，需要在信号的整数倍周期内进行积分。从本质上讲，将两个具有相同频率的正弦波相乘的结果由一个直流信号（其幅度取决于两个正弦波的幅值及其相对相位），以及一个频率为原始频率两倍的正弦波组成。通过在输入信号频率的整数倍周期内进行积分，可以完全抑制该双频信号以及激励频率的所有其他谐波，原因是该积分"滤波器"的幅频响应的形状为 | $\sin x/x$ |，中心频率为直流，在频率 $k = T$ 处幅值为零（T 为积分周期，k 为不等于零的任何整数）。当 $T = N/f$ 时（f 为信号频率），幅值零点为 kf/N。

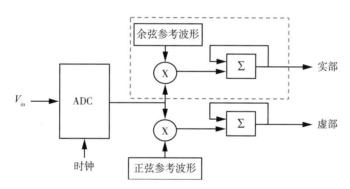

图 4-20　**数字同步电压表**

4.3.1.1　噪声

一般情况下，假设 ADC 的量化噪声是白噪声，其功率为

$$\sigma_Q^2 = \frac{\Delta^2}{12} \qquad （式 4.9）$$

式中，Δ 是 ADC 的量化步长。每将 ADC 的精度提高一位，可将 Δ 降低 2 倍，将量化噪声的功率降低 4 倍。假设该噪声为白噪声，功率均匀分布在 fs Hz 的带宽上（fs 为采样频率），则单侧噪声功率谱密度（power spectral density，PSD）为

$$PSD = \frac{\Delta^2}{6fs} \qquad （式 4.10）$$

因此，在给定的 ADC 分辨率下，增加 fs 会造成量化噪声的 PSD 降低。

积分周期的长度也会影响电压表输出端的信噪比。可以假设电压表的输入信号中

有一些附加白噪声，来自各种噪声源（包括电子元件中的热噪声）。对较长的信号周期进行积分（即过采样）可改善所测电压的信噪比，其噪声包括ADC输入端的噪声及ADC本身的量化噪声。如果假设噪声彼此不相关，并且噪声与被测正弦信号不相关，则对信号进行积分可提高信噪比，其倍数等于已采样的样本数。如果想要了解信噪比是如何被提高的，有两种思路。一种思路基于积分器带宽与积分周期成反比。对N个样本进行积分可使带宽降低N倍，则输出噪声功率也降低N倍，或者说，将均方根（root mean square，RMS）噪声电压降低$\sqrt{N}$倍。由于信号本身的带宽为零，减少滤波器带宽并不会降低信号功率，而是信噪比增加了N倍。另一种思路是当积分器中的N个样本相加时，信号样本（所有相同的直流值）相干相加，则电压增加N倍，功率增加N^2倍。而噪声样本不相关，且以非相干方式相加，则其功率增加N倍，其信噪比增加$N^2/N = N$倍。ADC精度的增加（每4倍增加1位）会降低噪声功率，即积分周期长度每增加4倍，ADC的有效分辨率就会增加1位。因此，电压表的分辨率不受ADC本身分辨率的严格限制，而是可以通过对多个样本进行积分来提高。

4.3.2　差分电压测量与单端电压测量

一些EIT设备测量的是差分电压，即一对电极之间的电压；而另一些EIT设备测量的是单端电压，测量是相对于"地"进行的。两种测量方法都有其优点和缺点。差分测量的主要优点是一对电极之间的电压可能比每个电极和"地"电位之间的电压要小得多，尤其是当人体体表的电极彼此分布较近时。电极之间的电压（电压差）较小，则被测电压信号的动态范围会减小，从而会降低ADC的动态范围要求。差分电压测量广泛用于串行系统，这种测量方式仅对非激励电极进行电压测量，而相邻电极之间的差分电压可能比单端电压要小得多。在实际应用中，一般通过仪表放大器将一对电极之间的电压差转换为单端电压，然后由电压测量系统处理。在并行系统，特别是对激励电极进行测量的系统中，相邻电极可能会通过反相的大电流，不利于差分测量的实施。

差分电压测量的主要缺点是共模放大器增益不为零，导致精度损失。图4-21A展示了一个仪表放大器及其输入和输出。输入可以用差分信号$V_D = V_1 - V_2$和共模信号$V_{CM} = (V_1 + V_2)/2$来表示。如果是理想仪表放大器，则共模增益为零，其输出仅由差分增益A_D和输入电压之差决定

$$V_0 = A_D V_D = A_D (V_1 - V_2) \tag{式4.11}$$

但在实际中，仪表放大器的输出同时与V_D和V_{CM}有关

$$V_0 = A_D V_D + A_{CM} V_{CM} \tag{式4.12}$$

式中，A_{CM} 为共模增益。图 4-21B 展示了仪表放大器的特性。仪表放大器的品质因数是其共模抑制比（common-mode rejection ratio，CMRR），由下式给出

$$\text{CMRR} = 20 \log_{10} \left(A_D / A_{CM} \right) \qquad （式 4.13）$$

理想差分放大器具有无穷大的 CMRR，而在实际中，仪表放大器的 CMRR 通常在直流时很大，且随频率增加而下降。直流时典型 CMRR 值为 100～120dB，而在 1MHz 处，0～60dB 范围内的 CMRR 值是比较常见的。当两个输入的驱动阻抗不相等时，仪表放大器的共模抑制性能会降低。图 4-22 展示了一个仪表放大器，其中电容 C_i 表示其输入电容。共模电压施加于两个不相等电阻 R_1 和 R_2。驱动电阻不相等会导致共模输入信号在仪表放大器的两个输入之间产生差分电压。将该差分电压乘以放大器的差分增益可产生一个输出，即使仪表放大器本身的共模增益为零。如文献［218］中所述，驱动阻抗不相等会导致共模抑制性能下降，其对电压虚部的影响大于电压实部。因此，与杂散电容影响激励电流的情况一样，仅使用仪表放大器输出的电压实部可以减轻上述效应导致的性能损失。

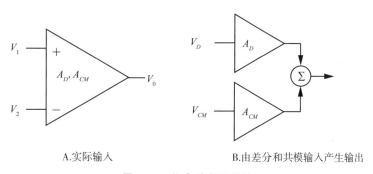

A.实际输入   B.由差分和共模输入产生输出

图 4-21 **仪表放大器特性**

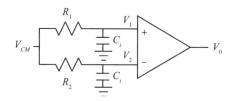

图 4-22 **具有输入电容和驱动阻抗的仪表放大器**

4.3.3 共模电压反馈

要避免共模电压的影响十分困难，尤其是在较高频率下。一些 EIT 系统中，采用

电压反馈系统以降低仪表放大器的共模电压。理想电流源输出的电流与其负载电压无关，因此，原则上可以改变负载电压，使其在不影响激励电流的情况下，使差分电压放大器的共模电压最小。然而在实际中，有限的输出阻抗和/或杂散电容会随着负载电压的变化而导致电流发生变化，并且负载电压必须保持在电流源的顺从电压范围内。此时，补偿系统会向一个附加电极施加电压，该电极通常与用于成像的电极相距较远，从而最大限度地减少仪表放大器处的共模电压。

4.4　EIT系统

　　在医疗相关技术发展的40年中，研发人员已经制造了许多EIT仪器。在研究早期，少数研究人员制作了相对简单的原型机，证明了EIT的可行性；此后，EIT系统在系统性能方面得到了发展。本章主要介绍了EIT研究的一些进展。近年来，研发和使用EIT的研究小组明显增多，其原因可能是研究者对EIT及其应用的兴趣增加了，并且模块化硬件的使用令仪器设备的研发制造更加便捷。如今，可用于临床的EIT系统已经推出市场，也说明了EIT研发力量的增强。在第20章，基于EIT相关文献及EIT系统对设计者的要求，详细介绍了许多用于研究和临床的EIT系统。

　　根据使用的是串行架构还是并行架构，可以对EIT系统进行一个大致的分类。架构方法的选择本质上是对系统复杂性与其性能之间的选择：单源系统的硬件结构更简单，而多源系统的性能更好。两种架构方法在EIT研究初期就已成型，至今仍在使用；串行系统更为常见一些。表4-1列举了若干EIT系统，并给出了关于系统的详细说明在本书中的章节信息。其中，对一些早期的EIT系统进行了重点介绍，这些系统对EIT系统构建方式的重大突破具有重要意义。

表4-1　各类用于研究的EIT系统

EIT设备名称	详细说明所在章节	构建方式
Sheffield Mark 2	20.3.2.1	串行
Göettingen Geo MF Ⅱ	20.3.2.2	串行
École Polytechnique de Montréal Sigmatôme	20.3.2.3	串行
Russian Academy of Sciences：Breast Imaging system	20.3.2.4	串行
Middlesex University：CRADL system	20.3.2.5	串行
Rensselaer Polytechnic Institute：ACT3	20.3.2.6	并行
Kyung Hee University KHU Mark 2.5	20.3.2.7	并行
Dartmouth University Broadband High Frequency System	20.3.2.8	并行

目前，有许多市售的成熟EIT硬件系统，研究人员无须自行制作硬件系统，而只需将精力投入EIT应用程序开发。市售EIT系统均使用串行架构，但具体的设计细节并未公开。表4-2总结了部分市售EIT系统的运行参数。

表4-2　市售EIT系统

EIT设备	电极数	每秒帧数	工作频率	详细说明所在章节	构建方式
Draeger PulmoVista500	16	50	$80 \sim 130$kHz	20.3.1.1	串行
Sentec BB[2]	32	50	< 150kHz	20.3.1.2	串行
Timpel Enlight 1800	32	50	< 125kHz	—	并行

4.5　小结

本章介绍了实现EIT系统主要组件的各种方法，并讨论了每种方法的优缺点。通过介绍一些典型的组件系统，展示了如何将其组合在一起以得到一台EIT设备。对于特定EIT系统的研发，应考虑其应用场景、所需精度、研发成本及系统复杂性。

未来的EIT设备可能会采用基于ASIC和SoC的有源电极系统。EIT电路功能的集成化是一个研究热点，目前在提高电路性能的各个方面都已经取得了一些进展。当前的集成系统在外形尺寸方面具有显著优势，但在性能方面仍然落后于分立式硬件系统。随着EIT设备与硬件技术的发展，这种差距会逐渐消失。

（作者：Gary J. Saulnier

翻译：陶　峰　李　军　陆　彧）

第5章 EIT正问题

5.1 引言

作为一种新型成像技术，EIT的原理可由图5-1概括。EIT系统已用于人体测量，因为人体内组织的电特性可反映组织的生理病理状态。如第4.3节所述，EIT通过体表电极进行电压测量，下一步则是根据这些测量结果进行图像重建（第6章）。为了重建图像，首先要知道每个测量结果"意味着"什么——这就是正问题。本章将介绍EIT测量如何与体内阻抗的空间分布相关。

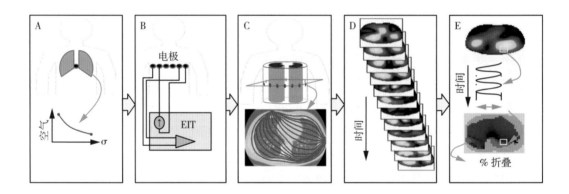

图 5-1 正问题背景下的图像重建过程及图像解读

注：A.组织电特性；B.EIT硬件系统；C.电极激励和测量的模式，以及人体形态及其电特性决定了EIT测量的敏感区域；D.图像重建；E.图像解读。图C中，通过在人体胸腔建立FEM，以及计算两个电极之间的电流线，完成对人体的建模。

"正问题"与"逆问题"是两个相对的概念（见框6.1）。图像重建（"逆问题"）描述了从结果（测量电压）开始并计算原因（电特性参数）的过程。因此，需要一个正问题的模型，描述原因（电特性参数）如何导致结果（测量电压）。

EIT主要使用两种方法计算正问题，即解析法和FEM。解析法对于圆柱体等规则形状很有用，并且有助于理解理论上的极限。对于不规则的几何形状，如人体，主要使用FEM。通过正问题模型计算，可以理解EIT系统的结构配置：电极安放于何处才能实现对特定成像目标的最佳检测性？模型形状和电极的精度需要多高？电极移动对成像的影响有多大（如由于呼吸和测量对象姿势的改变）？

5.2　数学基础

EIT的基础是Maxwell方程。为了简单起见，假设电流为直流或频率足够低，从而可以对磁场忽略不计。

对于三维空间中一个具有封闭有界子集的给定主体Ω，其边界$\partial\Omega$平滑或足够平滑。该主体具有电导率σ，是空间变量x的函数（但为了公式符号的简洁性，不会明确陈述这种函数关系）。对于标量电势ϕ，电场为$\mathbf{E}=-\nabla\phi$，电流密度为$\mathbf{J}=-\sigma\nabla\phi$（欧姆定律在连续体中的形式）。在没有内部电流源的情况下，连续体中的Kirchoff定律[①]为

$$\nabla\cdot\sigma\nabla\phi=0 \tag{式5.1}$$

边界的电流密度为

$$j\mathbf{n}=-\mathbf{J}\cdot\mathbf{n}=\sigma\nabla\phi\cdot\mathbf{n}$$

式中，$\mathbf{n}$是垂直于$\partial\Omega$的单位向量，方向向外。对于给定σ，边界电位$\phi|\partial\Omega$的要求（Dirichlet边界条件）可以唯一地确定式5.1的解。类似地，通过边界电流密度j的要求（Neumann边界条件）可以确定ϕ，其上限为一个加性常数，这相当于选择一个接地点。根据高斯定理或电流守恒定律，流入和流出人体的所有电流之和必须为零，并且边界电流密度必须满足一致性条件$\int_{\partial\Omega}j=0$。

对于EIT重建而言，理想的完整数据是所有成对的Dirichlet和Neumann条件$\phi|_{\partial\Omega}$, j已知，即电压测量值和激励电流值已知。一个Dirichlet条件唯一地确定一个Neumann条件，因此，存在一个Dirichlet-to-Neumann算子Λ_{σ}：$\phi|_{\partial\Omega}\to j$。

在电学术语中，Λ_{σ}是边界处的导纳矩阵，可以看作在边界处施加电流时的系统响应。人体表面有大量电极时，电极上电压为$\mathbf{V}$，电路为$\mathbf{I}$，有$\mathbf{I}=\mathbf{YV}$，式中的导纳矩阵$\mathbf{Y}$是Λ_{σ}的离散化（见框6.1）。

5.2.1　准静态近似

在实际中，EIT系统使用固定频率的正弦电流，$f=\omega/(2\pi)$。电场、电流密度和电位都由复相量乘以$e^{i\omega}$（有时是$e^{j\omega}$）表示。关于相量标记法的描述见框5.1。

[①] EIT文献中将该方程称为Poisson方程，是经常出现的一个错误；实际上这是Laplace方程的自然推广。

框5.1　相量标记法

相量标记法是将正弦变化量表示为复数的便捷方法。电压 $\widetilde{V}(t)$ 施加到电阻 R 和电容器 C 上，电流为

$$\widetilde{I}(t) = R^{-1}\widetilde{V}(t) + C\frac{d}{dt}\widetilde{V}(t)$$

使用相量标记法，表示为 $\widetilde{V}(t) = V\cos\omega t = \mathrm{Re}\left[Ve^{i\omega t}\right]$。这种标记法最有用的一个方面是其可求导性，求导后 $i\omega$ 变为一个乘数，即

$$I = R^{-1}V + i\omega CV = (R^{-1} + i\omega C)V = YV$$

式中，Y 是导纳，$\angle Y$ 是 I 和 V 之间的相位偏移。

忽略磁效应（见框 5.2），我们将式 5.1 中的电导 σ 替换为复导纳 $\gamma = \sigma + i\omega\varepsilon$，其中 ε 是介电常数。在本书其他部分，使用的是 $\sigma^* = \gamma$。在生物组织中，认为 ε 是频率依赖性的（见第 3.1.2 节），在多频率 EIT 系统中，这一点很重要（见第 4.3 节）。

框5.2　Maxwell 方程

Maxwell 方程组的基本场量是电场 $\vec{E}(\mathbf{x}, t) = \mathrm{Re}\left[\mathbf{E}(\mathbf{x})e^{i\omega t}\right]$ 和磁场 $\vec{B}(\mathbf{x}, t) = \mathrm{Re}\left[\mathbf{B}(\mathbf{x})e^{i\omega t}\right]$，二者均为随刺激频率和时间而变化的矢量函数。

假设系统中没有相对运动。当场施加于某材料或真空中时，会产生通量——电位移 $\mathbf{D}$ 和磁通量 $\mathbf{B}$。电荷密度为 $\nabla \cdot \mathbf{E} = \rho$，$\mathbf{J}$ 为电流密度。不存在磁单极子，因此，$\nabla \cdot \mathbf{B} = 0$。材料的属性表现为场和通量之间的关系。最简单的一种情况是非分散、局部、线性、各向同性介质，则磁导率（$\mu > 0$）是空间的标量函数，而材料的响应为 $\mathbf{B} = \mu\mathbf{H}$。类似地，有介电常数 $\varepsilon > 0$ 满足 $\mathbf{D} = \varepsilon\mathbf{E}$。在导电介质中，存在与欧姆定律对应的连续体欧姆定律，其中传导电流密度 $\mathbf{J_C} = \sigma\mathbf{E}$。则总电流为 $\mathbf{J} = \mathbf{J_C} + \mathbf{J_s}$，即传导电流和源电流的总和。

利用相量标记法，可以将场和通量的空间和时间变化通过 Faraday 感应定律

$$\nabla \times \mathbf{E} = -\frac{\partial\mathbf{B}}{\partial t} = -i\omega\mathbf{B} = -i\omega\mu\mathbf{H}$$

及 Coulomb 定律

$$\nabla \times \mathbf{H} = -\frac{\partial\mathbf{D}}{\partial t} + \mathbf{J} = i\omega\mathbf{D} + \mathbf{J} = -i\omega\varepsilon\mathbf{E} + \mathbf{J} \qquad （式5.2）$$

联系起来。将电导率和介电常数组合为复数导纳 $\sigma + i\omega\varepsilon = \gamma$，则式 5.2 可写为

$$\nabla \times \mathbf{H} = (\sigma + i\omega\varepsilon)\mathbf{E} + \mathbf{J_s} = \gamma\mathbf{E} + \mathbf{J_s}$$

续　框

　　在EIT中，源J_s在频率ω处通常为零。一般情况下，EIT中采用的准静态近似假设$\omega\mu H$可以忽略不计，则有$\nabla\times E=0$，因此，该准静态近似位于一个简单连接域E上，对于一个标量ϕ，有$E=-\nabla\phi$。对于标量电位分布ϕ，因此

$$\nabla\gamma\cdot\nabla\phi=0 \qquad\text{（式5.3）}$$

　　对于具有中等电导率的接近人体大小的物体，如果研究者感兴趣的区域远小于电磁波长$\lambda=c/f$及趋肤深度$\delta=1/\sqrt{\pi f\mu\sigma}$，则可以使用准静态近似（框5.3）。趋肤深度表征了大部分电流流经的导体外层，在具有大量涡流流动的强导电性材料中最为明显。如果对血液电导率为$\sigma=0.7\text{S/m}$的患者使用200kHz的电刺激，则$\lambda=1500\text{m}$，$\delta=4.8\text{m}$。这些数值大于通过EIT研究的患者器官的大小。

框5.3　准静态近似的局限性

　　描述电场的一般性公式为

$$E=-\left(\nabla\phi+\frac{\partial}{\partial t}A\right)=-(\nabla\phi+\text{i}\omega A) \qquad\text{（式5.4）}$$

式中，A为磁矢量势，并且有

$$\nabla^2 A=\mu J=\mu\gamma E$$

上式中，如果ωA对E的贡献很小，则第二项可以略去。根据文献[602]，笔者定义了一个最小长度标度l，场在l内变化，近似于$[\nabla^2 A]_{max}\sim\dfrac{1}{l^2}A$，因此，需要$[\omega A]_{max}\sim\omega l^2\mu\gamma E\ll E$。此处，有

$$\omega l^2\mu(\sigma+\text{i}\omega\varepsilon)=\frac{1}{2}\left(\frac{1}{\delta}\right)^2+4\pi^2\text{i}\left(\frac{1}{\delta}\right)^2\ll1 \qquad\text{（式5.5）}$$

式中，$\lambda=c/f$为波长，$c=1/\sqrt{\mu\varepsilon}$为介质中的光速，$\delta=1/\sqrt{\omega\sigma\mu/2}$为趋肤深度。因此，如果场变化的长度标尺小于电磁波长和趋肤深度，则准静态近似是适用的。

5.3　导体中的电流传播

　　了解电流如何在导体中流动有助于对EIT的理解。先从一个简单的场景入手：电流沿一个方向流动，并且身体各部分的导电性均匀分布，只有一个小区域的导电性不

同。图5-2显示了通过具有不同电导率区域均匀电流的分布情况。导电区域向内"拉"电流，而非导电区域将电流"推出"。随着电导率的差异越来越大，上述效应变得就愈加明显，但这种效应也存在一个极限或饱和。当电导率之比从100变为1000时，几乎不会有进一步的变化。接下来，请注意电流的形状效果。在2D中，圆形区域产生扰动的大小是相同的，无论是导电区域还是非导电区域。相比之下，椭圆体区域的情况更为复杂。非导电椭圆体区域在穿过（阻碍）电流流动时效果最明显，而导电区域与电流流动平行时效果最明显。在这种情况下，电流被吸引到导体，因此，电流可以流经一条"更容易"的路径。

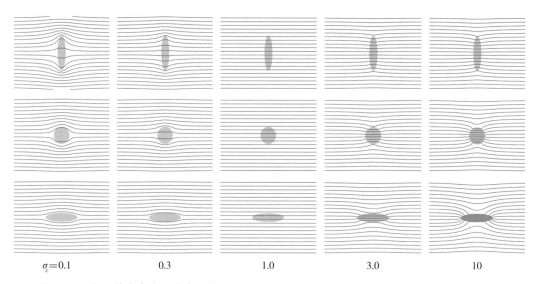

$\sigma_c=0.1$ 0.3   1.0   3.0   10

图5-2　均匀导体中存在一个电导率不同（扰动）的椭圆形区域后，其电流线的分布。该区域与背景σ_c的相对电导率从0.1（左）到10（右）不等。当该区域为导电区域且平行于电流线时，其效果最为明显（右下图）；当该区域为非导电区域且垂直于电流线时，其效果最为明显

　　接下来，将更详细地研究这种非线性。在电导率差异区域给定一个电导率变化，敏感度$S(\sigma_c)$是指测量得到的电压变化。后面，在第5.6节将更详细地研究敏感度，将其表述为Jacobian，$\mathbf{J}$。图5-3展示了相对灵敏度，它是圆柱体区域与人体背景的电导率差异对比σ_c的函数。对于具有良好导电性的电导率差异区域，将其灵敏度归一化为1。关于饱和度的变化，σ_c发生微小变化时敏感度是线性的，但在大约100∶1的比率下敏感度停止增加。接下来，注意到EIT对非导电变化的敏感度不如对导电变化的敏感度，且这种敏感度差异与物体的形状有关。当均匀区内具有不同电导率的区域较高时，非导电物体与导电物体具有相似的信号。具有很高高度的物体在垂直方向上是均匀的，因此，更类似于2D情况，这种情况下远离边界的导电和非导电圆柱体具有相同的灵敏度。

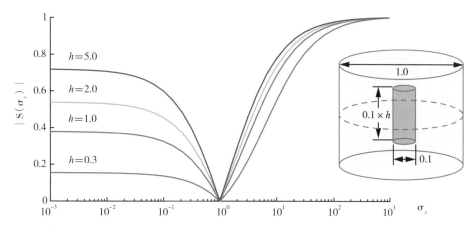

图5-3　归一化相对静态EIT敏感度 | $S(\sigma_c)$ |，是位于区域中心圆柱体内含物的形状和电导率的函数

注：激励单元（右图）在中心平面（虚线）配置了16个电极，圆柱体感兴趣区域具有与区域不同的电导率（圆柱体感兴趣区域的电导率为σ_C，其余区域的电导率$\sigma=1$），圆柱体的高度/直径为h。该图显示了归一化EIT信号$S(\sigma_C)$对于四个h值与σ_C的函数关系。

在人体内，电导率不均匀的组织会导致电流流经时情况比较复杂。图5-4显示，基于胸部CT建立了人体FEM，模拟了由两个电极注入电流的情况。图中显示了一组等电位线及一组电流线。电流"避免"了流经不导电的肺，而是通过更远的路径穿过组织。当电导率发生变化时，电压分布和电流流动情况会发生变化，例如，为了模拟舒张期间增加的血容量，心脏区域的电导率会加倍，造成电导率差异。在这种情况下，可以观察到两种效应，首先是电流线被吸引到导电的心脏，其次是等电位线之间的距离更远（给定更高的电导率）。需要指出的是，即使人体内电导率变化很大，人体体表的等电位线的变化也很小，这也是为什么EIT问题如此难以求解的原因之一（见第6.2节）。

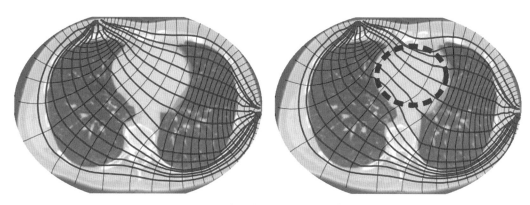

图5-4　电流在人体中的流动情况

注：在两幅图中，使用胸部容积模型的FEM以模拟电流的流动情况，电流由电流源经一对体表电极注入。蓝线表示当前的电流线，而黑线标记了等电位面。图中，从左到右，模拟了心脏电导率的增加（以红色虚线标记）。

5.3.1 解析解

对于规则形状的物体，可以求得解析解；对于任意形状的物体，需要使用数值方法（见第5.7节）。而对解析解的了解有助于理解EIT敏感度的上限。

考虑到电导率和边界条件的不连续性，需要包括弱解，并且仍要测量这些解的平滑程度，测量数值近似解的收敛性。可以通过Sobolev空间和范数来实现上述要求，见框5.4。

框5.4 Sobolev 空间

在有关数学的文献中，经常会看到ϕ位于Sobolev空间H^1（Ω）的假设，对于非数学专业的人来说，这有些难以理解。实际上，这些空间在直观层面上很容易理解，且具有具体的物理意义。关于该空间的数学相关信息，可参考文献［281］。对于区域Ω，如果（广义）函数f的平方k（k为整数）阶导数在Ω上具有有限积分，则其位于H^k（Ω）内。对于非整数和负幂，Sobolev空间的定义是取傅里叶变换，乘以频率的幂，并要求结果平方可积。对于电位，则要求$\int_\Omega |\nabla \phi|^2 dV < \infty$，当电导率有限，这一要求等效于要求欧姆功率耗散是有限的，这显然也是一个必要的物理限制。Sobolev空间在度量函数平滑度时十分有用；同时，由于该空间具有内积（Sobolev空间是Hilbert空间），其使用也比较方便。为了满足有限幂的条件，Dirichlet边界条件$\phi|_{\partial\Omega}$必须在$H^{1/2}$（$\partial\Omega$）中，Neumann数据必须满足$j \in H^{-1/2}$（$\partial\Omega$）。注意，电流密度是一阶导数，其平滑度不如边界电位。

5.3.2 2D圆盘中的圆形差异物

要进一步理解这个问题，最好使用一个简单的例子。考虑一个电导率为σ_b的2D圆盘，其具有一个同心的、电导率为σ_i的圆形差异物

$$\sigma(\mathbf{x}) = \begin{cases} \sigma_i & \rho < |\mathbf{x}| < 1 \\ \sigma_b & |\mathbf{x}| \leq \rho \end{cases}$$

这是一个2D的例子，但等效于一个3D圆柱体，其具有一个同心的差异物，电极高度为圆柱体的全高，并且表面绝缘。

可以通过变量分离求解正问题，给定

$$\Lambda_\sigma[\cos k\theta] = k\frac{1+\mu\rho^{2k}}{1-\mu\rho^{2k}}\cos k\theta \qquad （式5.6）$$

对于正弦（sin）来说方法类似，其中

$$\mu = \frac{\sigma_i - \sigma_b}{\sigma_i + \sigma_b}$$

其具有对称的S形：$\sigma_i = 0$时$\mu = -1$，$\sigma_i = \infty$时$\mu = 1$，$\sigma_i = \sigma_b$时$\mu = 0$。因此，可以将任意Dirichlet边界条件表示为Fourier级数

$$\phi(1, \theta) = \sum_k^\infty a_k \cos k\theta + b_k \sin k\theta$$

注意，电流密度的Fourier系数为$k(1+\mu\rho^{2k})/(1-\mu\rho^{2k})a_k$（$b_k$的形式类似）。显然，最低频率分量对差异物电导率的变化最为敏感。这表明，具有大量低频分量的电压（或电流）激励方式能够检测到感兴趣区域（region of interest，ROI）中心附近的差异物。例如，使用激励电极覆盖测量对象的大部分表面，并以低空间频率进行电压或电流激励。对于单对激励系统，分离激励电极对将提高对差异物深度的检测灵敏度。在第5.5.3节，将进一步探讨这个问题。

从上述这个简单的例子中，可再次看到EIT的非线性——饱和性。固定差异物的半径并改变其电导率，可以看到，对于与背景电导率差异较大的差异物，进一步改变电导率对电压的影响已经降低。Seagar使用共形映射对圆形差异物（包括偏移差异物）进行了详细分析，结论是，当差异物位于ROI的中央时，对于边界电压的影响最小。这说明EIT用于检测时，其检测能力与被检测对象的位置相关。通过类比传统的成像问题，可以说"点扩散函数"是位置相关的。

对于3D而言，2D圆盘的许多结论仍适用。随着低阶Fourier分量（及电极分离情况）的增加，对于差异物的敏感度将增加。但3D情况下的敏感度要远低于2D情况，通过对比2D和3D情况下位于点电流源半径r处的电压分布：$V_{3D} \sim 1/r$，$V_{2D} \sim -\log(r)$，可以得到上述结论。3D时，电压下降得更快。

在3D中，当边界条件具有轴对称性（不依赖于方位角）时，Laplace方程的解可以写为Legendre多项式的和，$P_n(\cos\theta)$。对于球形差异物，其电导率扰动有一个系数

$$\mu_{\text{sphere}} = \frac{n(\sigma_i - \sigma_b)}{n(\sigma_i + \sigma_b) + \sigma_b} = \frac{\mu}{1 + \dfrac{\sigma_b}{n(\sigma_i + \sigma_b)}}$$

如果$\sigma_i < \infty$，对于2D情况，$\mu_{\text{sphere}} < \mu$。该效应解释了非导电极限处饱和性降低的原因（图5-3）。

一个系统要成为线性系统，必须具有标度不变性，即$f(\alpha x) = \alpha f(x)$；同时具有可叠加性，即$f(x+y) = f(x) + f(y)$。通过前文已经知道，当电导率差异较大时，差异物的电压存在饱和性，这说明EIT不具有标度不变性。EIT也不具有叠加性：当两个具有电导率差异的区域较为靠近时，电流受到其中一个区域的影响后将对另一个区域造成

影响。另外，这种整体上的影响与电流对只有单个区域时造成的影响之和并不相同。

5.3.3 可检测性

可检测性或可区分性表征了一个系统能够检测到感兴趣变化的能力。需要区分两种情况：① H_0，测量向量 $\mathbf{v}_0$ 的平均值。② H_1，测量向量 $\mathbf{v}_1$ 的平均值。两种情况下均存在加性噪声 $\mathbf{n}$。对物体进行成像并选择ROI的平均值，这个过程可以用范数 $\|\cdot\|_{\mathbf{R}}$ 来描述。那么，系统的可检测性变成如下统计问题：以测量方差 $E\left[\|\mathbf{n}\|_{\mathbf{R}}^2\right]$ 拒绝 H_0 的可靠性如何。

第5.3.2节所述的中心位置圆形差异物也证明了EIT问题的病态性。对于给定的测量精度，可以构建一个在该精度下无法被检测到的圆形差异物。该圆形差异物的电导率变化可以设置为任意大，但通过减小其半径，该圆形差异物仍然可以不被检测到。

对于单个差异物，要找到其位置相对容易；经过练习，通过观察电压数据，可以大致定位差异物的位置。框5.5描述了由小型物体引起的对电压的干扰，并解释了为什么这是偶极子源的一阶电位。这一思路可以更为严谨，Ammari 和 Seo 展示了如何使用T-scan测量系统的数据来定位乳腺肿瘤的位置和深度。

框5.5 电导率局部变化的敏感度

研究电导率的微小局部变化导致的电压变化有助于对EIT的理解。假设电流激励方式固定，背景电导率为 γ，所得电位为 ϕ。当引入一个电导率扰动 $\gamma+\delta\gamma$（电流激励方式不变），所得电位为 $\phi+\delta\phi$。根据 $\nabla\cdot(\gamma+\delta\gamma)\nabla\phi=0$，有

$$\nabla\cdot\delta\gamma\nabla\phi+\nabla\cdot\gamma\nabla\delta\phi+\nabla\cdot\delta\gamma\nabla\delta\phi=0$$

由计算Jacobian矩阵的步骤可知，上式最后一项是 $O(\delta\gamma^2)$，因此，对于一阶，有

$$\nabla\cdot\gamma\nabla\delta\phi\approx-\nabla\cdot\delta\gamma\nabla\phi$$

为简单起见，令 $\gamma=1$，可得关于 $\delta\phi$ 的Poisson方程

$$\nabla^2\delta\phi=\nabla\delta\gamma\cdot\nabla\phi$$

如果将 $\delta\gamma$ 视为一个很小的变化，在某一点 p 附近的微小球形区域内是一个常数，则该Poisson方程的电流源项近似于 p 处的偶极子，其强度和方向由 $\nabla\phi$ 给出（图5-5）。

续　框

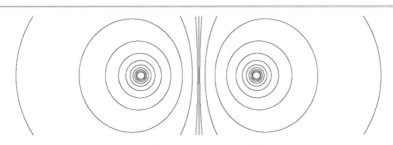

图 5-5　3D 情况下偶极子周围的等电位线

　　在边界处观察 $\nabla\phi$，可以将其视为一个偶极子场，经过 p 的线可以通过肉眼进行估计。即使电流激励方式有限，这一类比在某种程度上解释了定位一个小型物体（差异物）的难易程度。同时，该类比还说明了敏感度和深度有关，因为即使电场相对均匀，偶极子场也会随着距离的增加而衰减。通常，距离边界越远，电场强度越弱。Hancke 进一步改进了上述方法，以对发生扰动的场中的小型物体进行定位。有研究者认为，对鱼的电子定位法可能使用了类似的方法。

5.4　测量与电极

　　对于一个典型的电子成像系统而言，所使用的电极系统是由连接至被测对象体表的导电电极组成的。可以向这些电极施加电流（或电压）并测量电压（或电流），然后利用图 5-6 展示的 2 种常见的激励/测量方法，获得测量值 y_i。

　　在电流激励的系统中，对于每个测量 i，都对应一个激励模式，即向每个电极 l 施加电流 I_{lj}。这种电流会在电极上产生电压 V_l，其大小取决于物体的导电性。测量值 y_i 根据测量模式生成，该模式会在每个电极处产生（复杂的）电压增益 $G_{l,\,i}$，即

$$y_i=\sum_l V_{l,\,i}\,\overline{G}_{l,\,i} \qquad (式 5.7)$$

　　增益的复共轭对应于解调：当正弦电压经过解调时，解调钟的相位与信号的相位相减。这个细节一般不重要，因为 $G_{l,\,i}$ 通常是实数。

　　一套完整的测量数据是 EIT 数据的一帧，一组测量数据获取的速率称为帧率。在图 5-6 中，顶行显示了相邻的激励和测量模式。电流在电极 1 和 2 之间注入，电压在配对的（3，4）、（4，5）、…（7，8）上进行测量。接下来，电流注入移至电极 2 和 3，读取下一组电压。因此，以电极 1->2 上的激励和电极 3-> 4 上的测量为例，第一次测量具有 I1...8, 1=［+1，-1，0，0，0，0，0，0］和 G1...8, 1=［0，0，-1，+1，0，0，0，0］。

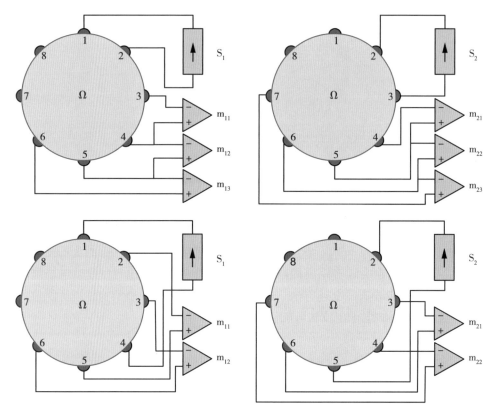

图 5-6   具有 8 电极的 EIT 系统

注：分别采用邻近激励/测量模式（第一行）和"skip 2"激励/测量模式（第二行），两种模式中，均不从激励电极对测量电压。第一列符号标记了第一次刺激 s_1 时测量得到的电压 $m_{11}\cdots m_{1n}$，第二列符号标记了第二次刺激 s_2 时测量得到的电压 $m_{21}\cdots m_{2n}$。

相邻的激励和测量模式的限制在于电流无法深入体内，而分离电极激励模式则增加了可探测性（参见第 5.5.3 节）。激励模式通常用 skip（跳过、忽略）电极的数目来定义，如电极 1 与电极 2+skip 配对。图 5-6 的底部显示了 skip=1 的激励和测量模式。

电磁测量以互易性为特征，这意味着如果电流驱动和电压测量模式互换，则测量值保持不变。在 EIT 文献中，互易性原则通常被引用为［340］，尽管它早在很久以前就已知。互易性减少了从 EIT 数据中获得的独立测量的数量，但也可用于检测数据的一致性和电极误差。

假设与第 1 个电极接触的边界的子集为 E_1，$1 \leqslant l \leqslant L$。在某次测量中，电压（相对于某个任意参考）为 V_l，电流为 I_l，二者以向量[②] $\mathbf{v}$ 和 $\mathbf{i}$ 表示（$\mathbf{v}$，$\mathbf{i} \in \mathbb{C}^L$）。Dirichlet-to-Neumann 映射（Λ 映射）的离散等价形式是转移导纳或互导纳矩阵 $\mathbf{Y}$，由 $\mathbf{i}=\mathbf{Y}\mathbf{V}$ 定义。

假设对于每个 l 来说电极均为良导体，则有 $\phi|_{E_l} = V_l$，是一个常数。在远离电极处，

---

② $\mathbb{C}^n$ 是指具有 n 行的复列向量的集合，而 $\mathbb{C}^{m \times n}$ 是 $m \times n$ 指阶复矩阵的集合。

没有电流流动，有$\partial\phi/\partial\mathbf{n}=0$。该混合边界值问题是适定的，可得电流为$I_l=\int_{El}\sigma\partial\phi/\partial\mathbf{n}$。显而易见，向量$\mathbf{1}=(1,1,\cdots,1)^T$位于$\mathbf{Y}$的零空间，并且$\mathbf{Y}$与该向量正交。令$S$为垂直于$\mathbf{1}$的$\mathbb{C}^L$的子空间，则可以证明，$\mathbf{Y}|_S$从$S$到$S$是可逆的。广义逆（见第6.4节）$\mathbf{Z}=\mathbf{Y}^\dagger$称为传输阻抗，由一个问题的解的唯一性得出。这个问题就是所谓的分流模型边界值问题，由式5.1与下列边界条件构成

$$\int_{El}\sigma\partial\phi/\partial\mathbf{n}=I_l \quad 0\leqslant l\leqslant L \qquad\qquad (式5.8)$$

$$\partial\phi/\partial\mathbf{n}=0 \quad 位于\Gamma'上 \qquad\qquad (式5.9)$$

$$\nabla\phi\times\mathbf{n}=0 \quad 位于\Gamma上 \qquad\qquad (式5.10)$$

式中，$\Gamma=\cup_l E_l$，$\Gamma'=\partial\Omega-\Gamma$。最后一个条件式5.8等效于要求电极上的$\phi$恒定不变。

传输导纳即传输阻抗，是对于静态线性介质、在单一频率下从L个电极上采集的一组完整数据。根据互易性可知，$\mathbf{Y}$和$\mathbf{Z}$是对称的（除$\omega\neq 0$外，这时矩阵为非Hermitian矩阵）。所得转移导纳矩阵的空间维数显然不大于$L(L-1)/2$，因此，不可能重建出比这更多的未知参数。

对于由纯电阻构成的平面网络，可以完全表征其传输导纳矩阵，至少在平面连续体情况下，这种表征是部分成立的。电子成像系统所使用的电流或电压激励方式构成了空间S的基础，系统测量的是因激励而产生电压的某些子集；由于这些子集仅定义为：其上限最多是一个加性常数，因此可以将其视为位于S内。

具有完美导电电极的理想分流模型，其电极上的电流密度具有形如$O(r^{-1/2})$的奇点，其中r为与电极边缘的距离。电位在电极附近仍然连续，但具有渐进性$O(r^{1/2})$。一些电极在没有激励时，虽然其总电流为零（$I_l=0$），但分流效应的存在意味着这些电极上的电流密度不仅不为零，而且在电极边缘处是无穷大的。

在临床应用中，电极置于皮肤表面；在实验研究中，物理模型内装有的导电溶液与金属电极直接接触。这两种情况下，溶液或皮肤与电极之间均存在接触阻抗层。接触阻抗层的存在改变了分流效应，使电极下方的电压不再恒定。电极上的电压仍然是恒定的V_l，因此，在电极E_l上，经过接触阻抗层后出现一个压降

$$\phi+z_l\sigma\frac{\partial\phi}{\partial\mathbf{n}}=V_l \qquad\qquad (式5.11)$$

式中，接触阻抗z_l可以在E_l上变化，但通常会假定其为常数。这个新的边界条件和式5.8、式5.9共同构成了"完备电极模型"（complete electrode model，CEM）。有关该模型的实验验证研究，请参阅文献［592］；相关理论研究，请参阅文献［995］；相关数值计算研究，请参阅文献［891，1075］。非零接触阻抗消除了电流密度的奇异性，但在电极边缘仍会出现较高的电流密度（图5-7）。有关CEM条件下ϕ的渐进性研究，请

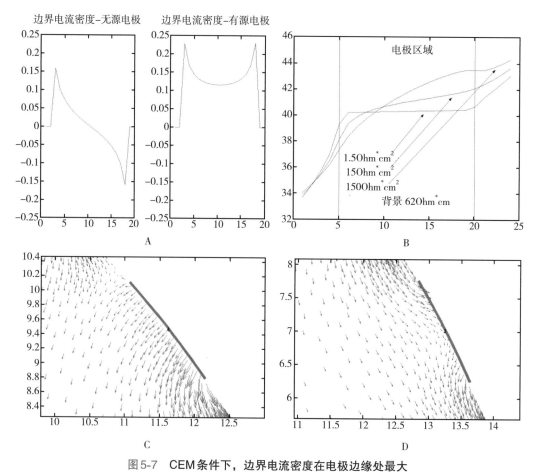

图5-7　CEM条件下，边界电流密度在电极边缘处最大

注：对于无源电极，电流会通过导电通路"走捷径"。随着接触阻抗的增加，"走捷径"的情况会减少。A.无源电极和有源电极边界上的电流密度；B.接触阻抗对电极下方电位的影响；C.有源电极附近的内部电流通量；D.无源电极附近的内部电流通量。

参见文献［200］。

　　Z的奇异值（见第6.4.3节），有时称为特征阻抗，对所使用的电极模型很敏感；文献［592］报道了使用特征阻抗对CEM进行验证。在一个圆柱体物理模型中，如果没有电极建模，电导率非旋转对称，则随着电极数量的增加，根据式5.6，对于频率为k的正弦奇异矢量，其特征阻抗趋向于$1/k$衰减。

5.5　测量方法

　　在EIT中，希望测量得到的是离散的Λ_γ或Λ_γ^{-1}。可以选择电极系统的排布方式、激励方式和测量对象，在系统准确性、速度和简易性等之间权衡，而这些要求存在此消彼长的关系。

当确定使用一个具有 L 个电极的系统后，给定频率下的电流和电压之间的完整关系就由传输阻抗矩阵 $\mathbf{Z} \in \mathbb{C}^{m \times n}$ 描述。$\mathbf{Z}$ 的零空间由常量向量 **1** 扩充；为简单起见，将电压总和也设置为零，即 $\mathbf{1Z} = 0$，以使 $\mathbf{Z}$ 具有对称结构，即 $\mathbf{Z} = \mathbf{Z}^T$（转置非共轭）。

接触阻抗空间是对称 $L \times L$ 矩阵的向量空间的子集，维度为 $L(L-1)/2$，行、列之和为零。另外，$\mathbf{Z}|_s$ 的实数部分是正定的，否则会出现不耗散功率的直流电激励方式。文献［204］还给出了在平面情况下 $\mathbf{Z}$ 的其他条件，这些条件和与平面相连的 Ω 有关；在平面情况下，满足条件的 Z 的结合是上述向量空间的开子集。因此，这证实了最多可以测量的独立参数的个数为 $L(L-1)/2$。但有些系统能够测量的独立参数个数低于此值，主要是为了避免测量激励电极上的电压。

该上限值 $L(L-1)/2$ 是 L 个电极可用的最大信息量，这也解释了为什么 EIT 的分辨率较低。对于一个具有 16 个电极的 EIT 系统，$16 \times 15/2 = 120$，或小于一幅 11×11 像素图像中的未知数。

5.5.1　线性回归

讨论线性回归这个问题时，假定 EIT 系统的电流已知，电压需要测量；当然，有些 EIT 系统中，电压已知，电流需要测量。使用线性回归方法时，认为电压测量矩阵被噪声污染，而电流是精确已知的。线性回归问题中，目标是使用一条直线对实验测量值进行拟合，即 $y = ax$。假设截距为零，均值 $\bar{x}$ 为零。假定横坐标 x_i 准确，纵坐标 y_i 含有噪声，将 x_i 和 y_i 分别组合为行向量 $\mathbf{x}$ 和 $\mathbf{y}$，则对斜率 a 的估计为

$$\hat{a} = \arg \min_a \| \mathbf{y} - a\mathbf{x} \|^2 \qquad\qquad (\text{式}5.12)$$

该式的解为 Moore-Penrose 广义逆（式 6.1）$a = \mathbf{yx}^\dagger$，这是回归方程的另一种表达方式。可以通过统计学证明最小二乘法的正确性。假设 $\mathbf{y}$ 误差的相关性为零，则 $\hat{a}$ 是 a 的无偏估计量。如果进一步假设 y_i 独立正态分布且方差相同，则 $\hat{a}$ 是 a 的最大似然估计，并且与 a 的均值呈正态分布。根据上述假设条件，可以推导出 a 的置信区间和假设检验。

需要指出的是，几个自变量的线性回归遵循类似的模式。X 和 Y 均为矩阵，需要寻找一个线性关系，使 $Y = AX$。而估计 $\hat{A} = YX^\dagger$ 具有理想的统计学特性，与单个变量的情况相同。

给定一个具有 L 个电极和 K 种电流激励方式的系统，电流参数写为矩阵 $I \in \mathbb{C}^{L \times K}$（列之和为零），所测得的电压为 $V = ZI$。假设电流值准确而电压值包含误差，则 $\mathbf{Z}$ 的估计值为 $\hat{\mathbf{Z}} = \mathbf{VI}^\dagger$。如果有两个线性独立的电流，秩为 $\mathbf{I} < L-1$，则 $\hat{\mathbf{Z}}$ 是 $\mathbf{Z}$ 在子空间投影的估计值。如果电流激励方式多于 $L-1$ 种，则广义逆会对冗余度求平均值，从而减

少 $\hat{\mathbf{Z}}$ 的方差。同样地，可以进行冗余度测量。令矩阵 $M \in \mathbb{R}^{M \times L}$ 为包含所有测量方式的矩阵（为简单起见，每种激励方式对应的 M 均相同），则有 $V_M = MV$。再次为了简单起见，假设使用不同的电极对进行激励和测量，则所得数据不具有互易性，对 $\mathbf{Z}$ 的估计为 $\mathbf{M}^{\dagger}\mathbf{V}_M\,\mathbf{I}^{\dagger}$。关于对互易性数据的 $\mathbf{Z}$ 的估计这一更加复杂的问题，其处理方法请参见文献［233］。在这两种情况下，对冗余度进行测量都将降低 $\hat{\mathbf{Z}}$ 的方差。当然，通常的做法是对每个电压进行多次测量（见第4.1.1节），然后在进行图像重建之前，在数据采集系统中对测量结果进行平均。在这种情况下，所得到的效果与使用广义逆相同。使用广义逆的好处在于，在有多个线性相关测量结果的情况下，广义逆会自动对冗余求平均值。如果ADC中的量化是误差的主要来源，则对不同测量结果求平均值可以降低误差，其方式类似于抖动（添加随机信号并求平均值），以提高ADC的精度。一些EIT系统在将电压测量结果传递到ADC之前，使其通过可变增益放大器。在这种情况下，各次测量结果的绝对精度不一致，则必须在用于定义最小二乘问题的范数中引入加权。

对于能够精确控制电压和测量电流的EIT系统，对传输导纳矩阵的估计方法和上文完全相同。但是，如果电流和电压都存在误差，如由非理想电流源引起的误差，则需要采用不同的估计方法。所需要的方法是多元相关分析，而不是多元回归。

一类受到广泛应用的EIT系统使用电压激励并进行电流测量，这就是用于工业过程监控的电容断层成像（electrical capacitance tomography，ECT）系统。在这类系统中，每个电极依次以正电压激励，而其余电极上则为"地"电位；测量对象为流经非激励电极后接地的电流。当电压经过调整、均值为零时，这种情况就相当于对 $\mathbf{Y}|_{S}$ 使用式5.38所描述的条件。

可用传输阻抗矩阵是对称的，因此，对其集合采用正交投影，并将 $\hat{\mathbf{Z}}$ 替换为 $\mathrm{sym}\,\hat{\mathbf{Z}}$，其中 $\mathrm{sym}\,\mathbf{A} = \dfrac{1}{2}(\mathbf{A} + \mathbf{A}^T)$。这被称为互易误差平均（averaging over reciprocity error）。所得估计值 $\mathbf{Z}$ 的偏对称分量表明EIT设备存在的误差。

5.5.2　相邻测量方式

Sheffield Mark 1和2系统，以及受其启发而研发的许多EIT系统都使用16电极法（$L = 16$），16个电极在被测对象体表通常排列为一个圆形。相邻电极对 E_l 和 E_{l+1} 通以相等的反相电流进行激励，l 的范围是1至 $L-1$。这些电流可写为矩阵 $I_P \in \mathbb{R}^{L \times (L-1)}$，其中 lk 位置的元素为 $\delta_{lk} - \delta_{lk+1}$。显然，$I_P$ 的列扩充了 S。所有邻近电极对的测量过程类似，测量方式由 I_P^T 给出，则所有测量电压组成的矩阵为 $\mathbf{Z}_P = I_P^T \mathbf{Z} I_P$，该矩阵是一个（$L-1$）$\times$（$L-1$）的对称满秩矩阵。但是，当第 l 对电极对作为激励电极对时，测量电极对 $l-1$，l，$l+1$ 均被忽略（假设参数在超出范围时会发生丢失）。由Sheffield系统测量得到的

$\mathbf{Z}_p$的子集如图5-6所示，由计数参数显示的独立测量数为$\frac{1}{2}(L-2)(L-1)-1=\frac{1}{2}L$

$(L-3)$，对于16电极系统（$L=16$）来说，独立测量数为104。

单对激励系统的优点是只需要一个电流源，然后可以将电流源输出切换到每个激励电极对。在更为复杂的交换网络中，可以驱动其他电极对，但与此同时需要付出更高的系统成本和可能的精度损失。在文献［154］中，研究了激励电极对的不同分离组合方式与Jacobian矩阵的奇异值分解（singular value decomposition，SVD）之间的相关关系。

Sheffield系统的测量方法有一个特点，即2D情况下邻近电压的测量结果均为正值。因此，从电源出发，到测量电压处，电位本身单调递减；对于每次激励，测量结果图也呈U形。这为检查测量结果可用与否提供了另外一种手段。实际上，如果采用了一种新的测量方法，可以使用由Sheffield系统测量得到的$\mathbf{Z}_p$作为标准数据，开展上述检查。

5.5.3　最优激励方式

Seagar最早对EIT最优激励方式的问题进行了研究，通过计算得到了一对点激励电极在圆盘上的最优放置位置，从而使均匀背景和一个圆形偏移差异物的电压测量结果具有最大差异。Isaacson等认为，应该选择单一的电流激励方式以最大化测量电压$\mathbf{V}_m$和计算电压$\mathbf{V}_C$之间电压差的L^2范数，从而约束多重激励系统中电流激励方式的L^2范数。这是一个简单的二次优化问题

$$I_{\text{opt}} = \arg\min_{I \in S} \frac{\|(\mathbf{V}_m - \mathbf{V}_C)I\|}{\|I\|} \qquad （式5.13）$$

该问题的解为：I_{opt}作为$|\mathbf{Z}_m - \mathbf{Z}_C|$的特征向量，对应于最大的特征值［其中$|\mathbf{A}| = (\mathbf{A}^*\mathbf{A})^{1/2}$］。可以将该特征向量理解为一种电流激励方式，可以将耗散功率集中在实际所测电导率和计算所得电导率差异最大的区域。如果只使用一种电流激励方式，从某种意义上说这是最佳选择。特征值越小，其对应的特征向量在区分上述两种电导率方面的作用就越小；还有研究者认为，如果特征值小于测量误差，其对应的特征向量将不包含有用信息。文献［349］的作者认为，这个特征值的特征向量可以通过实验的方法找到，即使用幂法（power method），这是一种经典的定点算法，通过数值算法求解特征向量。

之后不久，文献［350］报道了一种方法，对测试对象的最大耗散功率进行约束，得到一个二次优化问题

$$I_{\text{opt}} = \arg\min_{I \in S} \frac{\|(\mathbf{V}_m - \mathbf{V}_C)I\|}{\|\mathbf{V}_m^* I\|} \qquad （式5.14）$$

这是一个广义的特征值问题。需要指出的是，系统应用于医疗场景时，应当限制

耗散（及存储）功率，而不是人为地约束电流平方和。

最优电流激励方式可以纳入迭代重建算法，在每次迭代时，可以使用最优电流激励方式以区分实际电导率和最新一次的计算值，并且该激励方式下测得的电压数据将用于下一次迭代。由于每次迭代中，所使用的电流激励方式会发生变化，最终，会使用 Z_m 的所有信息。或者，当激励产生的电压差高于噪声水平时，可以使用 $|Z_m-Z_c|$ 的多个特征向量。实际上，即使是对于模拟数据，这种方法也比单对激励有所改进。

要以特征向量对应的电流激励方式进行激励，需要多个可编程电流源，从而会增加 EIT 系统的成本和复杂性。或者使用单对激励系统的精度足够高，能够媲美使用最优激励方式的多电极激励系统。即使忽略测量时的误差，仍然能够通过数值计算证明，使用最优激励方式可以基于模拟数据得到更好的重建图像。从这方面来说，还可以使用模拟的最优电压激励方式。

Kaipio 等认为，选择的电流激励方式应当使后验信息的全变差最小化。在贝叶斯框架下，最优电流激励方式的选择取决于先验信息，如果做出一个正确的选择，会得到"更紧凑的"后验信息。Demidenoko 等在实验的常规最优设计中研究了最优电流激励方式的问题，他们认为能够使 $\mathbf{Z}$ 的全变差最小化的电流激励方式就是最优电流激励方式。

Eyöboğlu 和 Pilkington 认为，医疗安全相关法律要求对用于人体的最大电流做出限制，在这个约束条件下，使用电极对进行激励能够最大限度提高 EIT 系统的可检测性。Cheney 和 Isaacson 使用针对电极的"gap"模型，对圆盘中的同心差异物进行了研究。他们分别使用三角函数、Walsh、对向和邻近四种激励方法，给出了四种情况下的耗散功率及 L^2 和幂可检测性。Köksal 和 Eyöboğlu 使用连续电流研究了圆盘中的同心差异物和偏移差异物。对于带有约束的电流激励方式最优化的进一步研究，可参见文献［23，629］。

为了从数值计算角度理解电流激励模式的影响，笔者采用不同的 skip 参数，使用电极对激励方式和低频 Walsh 激励方式，计算了对 2D 圆形区域中小型圆形差异物的可区分性，并将其与第一种正弦激励方式的可区分性进行了比较。如果假设进入每个电极的总电流有限，则计算得到的可区分性分别是 1.2%（邻近激励）、12.3%（对向激励）和 128%（Walsh 激励）。另外，如果假设进入人体的总电流有限，则计算得到的可区分性分别是 12.4%（邻近激励）、124%（对向激励）和 80.9%（Walsh 激励）。总之，考虑到设备复杂程度要求的提高，最优电流激励方式所带来的好处似乎很小，甚至没有，这取决于如何理解安全性约束。

5.6　EIT 敏感度

测量系统的敏感度是指，当目标物理量（组织电特性）发生微小变化时，测量物理量（电压）的变化。考虑如下扰动：$\gamma \rightarrow \gamma + \delta\gamma$，该扰动导致体表电压分布发生变化：$\phi \rightarrow \phi + \delta\phi$，以及电极电压发生变化：$V_l \rightarrow V_l + \delta V_l$，其中，每个电极中的电流 I_l 保持恒定。

如果将受试对象的身体参数化为离散的体素或单纯形区域，则 $\delta\gamma_j$ 是区域 j 中的一个微小均匀变化。那么，根据其驱动和测量方式（$I_{l,i}$ 和 $G_{l,i}$），就可以计算出测量结果的变化 δy_i。电压相对于电导率参数的偏导数构成的完整矩阵称为 Jacobian 矩阵 $\mathbf{J}$，其中，$\mathbf{J}_{i,j}$ 的元素 i，j 是测量结果 y_i 相对于电导率参数 γ_j 的变化的敏感度。在医学和工业 EIT 的相关文献中，$\mathbf{J}$ 也称为敏感度矩阵。对于接受 EIT 测量的受试者，Jacobian 矩阵有助于理解其体内的敏感度分布。图5-8 显示了一个通过胸部的垂直切面中，不同的电极位置以及刺激和测量情况。

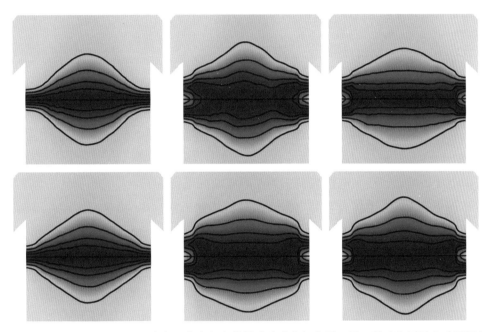

图5-8 一个32电极EIT系统在垂直方向上的敏感度（电极位置不同、激励和测量方式不同）

注：左列：32个电极位于同一个平面；中列：每16个电极位于同一个平面，共有两个平面；右列：每16个电极位于同一个平面且呈方形排布，共有两个平面。使用均匀椭圆模型进行数据模拟，敏感度显示于通过中心的正面平面上。竖条中的灵敏度均归一化为最大值，图中还显示了90%、75%、50% 和25% 的等值线。每一列图中，最上方的图像是使用邻近刺激－邻近测量的方式的重建图像，最下方的图像是使用 skip＝4 方式的重建图像。

从概念上讲，计算 $\mathbf{J}$ 的最简单方法如下：在每个区域 Ω_j 中使用一个微小扰动，然后计算所得电压的变化。这样可以计算得到一个扰动 Jacobian 矩阵，但是效率较低。有一种高效求解 $\mathbf{J}$ 的方法，所使用的正问题解的个数最少，该方法称为伴随场法，其推导过程详见第 5.6.1 节。最简单的情况是考虑参数化域 Ω_j 的第 j 个区域上的一个均匀变化 $\delta\gamma_j$，有

$$\mathbf{J}_{i,j} = \frac{\partial y_i}{\partial y_j} = -\int_{\Omega_j} \nabla \phi \left(I_{l,i} \right) \cdot \nabla \phi \left(\overline{G}_{l,i} \right) dV \qquad （式5.15）$$

式中，$\phi(I_{l,\,i})$ 是所施加电流激励 $I_{l,\,i}$ 所产生的（实际）电压分布。如果将测量方式增益 $\overline{G}_{l,\,i}$ 的共轭作为电流施加，则会产生体内的电压分布 $\phi(\overline{G}_{l,\,i})$。通过 Neumann-Dirichlet 算子将电压转换为电流（除以 Ω），因此，$\phi(\overline{G}_{l,\,i})$ 的单位为 Ω^{-1}，因为 G 是无量纲的。在下一节中，将推导这个方程。

对于迭代图像重建，**J** 的高效计算十分重要。在有些方法中，导数只计算一次，而正问题的解需要反复计算，因为电导率值会迭代更新。这就是 Newton-Kantorovich 法和 Newton 法的区别。还有一些拟牛顿方法，在这些方法中，由已经得到的正问题解更新得到一个近似的 Jacobian 矩阵。实际上，该类方法已被用于地球物理学［645］。另外，需要指出的是，如果电导率以非线性方式参数化（如使用解剖模型的形状），则可以使用链式法则计算这些新参数的 Jacobian 矩阵。

5.6.1 Jacobian 矩阵的标准方程

使用框 5.6 所示的伴随场法，将扰动限定为身体区域 Ω_j 内的一个标量 $\delta\gamma_j$，根据式 5.23 进行计算

$$\oint_{\partial\Omega}\delta\phi\, j_n^w dS = -\int_{\Omega}\gamma\,\nabla\phi\cdot\nabla w dV = -\delta\gamma_j\int_{\Omega_j}\nabla\phi\cdot\nabla w dV \qquad （式5.16）$$

式中，$j_n^w = \gamma\nabla w\cdot d\mathbf{n}$ 是与电压分布 w 相关的边界处的法向电流。

由电压 w 可知，流入电极表面积为 E_l 的区域的电流为 $I_l^w = \int_{E_l}j_n^w dS$，且 V_l 为导电电极连接的电压 ϕ。由于体表未与电极连接处的法向电流为 0，有 $\sum_l\delta V_l I_l^w = \oint_{\partial\Omega}\delta\phi\, j_n^w dS$。对于每一个测量结果 y_i（式5.7），可以认为该表达式对应于 Jacobian 矩阵 $\mathbf{J}_{i,\,j} = \delta y_i/\delta\gamma_j$，其中

$$\delta y_i = \sum_l\delta V_{l,\,i}\overline{G}_{l,\,i} = -\delta\gamma_j\int_{\Omega_j}\nabla\phi\cdot(V_{l,\,i})\cdot\nabla\phi(\overline{G}_{l,\,i})\,dV \qquad （式5.17）$$

对于式5.15，$\phi(I_{l,\,i})$ 是电流 $I_{l,\,i}$ 在体内产生的电压分布，如果用增益 G 的共轭代替电流 I_l^w，则 $w = \phi(\overline{G}_{l,\,i})$ 为所产生的电压。后者被称为"导联场"——当电流施加于测量导联时的电压场。注意，一般情况下，如果 γ 是复数，则 $\phi(G)\neq\phi(\overline{G})$。

一些 EIT 和电容断层成像系统使用的是电压源，在这种情况下，Jacobian 矩阵的符号与所施加的电流相反。当电导率为实数时，一个常见的变化是使用电阻率 $\rho = 1/\sigma$ 作为主要变量，或者更常见的情况是使用 $\log\sigma$，其优点是不需要将其限定为正数（另见第18.5节）。通过对电导率进行简单参数化，将其转换为体素上的常数，则参数 $g(\gamma)$ 在体素上也为常数。在这种情况下，使用链式法则，以 $g'(\gamma_k)$ 除以所计算得到的 Jacobian 矩阵的第 k 列。此外，正则化也会受到变量变化的影响。

虽然该公式给出了 $\delta\gamma\in L^\infty(\Omega)$ 时的 Fréchet 导数，但是仍需要证明，对于其他范数，测量电压仍然是 Fréchet 可微的，例如那些需要证明全变差正则化方法可行的范数。对于 $L^\infty(\Omega)$ 的有限维子空间，文献［529］给出了可微性证明。

对于全时谐Maxwell方程，通过分析可得，当复导纳产生扰动时，其敏感度相同，但电场$\mathbf{E}$不再是梯度，而对磁导率变化的敏感度由$\mathbf{H} \cdot \mathbf{H}$给出。

框5.6　敏感度的伴随场

对于一个微小变化$\gamma \rightarrow \gamma + \delta\gamma$，电压变化为：$\phi \rightarrow \phi + \delta\phi$，结合Laplace方程：$\nabla \cdot (\gamma + \delta\gamma) \nabla (\phi + \delta\phi) = 0$，有

$$\nabla \cdot \gamma \nabla \phi + \nabla \cdot \gamma \nabla \delta\phi = -(\nabla \cdot \delta\gamma \nabla \phi + \nabla \cdot \delta\gamma \nabla \delta\phi) \quad （式5.18）$$

第一项是Laplace方程（因此，为0），最后一项表示高阶项（higher order terms，HOT），根据Calderón（$\gamma = 1$）和Breckon的研究，对于微小的$\delta\gamma$，高阶项可忽略。

根据边界条件，法向电流为$j_n = \gamma \dfrac{d}{d\mathbf{n}} \phi = (\gamma + \delta\gamma) \dfrac{d}{d\mathbf{n}} (\phi + \delta\phi)$。假设$\gamma$在边界上不变。由于使用的是电流源，因此，$j_n$为常数，$\delta\gamma|_{\partial\Omega} = 0$，且$\delta\phi$在边界上也必为0。

将式5.18乘以测试函数w，然后进行积分。为了清楚起见，下文省去了空间或体积差异

$$\int_\Omega w \nabla \cdot \gamma \nabla \delta\phi = -\int_\Omega w \nabla \cdot \delta\gamma \nabla \phi + HOT \quad （式5.19）$$

对于标量a和向量$\mathbf{b}$，有$\int_\Omega \nabla \cdot (a\mathbf{b}) = \oint_{\partial\Omega} a\mathbf{b} \cdot \mathbf{n}$（散度定理），以及$\nabla \cdot (a\mathbf{b}) = \nabla a \cdot \mathbf{b} + a \nabla \cdot \mathbf{b}$（变量分离）。对于式5.19的第一项，应用$\int_\Omega a \nabla \cdot \mathbf{b} = \oint_{\partial\Omega} a\mathbf{b} \cdot d\mathbf{n} - \int_\Omega a \nabla \cdot \mathbf{b}$，令$a = v$，$\mathbf{b} = \gamma \nabla \delta\phi$，则

$$\int_\Omega w \nabla \cdot \gamma \nabla \delta\phi = \oint_{\partial\Omega} w\gamma \nabla \delta\phi - \int_\Omega (\nabla w) \cdot (\gamma \nabla \delta\phi)$$
$$= -\int_\Omega \nabla \delta\phi \cdot \gamma \nabla w \quad （式5.20）$$

由于边界上的$\delta\phi = 0$且点积进行了交换，可再次对式5.20进行部分积分，利用$\int_\Omega a \nabla \cdot \mathbf{b} = \oint_{\partial\Omega} a\mathbf{b} \cdot d\mathbf{n} - \int_\Omega a \nabla \cdot \mathbf{b}$，令$a = \delta\phi$，$\mathbf{b} = \gamma \nabla w$，则

$$\int_\Omega \nabla \delta\phi \cdot \gamma \nabla w = \oint_{\partial\Omega} \delta\phi \gamma \nabla w \cdot d\mathbf{n} - \int_\Omega \delta\phi \nabla \cdot \gamma \nabla w \quad （式5.21）$$

通过选择w求解Laplace方程$\nabla \cdot \gamma \nabla w = 0$，可得第二项为0。

对于式5.19的第二项，令$a = v$，$\mathbf{b} = \delta\gamma \nabla \phi$，则

$$\int_\Omega w \nabla \cdot \delta\gamma \nabla \phi = \oint_{\partial\Omega} w\delta\gamma \nabla \phi \cdot d\mathbf{n} - \int_\Omega \nabla w \cdot \delta\gamma \nabla \phi$$
$$= -\int_\Omega \delta\gamma \nabla \phi \cdot \nabla w \quad （式5.22）$$

在边界上，$\delta\phi = 0$，同时交换点积。由式5.21和式5.22，有

$$\oint_{\partial\Omega} \delta\phi \gamma \nabla w \cdot d\mathbf{n} = -\int_\Omega \delta\gamma \nabla \phi \cdot \nabla w \quad （式5.23）$$

该式就描述了由$\delta\gamma$产生的边界电压的变化$\delta\phi$。

　　一些迭代非线性重建算法，如非线性Landweber法或非线性共轭梯度法（见第5.7.3节和文献［1087］）需要对Jacobian矩阵乘以向量J*z之后的转置（或伴随）矩阵进行计算。有些问题中的Jacobian矩阵非常大，因此不希望存储Jacobian矩阵，然后将其转置应用于z。相反，将对应于第i个激励电极的z_i块写入测量电极，作为分布式源。以此作为边界电流激励方式，求解正问题；当该测量场与激励场组合为式5.15所示的形式时，通过z_i块的累加，可以得到J*z。该技术已经应用于漫射光学断层扫描，有关这方面的内容可以参阅文献［60］。对于伴随源的一般理论，可参阅文献［1087］。

　　为了使用式5.15快速计算Jacobian矩阵，可以提前计算有限元基函数在元素上乘积的积分。如果在元素上使用非恒定基函数，或者使用高阶元素，则可以计算每个元素中正交点处有限元基函数梯度的乘积。这仅取决于有限元网格的几何划分，而不是电导率。因此，可以提前计算（除非使用的是自适应网格划分）。当电导率发生变化，但网格的几何划分没有变化时，所计算的数据仍然可以有效地构建有限元系统矩阵。正是基于以上因素，目前市面上已开发的FEM软件不适合用于高效的EIT求解/作为高效的EIT求解器。

5.7　求解正问题：有限元法

　　为了解决逆问题，首先需要解决假设电导率已知的正问题，从而将计算的电压与测量电压进行比较。此外，计算Jacobian矩阵时，通常需要已知内部电场。只有在有限元网格的几何划分非常简单且电导率均匀，或者电导率分布十分简单，才能得到正问题的解析解。解析方法有时可用于高度对称区域的线性重建算法。对于具有一般几何形状和任意电导率的区域，其数值方法需要域和电导率的离散化。在有限元法（finite element method，FEM）中，3D区域被分解为多面体（可能是不规则的，如四面体、棱镜或六面体），称为单元（elements）；在每个单元上，未知电位由固定阶的多项式表示。当单元相交时，必须以整个面或边或在顶点处相交，并且假设面与面之间的电位是连续的（或其若干阶内的导数连续）。对于表示有限元方法的偏微分方程，当单元数量增加（每个单元的内角有限）或者多项式的阶数增加时，其解（或至少是弱解）具有收敛性。

　　有限差分法和有限体积法与FEM类似，使用的是规则的网格划分。二者的优点是可以使用更高效的求解器，但对于曲线形的边界或平滑的内部结构，难以将其准确地重建出来。在边界元法（boundary element method，BEM）中，只有区域的表面是离散化的，同时离散化的还有用于Green函数的解析解表达式，该表达式用于假定均匀的封闭体积中。BEM对于EIT正问题的建模很有用，前提是假设电导率在具有平滑边界的区域（如器官）内为分段常数。BEM导致需要求解的是稠密线性系统而不是稀疏线性系统，并且随着模型中划分区域数量的增加，其相对于FEM的计算优势逐渐减弱。BEM的优点是能够描述没有边界的区域。对于EIT的某些应用场景，可以使用BEM计算区域中假定为均匀的部分，使用FEM计算区域中假定为非均匀的部分，这种混合式方法可能具有一定的计算效率。

Jacobian矩阵计算与有限元正问题求解器密切相关，除此之外，还有一个因素导致EIT算法研究人员倾向于自己编写FEM程序，即全电极模式是一类非标准类型的边界条件，不包含在商业FEM软件中。自定义FEM程序实现起来并不难，并且有免费代码可供参考；但为了本书的完整性，在这里介绍了FEM的基本理论。关于电磁学的文献［975］对FEM做了较为完整的介绍，而学位论文［836，1075］详细介绍了CEM的实现方法。

5.7.1　有限元基本方程

有限元基本方程的出发点是将域 Ω 近似为有限数量的有限元并集，为简单起见，将有限元视为单形。2D中的单纯形是一个三角形，3D中的单纯形是一个四面体。此类单纯形的集合称为有限元网格，假设有K个具有N个顶点的单纯形。可以通过该网格的函数对电位进行近似，每个函数在每个单纯形上呈线性，且在面上连续。这些函数完全由顶点处的值决定，这是其一大优势。设一组函数 ω_i 为基础函数，其在某一个顶点 i 处为1，在其他顶点处为0。电位可以通过下式近似

$$\phi_{\mathrm{FEM}}(\mathbf{x}) = \sum_{i=1}^{N} \phi_i \omega_i(\mathbf{x}) \qquad （式5.24）$$

因此，$\Phi = (\phi_1, \cdots, \phi_n)^T \in \mathbb{C}^N$ 代表了对电位的离散近似。

由于基础函数 ω_i 不可微，无法直接满足式5.1。可以推导出其弱形式：将式5.1乘以某个函数 υ 并在 Ω 内进行积分

$$\int_{\Omega} \upsilon \nabla \cdot (\gamma \nabla \phi) dV = 0 \quad 在 \Omega 内 \qquad （式5.25）$$

要求对于某一类的所有函数 υ，可以不满足式5.25，显然，与直接要求 $\nabla \cdot (\gamma \nabla \phi) = 0$ 相比，该条件为弱条件。

使用Green第二恒等式和向量恒等式，有

$$\nabla \cdot (\upsilon \gamma \nabla \phi) = \gamma \nabla \phi \cdot \nabla \upsilon + \upsilon \nabla \cdot (\gamma \nabla \phi) \qquad （式5.26）$$

式5.25变为

$$\int_{\Omega} \nabla \cdot (v\gamma \nabla \phi) \, dV - \int_{\Omega} \gamma \nabla \phi \cdot \nabla v dV = 0 \qquad （式5.27）$$

应用散度定理，有

$$\int_{\Omega} \nabla \cdot (v\gamma \nabla \phi) \, dV = \int_{\partial\Omega} v\gamma \nabla \phi \cdot \mathbf{n} dS \qquad （式5.28）$$

则

$$\int_{\Omega} \gamma \nabla \phi \cdot \nabla v dV = \int_{\partial\Omega} \gamma \nabla \phi \cdot \mathbf{n} v dS = \int_{\Gamma} \gamma \nabla \phi \cdot \mathbf{n} v dS \qquad （式5.29）$$

式中，$\Gamma = \cup_l E_l$ 为电极的并集（电极外的电流密度为0）。对于一组给定的测试函数 v，式5.29是式5.1所描述的边界值问题的弱形式，其中，电极的电流密度为指定电流密度。

对于 $z_l \neq 0$ 的 E_l 电极，将式5.9描述的边界条件重写如下

$$\gamma \nabla \phi \cdot \mathbf{n} = \frac{1}{z_l} (V_l - \phi) \qquad （式5.30）$$

将式5.30代入式5.29，有

$$\int_{\Omega} \gamma \nabla \phi \cdot \nabla v dV = \sum_{l=1}^{L} \int_{E_l} \frac{1}{z_l} (V_l - \phi) v dS \qquad （式5.31）$$

在有限元法中，使用来自同一类的测试函数对电位 $v = \sum_{i=0}^{N} v_i \omega_i$ 进行近似，使用 v 和 ϕ_{FEM} 代替 ϕ，则对每个 i，有

$$\sum_{j=1}^{N} \left(\int_{\Omega} \gamma \nabla \omega_i \cdot \nabla \omega_j \, dV \right) \phi_j + \sum_{l=1}^{L} \left(\int_{E_l} \frac{1}{z_l} \omega_i \omega_j dS \right) \phi_j - \sum_{l=1}^{L} \left(\int_{E_l} \frac{1}{z_l} \omega_i dS \right) V_l = 0 \qquad （式5.32）$$

总电流已知，为

$$I_l = \int_{E_l} \frac{1}{z_l} (V_l - \phi) \, dS = \int_{E_l} \frac{1}{z_l} V_l - \sum_{i}^{N} \left(\int_{E_l} \frac{1}{z_l} \omega_i dS \right) \phi_i \qquad （式5.33）$$

如果假设 z_l 在电极 E_l 上为常数，则上式简化为

$$I_l = \frac{1}{z_l} |E_l| V_l - \frac{1}{z_l} \sum_{i}^{N} \left(\int_{E_l} \omega_i dS \right) \phi_i \qquad （式5.34）$$

式中，$|E_l|$ 为第 l 个电极的面积（2D情况下为长度）。

现在，需要考虑如何对 γ 进行近似。一种简单的方法是，令 γ 在每个单纯形上为常数（即分段常数）。特征函数 χ_j 在第 j 个单纯形上为1，在其他单纯形上为0，则 γ 的近似为

$$\gamma_{\text{PWC}} = \sum_{j=1}^{k} \gamma_j \chi_j \qquad （式5.35）$$

该近似的优点是 γ_j 的计算可以避开每个单纯形的积分。如果使用更为复杂的基础函数，则应该使用高阶正交规则。

现在，有限元系统方程的形式为

$$\begin{bmatrix} A_M + A_Z & A_W \\ A_W^T & A_D \end{bmatrix} \begin{bmatrix} \Phi \\ V \end{bmatrix} = \begin{bmatrix} 0 \\ I \end{bmatrix} \qquad （式5.36）$$

式中，A_M是一个$N \times N$对称矩阵

$$A_{Mij} = \int_\Omega \gamma \nabla \omega_i = \sum_{k=1}^K \gamma_k \int_{\Omega k} \nabla \omega_i \nabla \omega_j dV \qquad （式5.37）$$

式5.37是式5.1的常用系统矩阵（无边界条件），且

$$A_{Zij} = \sum_{l=1}^L \int_{E_l} \frac{1}{z_l} \omega_i \omega_j dS \qquad （式5.38）$$

$$A_{Wli} = -\frac{1}{z_l} \int_{E_l} \omega_i dS \qquad （式5.39）$$

$$A_D = \mathrm{diag}\left(\frac{|E_l|}{z_l} \right) \qquad （式5.40）$$

应用CEM边界条件。由于电位的上限是一个加性常数，需要一个附加的约束条件。可以将用于向量V和I的基更改为与常量正交的子空间S的基，如以下向量

$$\left[\frac{1}{L-1}, \cdots, \frac{1}{L-1}, 1, \frac{1}{L-1}, \cdots, \frac{1}{L-1} \right]^T \qquad （式5.41）$$

还可以令$\phi_i = 0$，使任意顶点i"接地"。由此所得的解Φ就可以添加任意常数，以产生一个不同的接地点。

随着接触阻抗的降低，式5.36所描述的系统开始具有病态性。在这种情况下，CEM中的式5.9可以用分流模型（shunt model）代替，即每个电极上的电位ϕ被限定为常数。可以直接实施该约束条件，用一个未知的V_l替换电极E_l上的所有节点电压。

EIT中，需要注意的是，电导率在作为系统矩阵的元素时，仅仅作为一个线性乘法器

$$s_{ijk} = \int_{\Omega k} \nabla \omega_i \cdot \nabla \omega_j \, dV = |\Omega_k| \nabla \omega_i \cdot \nabla \omega_j$$

上式仅取决于有限元网格，而和γ没有关系。系数可以在网格生成过程中提前计算，从而大大节省系统构建时间。或者，定义一个离散梯度算子$D: \mathbb{C}^N \rightarrow \mathbb{C}^{3K}$，该算子是分段线性函数$\phi$的顶点值的向量到每个单纯形（其梯度为常数）上$\nabla \phi$的向量的映射。在每个单纯形上，定义$\sum_k = (\gamma_k / |\Omega_k|) \mathbf{I}_3$，$\mathbf{I}_3$为$3 \times 3$的单位矩阵；或者对于各向异性情况来说，每个单纯形上的电导率矩阵除以其体积，$\sum = \mathrm{diag}(\Sigma_k) \otimes \mathbf{I}_K$。则可以使用下式

$$A_M = D^T \sum D \qquad （式5.42）$$

构建系统矩阵的主要部分。将FEM视为一个电阻网络较为有用，详见框5.7。图

5-9展示了通过电阻的并联构建系统矩阵。

框5.7   FEM的电阻网络等效

将FEM视为电阻网络有助于对其的理解。对于单纯形上的电位为分段线性，以及该单纯形的电导率为常数的情况，存在一种精确等效。要构建这样一个FEM模型的等效电阻网络，需要将有限元的边替换为电阻（图5-9）。需要确定该电阻的电导时，首先考虑一个三角形（2D情况下），并将第j条边所对的角编号为θ_j。第j条边上电阻的电导为$\sigma \cot \theta_i$。当使用这些三角形构建网格时，电导并联相加，即将一条边两侧的三角形对电导率的贡献相加。在3D情况下，θ_j是相交于第j条边所对边的两个面之间的夹角（几个四面体可以相交于同一条边）；四面体的每条边均替换为电阻，其电导为$6\sigma \cot \theta$，其中θ为对棱二面角。

以上述方式构建的电阻网络中，顶点i处的电压ϕ_i服从欧姆定律和Kirchoff定律，所得的方程组与从FEM导出的方程组完全相同。但上述情况是不可逆的，因为并非所有的电阻网络都可以用来描述2D或3D有限元网格的边。同时，某些电阻分布并不对应于分段常数的各向同性电导率。例如，夹角θ_j可能并没有连续分布，使在给定的任何顶点（3D情况下为边），所有夹角的和为2π。

对于解的唯一性问题，以及2D电阻网络实部的跨导矩阵结构，在文献［204，217］中有详细的讨论。

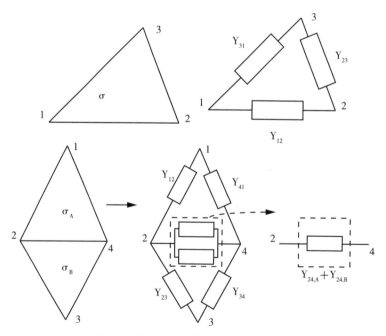

图5-9   使用电阻网络等效有限元模型

注：上图为三角形有限元及其等效电路；下图为两个有限元的连接及$Y_{24,A}$和$Y_{24,B}$的并联。

5.7.2 线性系统的求解

本部分讨论式5.36所描述的系统的解。该系统具有以下特征：系统矩阵是稀疏的——每行中的非零项数量取决于通过边连接至给定顶点的相邻顶点的数量；该矩阵还是对称的（对于复数电导率和接触阻抗而言，这意味着实部和虚部是对称的），实部是正定的；此外，对于同一电导率，有多个右侧，可以通过反复对系统求解，以获得相似的电导率。

求解 $\mathbf{Ax} = \mathbf{b}$ 的一种简单方法是LU分解，通过该方法找到一个上三角矩阵 $\mathbf{U}$ 和下三角矩阵 $\mathbf{L}$，使得 $\mathbf{A} = \mathbf{LU}$。求解具有对角矩阵的系统很简单，可以求解 $\mathbf{Lu} = \mathbf{b}$（前向替换），然后求解 $\mathbf{Ux} = \mathbf{u}$（后向替换）。因式分解过程本质上是高斯消除，计算成本为 $O(n^3)$，而对于 k 个右侧，后向和前向替代的计算成本为 $O(n^2k)$。上述因式分解方法的一个优点是，可以将因式分解应用于多个右侧，在EIT中，多个右侧就是指多种电流激励方式。尽管系统矩阵为稀疏矩阵，但其因式通常不太稀疏。每次使用一行来消除对角线下方的非零项时，在对角线上方会生成更多非零项。一般来说，最好对变量重新排序，使非零项较多的行位于矩阵的下方。这样可以减少因式中的非零项。对于实对称矩阵或Hermitian矩阵，对称倍数最小度算法（symmetric multiple minimum degree algorithm）减少了因式中的非零项，而列倍数最小度数算法（column multiple minimum degree algorithm）是针对一般情况的。有关示例可参见图5-10。应在生成网格时计算重新编号（排序），以使该计算仅进行一次即可。

对于大型的3D系统，使用直接方法求解可能费时费力，而使用迭代方法可能更有效。通常，一种迭代方法每次迭代的计算成本为 $O(n^2k)$，并且经过少于 n 次的迭代就可以收敛。实际上，对于某个迭代算法的 C 值，所需的迭代次数需要小于 Cn/k 才能优于使用直接方法，这取决于具体的迭代算法。通常，由于系统硬件的限制，激励电流方式较少，而3D网格中的顶点数量需要非常大才能精确地模拟电场，迭代方法通常是实际3D系统中的首选。每种电流激励方式的电位可以用作每次迭代的起始值。经过迭代，对电导率的调整减少，从而减少了求解正问题所需的迭代次数。最后，当测量系统本身的精度远低于完全浮点精度时，就不需要计算出的电压的精度达到完全浮点精度，从而再次减少了所需的迭代次数。

对于迭代算法收敛性的改进，如共轭梯度法（见第5.7.3节），可以对原始系统进行替换，如对某一矩阵¶，通过¶$\mathbf{Ax}$ = ¶$\mathbf{b}$，得到 $\mathbf{A}$ 的逆矩阵的近似。一个常用方法是使用近似LU分解来推导¶。在EIT中，可以对一系列电导率值使用上述预处理方法。

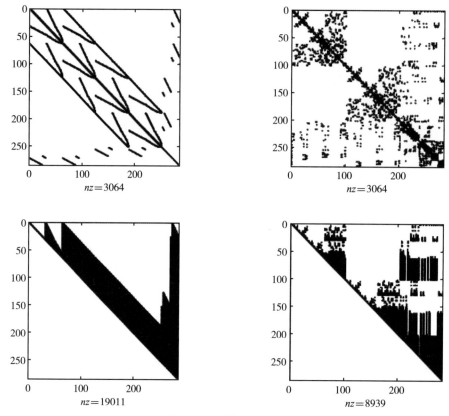

图 5-10 　系统矩阵示意

注：左上图为系统矩阵的稀疏形式，其中各项排序不利于非零项的填充；左下图为因式U的稀疏形式；右上图及右下图为使用命令colmmd对左上图及左下图重新排序后的结果（译者注：colmmd是数学软件MATLAB的一个命令）。

5.7.3　共轭梯度法及 Krylov 子空间法

共轭梯度（conjugate gradient，CG）法是一种快速有效的求解 $\mathbf{Ax} = \mathbf{b}$ 的方法，求解对象为实对称矩阵 $\mathbf{A}$ 或 Hermitian 复矩阵。对于复对称矩阵，可以使用其修改后形式。通过共轭梯度法生成一个序列 $\mathbf{x}_i$（迭代），该序列是解和残差 $\mathbf{r}_i = \mathbf{b} - \mathbf{Ax}_i$ 的连续近似；还生成搜索方向 $\mathbf{p}_i$ 及 $\mathbf{q}_i = \mathbf{Ap}_i$，用于更新迭代和残差。迭代的更新为

$$\mathbf{x}_i = \mathbf{x}_{i-1} + \alpha_i \mathbf{p}_i \qquad （式5.43）$$

式中，标量 α_i 的选择应使下式最小化

$$\mathbf{r}(\alpha)^* \mathbf{A}^{-1} \mathbf{r}(\alpha) \qquad （式5.44）$$

式中，$\mathbf{r}(\alpha) = \mathbf{r}_{i-1} - \alpha \mathbf{r}_{i-1}$，且

$$\alpha_i = \frac{\| \mathbf{r}_{i-1} \|^2}{\mathbf{p}^*{}_i \mathbf{A} \mathbf{p}_i} \qquad （式5.45）$$

搜索方向由下式更新

$$\mathbf{p}_i = \mathbf{r}_i + \beta_{i-1} \mathbf{p}_{i-1} \qquad （式5.46）$$

式中

$$\beta_i = \frac{\| \mathbf{r}_i \|^2}{\| \mathbf{r}_{i-1} \|^2} \qquad （式5.47）$$

β_i 使 $\mathbf{p}_i$ 与所有 $\mathbf{A}\mathbf{p}_j$ 正交，$\mathbf{r}_i$ 与所有 $j < i$ 的 $\mathbf{r}_j$ 正交。当残差的范数低于预定值时，迭代可以终止。

共轭梯度最小二乘法（conjugate gradient least squares，CGLS）在不形成乘积 $\mathbf{A}^T\mathbf{A}$（又称CGNR或CGNE共轭梯度正态方程）的情况下解决了最小二乘问题（式6.1）$\mathbf{A}^T\mathbf{A}_X = \mathbf{A}^T\mathbf{b}$，并且是Fletcher和Reeves的非线性共轭梯度（non-linear conjugate gradient，NCG）算法的一个特殊情况（参见文献［1084］的第3章）。NCG算法寻求成本函数 $\mathrm{f}(x) = \frac{1}{2} \| \mathbf{b} - F(\mathbf{x}) \|^2$ 的最小值，在CGLS的情况下，该函数就是二次函数 $\frac{1}{2} \| \mathbf{b} - \mathbf{A}\mathbf{x} \|^2$。现在，式5.40更新的方向为

$$\mathbf{p}_i = -\nabla \mathrm{f}(\mathbf{x}_i) = \mathbf{J}_i^* \left(\mathbf{b} - F(\mathbf{x}_i) \right) \qquad （式5.48）$$

式中，$\mathbf{J}_i = F'(\mathbf{x}_i)$ 为Jacobian矩阵。沿该方向能够计算的程度取决于

$$\alpha_i = \arg\min_{\alpha > 0} f(\mathbf{x}_{i-1} + \alpha\mathbf{p}_i) \qquad （式5.49）$$

对于非二次 f，需要进行线搜索。

CG可用于求解实部电导率的EIT正问题，并且具有在并行处理器上易于实现的优点。可以使用预先条件（如不完全的Cholesky分解）以使用更快的收敛，这些预先条件的选择与某些预定义的电导率范围能够很好地配合使用。对于非Hermitian复EIT正问题，以及逆问题中的线性步长，需要其他方法。CG的某些内积（Krylov子空间特性）的正交残差特性由一系列迭代方法共享。非对称矩阵的CG的相近算法包括广义最小残差（generalised minimal residual，GMRES）、双共轭梯度（bi-conjugate gradient，BiCG）、准最小残差（quasi minimal residual，QMR）和双共轭梯度稳定（Bi-conjugate gradient stabilized，Bi-CGSTAB）。上述方法都有各自的优点且易于实现，因此，在求解EIT正问题和逆问题的过程中都有所尝试。关于这个问题的文献（只有文献［399，654］）并不多，但关于应用于EIT的CG的文献有［723，804，832，837］，应用于光学断层成像的CG的

文献有［60，62］。Krylov子空间法在解决椭圆偏微分方程及线性逆问题中的应用是一个研究热点，笔者也希望读者能够寻找并使用这方面最新的研究成果。

5.7.4　网格生成

网格生成本身就是一大研究领域，而在应用于临床EIT时，面临特殊的困难。网格必须足够精细，以足够的精度表示电位，从而预测测量电压，将其作为电导率的函数。对于用于临床的EIT而言，必须完整表示待成像区域的形状，以及电极的排布方式。在高场强区域（尤其是在电极边缘附近），网格需要更精细。通常，使用区域内部的网格不会提高精度，因为其本身已经足够精细。由于研究者通常对电极附近的电导率变化不太感兴趣，并且不可能在比电极还小的范围内求解电导率，对电导率的参数化肯定不如电位精细。一个简单的办法是选择四面体作为电导率的体素，还有一个办法是使用插值于有限元网格的基函数。如果存在电导率已知的区域，或者电导率为常数的区域，则网格划分应遵循这些区域。显然，电场强度会随着所采用的电流激励方式而变化，且通常的做法是使用一种适用于所有电流激励方式的网格划分，则在远离激励电极处网格划分也可能比较精细，而这是不必要的。对此的折中方法是对每种电流激励方式使用相同的系统矩阵。

任何网格生成器均需具备数据结构，以表示待划分区域的几何形状，包括外部边界形状、电极与表面接触的区域及内部结构。表面可以三角形划分表示，也可以更一般的多边形或样条曲面表示。已命名的空间容积、表面、曲线和点之间的关系通常以树或关联矩阵的形式保持。具有简单几何形状的对象可以通过基本初始形状构造，如使用图形用户界面或脚本语言中的一系列命令。集合理论运算，如并集、交集，可以与几何形状运算如拉伸（如将圆变为圆柱体）一起执行。

添加对象时，将进行一致性检查，并维护关联数据结构。对于一般对象，进行这些操作时，需要复杂且耗时的外形计算。

有关几何形状的表示及脚本语言的示例，可参见QMG、Netgen和FEMLAB的相关文献。图5-11展示了一个人体大型有限元模型。

市面上的有限元软件通常可以从计算机辅助设计程序中导入几何模型，这使得EIT应用于工业时更加便捷。但对于人体来说，器官形状不一，精确人体有限元网格的创建仍然是EIT发展的重大障碍；当然，EIT在这一方面的发展也会有利于生物医学电磁研究的其他领域。一种方法是对MRI或X线CT图像进行分割，然后将其用于特定被测对象的有限元网格生成。另一种方法是使用通用解剖网格"包裹"并适应被测对象的外部形状，其外部形状是通过一些简单光学或机械设备进行测量得到的。

测量对象的外部形状确定后，就需要创建网格。网格生成软件通常会使用多种技

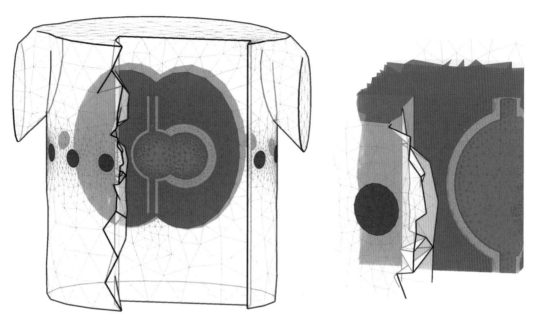

图 5-11　人类胸部的有限元模型

注：包括椭圆形肺和带有静脉的球形心脏，由 Netgen 和 EIDORS 创建。右图为电极附近和内部结构周围的网格细化。

术，如 advancing front、octtree、bubble-meshing。在具有给定数量顶点的凸区域中，可以使用 QuickHull 算法，利用 Delaunay 特性找到该凸区域外部形状的四面体网格。其中，Delaunay 特性是指四面体在其外接球内部不会包含任何顶点。

FEM 的标准收敛结果要求，当四面体的大小趋于零时，四面体外接球与其内接球的比值将远离零。在实际中，这意味着对于场强未知（不是先验信息）的各向同性介质，接近等边的四面体是最优选择，而那些具有较大宽高比的四面体应尽量避免。网格生成器通常包括平滑网格的方法。最简单的是抖动法（jiggling），该方法中，每个内部顶点依次移动到多面体的质心，该多面体由与其共享某条边的顶点定义。上述方法可以通过固定次数的迭代重复进行，或者直到有限元的形状不再改进。抖动法可以与边缘去除法和面交换法相结合，这两种方法将多面体分为两个四面体。在 EIT 中，需要保留电极和内表面的边缘，因此，需要更多使用上述方法。也可以将某一项合并到不同网格划分所对应的图像重建过程中。

5.8　关于正问题模型的更多讨论

本章讨论了 EIT 正问题的基本特征、敏感度计算，以及激励和测量方式的选择。

关于应用于 EIT 的正问题建模，有一些常见问题，将在下文讨论。

敏感度矩阵：敏感度矩阵 $\mathbf{J}$ 对于理解系统矩阵十分有用。矩阵的列 $\mathbf{J}_{[:,j]}$ 是当参数 j 发生微小变化时测量电压的变化 δV。给定一组测量电压值，将其对应 J 的各个部分进行绘图，作为模型精度的首次测试，这一方法通常比较有用。

每行 $\mathbf{J}_{[i,:]}$ 对应于测量 i 的图像敏感度映射，并显示哪些图像的参数以何种比例参与图像重建。通常，显示灵敏度映射的图像比较有用，但必须按照每个体素或参数的面积（容积）对敏感度矩阵的行进行归一化。

敏感度矩阵计算的扰动方法：通常，了解系统相对于某些模型参数（如电极移动或接触阻抗）的敏感度比较有用。对于模型参数 p 中的微小变化 $\in$，可使用扰动 $\mathbf{J}[:,p] = \frac{1}{\varepsilon}\left(F(\sigma + \varepsilon_p) - F(\sigma)\right)$ 对每行的值进行估计。$\in$ 值需要仔细求解，该值很小，但不会导致数值错误。扰动 Jacobian 计算也是一种很好的验证复杂数值软件的方法。

对正问题进行参数化：通常，将正问题模型的每个有限元都视为 J 的一个参数，因此，也是逆问题计算的参数。但图像中电极附近 FEM 的离散化不需要十分精细，而是对具有较低自由度的图像进行参数化，并映射到 FEM。通常这被称为"双模型"，图 6-1 示了一个例子。若有一个粗略（逆问题）参数化 x_C 和一个精细（正问题）参数化 x_f，计算一个粗略-精细的映射 $\mathbf{M}$，使 $\mathbf{x}_f = \mathbf{M}\mathbf{x}_C$，其中，$\mathbf{M}_{i,j}$ 是粗略参数区域 j 内的精细参数区域 i 的占比分数。粗略参数的 Jacobian 矩阵（用于图像重建）$\mathbf{J}_C = \mathbf{J}_f\mathbf{M}$，其中，$\mathbf{J}_f$ 是正问题模型的精细 Jacobian 矩阵。也可以在 FEM 中加速此计算过程。

EIT 系统硬件和线缆特性建模：EIT 系统的一个重要研究内容是对系统硬件问题的建模，但对此的研究很少。EIT 系统存在偏移、增益不匹配和通道间串扰等问题，许多问题可以表示为敏感度的线性校正。当某系统硬件具有一个良好模型时，经过校正的 $\mathbf{J}$ 可直接用于重建图像。

EIT 的全域敏感度：Laplace 方程是非局部的，因此，EIT 问题也是非局部的。测量对象任意一处 γ 的变化都会影响各处的测量电压。因此，应该创建一个正问题模型，包含远离电极的人体区域。关于此方法的讨论，可参见文献［391］。

FEM 需要多精确？在 EIT 中，必须通过 FEM 同时对测量电压和敏感度进行计算（估计）。使用精确 FEM 的计算十分耗时耗力：精度为 1mm 的胸腔模型可能需要 1 亿个有限元，并且在计算上几乎不可行。各 EIT 研究小组对 FEM 精确性没有统一的要求。动态 EIT 可以在较低的精度下达到工作要求，而静态 EIT 需要更高的精度。

如何在时域中对 EIT 进行建模？对于 EIT 电路和正问题模型，已经使用相量在频域中进行了分析。对于电路的时域瞬态响应建模，以及同时使用多个频率时有关 EIT 系统的特性，也有相关研究。由于欧姆定律是线性的，可以使用 Fourier 分析将时域激励分解为频率分量，通过正问题（或逆问题）模型对每种激励进行建模，然后使用 Fourier 逆变换重建图像中的时间特性。

笔者建议本书的读者可以使用现有的许多用于网格划分和 EIT 的优秀软件包（包括笔者开发的软件包 EIDORS，http：//www.eidors.org）。笔者还推荐 EIDORS 邮件列表，该列表中已讨论了许多相关问题。如前文所述，各 EIT 研究小组仍然对若干问题没有很好地理解。笔者认为，目前最需要解决的问题是正问题模型的设计，以解释许多现实世界中的不确定性问题，包括测量时受试者的呼吸和姿势、电极接触好坏和 EIT 硬件误差而导致的测量对象的外形变化。相关建模技术通常是各大成像设备供应商用来增强其成像系统竞争力的"秘密武器"。

（作者：Andy Adler　William R.B. Lionheart
翻译：付　峰　陶　峰　曹新生）

第6章 EIT逆问题

6.1 引言

截至目前，本书已经介绍了有关 EIT 的如下内容：某人体（具有导电性）组织具有研究者感兴趣的组织特性（第3章），并在其上放置电极，通过 EIT 系统（第4章）进行测量。接下来，建立了一个人体模型（第5章），通过电极以及激励和测量模式，可以了解并预测 EIT 的测量结果（即正向模型）。在本章中，将介绍组织特性的容积分布的重建图像，即逆问题（见框6.1）。有关数学专业角度的介绍，可参阅文献［22］。

本章研究了参数估计方法，如图6-1所示。人体内部的电导率分布由一个向量 σ 描述。逆问题的目标是估算可以（通过某些映射）描述 σ 的参数向量 **x**。参数 **x** 的空间分辨率通常低于 σ，特别是在远离电极的区域。对于给定的参数值，通过正问题模型 $F(\sigma)$ 计算（预测）测量值。一般而言，最初的预测 **x**₀ 不太可能精确预测最终的测量值，因此，误差 **y**-F(**x**) 往往会很大。根据该误差及敏感度的估计值，可以计算一个更新值 Δ**x** 以对估计值进行改进：**x**₁ = **x**₀ + Δ**x**。在许多情况下，EIT 算法使用第一次的更新值作为解。还可以继续对估计值进行更新，直到满足某些条件。

截至目前，报道的所有实验和临床结果都使用这类技术。在第7章介绍了直接法，该方法的数学专业性更强。文献［420］对直接法和正则化方法进行了比较。

框6.1 什么是逆问题？

术语"逆问题"是指根据一组观测值或测量值计算描述系统的内部参数。医学上经典的逆问题是 X 线 CT。"逆"这一术语描述了从效果（测量值）入手并计算原因（参数）的过程。为了解决逆问题，需要一个正问题模型，描述原因（参数）如何导致效应（测量值）。这种正向过程可以称为"正问题模型"或"正问题"。

并非对参数的估计都称为逆问题。术语"病态性"通常适用于较为困难的问题，因为其解对数据中的噪声和误差很敏感。一个世纪以来，逆问题一直是研究的热点，并且已经研发了高级的数学方法和技术来克服逆问题的难点。

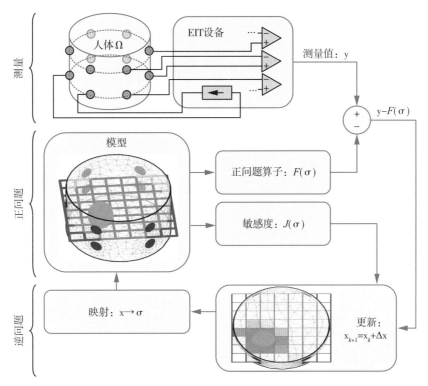

图 6-1　**图像重建过程**

注：顶部图：EIT数据y通过EIT设备对身体 Ω 进行测量得到。中间图：使用人体的有限元模型求解EIT正问题。底部图：逆问题的求解。通过当前的正问题估计值及敏感度与上一个模型的参数之间的差，迭代更新 Δx 以改进模型 x_k。图中说明了平面切片的图像参数 x 与模型之间的映射。

6.2　为什么EIT问题如此难以求解？

传统的医学成像设备，如X线CT，准直辐射束以直线穿过被测对象，并且该光束的衰减仅受其路径上的物质的影响。从这个意义上说，X线CT是局部成像，这意味着图像的像素或体素仅影响某些（实际上比例很小）测量值。如果辐射频率较低（较"软"的X线），则必须考虑散射的影响，并且体素中物质变化的影响将不再是局部的。随着频率的降低，这种非局部效应变得更加明显；直流电时，对于任何电流激励模式，电导率的变化会对表面各处的电压测量均产生一些影响。电导率成像（EIT中频仍在使用）的这种非局部特性是EIT问题难以求解的主要原因之一：这意味着要获得电导率图像，就必须求解一个将每个体素与每个测量值相关联的联立方程组。

除非局部性外，EIT还是非线性的。随着电导率的变化，当ROI与背景电导率差异很大时，测量电压的变化将趋于饱和（参见第5.3.2节）。电导率增加或减少很明显时，造成的测量值的变化很小。EIT非线性的另一个方面是不可叠加。两个相邻的电导率差异区域的整体测量值不同于每个电导率差异区域测量值的叠加值。

只要能够由一定数量的测量值计算出（恢复）一定数量的未知电导率参数，非局部性本身就不算是一个严重的问题。比较困难的是逆问题的病态性。Hadamard认为，如果满足下列3个条件，一个物理问题的数学模型就是适定的：①对于所有可用数据，存在一个解。②对于所有可用数据，解唯一。③解与数据连续相关。

由边界数据计算（恢复）未知电导率的问题具有严重的病态性，该问题是上述第3个条件带来的最大问题。在实际中，这意味着对于任何给定的测量精度，电导率分布的任意变化在该精度下无法被边界电压测量值检测到。对于应用于实际的低频电成像来说，这显然是不利的。在完全放弃EIT之前，上述问题还有解决的可能——需要一些关于电导率分布的附加信息。如果知道足够的先验（即事先）信息，该信息就会约束解决方案，从而排除导致不稳定的剧烈变化。

上述另外两个条件可以用更实际的方式来表述。解一定存在，因为身体本身具有导电性。问题在于数据需要足够准确，与电导率分布一致。测量中的小误差可能会导致不符合一致性条件，如互易性。解决此问题的一种方法是将不可用的数据投影到最近的可用集合上。数学上解的唯一性问题能够以实验相关术语更好地理解，即数据的充分性。在数学相关的文献中，电导率逆边界值问题（或Calderón问题）表明，如果对边界处电压和电流之间的关系充分已知，则电导率唯一。这一点在各种电导率平滑性的条件下已经得到了证明。对于实际遇到的问题，这只是解决方法的一部分，因为对于一个固定的电极系统只能获取到有限个测量值。电极通常只能覆盖测量对象身体表面的一部分区域，并且在许多情况下，不会测量激励电极上的电压。在实际中，可重建出的参数化电导率的自由度数受到独立测量次数及测量精度的限制。

本部分没有谈及数学专业知识，但要进一步理解为什么EIT重建问题如此困难，以及如何完成重建，需要一些数学背景知识。对于本部分的后续内容的理解，至少需要对矩阵充分了解，以及少量多变量微积分知识，如工科本科生所学的微积分。对于希望更深入地了解EIT重建（如希望进行重建相关的编程）的读者来说，如果学习过有限元法和逆问题的本科课程将有所帮助。

6.3　逆问题

Calderón所提出的逆问题是从 Λ_σ 中重建出 σ（框6.2）。解的唯一性或者说数据的充分性，已经在各种情况下得到了证明，特别需要指出的是Kohn和Vogelius以及

Sylvester 和 Uhlmann 的研究工作。有关各研究结果的总结请参阅 Isakov 的报道。Astala 和 Paivarinta 报道了 2D 情况下，不考虑平滑性时解的唯一性。从不完整的数据中能够重建出何种信息，关于此理论的研究很少；但如果已知边界开放子集上的 Dirichlet-to-Neumann 映射，就可以进行重建。同时，对于一组 Dirichlet 和 Neumann 数据，只要其包含足够的频率分量，就足以确定两种具有不同电导率的均匀材料之间的边界。这些结果表明，Hadamard 条件中的第二项可以满足，至少在"无限多个电极"这种情况下是这样。至于 Hadamard 条件的第一项，难点在于如何表征"可用数据"，并且很少有研究者研究哪些算子是有效的 Dirichlet-to-Neumann 算子。但是，真正的难点在于 Hadamard 条件的第三项。在没有电导率先验信息且存在噪声的情况下，逆问题 $\Lambda_\sigma \to \sigma$ 极不稳定。

框6.2　Dirichlet-to-Neumann 映射：Λ_σ

Dirichlet-to-Neumann（DtoN）映射 Λ_σ 是一种电压到电流的映射，描述了某种边界电流激励方式下流入测量对象的电流，其取决于人体内部的电导率分布 σ。Neumann-to-Dirichlet（NtoD）映射则相反，描述了某种电流激励方式如何映射至电压分布。NtoD 并不唯一，因为只要施加一个恒定电压，无论在测量对象何处施加，所对应的电流都是相同的。

但对于工程师，要理解数学专业术语通常比较困难，最容易的方法是将 DtoN 理解为导纳矩阵 Y 的连续延拓，而将 NtoD 理解为一个阻抗矩阵 Z。假设测量对象体表覆盖了大量电极，电极上的电压为 V，电流为 I，则有 $V = ZI$ 及 $I = YV$。如测量对象具有有限元模型，则可以通过所施加的电压或电流激励方式来计算矩阵的每一行。

6.4　线性欠定问题的正则化

本节介绍如何求解一般的线性欠定问题，下一节中介绍其在 EIT 中的应用。有关线性欠定问题的具体理论和示例，可参考文献 [71，258，435，1027，1084]。笔者假设本书的读者具备最基本的线性代数知识。对于复向量 $x \in \mathbb{C}^n$、$b \in \mathbb{C}^m$ 和复矩阵 $A \in \mathbb{C}^{m \times n}$，需要在给定 $Ax = b$ 的条件下求解出 x。当然，在这个例子中，A 为 Jacobian 矩阵，x 为电导率变化，而 b 为电压变化。在实际测量中，通常所测数据要多于未知参数。如果仅仅是所测数据过多，那么问题的求解就是利用 Moore-Penrose 广义逆

$$\mathbf{x}_{MP} = \mathbf{A}^{\dagger}\mathbf{b} = （\mathbf{A}^*\mathbf{A}）^{-1}\mathbf{A}^*\mathbf{b} \tag{式6.1}$$

上式为最小二乘解，即

$$\mathbf{x}_{MP} = \arg\min_x \| \mathbf{Ax-b} \| \tag{式6.2}$$

（这里 $\arg\min_x$ 表示使后续项最小化的变量 $\mathbf{x}$ ）。在 Matlab[①] 中，运算符 "\" 可用于计算最小二乘解，如 $x = A\backslash b$。

6.4.1　欠定条件

Hadamard条件的第三项，即不稳定性，造成问题的复杂化。为了理解这个问题，首先，定义一个矩阵的运算符范数

$$\| A \| = \max_{x \neq 0} \frac{\| \mathbf{Ax} \|}{\| \mathbf{x} \|}$$

上式可通过 $\mathbf{A}^*\mathbf{A}$ 的最大特征值的平方根计算。矩阵 $\mathbb{C}^{m \times n}$ 上还有另一个范数，Frobenious范数，为

$$\| A \|_F^2 = \sum_{i=1}^{m} \sum_{j=1}^{n} |a_{ij}|^2 = \text{trace}\mathbf{A}^*\mathbf{A}$$

上式将矩阵视为一个向量，而不是一个运算符（算子）。可逆矩阵 $\mathbf{A}$ 的条件数定义为

$$\kappa（\mathbf{A}） = \| \mathbf{A} \| \cdot \| \mathbf{A}^{-1} \|$$

假设 $\mathbf{A}$ 精确已知，$\kappa（\mathbf{A}）$ 测量的是放大后的解的相对误差。

特别地，如果

$$\mathbf{Ax} = \mathbf{b} \text{ 且 } \mathbf{A}（\mathbf{x}+\delta\mathbf{x}） = \mathbf{b}+\delta\mathbf{b}$$

则解的相对误差和数据通过下式相关

$$\frac{\| \delta\mathbf{x} \|}{\| \mathbf{x} \|} \leqslant \kappa（\mathbf{A}） \frac{\| \delta\mathbf{b} \|}{\| \mathbf{b} \|}$$

从运算符范数的定义可以轻松推导出上式。注意，这是误差最大的情况（误差上限），通常情况下，误差要小一些。当精度无限高时，任何有限 $\kappa（\mathbf{A}）$ 均表明 $\mathbf{A}^{-1}$ 是连续的；但在实际中，数据误差可能被放大，以至于解已经没有意义。即使数据 $\mathbf{b}$ 十分精确，数值误差的存在就意味着实际上 $\mathbf{A}$ 存在误差，且

---

① Matlab® 是一款面向矩阵的解释型编程语言，用于数值计算（The MathWorks Inc，Natick，MA，USA）。为了简洁起见，本书使用Matlab这个名称，但也包括其相关软件Octave（免费）。

$$\frac{\parallel \delta \mathbf{x} \parallel}{\parallel \mathbf{x} \parallel} \le \kappa (\mathbf{A}) \frac{\parallel \delta \mathbf{A} \parallel}{\parallel \mathbf{A} \parallel}$$

实际上，上式不是特别准确，应该是一个"扰动界限"，参见文献［465］。因此，在实际中，可以将 $\kappa (\mathbf{A})$ 值较大的线性问题归为"欠定"问题，虽然"欠定条件"这一术语更适用于离散情况。

6.4.2 Tikhonov 正则化

Tikhonov 正则化方法由 Phillips 和 Tikhonov 报道，用于求解积分方程，并由 Hoerl 引入有限维问题的求解。在 Hoerl 报道之后，统计学文献中该技术被称为岭回归。本书中，在有限维的背景下进行讨论。对于某严重欠定条件 A，最小二乘法不可用，但一种思路是将最小二乘解替换为

$$\mathbf{x}_\alpha = \arg \min_x \parallel \mathbf{Ax} - \mathbf{b} \parallel^2 + \alpha^2 \parallel \mathbf{x} \parallel^2 \qquad （式6.3）$$

这里的一个折中方法是求得 $\mathbf{Ax} = \mathbf{b}$ 的一个解，使 $\parallel \mathbf{x} \parallel$ 不要过大。可以认为 $\parallel \mathbf{x} \parallel$ 项是一个"惩罚"项，用于"惩罚"过大的 $\mathbf{x}$ 值；数值 α 用于控制该折中方法，称为正则化参数。注意，随着 $\alpha \to 0$，$\mathbf{x}_\alpha$ 逐渐接近于一个广义解 $\mathbf{A}^\dagger \mathbf{b}$。

对于式 6.3，有 2 种经典解法。可以扩展范数，并将其对 $\mathbf{x}$ 求导后，令解 $\mathbf{x}_\alpha$ 处的值为 0

$$\frac{d}{d\mathbf{x}} (\mathbf{Ax} - \mathbf{b})*(\mathbf{Ax} - \mathbf{b}) + \alpha^2 (\mathbf{x}*\mathbf{x}) = 2 (\mathbf{A}*\mathbf{Ax} - \mathbf{A}*\mathbf{b} + \alpha^2 \mathbf{x}) = 0$$

另一种解法是将式 6.3 表示为分块矩阵的 Moore-Penrose 逆

$$\begin{bmatrix} \mathbf{A} \\ \alpha\mathbf{I} \end{bmatrix} \mathbf{x} = \begin{bmatrix} \mathbf{b} \\ 0 \end{bmatrix}$$

最小值的显式公式为

$$\mathbf{x}_\alpha = (\mathbf{A}*\mathbf{A} + \alpha^2\mathbf{I})^{-1} \mathbf{A}*\mathbf{b} \qquad （式6.4）$$

也可以表示为

$$\mathbf{x}_\alpha = \mathbf{A}* (\mathbf{A}\mathbf{A}* + \alpha^2\mathbf{I})^{-1} \mathbf{b} \qquad （式6.5）$$

如果未知参数多于测量值，式 6.5 中的逆通常更小，计算速度更快。关于 CT 反投影的介绍，见框 6.3。

条件数 $\kappa (\mathbf{A}*\mathbf{A} + \alpha^2\mathbf{I})^{-1}$ 为 $\frac{\lambda_1 + \alpha^2}{\lambda_n + \alpha^2}$，式中的 λ_i 是 $\mathbf{A}*\mathbf{A}$ 的特征值；对于较小的 λ_n 该

条件数接近于$\dfrac{\lambda_1}{\alpha^2}+1$，因此，对于较大的$\alpha$值，该条件数是适定的。还需要注意，即

便$\mathbf{A}$不是满秩矩阵（$\lambda_n=0$），$\mathbf{A^*A}+\alpha^2\mathbf{I}$仍然是满秩矩阵。

框6.3　Tikhonov 正则化和滤波反投影

通过类比X线CT所使用的滤波反投影算法，可以很好地理解Tikhonov正则化解（式6.4和式6.5）。

首先，将运算$\mathbf{b}=\mathbf{Ax}$理解为"投影"，即测量对象内部ROI的图像投影$\mathbf{x}$至数据$\mathbf{b}$。因此，伴随矩阵是数据至图像的"反投影"$\mathbf{x}_b=\mathbf{A^*b}$。图像$\mathbf{x}_b$虽然具有一定的结构，但质量不佳（比较模糊），并会反映投影过程中的不均匀敏感度。

为了改善重建图像，就需要使用滤波器。有2种方法：

● 先反投影再滤波：

$\mathbf{x}=F_i\mathbf{A^*b}$，$F_i=(\mathbf{AA^*}+\alpha\mathbf{I})^{-1}$或式6.4

● 先滤波再反投影：

$\mathbf{x}=\mathbf{A^*}F_d\mathbf{b}$，$F_d=(\mathbf{A^*A}+\alpha\mathbf{I})^{-1}$或式6.5

6.4.3　奇异值分解

奇异值分解（SVD）是Hermitian矩阵中非方矩阵的正交对角化的推广。由于SVD在EIT研究中十分重要，在本部分详细加以描述。在初级线性代数课程及教材中，SVD这部分内容经常被忽略，但在逆问题的相关教材中，有关于SVD的详细介绍，如文献［71］。对于某些成像，如X线CT，SVD的显式解析形式是已知的，而对于EIT，SVD则以数值方式计算。

对于$\mathbf{A}\in\mathbb{C}^{m\times n}$，$\mathbf{A^*A}$是一个非负定Hermitian矩阵，因此，具有一组完整的正交特征向量$\mathbf{v}_i$，特征向量的实特征值$\lambda_1\geqslant\lambda_2\geqslant\cdots\geqslant0$。这些向量经过归一化，使$\mathbf{V}=[\,\mathbf{v}_1|\mathbf{v}_2|\cdots|\mathbf{v}_n\,]$是一个单位矩阵$\mathbf{V}^*=\mathbf{V}^{-1}$。定义$\sigma_i=\sqrt{\lambda_i}$，且对于$\sigma_i\neq0$，$\mathbf{u}_i=\sigma_i^{-1}\mathbf{A}\mathbf{v}_i\in\mathbb{C}^m$。则有$\mathbf{A^*A}\mathbf{v}_i=\lambda_1\mathbf{v}_i=\sigma_i^2\mathbf{v}_i$，$\mathbf{A^*u}_i=\sigma_i^{-1}\mathbf{A^*A}\mathbf{u}_i=\sigma_i\mathbf{u}_i$，以及$\mathbf{AA^*u}_i=\sigma_i^2\mathbf{u}_i$，$\sigma_i$就称为奇异值[②]，$\mathbf{v}_i$和$\mathbf{u}_i$分别称为左奇异向量和右奇异向量。

由于$\mathbf{u}_i$是Hermitian矩阵$\mathbf{AA^*}$的特征向量，也是正交的。对于非方矩阵$\mathbf{A}$，$\mathbf{AA^*}$或$\mathbf{A^*A}$的特征向量更多（取决于哪个矩阵更大），但其奇异值的个数为$\min(m,n)$。如果$\mathrm{rank}(\mathbf{A})<\min(m,n)$，则部分$\sigma_i$将为0。通常，将奇异值降序排列：$\sigma_1\geqslant\sigma_2\geqslant\cdots$

---

② 在线性代数中，使用σ表示奇异值是约定俗成的，不应与表示电导率的σ相混淆。σ是表示电导率的公认符号。

$\geqslant \sigma_{\min(m, n)} \geqslant 0$。

如果 $\mathrm{rank}(\mathbf{A}) = k < n$，则奇异特征向量 $\mathbf{v}_{k+1}, \cdots, \mathbf{v}_n$ 为 $\mathrm{null}(\mathbf{A})$ 构成一个正交基，而 $\mathbf{u}_1, \cdots, \mathbf{u}_k$ 为 $\mathrm{range}(\mathbf{A})$ 构成一个基。另外，如果 $k = \mathrm{rank}(\mathbf{A}) < m$，则 $\mathbf{v}_1, \cdots, \mathbf{v}_k$ 为 $\mathrm{range}(\mathbf{A}^*)$ 构成一个基，且 $\mathbf{u}_{k+1}, \cdots, \mathbf{u}_m$ 为 $\mathrm{null}(\mathbf{A}^*)$ 构成一个正交基。小结如下

$$\mathbf{A}\mathbf{v}_i = \sigma_i \mathbf{u}_i \quad i \leqslant \min(m, n)$$

$$\mathbf{A}^*\mathbf{u}_i = \sigma_i \mathbf{v}_i \quad i \leqslant \min(m, n)$$

$$\mathbf{A}\mathbf{v}_i = 0 \quad \mathrm{rank}(\mathbf{A}) < i \leqslant n$$

$$\mathbf{A}^*\mathbf{u}_i = 0 \quad \mathrm{rank}(\mathbf{A}) < i \leqslant m$$

$$\mathbf{u}_i^*\mathbf{u}_j = \delta_{ij}, \quad \mathbf{v}_i^*\mathbf{v}_j = \delta_{ij}$$

$$\sigma_1 \geqslant \sigma_2 \geqslant \cdots \geqslant 0$$

由定义可知，对于任何矩阵 $\mathbf{A}$，$\|\mathbf{A}\| = \sigma_1$，且 Frobenius 范数为 $\|\mathbf{A}\|_F = \sqrt{\sum_i \sigma_i^2}$。如果 $\mathbf{A}$ 可逆，则 $\|\mathbf{A}^{-1}\| = 1/\sigma_n$。

SVD 通过正交变化将 $\mathbf{A}$ 对角化。设 $\mathbf{U} = [\mathbf{u}_1 | \cdots | \mathbf{u}_m]$，则有 $\mathbf{A}\mathbf{V} = \mathbf{U}\boldsymbol{\Sigma}$，其中 $\boldsymbol{\Sigma}$ 为是用 0 填充的奇异值的对角矩阵（构成了一个 m×n 的矩阵）。对于非方矩阵 $\mathbf{A}$，最接近其对角化矩阵的是

$$\mathbf{U}^*\mathbf{A}\mathbf{V} = \boldsymbol{\Sigma}, \quad \mathbf{A} = \mathbf{U}\boldsymbol{\Sigma}\mathbf{V}^*$$

尽管 SVD 是理解矩阵欠定性的一个十分重要的工具，但其数值计算成本相当高；对于大型矩阵来说，其计算成本十分巨大。

在 Matlab 中，通过命令 $s = \mathrm{svd}(\mathbf{A})$ 返回奇异值，而通过命令 $[U, S, V] = \mathrm{svd}(\mathbf{A})$，则会得到奇异值分解的结果。如果 $\mathbf{A}$ 是稀疏矩阵，或者只需要部分奇异值及其向量，则需要一些特殊的命令语句。

得到 SVD 的结果后，可以将其用于快速计算 Moore-Penrose 广义逆

$$\mathbf{A}^\dagger = \mathbf{V}\boldsymbol{\Sigma}^\dagger\mathbf{U}^*$$

式中，$\boldsymbol{\Sigma}^\dagger$ 是 $\boldsymbol{\Sigma}^T$ 中非零 σ_i 被替换为 $1/\sigma_i$ 后得到的矩阵。无论 $\mathbf{A}$ 的秩如何，上式都成立，能够给出最小范数的最小二乘解。类似地，Tikhonov 解的形式如下

$$\mathbf{x}_a = \mathbf{VT}_a\mathbf{U*b}$$

式中，$\mathbf{T}$ 是 $\mathbf{\Sigma}^T$ 中非零 σ_i 被替换为 $\sigma_i/(\sigma_i^2 + \alpha^2)$ 后得到的矩阵。由于只有 $\mathbf{T}_a$ 随 α 变化，只要 SVD 已知，就可以快速重新计算 α 范围内的 $\mathbf{x}_a$。精简的 SVD（truncated SVD，TSVD）的解

$$\mathbf{A}_{TSVD} = \mathbf{U\Sigma}_{TSVD}\mathbf{U*}$$

可以通过如下方法求得：每个元素 i 设置为 $1/\sigma_i$，其中 σ_i 大于用户定义的某个阈值，并将其他值设置为零。SVD 是 EIT 图像重建中最早使用的方法之一。

但是，相对于通过 Tikhonov 正则化得到的奇异值的平滑过渡，通过设定阈值得到的结果不尽如人意。

6.4.4　利用 SVD 研究欠定条件

奇异值分解是研究欠定性问题的有用工具。通常，通过数值方法计算某矩阵的 SVD，该矩阵是连续统问题的离散近似。通过奇异值的不断减小，可以深入了解逆问题不稳定的程度。有文献介绍了一个简单例子：利用数值方法计算某函数的 k 阶导数就是一个欠定问题，因为一个函数附近的值之差对于该函数的函数值误差十分敏感。算子 $\mathbf{A}$ 相当于三角多项式积分 k 次后的离散形式。$\mathbf{A}$ 的奇异向量是离散 Fourier 基，第 i 个频率的奇异值与 i^{-k} 成正比。对于这种类型的问题，即 $\sigma_i = O(i^{-k})$，$k > 0$，称为轻度欠定。如果假设函数具有足够的先验平滑性，则问题就变得适定。相比之下，诸如逆 Laplace 变换、逆热方程和线性 EIT 等问题，奇异值的减小比任何 i^{-k} 都快，则称之为严重欠定。这种程度的欠定在技术上适用于连续统问题，但随着近似精度的提高，算子的离散近似的奇异值将具有类似的特点。

在线性 EIT 中，奇异向量 $\mathbf{v}_i$ 可以解释为：随着 i 的增加，电导率图像 $\mathbf{x}$ 的分量 $\mathbf{v}_i^*\mathbf{x}$ 越来越难以确定，因为这些分量会产生电压变化 $\sigma_i\mathbf{u}_i^*x$。若数据 $\mathbf{b}$ 的相对误差为 $\in$，则只有在 $\sigma_i/\sigma_1 > \in$ 时，重建的图像分量 $\mathbf{v}_i^*\mathbf{x}$ 才有效可靠。

如图 6-2 所示，奇异值表（对于 EIT，通常以对数刻度绘制 σ_i/σ_0）给出了重建图像自由度的参考，该重建图像是在给定精度下能够从测量值中恢复的图像。

奇异值图还可以用来确定秩。假设采集了一组冗余测量值（例如，一些电压测量值其实通过互易性定理就可以确定），由于测量值之间的线性关系可以转换为 Jacobian 矩阵的行之间的依赖关系，如果 n 大于独立测量数 k，则矩阵 $\mathbf{A}$ 将秩亏。在数值线性代数中，由于舍入误差，线性关系通常不精确；奇异值并非零值，而是在 σ_k 之后，奇异值会急剧减小好几十。关于 EIT 研究中这方面的示例，可参阅文献［154］。

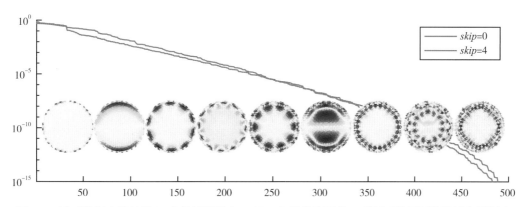

图6-2　以对数刻度表示的32电极模型的Jacobian矩阵的奇异值，采用两种不同的激励和测量方式：邻近方式（$skip=0$）及$skip=5$（译者注：原文图例中$skip=5$，与图上的$skip=4$不符）

注：图中所示的是10到250的奇异向量的图像。第一个奇异向量表示边界，其后的奇异向量表示测量对象内部的低空间频率激励和测量方式，再其后的奇异向量表示测量对象内部的较高空间频率激励和测量方式。

仅从奇异值并不能得到全部的信息。例如，两个EIT系统的激励和测量方式可能具有相似的奇异值，但如果奇异向量v_i不同，则能够可靠地重建出不同的电导率值。为了测试EIT系统检测出电导率变化x的难易程度（该变化很小，因为已经线性化），需要参考奇异谱$V*x$。如果大多数较大分量都靠近该向量的顶部，则电导率变化很容易检测到，而如果较大分量都低于第i行，则其不可见，且相对误差小于σ_i/σ_0。一组测量值b的奇异谱$U*b$给出了该组测量值在给定误差水平下的有用程度的参考。

6.4.5　更广义的正则化

在实际情况中，标准Tikhonov正则化很不实用，除非变量x表示的是基础函数的某个精心选择的基的系数。在成像问题中，将未知向量作为像素或体素值是一种常见做法；而在EIT中，通常使用某种方法进行域分解，采用所得元素（如三角形或四面体）的电导率值，并假设电导率在该元素上是恒定的。标准Tikhonov正则化中的惩罚项$\|x\|$可以避免极端的电导率值，但不保证平滑性，也不会使附近的元素具有相近的电导率。另一种方法是选择一个正定矩阵（为了不失一般性，选择Hermittian矩阵）$P\in\mathbb{C}^{n\times n}$及范数$\|x\|_P^2=x*Px$。通常，使用微分算子$L$的一个近似，并令$P=L*L$。

还有两种改进的正则化方法。第一种是对相对于背景值x_0的差异的惩罚（背景值可以是某种已知的非平滑特性），即惩罚项$\|x-x_0\|_P$。第二种是考虑到有些测量值的误差大于其他测量值，所以可以允许测量值的拟合精度不同。因此，可以使用$\|Ax-b\|_Q$描述某个对角加权矩阵Q。如果b的误差是相关的，则可以考虑一个非对角矩阵Q，使$Q^{1/2}b$的误差不相关。框6.4从概率角度解释了Tikhonov正则化，使上述这一点更加清楚明确。那么，广义Tikhonov正则化如下式所示

$$\mathbf{x}_{GT} = \arg \min_x \| \mathbf{Ax-b} \|_Q^2 + \| \mathbf{x-x}_0 \|_P^2$$

当 $\mathbf{P=I}$，$\mathbf{Q}=\alpha^2\mathbf{I}$，$\mathbf{x}_0=0$ 时，上式就简化为标准 Tikhonov 正则化。上式可以求解，只需要注意到对于 $\tilde{\mathbf{x}}=\mathbf{P}^{1/2}(\mathbf{x-x}_0)$、$\tilde{\mathbf{A}}=\mathbf{Q}^{1/2}\mathbf{AP}^{-1/2}$ 和 $\tilde{b}=\mathbf{Q}^{1/2}(\mathbf{b-Ax}_0)$，有

$$\mathbf{x}_{GT} = \mathbf{x}_0 + \mathbf{P}^{-1/2} \arg \min_x (\| \tilde{\mathbf{A}}\tilde{\mathbf{x}}-\tilde{b} \|^2 + \| \tilde{\mathbf{x}} \|^2)$$

上式可以更加清楚地写为

$$\mathbf{x}_{GT} = \mathbf{x}_0 + \mathbf{P}^{-1/2}(\tilde{\mathbf{A}}*\tilde{\mathbf{A}}+\mathbf{I})^{-1}\tilde{\mathbf{A}}*\tilde{b} \qquad （式6.6）$$

$$= \mathbf{x}_0 + (\mathbf{A}*\mathbf{QA}+\mathbf{P})^{-1}\mathbf{A}*\mathbf{Q}(\mathbf{b-Ax}_0) \qquad （式6.7）$$

或者可以写为

$$\mathbf{x}_{GT} = (\mathbf{A}*\mathbf{QA}+\mathbf{P})^{-1}(\mathbf{A}*\mathbf{Qb}+\mathbf{Px}_0) \qquad （式6.8）$$

$$= \mathbf{x}_0 + \mathbf{PA}*(\mathbf{AP}^{-1}\mathbf{A}+\mathbf{Q}^{-1})^{-1}(\mathbf{b-Ax}_0) \qquad （式6.9）$$

与标准 Tikhonov 正则化一样，广义 Tikhonov 正则化可以用 $\tilde{\mathbf{A}}$ 的 SVD 解释，其可以看作算子 $\mathbf{A}$ 相对于 $\mathbf{P}$ 和 $\mathbf{Q}$ 范数的 SVD。有些情况下，使用不可逆 $\mathbf{P}$ 很有用。例如，如果 $\mathbf{L}$ 是一阶差分算子，则 $\mathbf{L}*\mathbf{L}$ 具有一个非平凡的零空间。如果零空间可以表示为 $\mathbf{A}$ 的奇异向量的基（$\mathbf{A}$ 具有较大的 σ_i），则其正则化过程仍然不会出现问题。对于这种情况，可以使用广义奇异值分解（generalized singular value decomposition，GSVD）进行研究。

框6.4   **正则化的概率学解释**

正则化的统计学方法从另一个角度为广义 Tikhonov 正则化提供了解释。有关该方法在 EIT 应用中的详细介绍，请参见文献 [528]。贝叶斯定理表述了随机变量的条件概率

$$P(\mathbf{x}|\mathbf{b}) = \frac{P(\mathbf{b}|\mathbf{x})P(\mathbf{x})}{P(\mathbf{b})}$$

给定 $\mathbf{b}$ 时 $\mathbf{x}$ 的概率等价于给定 $\mathbf{x}$ 时 $\mathbf{b}$ 的概率乘以 $P(\mathbf{x})/P(\mathbf{b})$。

现在需要最可能的 $\mathbf{x}$，因此，最大化后验 $P(\mathbf{x}|\mathbf{b})$，由此获得最大后验（maximum A-posteriori，MAP）估计。

如果假设 $\mathbf{x}$ 为多元高斯，均值为 $\mathbf{x}_0$，协方差为 $\mathrm{Cov}[\mathbf{x}]=P^{-1}$，且 $\mathbf{e}$ 的均值为 0，$\mathrm{Cov}[\mathbf{e}]=\mathbf{Q}^{-1}$，则有

$$P\left(\mathbf{x}|\mathbf{b}\right)=\frac{1}{P\left(\mathbf{b}\right)}\exp\left(-\frac{1}{2}\parallel\mathbf{Ax}-\mathbf{b}\parallel_Q^2\right)\cdot\exp\left(-\frac{1}{2}\parallel x-x_0\parallel_P^2\right)$$

其中，因为所用的 $\mathbf{x}$ 和 $\mathbf{e}$ 是独立的，所以 $P_b\left(\mathbf{x}|\mathbf{b}\right)=P_e\left(\mathbf{b}-\mathbf{Ax}\right)$。注意，$P\left(\mathbf{x}|\mathbf{b}\right)$ 的最大化是通过将下式最小化得到的

$$\parallel\mathbf{Ax}-\mathbf{b}\parallel_Q^2+\parallel\mathbf{x}-\mathbf{x}_0\parallel_P^2$$

这称为最大后验或MAP估计。也可以由该分布推导出许多其他有用的估计，包括误差估计。

6.5 EIT正则化

一般，将EIT图像重建算法分为动态EIT算法（第6.6节）和静态EIT算法（第6.7节）。动态EIT更稳定，可以通过线性方法进行重建；静态EIT是一个比较困难的问题，需要更高级的方法。地球物理ERT（本书第18章）中，静态重建很常见；与之相对的是，实验和临床EIT中，几乎完全使用动态算法及相应的测量方法。要获得良好的静态重建图像，模型的下列参数应准确，包括几何形状，电极的位置、形状及接触阻抗，以及硬件和设备误差。对于动态EIT，几何形状和设备建模可以不太准确，只要在动态（差分）测量期间保持不变即可。

通过 $F\left(\mathbf{x}\right)=\mathbf{V}$ 定义一个正问题算子 F，通过该算子将参数 $\mathbf{x}$ 的向量与边界 $\mathbf{V}$ 处的测量电压值联系起来。在简单情况下，图像的每个元素都可以是一个参数，但通常会导致较大的自由度；实际上，在高灵敏度区域可以有多个参数，而在其他区域，参数的个数可以少一些。$\mathbf{V}$ 可以表示每种激励方式下的测量电压矩阵，也可以表示差分测量的向量，该测量由EIT系统完成，并且不测量激励电极上的电压。

这里不讨论自适应电流方法（参见第5.5.3节），该方法中，所进行的测量取决于电导率。要对实际测量得到的电压 $\mathbf{V}_m$ 进行拟合，最简单的方法（如对于某线性问题）就是使平方误差的和最小化

$$\parallel\mathbf{V}_m-F\left(\mathbf{x}\right)\parallel_F^2$$

即输出最小二乘法。这里强调了Frobenius范数，因为 $\mathbf{V}_m$ 是一个矩阵；但在本节中，为了方便，当测量矩阵排列为列向量时可以使用相同的符号。在实际情况下，通常不使用原始最小二乘法，但会至少使用反映每个电压可靠性的加权平方和。更一般

地说（框6.4），使用的是一个由误差的协方差的倒数加权的范数。这种方法在逆问题的优化及其统计学方法中都很常见。为了简化表示，使用电压的标准范数，即假设这些电压已经过适当的缩放。从本章最后一节，很容易推断出更一般的情况。

电压误差的最小化（对γ的简单参数化）是无法实现的，因为这是一个欠定问题。在实际中，最小值位于目标函数的最低点。为了求得唯一解，必须纳入有关电导率的其他信息，该信息通常表示为惩罚项$G(\mathbf{x})$，就像在线性非适定问题中一样。尽量使下式最小化

$$f(\mathbf{x}) = \| \mathbf{V}_m - F(\mathbf{x}) \|^2 + G(\mathbf{x}) \qquad \text{（式6.10）}$$

在EIT中，一种常见的简便方法［1072］为

$$G(\mathbf{x}) = \| \alpha \mathbf{L} F(\mathbf{x} - \mathbf{x}_{\text{ref}}) \|^2 \qquad \text{（式6.11）}$$

式中，$\mathbf{L}$为某个偏微分算子矩阵的近似，$\mathbf{x}_{\text{ref}}$是参考电导率（如解剖特征已知）。f的最小化表示在数据的精确拟合与图像$\mathbf{x}$的空间导数过大之间取得一种平衡权衡，这个平衡由正则化参数α控制。

6.6 动态EIT

动态EIT通过两组测量值的差值$\delta\mathbf{V} = \mathbf{V}_t - \mathbf{V}_{\text{ref}}$重建出图像参数的变化$\delta\mathbf{x}$，其中，$\mathbf{V}_t$是"当前"数据集，$\mathbf{V}_{\text{ref}}$是参考数据，其在某个稳定的参考时间内（或采用多个时间段的平均值以提高稳定性）计算得出。注意，大多数EIT系统实际上无法在同一时间获取数据，而是通过改变激励方式，按照顺序获取数据。在测量对象电导率分布发生快速变化的情况下，有必要纠正这种非同步采样。当两个测量值是在不同时间获取时，称为动态时差EIT（tdEIT）；当测量是同时进行但频率不同时，称为动态频差EIT（fdEIT）。

动态EIT的主要优点在于其可以补偿数据或重建模型中不随时间变化的误差和偏移。即使电极或边界形状（甚至维度，即2D与3D）不正确，动态EIT通常也能正常成像。

动态EIT的一个特例是归一化动态处理$\delta\mathbf{V} = (\mathbf{V}_t - \mathbf{V}_{\text{ref}}) \oslash \mathbf{V}_{\text{ref}}$，其中$\oslash$表示逐个元素的除法（或者Hadamard除法）。归一化动态EIT还可以对不同测量通道之间的差异进行归一化，如当各通道的增益不同时。要使用归一化动态EIT进行重建，必须对敏感度也进行归一化，即$\mathbf{J}_{i,j} = \tilde{\mathbf{J}}_{i,j}/\mathbf{V}_{\text{ref},i}$，其中$\tilde{\mathbf{J}}_{i,j}$为模型的原始敏感度。

本章中只描述单次的图像正则化。显然，测量数据是时间相关的，因为对于给定

的测量对象来说，身体变化存在一个最大速率。数据滤波可以提高信噪比：频率滤波可以在重建之前进行，也可以与重建同时进行；传统的时间滤波方法，如Kalman滤波，可以在图像重建过程中进行。

对于fdEIT而言，$\mathbf{V}_t$是目标数据集的频率，$\mathbf{V}_{ref}$是参考频率。由于阻抗随频率而减小，仅仅减去这些值是不够的。应当计算加权频率差$\delta\mathbf{V} = \mathbf{V}_t - k\mathbf{V}_{ref}$，其中$k$是一个（复）常数，能够完美匹配测量数据。

6.6.1　线性化EIT重建

对于线性动态EIT，采用一个线性近似取代$F(\mathbf{x})$

$$F(\mathbf{x}) \approx F(\mathbf{x}_0) + \mathbf{J}(\mathbf{x} - \mathbf{x}_0) \qquad （式6.12）$$

式中，$\mathbf{J}$是由某个初始电导率$\mathbf{x}_0$（不一定是$\mathbf{x}_{ref}$）计算得出的F的Jacobian矩阵。令$\delta\mathbf{x} = \mathbf{x} - \mathbf{x}_0$，$\delta\mathbf{V} = \mathbf{V}_m - F(\mathbf{x}_0)$，则解$\delta\mathbf{x}$通过式6.7使$\| \delta\mathbf{V}_m - \mathbf{J}\delta\mathbf{x} \|_W^2 + \alpha^2 \| \mathbf{L}[\delta\mathbf{x} - (\mathbf{x}_{ref} - \mathbf{x}_0)] \|^2$最小化。这里，$\mathbf{W}$可以理解为测量误差加权矩阵。如果每次测量的误差都相同，则有$\mathbf{W} = \mathbf{I}$。根据实际情况的不同，该参数可以发生变化。如果某些电极连接不良，则可以通过将$\mathbf{W}$中的相应对角线元素设置为0，以消除使用这些电极得到的测量值。可以自动检测发生错误的电极，或者可以通过互易误差对$\mathbf{W}$加权。$\mathbf{W}$中的非对角线元素有助于补偿因网格划分和电极移动所造成的误差。

式6.11中的正则化选择问题是一个线性正则化问题，关于这个问题（现在是一个二次最小化问题）的解由下式给出

$$\delta\mathbf{x} = \mathbf{x}_{ref} - \mathbf{x}_0 + (\mathbf{J}^*\mathbf{W}\mathbf{J} + \alpha^2\mathbf{L}^*\mathbf{L})^{-1}\mathbf{J}^*\mathbf{W}[\delta\mathbf{V} - \mathbf{J}(\mathbf{x}_{ref} - \mathbf{x}_0)]$$

$$= (\mathbf{J}^*\mathbf{W}\mathbf{J} + \alpha^2\mathbf{L}^*\mathbf{L})^{-1}[\mathbf{J}^*\mathbf{W}\delta\mathbf{V} + \alpha^2\mathbf{L}^*\mathbf{L}(\mathbf{x}_{ref} - \mathbf{x}_0)] \qquad （式6.13）$$

或者上式的其他等效变换。在大多数动态EIT应用中，$\mathbf{x}_{ref} = \mathbf{x}_0$，则有

$$\delta\mathbf{x} = [(\mathbf{J}^*\mathbf{W}\mathbf{J} + \alpha^2\mathbf{L}^*\mathbf{L})^{-1}\mathbf{J}^*\mathbf{W}]\delta\mathbf{V} = \mathbf{R}_M\delta\mathbf{V} \qquad （式6.14）$$

重建矩阵$\mathbf{R}_M$的计算：在大多数EIT实验用系统和临床系统中，重建图像的$\mathbf{R}_M$会提前计算——通过矩阵乘法和参数$\delta\mathbf{x}$到图像的映射完成快速计算。

虽然对于线性欠定问题还有许多其他形式的正则化，但该广义Tikhonov正则化的好处是（见框6.4）其所包含的先验信息是明确的，且在高斯条件下，它是统计上可验证的MAP估计。当只有一个线性解与一个固定Jacobian矩阵$\mathbf{J}$一起使用时，其正则化解通过$\mathbf{J}^*\mathbf{W}\mathbf{J} + \alpha^2\mathbf{L}^*\mathbf{L}$的因式分解计算求得，当电导率的自由度为$N$（应小于独立测量的次数）时，$\mathbf{J}^*\mathbf{W}\mathbf{J} + \alpha^2\mathbf{L}^*\mathbf{L}$的复杂度为$O(N^2)$。尽管可以使用$LU$分解，但更优的方

法可能是使用GSVD，通过该方法可以有效计算任何 α 值的正则化解。目前，对于线性欠定问题中正则化矩阵 **L** 的选择所产生的效果，GSVD是研究这一问题的标准方法，并且已经应用于线性化EIT。在医疗、工业和地球物理EIT中，广泛使用了单一线性化Tikhonov正则化解，例如，NOSER算法就是一个著名的例子。

6.6.2　超参数 α 的选择

通过正则化，在数据保真度和先验保真度之间进行平衡；平衡通过 α 实现，其通常被称为"超参数"，因为该参数会影响其他参数。在许多算法中，另一个参数的作用与 α 类似：例如，在截断SVD的逆中，所保留的奇异值会控制正则化的程度。

通常，当超参数较小时，图像以更高的空间分辨率重建，但图像对数据噪声更敏感。为了说明超参数的影响，图6-3展示了有噪声和无噪声条件下，使用不同 α 值重建得到的不同图像。显然，最优 α 的选择取决于噪声水平。

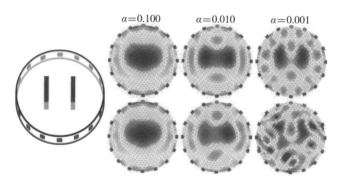

图6-3　使用不同超参数 α 值得到的3D仿真模型的重建图像（16电极）

注：第一行为无噪声时的重建图像；第二行为添加高斯噪声后的重建图像。

选择合适的 α 值对于正则化图像的重建至关重要。但是，某个 α 值的含义与逆问题的求解相关。简单改变测量值的单位（伏特改为毫伏）将完全改变 α 的含义。EIT相关文献中已报道了许多方法以选择合适的超参数值，而不是直接对参数进行选择。

这些方法中，使用最广泛的是L曲线法，该方法将无法拟合先验信息的数据绘制为 α 的函数，所得的建议值为L的角。对其他几种经典方法也进行了广泛研究，如广义交叉验证法（generalized cross validation，GCV）。但是，各EIT小组使用这些方法后并未得到理想的结果：低噪声水平时，L曲线法适用；但将其用于实验或临床环境时（存在噪声），L曲线就没有明确的转角。以往经验表明，GCV的正则化能力一般不能满足要求。

鉴于此，各EIT小组采取了另一种方法：不将 α 视为数据的属性（即选择最优 α 以重建测量值），而是将其视为EIT系统的属性（即在特定临床应用中要测量的可能数据范围内选择最优α）。通过这种方法，EIT生产厂家设置特定的α值以适应客户需要。已经有两种针对EIT应用的方法被广泛使用：噪声图和图像信噪比。在这两种方法中，选择一个目标值，如为了获得检测特定电导率差异的充分概率，通常通过二分搜索调整α以获得该值。

6.6.3 正则化参数

由于人体中心到边界的敏感度变化很大，使用$\mathbf{L}=\mathbf{I}$的Tikhonov正则化很少用于EIT。早期，有一种方案被称为NOSER先验，该方法中对角矩阵与Jacobian矩阵的灵敏度平方和相对应，因此，$\mathbf{L}*\mathbf{L}=\mathrm{diag}\mathbf{J}*\mathbf{J}$。另一种常见方法是在网格上的分段常数函数上使用Laplace离散近似。对于每个元素，取相邻元素值的总和，然后使用共用面的面积（或2D情况下的长度），以及元素的总面积（2D情况下的周长）乘以减去的元素值对其进行加权。这类似于方形网格上较为常见的Laplace五点差值近似。如果在边界处存在元素的面，则其没有相邻元素，该方法等效于假设人体外部继续延伸，其值不变。这相当于外加了一个齐次Neumann边界条件，使$\mathbf{L}$的零空间仅为常数。由于在EIT中很容易获取恒定的电导率值，零空间不会削弱G的正则化特性。类似地，可以为$\mathbf{L}$选择一个一阶微分算子。图6-4展示了选择不同$\mathbf{L}$后的重建图像，并且和一种非线性方

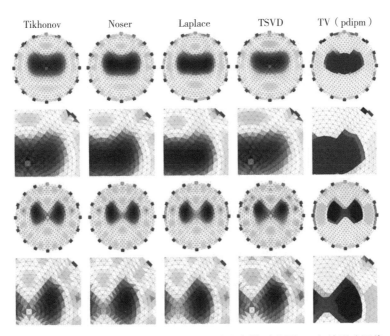

图6-4 不同结构先验信息L值（各列）的仿真模型（图6-3）的重建图像

注：惩罚函数$G(\mathbf{x})$从左到右为Tikhonov（$\|\alpha\mathbf{I}\mathbf{x}\|^2$）、Noser［$\alpha^2\mathbf{x}*\mathrm{diag}(\mathbf{J}*\mathbf{J})\mathbf{x}$］、Laplace（$\|\alpha\mathbf{L}\mathbf{x}\|^2$，其中$\mathbf{L}*\mathbf{L}$是FEM网格上的离散Laplace）、TSVD（第6.4.3节）及总变差（第6.8节）。每行显示了一幅重建图像及其放大图像。选择特定参数，以便以相同的噪声系数计算每行的全部图像。

法进行了比较（第6.8节）。

对G进行平滑的其他方法包括Gauss平滑滤波器的反演，实际上是一个无限阶微分算子。在这些情况中，G是平滑的，并且对于足够大的 α，f 的Hessian矩阵正定，则可以推断 f 是一个凸函数，因此，临界点将是严格的局部最小值，从而保证平滑优化方法的成立。但是，这种正则化将妨碍对急剧变化的电导率（如器官边界）进行重建。另外，使用平滑目标函数 f 的优点是可以使用平滑优化方法将其最小化。

还有一种方法是在G中包含全变差，即 $|\nabla\gamma|$ 的积分。该方法可以排除电导率的剧烈波动，同时允许阶跃变化。关于这一点，将在第6.8节中详细介绍。

6.6.4　反投影

最早的EIT重建算法受到X线CT所使用的滤波反投影算法的启发。实际上，许多EIT重建图像都会显示出等电位线。虽然这种方法与沿Barber和Brown的等电位线的滤波反投影法有很大区别，但在以往文献中，有时会造成混淆。Sheffield反投影算法在EIT历史上非常重要，其被用于Sheffield Mark 2和Goe MF Ⅱ EIT系统中（该系统所用算法与Sheffield反投影算法稍有不同）。因此，在2010年之前，大部分临床和实验报道中的算法均为Sheffield反投影算法。Sheffield反投影算法和正则化算法之间的比较表明，前者非常适用于实验数据。时至今日，该算法依然可用[③]。

在EIT的医学和工业应用中，许多研究者计算J之后，继续使用 *ad hoc* 正则化反演方法来计算近似解。通常，这些方法是标准迭代方法的变体，如果持续计算，对于一个适定问题，其收敛于Moore-Penrose广义解。逆问题的标准求解方法是使用迭代方法，但当不收敛时就停止迭代（Morozov差异原理指出，当输出误差首次低于测量噪声时，停止迭代）。许多线性迭代方案可表示为奇异值的滤波器，但其缺点是所包含的先验信息不像Tikhonov正则化那样明确。使用 *ad hoc* 方法的一个极端例子是Kotre报道的方法，该方法中Jacobian矩阵的归一化转置被用于电压差数据。在X线CT所使用的Radon变换中，该变换的形式伴随称为反投影算子。通过该算子，在域中某点得到所有测量值的总和，这些测量值沿通过该点的X线测量得到。虽然反投影不是Radon变换的逆过程，但可以通过对平滑数据进行反投影，或者等效地，经过反投影后对生成的图像进行平滑，从而获得一幅平滑图像。

近来，Kotre反投影法被广泛用于过程断层成像领域的ERT和ECT。有一些观点是错误的，尤其是"反投影法的计算速度很快"（与使用预先计算的正则化逆的算法相比，该算法不算快），以及"反投影法被广泛使用"（只有了解该算法的人才使用）。随

---

③ http：//eidors.org/data contrib/db backproj matrix/db backproj matrix.shtml.

着算法的发展，有人建议在ECT中使用残余电压误差的归一化伴随以处理线性化问题，后来这一建议被认为是对著名的Landweber迭代方法的又一次新的应用。尽管没有充分的理由直接使用纯线性迭代方法以解决具有很少参数个数的问题，因为这类问题可以通过SVD更快地解决，但采用这种缓慢收敛的线性解并投影到约束集，这是一个很有意思的变化。已有结果表明，这种方法在ECT中的应用效果很好。

6.6.5 GREIT

Sheffield反投影算法在2005年左右仍然广泛使用，因此，有人尝试向EIT的临床使用者和实验研究人员介绍正则化技术，该技术在数学上的研究已经十分透彻。2007年，在奥地利格拉茨举行的会议上成立了一个委员会，旨在研究一种共识算法，称为"用于EIT的格拉茨共识重建算法"或者GREIT。其后，研究了3D情况下的GREIT。

该工作分两步完成。首先要求EIT的临床使用者和实验研究人员找出EIT图像中最重要的特征（品质因数），然后选择广义Tikhonov正则化的参数，以获得对这些特征的理想匹配。图6-5展示了所找出的特征，按照重要性大小排列如下：①幅值响应均匀。②位置误差小且均匀。③环状伪影小。④分辨率均匀。⑤形变有限。⑥分辨率高。对分辨率的要求相对较低，这可能会令图像重建专家比较惊讶。但专家们一致认为，最重要的是能够重建出令人信服的图像。

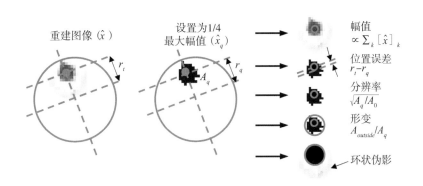

图6-5　用于GREIT评估的品质因数的特性

注：基于已重建的图像（$\hat{x}$，左图），使用全部像素（超过1/4最大幅值）重建图像（$\hat{x}_q$，中图）。根据这两幅图，右侧所列品质因数按照图示内容进行计算。

许多已上市销售的EIT系统及众多临床和实验论文均使用了GREIT及其变体。它被表述为一个训练问题，在这个问题中，计算出的线性重建矩阵需要为训练目标产生"所需的图像"。在大多数情况下，这些训练目标是由有限元模型生成的，但可以通过实验计算；在这种情况下，重建矩阵能够反映EIT硬件中的任何误差。

如前所述，通过该训练产生广义Tikhonov范数，从而产生线性重建矩阵$\mathbf{R}_M$，使$\hat{\mathbf{x}}$ = $\mathbf{R}_M\mathbf{y}$，其中$\hat{\mathbf{x}}$是由差分数据$\mathbf{y}$ = $\Delta\mathbf{V}_m$重建出的体素图像。GREIT重建矩阵使得误差$\in^2(\mathbf{R}_M)$ = $\mathrm{E}_\omega\left[\|\mathbf{x}-\mathbf{R}_M\mathbf{y}\|^2\right]$最小化，其中$\omega$是每个目标$t$的权重，以表示其贡献大小。期望$\mathrm{E}_\omega[\cdot]$位于"训练"目标$\mathbf{t}^{(i)}$的分布上，为此计算相应的数据$\mathbf{y}^{(i)}$和"期望"图像$\mathbf{x}^{(i)}$。误差最小化的重建矩阵为$\mathbf{R}_M$ = $\mathrm{E}_\omega\left[\mathbf{xy}^T\right]\left(\mathrm{E}_\omega\left[\mathbf{yy}^T\right]\right)^{-1}$。

给定训练目标的分布$\mathbf{t}\sim N(0,\Sigma_t)$，计算$\mathbf{x}$ = $\mathbf{Dt}$以及$\mathbf{y}$ = $\mathbf{Jt}+\mathbf{n}$，其中$\mathbf{D}$是"期望图像"矩阵，其将每个训练样本的位置映射到一个更大的期望图像区域，如前所述。噪声$\mathbf{n}$的分布为$\mathbf{n}\sim N(0,\Sigma_n)$。使用这些值，有

$$\mathbf{R}_M = \mathbf{D}\Sigma_t^*\mathbf{J}^T\left(\mathbf{J}\Sigma_t^*\mathbf{J}^T+\alpha\Sigma_n\right)^{-1} \qquad (\text{式6.15})$$

式中，Σ_t^*为训练目标（以ω加权时）的有效协方差。参数α的选择使重建矩阵的噪声性能够与0.5的噪声系数相匹配。

要使3D图像重建具有鲁棒性，重要的是在构成重建图像一部分的层的上方和下方引入目标。这一要求可以理解为"允许"图像重建通过场外的电导率差异"解释"测量结果。如果该目标无法实现，该图像重建将被"强制"在图像平面内造成伪影，以解释这些平面外的电导率差异。将目标$\mathbf{t}$ = $[\mathbf{t}_i|\mathbf{t}_o]$分为重建层内部的目标$\mathbf{t}_i$和重建层外部的目标$\mathbf{t}_o$。类似地，将敏感度矩阵划分为$\mathbf{J}$ = $[\mathbf{J}_i|\mathbf{J}_o]$，以及$\mathbf{D}$ = $\mathrm{diag}(\mathbf{D}_i,\mathbf{D}_o)$。由式6.15，计算下式

$$\begin{bmatrix}\mathbf{R}_i\\\mathbf{R}_O\end{bmatrix} = \begin{bmatrix}\mathbf{D}_i & 0\\0 & \mathbf{D}_i\end{bmatrix}\begin{bmatrix}A & B^T\\B & C_i\end{bmatrix}\begin{bmatrix}\mathbf{J}_i^T\\\mathbf{J}_O^T\end{bmatrix}\left(\begin{bmatrix}\mathbf{J}_i & \mathbf{J}_O\end{bmatrix}\begin{bmatrix}A & B^T\\B & C\end{bmatrix}\begin{bmatrix}\mathbf{J}_i^T\\\mathbf{J}_O^T\end{bmatrix}+\lambda\Sigma_n\right)^{-1} \qquad (\text{式6.16})$$

式中，A和C是平面内外目标的协方差，而B表示A和C之间的协方差，一般情况下很小。内部区域的重建矩阵为

$$\mathbf{R}_i = \mathbf{D}_i\mathbf{AJ}_i^T\left(\mathbf{J}_i\mathbf{AJ}_i^T+\mathbf{N}\right)^{-1} \qquad (\text{式6.17})$$

式中，N表示数据噪声以及平面外电导率差异的影响，N = $\lambda\Sigma_n+\mathbf{J}_o\mathbf{BJ}_i^T+\mathbf{J}_i\mathbf{B}^T\mathbf{J}_o^T+\mathbf{J}_o\mathbf{CJ}_o^T$。

图6-6展示了几名受试者的肺通气的3D容积图像。电极平面之间的图像的分辨率良好，但平面上方和下方的图像的分辨率降低。这部分区域的敏感性降低了，自然会导致图像分辨率的降低。

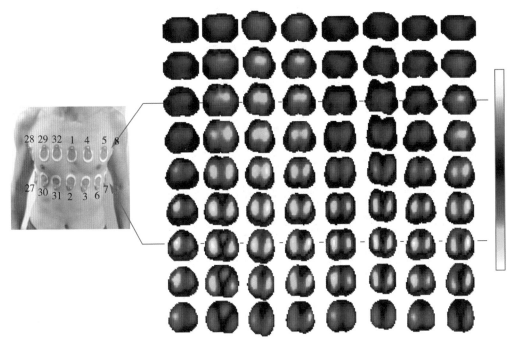

图6-6　仰卧位健康受试者的潮气通气

注：EIT数据由位于图像第3层和第7层的两个平面重建，每个平面都有16个电极。左图：佩戴电极的受试者。右图：通过GREIT所得重建图像的横切面，所使用的有限元模型是针对该受试者特制的。

6.7　静态EIT

与动态EIT（第6.6节）相比，静态EIT（absolute EIT，aEIT）重建的是某一时刻电导率分布的图像。但是，前期工作表明，aEIT要困难得多，因为aEIT对EIT硬件中的各种参数，以及在tdEIT中可以忽略的正问题模型很敏感。电极的形状和位置必须准确，数据通道必须经过校准。

只有对小电导率差异（相对于参考电导率），才适用线性近似。在医学问题中电导率差异可能很大，但在下列情况下，使用线性化方法计算两种状态之间的导纳率变化是一个很好的选择，即在不同时间或不同频率下进行测量。这类成像在EIT中被称为动态成像（dynamic imaging），但目前文献中多使用术语"差分成像"（difference imaging）（dynamic imaging更适用于表述统计时间序列方法，如文献［1077］）。在工业ECT中，介电常数的变化不大，这种情况较为常见。对于工业EIT问题和使用物理模型的实验研究，可以使用均质介质测量参考数据集。该方法可用于校准正问题模型，尤其是可以对接触阻抗进行估计。进行在体测量时，不可能使用物理模型；并且，测量数据不符合正问题模型的计算结果，其原因可能是电极位置、边界形状和接触阻抗的误差，而不是测量对象内部的电导率。在克服这些问题之前，笔者认为，在使用单个表面电极的情况下，并不建议在测量物体内使用迭代非线性方法进行计算。然而这些方法常应用于地球物理问题。这两类问题的一个区别在于，地球物理ERT是对深度较浅的物体进行成像（相对于其电极间距），而在生物医学EIT中，成像目标的深度相对于其电极间距来说要更深。

6.7.1 迭代非线性解

非线性解法的本质是重复计算Jacobian矩阵并求解正则化线性近似的过程。要解释上述概念，常见方法是从f的最小化问题着手：对于一个精心选择的G，可以求解出f的一个临界点，即最小值。通过求解$\nabla f(x) = 0$可以获得该最小值，这是一个由N个方程组成的、未知数个数为N的方程组，可以采用多变量Newton-Raphson方法求解，其Gauss-Newton近似省略了F的二阶导数项，属于常见的Tikhonov方法，其作用是第n次更新电导率参数$\mathbf{x}_n$的近似

$$\mathbf{x}_{n+1} = \mathbf{x}_n + \Delta\mathbf{X}_n \qquad\qquad （式6.18）$$

每次迭代所使用的步长为

$$\Delta\mathbf{X}_n = (\mathbf{J}_n{}^*\mathbf{W}\mathbf{J}_n + \alpha^2\mathbf{L}*\mathbf{L})^{-1} (\mathbf{J}_n{}^*\mathbf{W}(\mathbf{V}_m - F(\mathbf{x}_n)) + \alpha^2\mathbf{L}*\mathbf{L}(\mathbf{x}_{ref} - \mathbf{x}_n)) （式6.19）$$

式中，$\mathbf{J}_n$是在$\mathbf{x}_n$处评估的Jacobian矩阵（注意其符号）。图6-7展示了一个迭代重建过程，所用模型为琼脂模型。经过最初的几次迭代，图像得到了很大改善，数据的不匹配程度显著降低，但随后基本没有进一步的改善。该图还展示了选择不同α时的图像，其顺序为图像具有大量高度噪点到图像过度平滑。

式6.18有许多变化形式，可以提高aEIT重建的稳定性。估计值$\mathbf{x}_0$必须是均匀"背景"电导率的合理估计值。通常，可以通过对数据的单参数拟合来计算此值。接下来，一般最好不要采用$\Delta\mathbf{X}_n$的单个步长，而是沿$\Delta\mathbf{X}_n$的方向进行线搜索，以找到每次迭代时能最小化f的步长$s\Delta\mathbf{X}_n$。通常，在f不再显著改善后停止迭代，如图6-7中所示。

注意，在式6.19中，Tikhonov参数在整个迭代过程中保持不变；相比之下，应用于$\nabla f = 0$的Levenberg-Marquardt方法在正则化项$\alpha^2\mathbf{L}*\mathbf{L}$之外，还会添加一个对角矩阵$\lambda D$，但随着接近最终解，$\lambda$会逐渐减小到0。$\lambda$可以解释为受信任区域约束的优化的拉格朗日乘数。文献［1087］介绍了这两种方法。

与体素值或平滑基函数的系数相比，电导率的参数化可能更具体一些。例如，假

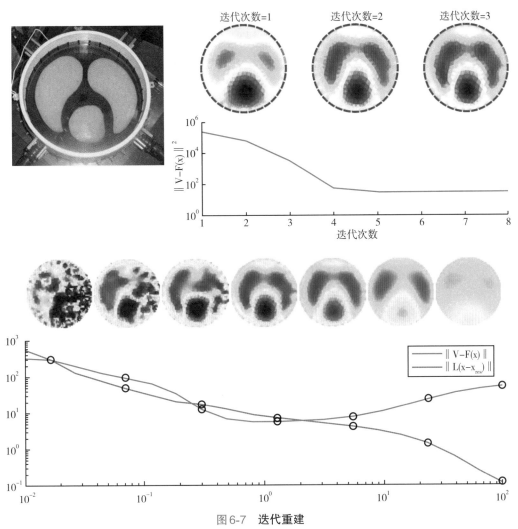

图6-7 迭代重建

注：左上图.文献［502］中的实验模型。右上图（上）.不同迭代次数的非线性迭代重建图像，右上图（下）.数据不匹配程度与迭代次数的函数关系。下图（上）.选择不同α值时所得的迭代重建图像，下图（下）.数据不匹配程度、图像先验信息和α的函数关系。

设电导率在光滑域上是分段常数，由Fourier级数或水平集对电导率图像的形状进行参数化后，再进行重建。水平集可以扩展到3D，以及具有多个不同常数电导率值的区域。有关应用于逆问题的水平集方法的概述，请参阅文献［244］。对于这种方法和其他基于模型的方法，可以使用一系列平滑优化技术，与用于简单参数化问题的方法一样；但是，Jacobian矩阵的计算可能更为复杂。对于电导率已知的成像目标，可以使用一系列直接方法，参见第6.10.2节。

6.8　全变差正则化

通过全变差（total variation，TV）正则化，可以得到对噪声十分敏感、大大降低图像模糊的重建图像。术语"全变差"是指使用全变差（或 l_1）而不是广义 Tikhonov 重建中使用的 l_2 范数，$\| \mathbf{x} \|_2^2 = \sum \mathbf{x}_i^2$。通过使用数据不匹配的范数 p 和先验信息的范数 q，重建的 EIT 图像 $\hat{\mathbf{x}}$ 使得式6.10和式6.11定义的 $f(\hat{\mathbf{x}})$ 最小化

$$f(x) = \| \mathbf{V}_m - \mathbf{F}(\mathbf{x}) \|_p^p + \| \alpha \mathbf{L}(\mathbf{x} - \mathbf{x}_{\text{ref}}) \|_q^q \tag{式6.20}$$

为了说明 p 的影响，假设数据含有存在数据不匹配的测量值，$\varepsilon = \mathbf{V}_m - F(\mathbf{x})$，$\varepsilon_1 = 10$，（单次测量）和 $\varepsilon_2 = 1$（十次测量）。首先考虑使用 $p = 2$（l_2 范数）：第一种情况下的误差导致 $\| \varepsilon_1 \|^2 = 100$，而第二种情况下的误差导致 $10 \times \| \varepsilon_2 \|^2 = 10$。因此，通过式6.20得到的最小化将"以10倍的计算成本"去匹配第一种情况下的电压不匹配。然而，单个较大不匹配值通常是异常值或误差，不应该具有过大的影响。而使用 $p = 1$ 时，两种情况下误差的权重相同，并且单个较大不匹配值不会导致重建图像产生过度的偏差。因此，$p = 1$ 具有对异常值不敏感的理想特性，称为鲁棒误差范数。

同样地，对 q 使用 l_1 范数也能够得到理想特性——加强了图像中的锐利边缘，同时减少了重建图像中产生模糊对象的趋向。首先，将 $\mathbf{L}$ 设为空间梯度的一个离散近似，则 $\mathbf{L}$ 能够测量某一函数在其域上的变化。l_1 和 l_2 的重要区别在于，具有有限全变差的函数包括不连续函数，对于用于非平滑边界的正则化，TV 十分有用。下文的示例说明了对于一维非平滑情况，使用 TV 相对于二次函数的优势。

令 $F = \{ f : [0, 1] \to \mathbb{R}, |f(0) = a, f(1) = b \}$，有

- $\min_{f \in F} \int_0^1 |f'(x)| dx$ 可由任一单调函数实现，包括不连续函数。
- $\min_{f \in F} \int_0^1 [f'(x)]^2 dx$ 只能够通过连接点 $(0, a)$ 和 $(1, b)$ 来实现。

图6-8显示了 F 中的3个函数 f_1、f_2、f_3。这3个函数具有相同的全变差，包括不连续的 f_3。然而，只有 f_2 使 H^1 半范数最小化

$$|f|_{H^1} = \left(\int_0^1 \left(\frac{\partial f}{\partial x} \right)^2 dx \right)^{1/2} \tag{式6.21}$$

如果使用二次函数作为惩罚项，将使反演偏向线性解，而解集中不可能有 f_3，因为其 H^1 半范数无限大（对于常函数 f，$|f|_{H^1} = 0$，因此，式6.21就是一个半范数）。

对于数据不匹配和图像先验信息，其范数 (p, q) 有四种组合。为了使效果可视化，图6-9展示了分别使用实验数据的四种范数组合所得到的重建图像，该实验数据中

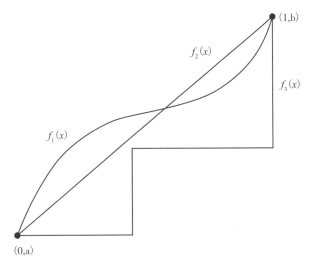

图6-8 三个函数：f_1，f_2，$f_3 \in F$

注：这三个函数具有相同的TV，但只有f_2能够使H^1半范数最小化。

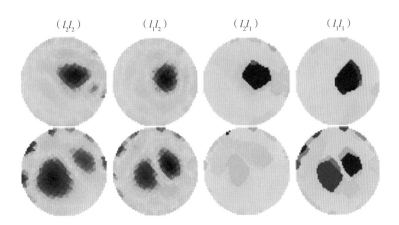

图6-9 文献［17］报道的重建图像，测量对象为麻醉后进行机械通气的狗

注：实验中，已知左上角电极的接触质量存在问题。进行液体滴注前的数据作为参考数据；进行了两次测量，第一次是注入液体后立即进行测量（第一行图像），第二次是注入液体60分钟后进行测量（第二行图像）。已知数据包含电极误差，每一列重建图像分别使用对应于数据不匹配和图像先验信息的不同范数（p，q）。

存在已知的电极误差。图像由文献［133］所介绍的PDIPM方法计算得到。需要注意全变差先验信息（$q=1$）的不同形式，以及图像更加锐化的边缘。从重建图像来看，差异十分明显，但需要指出的是，锐利边缘会导致图像解读出现误差，观察者会认为图像边缘与测量对象的解剖结构完全对应。

　　关于图像重建，其优化方法近来有了重大进展，包括针对TV的优化方法。各EIT研究小组已使用了几种不同的方法将TV应用于EIT。TV算法的主要困难之处在于数值问题，因为TV泛函在0处不可微。对于这个问题，可以使用一个稍大的范数$p > 1$来解决，但收敛速度很慢。Dobson和Santosa首次系统阐述了用于具有稳定线性约束的动态EIT的TV。

Somersalo等和Kolehmainen等应用Markov Chain Monte Carlo（MCMC）方法解决TV正则化逆问题，其不受到数值问题中TV泛函不可微的影响。Borsic等将原始对偶内点法（primal-dual interior point method，PD-IPM）应用于EIT中的TV，并将该算法扩展应用于数据和图像范数。

有研究者评估了利用实验和临床数据进行的TV重建。近来，还有研究者提出了更新的TV方法，包括交替方向乘子法（alternating direction method of multipliers，ADMM）和快速迭代收缩阈值算法（fast iterative shrinkage-thresholding algorithm，FISTA）。FISTA表现出十分理想的性能，现用于X线CT的图像重建加速。

6.9　常见误区及最优做法

逆问题的欠定性会限制任何重建算法在重建图像时的准确性，并且重建图像的质量会因数据中的噪声而降低。在研发重建算法时，通常首先利用仿真数据对其进行测试。此外，重建算法通常会包含一个正向求解器。第一步测试是使用相同的正向求解器生成没有模拟噪声的仿真数据，如果重建出的仿真电导率分布比较准确，则说明该重建算法可行，唯一需要注意的是该算法是否违反了重建中内置的先验假设和浮点运算的局限。如果没有通过这一基本测试，则可以借此查找程序中的错误。另外，若某重建算法采用这些仿真数据通过了测试，其研发人员会称其为一种"反演过失"（类似于FEM中的"变分过失"）。笔者提供了一些指导原则以避免反演过失，并列出笔者认为的最优做法。有关更多详细信息，请参阅文献［28，1168］。

EIT重建算法可用的第一个资源是电阻抗和扩散光学断层成像重建软件（electrical impedance and diffuse optical tomography reconstruction software，EIDORS）。该软件最初用于2D重建，随后扩展到3D应用。从3.0版本开始，EIDORS已经发展成为一个完整的软件套件，提供正问题建模、有限元网格划分及图像重建工具。EIDORS还拥有大量的样本实验和临床数据集。目前，在3.10版本中，EIDORS有超过12万行代码，截至撰写本书时，EIDORS作为参考文献有1516次引用。希望本书的读者能够对EIDORS有所研究，将其作为许多图像重建问题的入手点。

对于采用仿真数据进行重建算法研发的本书读者，有以下建议：

使用不同的网格。如果无法使用数据采集系统，没有物理模型可用，或者所编写的重建算法处于研发的早期阶段，就需要使用仿真数据进行测试。进行数据仿真时，应使用比重建算法中正问题解这一部分更加精细的网格，不过严格意义上来说，不是改进。除非能够假设电导率差异的形状已知（即作为先验信息），否则仿真数据中所有电导率差异的形状都不能与重建网格完全一致。

在仿真数据中包含噪声。进行数据仿真时，还必须模拟测量中的误差。至少在模数转换器中，存在量化误差；其他误差还包括杂散电容、增益误差、电极位置不准确、边界形状不准确，以及接触阻抗误差。为了合理地模拟误差，有必要了解数据采集系统的基础知识，尤其是在ADC之前的每个测量通道的增益可变的情况下。当确定电压测量误差的分布时，通常使用伪随机数生成器进行仿真。

关于伪随机数。随机数生成器使用给定概率密度函数对总体的抽样进行建模。为了测试重建算法在误差大小方面的鲁棒性，有必要重复调用随机数生成器，并研究重建误差的分布。由于逆问题是非线性的，即使误差具有高斯分布，也不会使重建误差具有（多元）高斯分布。即使误差很小且线性近似良好，至少也应考虑均值和方差。

不通过多次调整参数获得最佳重建图像。一个重建程序具有许多可调参数，例如Tikhonov因子和停止迭代的条件，以及平滑级别、基约束和算法的细微调整。理论上，可以根据数据（如广义交叉验证和L曲线）及数据误差的估计（Morotzov停止准则）选择重建参数，但在实践中，通常的做法是根据以往经验找到某些值，这些值适用于可能出现的电导率集合。当然，在一些情况下，所选择的参数不能得到理想的结果。应该避免的做法是对每一组参数数据进行调整直到获得一个接近于实际电导率分布的重建图像。相比之下，更优的做法是同时展示一些算法，以及相应的参数表现不佳的示例与最佳的重建图像。

对于采用实验和临床数据进行重建算法研发的本书读者，有以下建议：

了解EIT硬件和测量设置。对于电极的连接方式、所使用的激励和测量模式、所使用的哪些实验流程，都应该有所了解。如果可以，应了解数据采集方式，或者与进行数据采集的人员沟通。实验细节很容易对图像分析产生巨大影响。例如，如果受试者在两次测量之间改变了姿势，那么电极位置将发生细微变化。

关注原始数据。在运行重建算法之前，或者在不确定结果时，应将原始数据与仿真结果相比较。一个常见问题是电极数量或者数据所用的激励及测量模式与实验条件不匹配。通过关注原始数据这种方式，有助于对成像结果进行预判。如果激励及测量模式与实验条件基本匹配，则可以进行高分辨率重建；否则，如果需要，则应识别并排除测量时的噪声。

实际测量数据的误差不等于伪随机零均值高斯噪声。系统噪声有很多来源。EIT硬件系统具有非零共模抑制、线缆之间的串扰及随时间的漂移等问题（本书第4章）。电极与测量物体之间存在接触阻抗，并且接触阻抗值会因测量对象出汗或者电极干燥而随时间发生变化。由于测量对象的呼吸和姿势发生变化，电极会移动，从而在图像中引入了复杂的噪声。需要注意的是，有限元几何形状的改变与电极运动误差不对应，但可以通过将网格划分的噪声纳入重建过程来解决。临床环境下，测量噪声比实验室条件下的噪声更大。因此，患者的测量数据比健康志愿者的测量数据更复杂，其原因可能是许多患者的体脂（不具有导电性）较多，并且其身体器官距离电极更远。

如果高分辨率意味着伪影会被错误解读，那么高分辨率本身就没有用。上面这句话的意思是，解读EIT图像的临床医生需要在成像数据中寻找图像的特征。噪声会在测量对象的某个位置导致一个微小的电导率差异，其可能对应于医生期望出现的某个特征，而重建图像会反映这一点。这种对图像的错误解读更有可能出现在TV这类边缘保护的方法中。因此，总体的建议是，什么都不展示（如模糊的斑点）要胜于得到一个无效的结果。

应专注于EIT重建图像的最终用途。临床上进行EIT的测量与记录，其唯一目的在于成像结果是否会为临床决策带来帮助。对重建图像用途的理解有助于阐明在鲁棒性、分辨率和其他功能方面的要求。可参阅本书第8章"EIT图像解读"，了解EIT图像的处理方法。

6.10　重建算法的进一步发展

当前，重建算法有许多令人兴奋的进展，但限于篇幅，在本章不会对其进行详细介绍。值得强调的是，对于不适定问题，先验信息对于一个稳定的重建算法至关重要，最好能够以系统、透明的方式将这些先验信息纳入该算法中。逆问题的另一个一般原则是，应仔细考虑最终用户需要哪些信息。在临床（及大多数其他）应用中，通常需要的并非准确的重建图像，而是对可用于诊断的参数（其数量要少得多）进行估计。例如，已知某患者有两个肺及其解剖结构信息，但需要对肺的含水量进行估计，以诊断是否发生肺水肿。正确的做法是创建一个胸部的解剖模型，并使用一些关于其形状和电导率的参数（而非像素的电导率值）进行拟合。但这种方法的缺点在于，将EIT应用于具体问题时，都需要符合其专业特点的重建方法，必须为此进行专门设计。笔者认为，EIT系统的未来发展，包括电极阵列和数据采集系统以及重建软件，应当越来越关注具体的应用场景。当然，对于这些EIT系统来说，有许多组件是通用的。

6.10.1　Tikhonov正则化之外的方法

这里还讨论了使用更一般的正则化泛函，包括全变差。对于平滑 G，可以使用传统的平滑优化技术，而对于全变差，PD-IPM十分适合。其他泛函可以用来"惩罚"与先验信息之间的偏差，如加入Mumford-Shah泛函，该泛函可以"惩罚"不连续集合的Hausdorf指标。一般来说，在准确先验信息的引入和重建速度的要求之间有一个权衡。当正则化矩阵**L**是离散化偏微分算子时，线性化问题的解是偏微分方程的紧扰动。这表明多网格方法也可以用于解决逆问题。对于单个线性化步长，Mc-Cormick和Wade已经在EIT问题中使用了该方法；而Borcea对非线性问题也使用了该方法。同样地，自适应网格划分也可用于逆问题和正问题，其中，对用于求解正问题和逆问题的网格之间的相互影响进行研究，可能比较有趣。

最后，介绍一下已知测量噪声分布的先验概率分布，并计算整个后验分布。通过MAP估计能够得到任何图像概率的完整描述，而不是给出一个图像。例如，如果概率是双峰的，则可以得到两幅局部最大概率图像。如果需要对某病症进行诊断，如肿瘤，可以使用后验概率分布计算存在肿瘤样特征的概率。计算所有分布（最简单的除外）的后验分布及其复杂，但可以使用MCMC方法对后验分布进行研究，该方法已用于2D情况下的EIT。MCMC方法适用于EIT仿真数据，近来又应用于物理模型数据，如文献［1134］的报道。为了使该方法能够用于3D问题的求解，需要正问题解更高效。

6.10.2 直接非线性方法

使用最优化方法的迭代算法对正则化问题进行求解，这个过程比较耗时。必须对正问题反复求解以更新电导率，该计算过程同样十分耗时。为此有研究者提出使用直接方法，第一个便是层剥离算法，但尚未证明该方法能够很好地处理含有噪声的数据。

一个令人鼓舞的进展是散射变换（$\bar{\partial}$或D-bar）算法的实现（有关其详细介绍请参见第7章）。Siltanen等的研究表明，散射变换算法具有鲁棒性，可以处理离体数据。这算法的主要局限性在于其本质上为2D，目前尚未找到将其扩展到3D的方法。同时，与具有明确表现形式的正则化相比，这种方法中包含了哪些先验信息不得而知，因为平滑是通过对数据进行滤波实现的。Hamilton等将d-bar方法与一些正则化方法进行了比较后指出，通过D-bar方法计算出先验信息是空间不变且可用的。该方法的优势在于其能够准确预测静态电导率。在某些情况下，可以使用长电极，且电导率在电极排列方向上缓慢变化，则2D重结果像可能是一个比较有用的近似。在工业应用中，情况可能更是如此，如使用ECT或ERT对管道中的流量进行监测。在一些问题中，某2D近似的直接解可以作为迭代3D算法的起始值使用。

对于某些特定问题，另外两种直接方法显示出良好的应用前景。Tamburrino和

Rubinacci 提出的单调性方法依赖于映射：$\rho \mapsto R_\rho$ 的单调性，其中，ρ 为实部电阻率，R_ρ 为传递电阻矩阵。该方法的计算速度非常快，其依赖于人体的电阻率（是两个已知数值中的一个）。对于 2D 和 3D 空间，该方法同样有效；当存在噪声时，其具有鲁棒性。时间复杂度与体素数量（测量对象可以是任何形状）具有线性比例关系，与电极数量具有三次方比例关系。该方法适用于纯实数或纯虚数导纳（分别对应于 ERT 或 ECT），还可以用于实电导率的 MIT。该方法要求测量激励电极上的电压，对于较为复杂的情况，其适用性未知。

线性抽样方法与单调性方法具有相似的时间复杂度及优势。尽管线性采样方法仍然适用于电导率为分段常数的情况，但其可以处理任意数量的离散电导率值，从而由待测区域内的背景将内容物相互隔开。通过线性抽样方法不会得到电导率的具体数值，而是对电导率阶跃进行定位。单调性方法在电导率的实践和理论方面取得了很大进展。该方法也可能应用于复导纳的研究，类似于单调性方法对于 MIT 的应用前景。单调性方法和线性采样方法都可用于需要检测和定位微小电导率差异的情况，如乳腺肿瘤的检测。

此外，关于各向异性电导率的重建问题，仍然存在难点。这种类型的电导率存在于纤维或分层介质（如肌肉）、非球形颗粒的流动（如红细胞）或压缩物（如土壤）中。组织各向异性具有频率依赖性（见第 3.4 节），并随频率的增加而降低。低频下电导率逆问题的求解存在测量数据不足的问题，但如果先验信息充分，则可以得到唯一的解。需要指出的是，使用有限元网格后，并不会预先确定一组一致性解中的某个解就是最终的解。地球物理问题中各向异性电导率的数值重建包括文献［804］中的报道，但解的非唯一性问题（微分同胚不变性）被忽略。另一种方法是假设已知不连续电导率为分段常数，如某 MRI 图像中的不连续，并尝试重建每个区域内的常数各向异性电导率。

6.11　机器学习及逆问题

首先，引入"训练数据"的概念。假设有如下部分数据，即测量中可能遇到的电导率典型参数向量及其仿真或实验测量电压值 $(\mathbf{x}_i, \mathbf{V}_i)$，$i = 1 \cdots N$。目标是找到一个近似非线性逆，通过其可以计算出这部分数据，并能够计算出邻近的电导率向量。选择一个平滑的参数化函数族 $G(\mathbf{V}, \mathbf{p})$（其中 $\mathbf{p}$ 为参数向量），然后使用优化方法找到能够使拟合误差最小化的某个 $\mathbf{p}$

$$\sum_{i=1\cdots N} \| G(\mathbf{V}_i, \mathbf{p}) - \mathbf{x}_i \|^2$$

上式描述的最小化就是"训练"的概念。从机器学习（machine learning，ML）的角度来看，G是大脑中相互连接的神经元的模型，寻找参数（通常称为"权重"）的过程类似于动物的学习。显然，EIT逆问题是不稳定的，但这里的关键因素是，训练数据都包含在某个有限半径的球域中。假设研究者只对一组受约束的参数化电导率感兴趣，那么EIT逆问题就存在某条件下稳定的解，大体而言，一旦电导率受到充分约束，其逆问题的解就具有一定的稳定性。有两个关键问题：一是训练集的选择，该训练集要足够丰富，能够代表在该应用场景中可能遇到的电导率类型；二是G的选择，使其能够灵活、准确地表示正问题的一些正则化逆，同时在训练数据中的点之间能够进行合理的插值。最初，受到相互连接的神经元模型启发的一组函数被称为人工神经网（artificial neural net，ANN），是由若干变量的多个线性函数和执行近似阈值的S形函数组成，在近似方面具有良好的性能。文献［25］介绍了ANN在早期用于EIT重建的一个范例，并详细阐述了如何构建和训练ANN。由于在训练阶段可以使用高效的非线性优化例程，可以在合理的时间内以离线方式找到一个理想的$\mathbf{p}$，则重建过程仅仅是针对该$\mathbf{p}$的$G(\mathbf{V}_m, \mathbf{p})$的估计。该过程可以实时完成（速度很快），其时间复杂度高于使用预先计算的正则化线性近似的逆，但可能低于使用基于迭代优化的求解器。但文献［907］报道，ANN在其研究中的计算速度较慢。

机器学习方法有几个缺点，与通过经验的建模类似，但与通过机械的建模不同。机械模型（如推导EIT正问题方程的过程）的优点是可以应用于多种类型问题的求解。例如，可以在有限元模型中更改电极的大小、形状、数量和位置，以及接触阻抗，但仍然能够求解出逆问题。使用一个经验模型，如机器学习方法，则必须获得一个新的训练集；并且，只要问题稍微发生变化，就需要重新拟合参数。另外，通过经验模型，有可能将物理学内容整合至某个问题中，而对该问题并没有使用机械模型。例如，电极引线之间的杂散电容、电极之间的外部电容耦合、测量通道中的不同增益，以及非理想电流源。通过实际物理模型得到的训练集能够囊括所有物理学问题，而机器学习方法意味着，对于给定的G，能够找出最佳拟合。通常，即使使用机械模型，也会使用模型中尚未确定的参数进行一些校准，如电极上的接触阻抗。因此，经验模型和机械模型的混合方法通常会是一个较为理想的选择。一个纯经验模型可能能够应对一些使用者没有预计到的物理学问题，但"询问"该模型和构建ANN是相当困难的：这相当于问该模型学到了什么。必须通过进一步研究，才能找到机械模型中所忽略的物理学问题。

近来，ML在逆问题求解方面的进展集中于混合方法的相关研究。其中，使用的机械模型通常很好理解，而对不好理解的部分则进行拟合或"学习"。例如，使用ML学习正则化项或先验信息，然后将其应用于逆问题的求解，ML在这方面的应用取得了长足进步。文献［61］对近来的相关研究进行了概述。

6.12　实际应用

线性算法在用于胸腔成像的时域动态EIT中的效果很好。目前，EIT系统已进行量产，并应用于在临床。临床EIT系统的算法通常基于GREIT方法（第6.6.5节），并且对临床环境下的噪声、干扰和各种变化表现出相当的鲁棒性；同时，能够相当准确地计算出相关功能参数。特别是对于胸腔EIT系统，在重建技术方面几乎没有创新，其主要目标是稳健参数的计算。在大多数应用场景中，电极放置于胸腔周围的某个平面，与20世纪80年代的首个EIT系统相比，电极放置方式几乎没有变化。长期以来，EIT在3D重建方面进展很小，可能是因为几乎没有研究者对实际使用过程中的细节要求（精确的电极位置和平面间距，以及激励和测量模式）进行研究并提出建议。对于胸腔的EIT监测，需要进一步研究以提高EIT图像的鲁棒性和准确性。例如下列问题：获得确切的体型和电极位置，其重要性如何？是否可以使用图集形状并对其进行更新，以更好地对数据进行拟合？对重建图像采取何种措施，以补偿EIT设备的硬件缺陷和临床环境中的特定干扰？对于存在限制条件的特定EIT应用场景，如需要将电极置于手术区域之外，电极放置的最佳位置在哪里？能否有效地量化EIT图像和功能性指标中的不确定因素？

对于更高级的图像重建，有许多尚未解决的问题。研究人员已经使用物理模型数据对主要的非线性算法进行了测试。Yorkey在2D物理模型上对使用了Tikhonov正则化的Gauss-Newton算法与*ad hoc*算法进行了比较，Goble和Metherall将使用单步正则化的Gauss-Newton算法应用于3D物理模型。P Vauhkonen使用全电极模型将完全迭代的正则化Gauss-Newton方法应用于3D物理模型数据。近来，已经有研究者将线性采样方法和散射变换方法应用于物理模型数据。但是，缺乏关于非线性重建算法应用于人体在体测量的报道。

EIT问题本质上是非线性的（第5.3.2节）。但是，要使用非线性算法，当求解出准确电导率值后，所使用的正问题模型必须能够准确地拟合数据。那么，模型形状、电极位置和电极模型都必须正确无误。使用精确的模型包括构建能够精确描述测量对象外形的网格及完善电极的定位方法，在此之前，仅靠改进EIT算法是不可能提升EIT硬件的性能表现的。

临床EIT重建算法大约有四十年的历史，目前已经用于临床诊断。同时，许多先进概念仍然是热点研究领域，并在提高现有技术水平方面显示出良好前景。

（作者：William R.B. Lionheart　Andy Adler

翻译：代　萌　杨　琳　张婷婷）

第7章 用于EIT的D-bar方法

7.1 引言

本章重点介绍EIT的D-bar方法，该方法实际上是复杂几何光学（complex geometrical optics，CGO）直接重建方法系列中的一种算法，其通常会得到一个D-bar方程，然后对其进行求解。直接重建方法是指不通过迭代，而直接对所求解的电导率分布进行估算的算法。直接重建方法的优点之一是通常不需要反复执行正问题求解，只需要将一次正问题计算结果作为参考。

本章由第7.2节的Calderón方法开始，在第7.3节中详细介绍了一种基于CGO的突破性方法。本章重点是基于Nachman在1996年证明的二维D-bar方法求解的唯一性（第7.4节），主要介绍了D-bar算法中涉及的数学方程、数值求解方法及典型重建图像示例。第7.5节介绍了D-bar方法的未来研究方向。

为了构建D-bar算法所用的数学体系，此处对电导率分布重构问题进行介绍（即逆问题求解）。给定 R^n（$n \geq 2$）中的域 Ω，其具有Lipschitz边界 $\partial\Omega$，某内部电导率分布可通过Laplace方程中的一个系数 $[\gamma(x) = \sigma(x) + i\omega\varepsilon(x)]$ 表示

$$\nabla \cdot [\gamma(x) \nabla u(x)] = 0, \ x \in \Omega, \ u|_{\partial\Omega} = f \quad\quad （式7.1）$$

式中，u 为电势；$\gamma = \sigma + i\omega\varepsilon$，$\sigma$ 为介质的电导率，ε 为介电常数，ω 为激励电流的角频率。所用数据为Dirichlet-to-Neumann映射或电压–电流密度映射，由下式定义

$$\Lambda_\gamma(u|_{\partial\Omega}) = \gamma\frac{\partial u}{\partial v}|_{\partial\Omega} \quad\quad （式7.2）$$

线性算子 Λ_γ 是一个数学模型，用于所有具有无限精度的边界电测量值的集合。

函数 g 的Fourier变换由下式定义

$$\hat{g}(z) = \int_{\mathbb{R}^n} g(x) e^{-2\pi i x \cdot z} dx$$

式中，$x \cdot z$ 为 $\mathbb{R}^n$ 中常用的点积。Fourier逆变换为

$$g(x) = \int_{\mathbb{R}^n} \hat{g}(z) e^{2\pi i x \cdot z} dx$$

7.2 Calderón方法

Calderón证明了线性条件下EIT逆问题求解的唯一性（维度 $n \geqslant 2$）。他对某恒定电导率的正向映射 $\gamma \mapsto \Lambda_\gamma$ 进行了线性化处理，并证明其是一对一的，从而说明是可逆的。他还提出了一种直接重建方法对微小电导率变化进行近似。该方法的核心在于使用具有指数增长特性的调和函数，而这些调和函数形成 L^2 的密集子集。Calderón首次将CGO方法应用于电导率分布的逆向求解中，其开启了一个全新的EIT算法研究方向，即在不同 σ 条件下电导率分布求解的全局唯一性。这个问题后来也被称为Calderón问题。

在本节中，采用与Calderón相同的符号，用 $\omega|_{\partial\Omega} = \Phi$ 表示式7.1的解，$\omega = u + v$，其中 $\Delta u = 0$，$u|_{\partial\Omega} = \Phi$。由于 $\omega|_{\partial\Omega} = \Phi$，则有 $v|_{\partial\Omega} = 0$。Calderón定义了Dirichlet-to-Neumann映射的二次形式

$$Q_\gamma(\Phi) = \int_\Omega \gamma |\nabla\omega|^2 dx, \ \omega|_{\partial\Omega} = \Phi \qquad （式7.3）$$

由于 ω 满足式7.1，则有

$$Q_\gamma(\Phi) = \int_\Omega \gamma |\nabla\omega|^2 dx = \int_{\partial\Omega} \gamma\omega\nabla\omega \cdot v ds - \int_\Omega (\nabla \cdot \gamma\nabla\omega)\omega dx = \int_{\partial\Omega} \gamma \frac{\partial\omega}{\partial v}\omega ds \ （式7.4）$$

从物理上讲，Q_γ 表示在边界上维持电压 Φ 所需的功率。Calderón提出了一个问题：γ 是否唯一由 Q_γ 决定，如果是，如何根据 Q_γ 计算 γ？

对于式7.1的两个解 ω_1 和 ω_2，满足 $\omega_1|_{\partial\Omega} = \Phi_1$，$\omega_2|_{\partial\Omega} = \Phi_2$，且 $\omega_1 = u_1 + v_1$，$\omega_2 = u_2 + v_2$。Calderón引入了如下双线性形式

$$B(\Phi_1, \Phi_2) = \frac{1}{2}\left[Q_\sigma(\omega_1 + \omega_2) - Q_\sigma(\omega_1) - Q_\sigma(\omega_2)\right] \qquad （式7.5）$$

将 Q_γ 代入，可得

$$B(\Phi_1, \Phi_2) = \frac{1}{2}\left[Q_\gamma(\Phi_1 + \Phi_2) - Q_\gamma(\Phi_1) - Q_\gamma(\Phi_2)\right]$$

$$= \frac{1}{2}\int_\Omega \gamma|\omega_1 + \omega_2|^2 - \gamma|\nabla\omega_1|^2 - \gamma|\nabla\omega_2|^2 dx$$

$$= \frac{1}{2}\int_\Omega 2\gamma(\nabla\omega_1 \cdot \nabla\omega_2) dx$$

$$= \int_{\partial\Omega} \omega_1\gamma\frac{\partial\omega_2}{\partial v}ds = \int_{\partial\Omega} \omega_1\Lambda_\gamma\omega_2 ds \qquad （式7.6）$$

Calderón 的线性化假设为：γ 是一个带有扰动 $\delta(x)$ 的常数，为方便起见，将该常数设为 1，则 $\gamma(x) = 1 + \delta(x)$。为了从数据中重建出 γ，Calderón 证明，双线性形式可以用 γ 的 Fourier 变换加一个余项来表示。因此，根据 Q 的定义，有

$$B(\Phi_1, \Phi_2) = \int_\Omega (1 + \delta(x))(\nabla u_1 \cdot \nabla u_2) + \delta(x)(\nabla u_1 \cdot \nabla v_2 + \nabla v_1 \cdot \nabla u_2)$$

$$+ (1 + \delta(x)) \nabla v_1 \cdot \nabla v_2 dx \qquad （式 7.7）$$

将 u_1 和 u_2 表示为指数增长的调和函数如下

$$u_1 = e^{\pi i(z \cdot x) + \pi(a \cdot x)} \qquad （式 7.8）$$

$$u_2 = e^{\pi i(z \cdot x) - \pi(a \cdot x)} \qquad （式 7.9）$$

式中，$a, z \in \mathbb{R}^2$，满足 $z \cdot a = 0$ 且 $|z| = |a|$。可以看到，$\nabla u_1 \cdot \nabla u_2 = -2\pi^2|z|^2 e^{2\pi(z \cdot x)}$，且

$$\frac{B(\Phi_1, \Phi_2)}{-2\pi^2|\xi|^2} = \int_\Omega (1 + \delta) e^{2\pi(z \cdot x)} dx - R(z) \qquad （式 7.10）$$

式中，$R(z)$ 是余项，由下式给出

$$R(z) = \frac{1}{-2\pi^2|z|^2} \int_\Omega \delta(x)(\nabla u_1 \cdot \nabla v_2 + \nabla v_1 \cdot \nabla u_2) + (1 + \delta(x)) \nabla v_1 \cdot \nabla v_2 dx$$

如果 $\gamma = 0$ 时，则

$$\hat{\gamma}(z) = \int_{\mathbb{R}^n} \gamma(z) e^{2\pi i(z \cdot x)} dx$$

可以进一步理解为 γ 的 Fourier 变换。定义

$$\hat{F}(z) = -\frac{1}{2\pi^2|z|^2} B(u_1, u_2)$$

则式 7.10 的形式为

$$\hat{F}(z) = \hat{\sigma}(z) + R(z) \qquad （式 7.11）$$

那么，线性化重建方法就可以表述为：忽略余项并计算 $\hat{F}(z)$ 的 Fourier 逆变换以获得 $\gamma(x)$ 的近似。$\gamma(x)$ 可能是一个不连续的函数，因此，可以按照 Calderón 的建议，使用一个平滑器以避免 Gibbs 现象。文献［110］研究了平滑的效果。以 η 表示平滑器，文献［108］中，所选择的 η 为 $\eta_\beta(x) = \beta^n e^{-\pi}|\beta x|^2$，其中 n 是维度。则式 7.11 可改写为

$$\hat{\gamma}(z) \hat{\eta}\left(\frac{z}{\sigma}\right) = \hat{F}(z) \hat{\eta}\left(\frac{z}{\sigma}\right) + R(z) \hat{\eta}\left(\frac{z}{\sigma}\right) \qquad （式 7.12）$$

采用式7.12的Fourier逆变换，可得

$$(\gamma * \eta_\sigma)(x) \approx (F * \eta_\sigma)(x) \tag{式7.13}$$

式中，*表示卷积。

要计算$B(u_1, u_2)$，可以根据基函数扩展u_1和u_2，而所用的基函数需适合于场域和电流激励方式。对于圆形2D场域（半径为R）的电导率重建，可以选择基函数为$e^{i\theta}$。

在上式中，令$x|_{\partial\Omega} = Re^{i\theta}$，$z = |z|e^{i\phi}$，$a = |z|e^{i(\phi \pm \pi/2)}$，则有$a \cdot z = 0$且$|z| = |a|$。因此，$\pi(a \cdot x + i(z \cdot x))|_{\partial\Omega} = |z|\pi Rie^{\mp i(\theta-\phi)}$；可以将$u_1|_{\partial\Omega}$扩展为$u_1|_{\partial\Omega} = \sum_{j=0}^{\infty} a_j(z)e^{\mp ij\theta}$，其中$a_j(z) = \dfrac{(|z|\pi Rie^{\pm i\phi})^j}{j!}$，将$u_2|_{\partial\Omega}$扩展为$u_2|_{\partial\Omega} = \sum_{j=0}^{\infty} b_j(z)e^{\pm ij\theta}$，其中$b_j = \dfrac{(|z|\pi Rie^{\pm i\phi})^j}{j!}$。（更多详细介绍参见文献［110］。）

将上述扩展应用于式7.6，可得

$$Q_\gamma(\phi_1, \phi_2) = R\sum_{j=0}^{\infty}\sum_{k=0}^{\infty} a_j b_k \int_0^{2\pi} e^{\pm ij\theta}\Lambda_\gamma e^{\pm ik\theta}d\theta$$

由上式可得$\hat{F}$的方程

$$\hat{F}(z) = \frac{1}{2\pi^2|z|^2}B(\phi_1, \phi_2) = \frac{-R}{2\pi^2|z|^2}\sum_{j=0}^{\infty}\sum_{k=0}^{\infty} a_j(z) b_k(z) \int_0^{2\pi} e^{\pm ij\theta}\Lambda_\gamma e^{\pm ik\theta}d\theta$$

Calderón方法已经在圆形域上实现，并且在文献［110］的报道中，该方法对于实验数据是有效的；在文献［750］中，将该方法应用于椭圆域，可以有效分析场域边界误差的影响；在文献［751］中，该方法应用于具有特定形状（测量对象）的场域，实时处理测量对象（人）的数据。文献［968］介绍了一种在Calderón方法中引入空间先验信息的方法。图7-1展示了两种使用Calderón方法计算的静态图像，分别为使用和未使用空间先验信息的重建图像，该实验中，装有生理盐水的圆柱容器中放有三个黄瓜

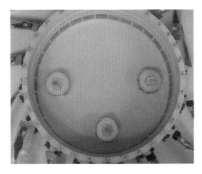
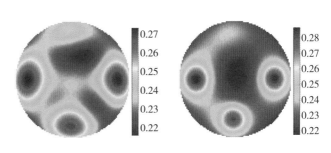

图7-1　使用Calderón方法计算的静态图像

注：左图：装有生理盐水的圆柱形容器中放有三个黄瓜作为成像目标。中图：使用Calderón方法计算的静态图像，无空间先验信息。右图：使用Calderón方法计算的静态图像，有空间先验信息。先验信息：从照片中估计黄瓜的位置，并选择电导率近似值作为先验信息。

作为成像目标，使用ACE 1 EIT系统进行邻近激励，电流为3.3mA。

7.3 CGO解法的兴起

多维CGO方法的历史可以追溯到20世纪60年代，当时Faddeev在研究量子逆散射时引入了该方法。CGO方法还曾在20世纪80年代早期被Beals和Ciofman用于对2D非线性演化方程的研究。D-bar方法论也源于此。CGO方法首先由Sylvester和Uhlmann用于分析边界值的逆问题求解，同时，在该研究中，CGO方法被用来证明Calderón问题在3D及更高维度上的唯一性。

D-bar方法用于从边界测量中重建偏微分方程（PDE）系数，由R.G. Novikov首次在文献［788］中正式提出（$n \geqslant 2$），并由Nachman在1988年（$n \geqslant 2$）和1996年（$n = 2$）进行了分析。

首个基于CGO的二维EIT数值反演方法是由Siltanen、Mueller和Isaacson于2000年提出，该方法在2006年成功应用于实测数据，并于2009年报道，为高度非线性EIT逆问题求解提供了正式的正则化策略。

7.4 二维D-bar方法

本节介绍二维D-bar方法，该方法基于Nachman于1996年的唯一性证明，用于实值电导率σ的求解。数值方法的基本理论已经发展得很完备，本书读者可以参阅文献［745］以进行更为详细的了解。需要指出的是，这种方法的正则化也具有坚实的理论基础。正则化是通过非线性Fourier变换中的低通滤波实现的，截止频率取决于噪声电平。

用于实值电导率σ求解的二维D-bar方法是研究最深入的D-bar方法，其包含了经过验证的正则化方法，可以实时完成；且在存在电极位置误差、边界形状假设有错误、存在噪声的情况下，该算法还具有良好的鲁棒性。该二维D-bar方法已经用于临床肺功能EIT数据分析，也已用于分析囊性纤维化患者的空气潴留。因此，本节重点介绍文献的二维D-bar方法，以及对该方法进行简化和加速的"texp"近似。

7.4.1 D-bar方法的方程

本节中，假设σ在Ω边界的邻域中为常数。对于人体测量数据来说，该假设是符合实际情况的，因为场域边界附近的皮肤相当于一层恒定的电阻层。文献［974］介绍了关于这一假设的深入研究，并阐述了如下内容：将电导率和Dirichlet-to-Neumann（DN）映射扩展到文献［761］中所提出的场域，从而对边界上的非恒定电导率进行处理。为进一步简化，假设电导率已经过比例换算，在$\partial\Omega$的邻域中的值为1。

对于二次可微的电导率，存在一个从广义Laplace方程到Schrödinger方程的标准变换。令$\tilde{u}(x, y) = \sqrt{\sigma(x, y)}u(x, y)$，$q(x, y) = \Delta\sqrt{\sigma(x, y)}/\sqrt{\sigma(x, y)}$，则有

$$-\Delta\tilde{u} + q(x, y)\tilde{u} = 0, (x, y) \in \Omega \qquad （式7.14）$$

由于σ在$\partial\Omega$的邻域中是常数，通过令q在Ω之外的域中为0，可以在整个$\mathbb{R}^2$平面内使式7.14成立。接下来，引入一个复参数$k = k_1 + ik_2$，在复平面中以点$z = x + iy$确定(x, y)，并在该复平面内求解Schrödinger方程得到一个特殊解$\psi(z, k)$，该特殊解对于较大的$|z|$或较大的$|k|$表现出渐近性质$\psi(z, k) \sim e^{ikz}$。函数$\psi(z, k)$是一个CGO的解，其存在性在文献［764］中已经得到证明；该文献中，证明了$\psi(z, k)$满足如下条件

$$-\Delta\psi(z, k) + q(z)\psi(z, k) = 0, z \in \mathbb{R}^2 \qquad （式7.15）$$

$$e^{-ikz}\psi(z, k) - 1 \in W^{1, p}(\mathbb{R}^2), p > 2 \qquad （式7.16）$$

注意，式7.16提供了ψ上的渐近条件，其中$W^{1, p}(\mathbb{R}^2)$是函数的Sobolev空间，该空间在L^p中有一个弱导数（如文献［11］中的例子）。另外，z和k的乘积，以及共轭在该复平面中。

ψ的CGO解为

$$\mu(z, k) = e^{-ikz}\psi(z, k)$$

这些解是重建的关键，因为电导率可以直接通过下式从μ或ψ获得

$$\sigma(z) = \mu^2(z, 0), z \in \Omega \qquad （式7.17）$$

基于式7.17所示的临界关系，D-bar方法的目标是计算域Ω中任一感兴趣点z处的CGO解$\mu(z, k)$，并在$k = 0$处求值以获得该点的电导率$\sigma(x, y)$。通过这些方程可以独立计算ROI中每个点的电导率，这些电导率可能构成整个域的一个子集，甚至仅一个点也可以。

显然，测量数据和CGO解之间的联系是该方法成功的必要条件。通过一个中间函数［称为散射变换$t(k)$］可以建立该联系，其定义为

$$t(k) = \int_\Omega e^{i\bar{k}\bar{z}}q(z)\psi(z, k)dz \qquad （式7.18）$$

由于ψ具有渐近性质，散射变换可以看作q的非线性Fourier变换。在该方法中，数据采用DN映射Λ_σ的形式；接下来，将使用对应于均匀电导率1的数据（以Λ_1表示）。散射变换通过下列方程与DN数据产生关联

$$t(k) = \int_{\partial\Omega} e^{i\bar{k}z}(\Lambda_\sigma - \Lambda_1)\psi(z, k)ds \qquad （式7.19）$$

要求解式7.19，需要已知ψ的信息，该信息可以通过求解边界积分方程得到

$$\psi(z, k)|_{\partial\Omega} = e^{ikz}|_{\partial\Omega} - \int_{\mathbb{R}^2} G_k(z-\zeta)(\Lambda_\sigma - \Lambda_1)\psi(\cdot, k)|_{\partial\Omega} \qquad （式7.20）$$

式中，G_k是Laplace方程的一个特殊Green函数，称为Faddeev Green函数，由下式给出

$$G_k(z) = e^{ikz}\int_{\mathbb{R}^2}\frac{e^{ik\cdot\xi}}{\xi(\xi+2k)}d\xi, \quad -\Delta G_k(z) = \delta(z)$$

文献［662］表明，即使对于不连续的电导率分布，式7.20也具有唯一解，从而验证了散射变换的存在（即使违反了电导率二次可微这一假设）。

该方法的最后一步是求解ROI中每个点z处的D-bar方程。D-bar方程通过下列计算得出：满足$\mu(z, k)$的Lippman-Schwinger方程对复参数k的共轭进行微分。由于$\dfrac{\partial}{\partial\bar{k}}$通常表示为$\bar{\partial}_k$，称为$\bar{\partial}$（D-bar）运算符，这便是该方法名称的由来。满足μ的D-bar方程如下

$$\frac{\partial\mu}{\partial\bar{k}} = \frac{t(k)}{4\pi\bar{k}}e_{-z}(k)\overline{\mu(z, k)} \qquad （式7.21）$$

式中，$e_z(k) \equiv e^{i(kz+\bar{k}\bar{z})}$。广义Cauchy积分公式有助于将式7.21以积分形式写为

$$\mu(z, s) = 1 + \frac{1}{(2\pi)^2}\int_{\mathbb{R}^2}\frac{t(k)}{(s-k)\bar{k}}e_{-z}(k)\overline{\mu(z, k)}dk_1dk_2 \qquad （式7.22）$$

上式对于D-bar方程的数值解较为实用。

为了实现快速计算，建议对散射变换进行线性化近似，以$\mathbf{t}^{exp}$表示，其定义可通过将$\psi|_{\partial\Omega}$以其渐近形式替换（由式7.19描述）得到

$$\mathbf{t}^{exp}(k) \equiv \int_{\partial\Omega} e^{i\bar{k}\bar{z}}(\Lambda_\sigma - \Lambda_1)e^{izk}ds \qquad （式7.23）$$

这种近似最早在文献［973］中引入，后来在文献［561］中进一步被研究。文献［561］表明，将$\mathbf{t}(k)$替换为$\mathbf{t}^{exp}$后，D-bar方程（式7.21）被截断到k平面中一个半径为R的圆形区域中，该方程具有唯一解，其相对于z平滑；故重建的图像平滑且稳定。此外，研究表明，当$\mathbf{t}^{exp}$方法应用于分段连续电导率的情况时，不会引入重构伪影。

接下来，使用$\mathbf{t}^{exp}$近似对D-bar方程的数值解法进行介绍。

7.4.2 D-bar方程的数值解法

7.4.2.1 由测量数据计算DN映射

本章中的直接重建方法都需要DN映射的一个近似矩阵，即该矩阵能够对任意给定激励方式的效果进行近似，而近似程度取决于所使用的电流激励方式。例如，对于L个电极，对向激励方式（中间相隔α个电极）产生$L-\gcd(L, \alpha+1)$个线性独立的激励方式。用ϕ^n表示正交电流激励方式的基（$n=1, \cdots, N, N < L$），用U^n表示第n个电流激励方式产生的电极上的电压向量。用$\mathbf{L}_\sigma$表示DN矩阵，假设每种电流激励方式下的测量电压总和为0，则$\mathbf{L}_\sigma$是近似矩阵$\mathbf{R}_\sigma$到ND映射的逆。数据采集方式通常是施加电流后测量电压，因此，可以由离散内积构建$\mathbf{R}_\sigma$，并对其求逆以得到$\mathbf{L}_\sigma$。只要电流激励方式的矩阵满秩，$\mathbf{R}_\sigma$就是一个适定矩阵。因此，设

$$\mathbf{R}_\sigma(m, n) = (S_l \phi^m, U^n)_L \qquad （式7.24）$$

式中，S_l是电极l和$l+1$之间的边界弧长，则有

$$\mathbf{L}_\sigma = \mathbf{R}_\sigma^{-1} \qquad （式7.25）$$

令$\delta \mathbf{L}$表示近似矩阵为$\delta\Lambda = \Lambda_\sigma - \Lambda_1$。

关于由实际测量值近似DN或ND映射的其他方法，可参见文献［494, 173］。

7.4.2.2 散射变换的计算

用e_l表示沿$\partial\Omega$方向的电极面积，根据式7.19，可得

$$\mathbf{t}^{\exp}(k) = \sum_{l=1}^{L} \int_{el} e^{i\bar{k}z} \delta\Lambda e^{ikz} \delta ds(z) \qquad （式7.26）$$

根据式7.24，使用电流激励方式的正交基来表达式7.19中的DN映射对e^{ikz}的作用。有

$$e^{ik\zeta_l} = 1 + \sum_{n=1}^{N} b_n(k) \phi^n(\zeta_l) \qquad （式7.27）$$

其中，展开中的零阶项，1，说明了如下问题：根据Kirchhoff定律，基函数ϕ^n不能是常函数；且有

$$b_n(k) = \left(e^{ik\zeta_l}, \phi^n(\zeta_l) \right)_L$$

由于对任何σ，有$\Lambda_\sigma 1 = 0$，在计算$\mathbf{t}^{\exp}$的公式中，零阶项被消除，则有

$$\delta\Lambda e^{ikz} = \sum_{n=1}^{N} b_n(k) \delta\Lambda \phi^n(z)$$

定义 Φ 为一个电流激励方式矩阵，该矩阵中，第 n 列为 $[\phi^n(z_1),\cdots,\phi^n(z_L)]^T$，则有 $\delta\Lambda\phi^n(\zeta_l)\approx(\Phi\delta\Lambda)(l,n)$。

接下来，通过将式7.26中的积分离散化，以计算散射变换，如下所示

$$\mathbf{t}^{\exp}(k)\approx\sum_{l=1}^{L}\int_{el}e^{i\bar{k}z}\sum_{n=1}^{N}b_n(k)\delta\Lambda\phi^n(z)ds\approx\sum_{l=1}^{L}A_l\sum_{n=1}^{N}e^{i\bar{k}zl}b_n(k)(\Phi\delta L)(l,n)$$

式中，A_l 为第 l 个电极的面积。

当存在噪声时，散射变换或其 $\mathbf{t}^{\exp}$ 近似于无穷大，因此，计算必须在 k 平面的有限区域内进行。为简单起见，将该区域视为半径为 R 的圆形区域，并将 R 称为截断半径：对于 $|k|>R$ 的区域，令 $\mathbf{t}^{\exp}(k)=0$；同时，将 R 作为下标以表示截断，即 $\mathbf{t}_R^{\exp}$。

7.4.2.3 D-bar方程的数值解法

电导率逆向求解问题具有如下形式的方程

$$\bar{\partial}_k v(k)=T(k)\overline{v(k)} \tag{式7.28}$$

文献［565］报道了一种基于快速Fourier变换（fast Fourier transform，FFT）的数值解法。当在一个 $M\times M$ 的网格上计算解时，该方法用于求解D-bar方程时所具有的计算复杂度为 $M^2\log M$。文献［749］提出了另一种基于有限差分法的方法；文献［558］还介绍了一种谱方法。

由于已经将散射变换截断为 $\mathbf{t}_R^{\exp}$，以截断后的 $\mathbf{t}^{\exp}$ 表示积分形式的D-bar方程的解，表示为

$$\mu_R(z,s)=1+\frac{1}{(2\pi)^2}\int_{|k|\leqslant R}\frac{\mathbf{t}_R^{\exp}(k)}{(s-k)\bar{k}}e_{-z}(k)\overline{\mu_R(z,k)}dk_1dk_2 \tag{式7.29}$$

文献［745］表明，对于固定的 $z\in\mathbb{R}^2$，如果已知 $|k|<R$ 的圆形区域的限制条件 $\mu_R(z,k)$，则通过将式7.29的右侧替换为 $\mu_R(z,k)|_{D(0,R)}$。对于任何 $k\in\mathbb{C}$，就可以求得 $\mu_R(z,k)$。文献［745］详细介绍了如何在圆形区域上将上述过程简化为周期方程。

在 k 平面中选择截断半径为 $R>2$，令 Q 为 $Q:=[-R,R]^2$，选择一个正整数 m，令 $M=m^2$，设 $h=2R/(M-1)$。定义一个 $M\times M$ 网格 $G_m\subset Q$，如下所示

$$G_m=\{(hj_1,hj_2)|j_l\in\mathbb{Z},-2^{m-1}\leqslant j_l\leqslant 2^{m-1},l=1,2\} \tag{式7.30}$$

有关网格的图示见图7-2。注意，该网格不包含点（0，0），且可以通过Matlab的meshgrid命令创建该网格。

对于函数 $\varphi:Q\rightarrow\mathbb{C}$，用一个 $M\times M$ 复矩阵 ϕ_h 定义网格 G_m 上的 ϕ 值矩阵，其中，$\phi_h(1,1)$ 是左上网格点的 ϕ 值，$\phi_h(1,2)$ 是第一行第二个网格点的 ϕ 值，以此类推。

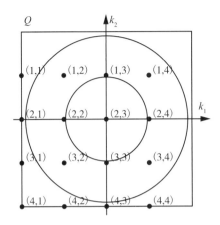

图7-2 通过计算得出的平方Q中的4×4网格G_2

注：图中两个圆的半径分别是R和$2R$。

式7.29的形式可写为

$$\mu_R = 1 - PT_R\rho\,(\mu_R) \qquad\qquad\qquad （式7.31）$$

式中，ρ为共轭运算符，P为与$\overline{\partial}_k$运算符的Green函数的卷积，$\widetilde{g} = \dfrac{1}{\pi k}$，$T_R$为乘法运算符

$$T_R = \frac{\mathbf{t}_R^{\exp}\,(k)}{4\pi\overline{k}} e_{-z}\,(k)$$

式7.31中的卷积可以通过乘法在频域中使用FFT实现。给定一个周期函数φ，可以通过下式对P_φ进行近似计算

$$(\widetilde{P}_\varphi)_h \approx h^2\,\mathrm{IFFT}\left(\mathrm{FFT}\,(\widetilde{g}_h) \cdot \mathrm{FFT}\,(\varphi_h)\right)$$

式中，FFT和IFFT分别表示2D的快速Fourier变换和快速Fourier逆变换。

式7.31可以通过多种数值方法进行求解，而GMRES提供了一种不使用矩阵的方法，即在GMRES迭代过程中不需要使用矩阵作为中间存储。由于式7.22中存在复共轭，必须将实部和虚部分开，以创建一个维数为$2M^2$的线性系统。

考虑将$M \times M$矩阵φ_h中的实部和虚部写为向量，并调用结果$\overrightarrow{\varphi_h}$，则有

$$\mathrm{vec}\,(\varphi_h)\colon = \begin{bmatrix} \mathrm{Re}\varphi_h\,(1,\ 1) \\ \vdots \\ \mathrm{Re}\varphi_h\,(M,\ M) \\ \mathrm{Im}\varphi_h\,(1,\ 1) \\ \vdots \\ \mathrm{Im}\varphi_h\,(M,\ M) \end{bmatrix} = \overrightarrow{\varphi_h} \qquad\qquad （式7.32）$$

同时，用$\mathrm{mat}\,(\overrightarrow{\varphi_h}) = \varphi_h$表示求逆运算。则式7.31中的运算符$I - PT_R\rho$被向量化为

$$\vec{\varphi}_h - \text{vec}\left(h^2 \text{IFFT}\left(\text{FFT}\left(\widetilde{g}_h \right) \cdot \text{FFT}\left(\left(\frac{\mathbf{t}_R^{\exp}(k)}{4\pi\overline{k}} e^{-i(kz+\overline{k}\overline{z})} \right)_h \cdot \overline{\text{mat}(\vec{\varphi}_h)} \right) \right) \right)$$

这种形式适合馈送到实值迭代GMRES求解器中。则式7.31的解为$\vec{\varphi}_h$，且$k=0$时的μ_R值可以通过k网格上的插值近似到点$k=0$，电导率可以通过$\mu_R^2(z,0)=\sigma(z)$计算。对于ROI中的每个点z，可以使用上述方法并行计算。

7.4.3　重建示例

本节介绍使用D-bar方法对实验数据进行重建的若干示例，更多示例见参考文献。本节所用示例来自科罗拉多州立大学的重建图像，所用系统为ACE 1系统，测量数据为健康人类受试者的数据。图7-3包含6幅胸腔重建图像（总帧数为500帧），是对屏气状态下的健康受试者进行灌注后，使用$\mathbf{t}^{\exp}$近似的D-bar方法进行重建所得。图7-4为6幅胸腔的差分重建图像（总帧数为500帧），测量对象为进行肺通气的健康受试者，图像重建方法同上。

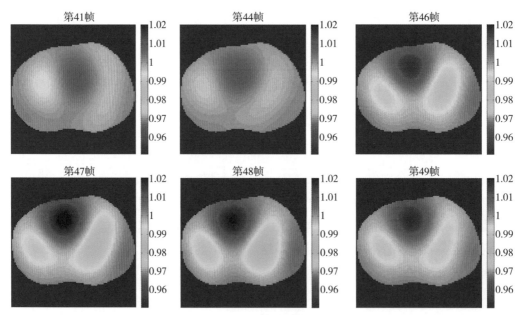

图7-3　屏气状态下的健康受试者进行灌注后，使用$\mathbf{t}^{\exp}$近似的D-bar方法进行重建所得的胸腔的差分图像

注：每幅图中，心脏位于顶部，红色区域表示相对于参考帧的高电导率，蓝色表示低电导率。重建计算由Melody Alsaker完成。

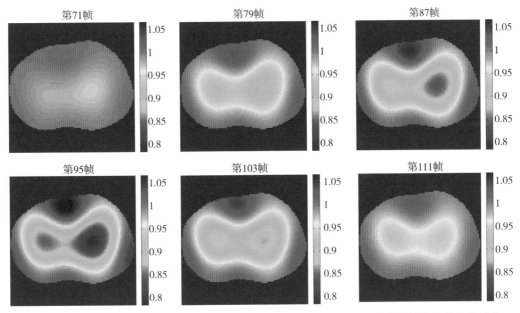

图7-4　健康受试者进行肺通气时，使用 t^{exp} 近似的D-bar方法进行重建所得的胸腔的差分图像

注：每幅图中，心脏位于顶部，红色区域表示相对于参考帧的高电导率，蓝色表示低电导率。重建计算由Melody Alsaker完成。

7.5　D-bar方法的新近研究方向

本章前几节介绍的D-bar方法，对其研究最深入，所做测试也最多，但仍然还有许多值得探索的方向。本节简要介绍了关于D-bar方法的一些最新进展，涉及EIT问题在其他医学领域的相关应用。关于采用D-bar方法和基于最小二乘的迭代方法重建所得图像之间的比较，可参考文献［420，422，502，923］。

在二维D-bar方法中使用的非线性低通滤波器导致Gibbs现象，类似于线性傅里叶变换。同时，文献［70］中的计算结果表明，从截断的散射数据中的实值电导率进行D-bar重建，几乎不受D-bar方法种类变化的影响。该方法主要有三种变种。第一种是基于文献［764］的方法，请参阅文献［501，562，564，744，973］。文献［764］中证明的光滑性假设被放宽，以允许在文献［163］中的一次可微的电导率。在该背景下出现的D-bar问题是一个一阶椭圆型方程系统，这增加了实现时的复杂性。请参考［416，421，565］以了解基于此方法的结果和重建。最后，在文献［69］中，所有对光滑性的假设都被去掉了，而用贝尔特拉米方程作为CGO解的PDE。基于文献［67，69］的方法，请参考文献［65，66，86］。

文献［416］提出了一种D-bar方法，用于重建复电导率（即 $\gamma = \sigma + i\omega\varepsilon$ 中的电导

率和介电常数）。同时，文献［289］从理论上证明了解的唯一性，文献［104］证明了解的 Lipschitz 稳定性。该方法依赖于 D-bar 椭圆方程组的解，在对实数椭圆方程组的证明中，情况也类似。文献［421］报道了基于胸腔积液、肺过度充气和气胸的数值仿真数据的重建结果。关于散射变换的计算，文献［462］报道了一种与文献［421］所述方法不同的方法，给出了健康受试者的肺通气和肺灌注的重建结果。

有关将 D-bar 方法扩展应用于部分边界数据的研究进展，可参见文献［419，446，447］。此外，文献［764］在第 6 章介绍了一种计算扩展技术，可以避开"边界附近的电导率为恒定"这一假设。该方法应用于仿真数据的示例如图 7-5 所示。

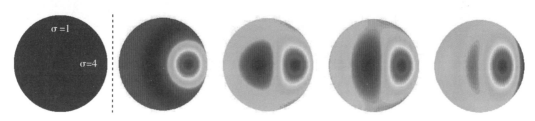

图 7-5　边界数据与重建图像

注：左图：理想的不连续电导率分布。右图：使用部分边界数据，散射变换的截断半径为$|k| \leqslant 3$，（左起）边界 DN 数据为 100%、75%、50% 和 25% 的重建结果。

如果电导率是各向异性的，则 EIT 会出现不唯一的问题。但是，仍然可以通过 D-bar 方法重建各向同性的电导率，而各向同性电导率是各向异性电导率的形变。文献［460］首先对此进行了报道，随后，文献［417］通过另一种思路对该问题重新进行了分析，并实现了其计算过程。

如文献［562］所述，通常使用非线性低通滤波器对 D-bar 方法进行正则化。然而，电导率分布通常具有鲜明的变化特征。对于这种情况，不建议像在低通滤波器中将高频信息替换为 0。可以通过以数据驱动的方式或分割过程将边缘重新引入 D-bar 重建来解决这类问题。

另一种方法是在重建中引入空间先验信息。例如，在数据计算的散射变换中增加一个从先验信息计算的散射变换，该先验信息是原始截断半径之外的 k 值区域中的先验信息。由于较大的 k 值对应于重建中的高频信息，通过该方法可以提高重建图像的分辨率。文献［42］对该方法进行了介绍，且该方法还被用于处理部分边界数据和复电导率。文献［45］介绍了一种用于选择先验电导率值的优化方法，用于解决使用实验数据时所遇到的问题；文献［43，44］进一步研究了该方法，并将其用于人类受试者的动态重建。图 7-6 展示了动态先验信息对一组肺通气图像的影响。在 D-bar 方法中添加先验信息的另一种方法是引入具有 Schur 补性质的统计先验信息。有研究者使用 ACE 1 系统验证了这一

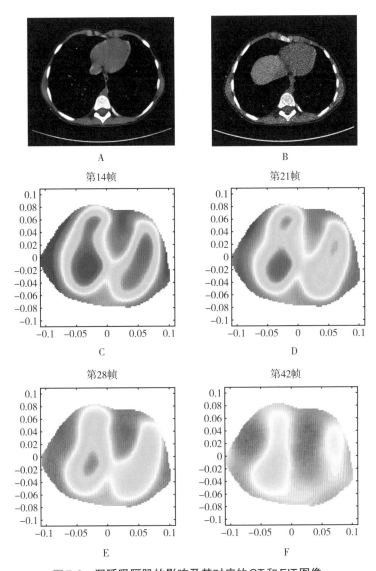

图7-6 深呼吸膈肌的影响及其对应的CT和EIT图像

注：A.吸气CT扫描。B.呼气CT扫描。在呼气CT扫描中，右肺（观察者的左侧）可见横膈膜。C～D.使用 D-bar方法得到的一组（6帧，总帧数为600帧）因肺通气而引起的电导率变化的重建图像，所用动态先验信息包括通过优化算法选择的先验电导率值。所有图像都以相同的比例显示，图中蓝色部分对应于低相对电导率区域，红色部分对应于高相对电导率区域。C图为最大吸气量时的图像，其后图像反映通气过程，直至接近最大呼气量。有关该研究工作的更多细节，可参阅文献［45］。

方法，测量数据来自一个装满生理盐水的物理模型，其内装有西瓜片和琼脂，分别模拟肺和心脏（图 7-7）。此外，还可以通过使用共形映射以对 D-bar 重建图像进行增强。

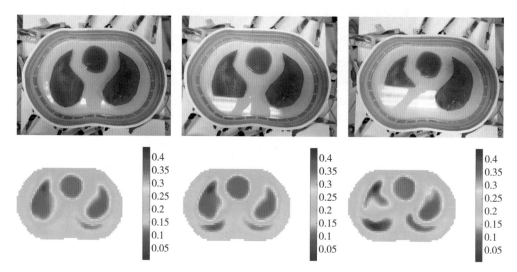

图 7-7　实验模型及其重建图像

注：上图为实验物理模型——西瓜"肺"和琼脂"心脏"置于装满生理盐水的容器中；下图为静态重建图像——采用统计先验信息，通过 D-bar 方法重建实验物理模型。重建计算由 Talles Santos 完成。

文献［379］报道了一种使用 CGO 解的新方法。对 CGO 解的复参数的极性分量进行一维 Fourier 变换，所得结果类似于电导率的 X 线投影信息。该方法开辟了重建部分电导率信息的新思路，如不同组织之间的部分界面。

D-bar 方法也适用于非 EIT，如声学断层成像和漫反射光学断层成像。

机器学习这种现代技术对各类成像（包括 EIT）的发展产生了巨大影响。文献［415］介绍了一种借助深度学习的后处理方法，用于锐化 D-bar 重建图像。文献［179］报道了一种检测器官边界的方法，将深度学习应用于散射变换。图 7-8 展示

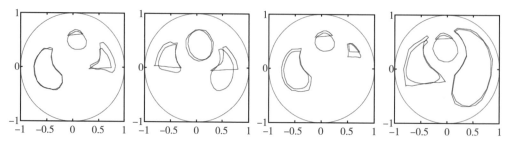

图 7-8　使用深度学习方法对多个模拟损伤进行重建后的结果，该深度学习方法使用训练后的散射变换对器官边界进行重建

注：图中，器官的实际边界以蓝色表示，使用神经网络计算所得的边界以红色表示。关于该方法的详细介绍，可参阅文献［179］。重建计算由 Michael Capps 完成。

了器官边界的重建结果。对100 000个仿真散射变换进行了卷积神经网络训练，这些散射变换的基分布是随机选择的，其扰动包括电导率、形状、缩放、器官损伤及旋转。

基于CGO解的三维EIT算法的讨论与实现方法，可参阅文献［108，109，139，211，229，230，231，563］。

总之，笔者希望通过本章能够促进D-bar方法的进一步发展。对于本章内容所遗漏的任何问题，笔者表示歉意；同时，对各位研究人员对D-bar方法这一研究领域的贡献表示感谢。

（作者：David Isaasson　Jennifer L. Mueller　Samuli Siltanen

翻译：杨　琳　代　萌　张婷婷）

第8章　EIT图像解读

EIT图像直观表示组织阻抗或其随时间的变化。EIT系统的用户通常对其他（临床）参数感兴趣，因此，需要对重建图像进行解读。目前临床对于EIT胸腔图像的解读是最成熟的，但对于其他部位EIT图像的解读也有相应的研究。

一幅典型的EIT图像为32×32像素。由于反向模型和重建方法的不同，像素数也会有所不同。一般而言，临床无法对于单独一幅EIT图像进行空间解读，因为EIT显示的是相对于参考值的时间阻抗变化。关于EIT测量的采样频率，胸腔测量通常为每秒20～50帧，头部测量通常为每秒1帧。EIT的测量结果包含时间和空间信息。因此，对EIT图像的解读应同时反映这两个方面。本章介绍了EIT图像的基本要素，总结了具有代表性的功能图像和EIT指标，并展示了如何使用这些工具对EIT的临床成像结果进行解读。

8.1　EIT图像的要素

8.1.1　重建图像的有效尺寸

本书第6.6节已经讨论了不同的重建方法。由于反向模型和重建方法不同，重建图像的形状和大小有所不同。图8-1展示了一个示例，说明胸腔图像中的有效像素取决于反向模型。通常，算法将重建图像映射至一个矩形像素（或体素）网格。在EIT胸腔或头部测量中没有方形反向模型，因此，对于方形的EIT重建图像而言，其角落处的像素值通常设置为0（或占位符，如NaN）。在图像分析中，通常关注某些ROI，如在测量过程中像素的改变。

8.1.2　色彩映射与色阶

重建的阻抗值并没有颜色。为了可视化结果，各种研究小组和EIT设备制造商都使用了具有不同可能颜色映射的伪彩色。选择使用的一些颜色图仅仅是因为它们是分析软件的默认设置，或是期刊打印时可接受的图形的灰度（例如，Jet彩色图是旧版本MATLAB中的默认设置）。用于临床的EIT设备所采用的色彩映射，其目的在于修改某

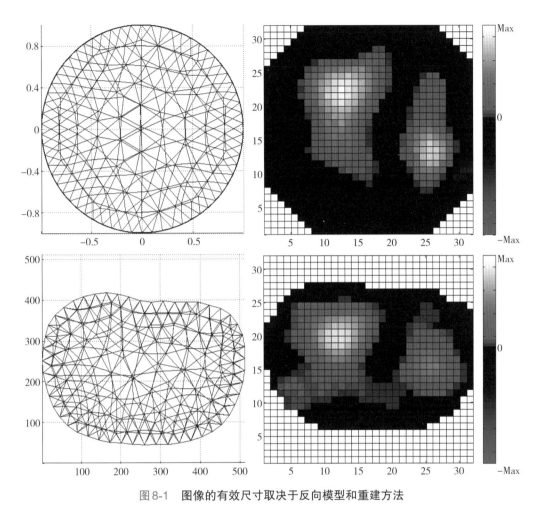

图8-1 图像的有效尺寸取决于反向模型和重建方法

注：上图为基于圆形有限元模型的重建图像；下图为基于胸腔形状（提取自相应患者的CT）的重建图像。

些电导率变化的视觉强度（例如，Swisstom和Timpel的色彩编码不显示负值变化）。本章介绍如何使用各种fEIT的图像和指标来处理EIT的原始阻抗值，因此，需要指出的是，即使使用相同的色彩映射对图像进行编码，像素也可能具有不同的含义。在每一次使用时，需要定义并解释所用的色彩映射。

当确定色图的选择时，应选择合适的色标，以便可视化阻抗的变化大小（如通气、出血）。不同的色阶可能会使电导率变化呈现不同的图像（图8-2）。通过色彩映射，能够增强或减弱这种表现的效果。以色彩映射Jet为例，蓝色自动分配给色阶中的最低值。因此，像素值为0的背景色可能会根据所选的色阶而变化。另外，Dräger Pulmovista使用的色彩编码中，像素值接近于0的像素所分配的颜色为黑色，则所有小于特定值的电导率变化均表示为黑色，从而弱化了微小扰动的视觉效果。

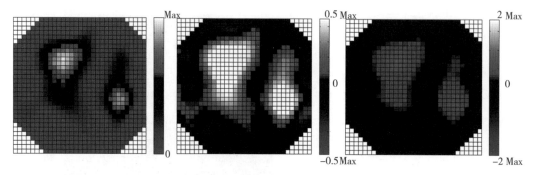

图 8-2　以不同色阶表示的重建图像

注：与图 8-1 右上图完全相同。

8.1.3　采样频率及信号混合

现代 EIT 设备能够提供高达每秒 100 帧的采样速度，这对于大多数临床 EIT 应用来说是不需要的。随着采样率的增加，瞬态现象可以得到更好的解决，但是，更高的采样率可能会导致信号质量下降，并且需要较大内存以存储数据。对于头部测量，如监测脑出血或脑缺血，每秒 1 帧的速度足以检测出异常。对于通气和灌注等更高动态的应用，采样率最好为每秒 20 ～ 40 帧。在称为高频振荡通气（high-frequency oscillatory ventilation，HFOV）的通气模式中，患者的通气频率为 3 ～ 15Hz（每分钟 180 ～ 900 次呼吸），则采样率应做出相应调整。否则，无法正确捕获潜在的现象（即在这种情况下的通气分布）。图 8-3 展示了猪在 HFOV 期间的通气分布，EIT 采样率分别为每秒 40、20 和 10 帧。根据 Nyquist-Shannon 采样定理，假设振荡通气速率为 9Hz，则每秒 20 帧的采样速度就足够了。但如果采用该采样率，就无法获取全部阻抗曲线中的循环最小值和最大值（图 8-3 第二行左图）。如果采样率为每秒 10 帧，数据将被锯齿化，从而导致图像的错误解读（图 8-3 第三行）。另外，当 EIT 同时获取多个生理或机械信号时，可能难以识别信号的周期特征。图 8-4 显示了两个周期性心搏相关信号的混合信号，其频率相同，但存在相移。该混合信号看起来是不规则的（图 8-4 左图）。

环境中的其他信号也可能干扰 EIT 信号。图 8-5 展示了患者躺在气垫上进行的 EIT 测量。可以看到，由床垫的重复充气和放气引起了较大的信号波动。图中，较小的快速波动反映了与 HFOV 同步的阻抗变化。使用高通滤波器后，较大的干扰得以消除。此外，文献［303］还研究了其他干扰源。

因此，如果观察到某些未知信号，则图像解读必须谨慎。这些未知信号可能是由低采样率、信号混合（非感兴趣信号）、来自环境的噪声或其他原因引起的。

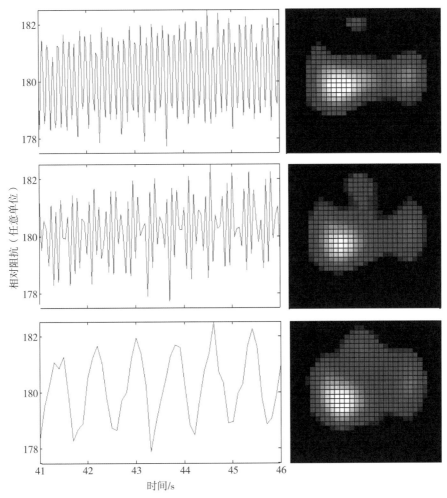

图8-3 高频振荡通气期间的阻抗波形（左列）和通气分布（右列），测量对象为麻醉后被置于仰卧位的猪

注：振荡通气率为9Hz，EIT采样率为40Hz（第一行），20Hz（第二行）和10Hz（第三行）。

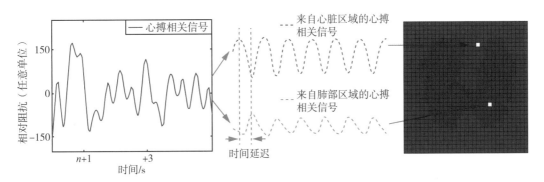

图8-4 在胸部表面测量的心搏相关信号，该信号是混合信号，分别来自心脏和肺部区域

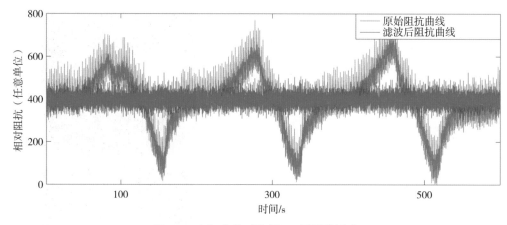

图8-5　充气床垫对胸部EIT测量的影响

注：床垫在大约90秒的时间间隔内反复充气和放气。一名慢性阻塞性肺疾病患者使用高频振荡通气（振荡速率为6Hz）进行机械通气。蓝色表示原始EIT波形，红色表示高通滤波后的对应波形（截止频率为2Hz）。图中数据由I. Frerichs教授提供。

8.1.4　不同类型图像中像素的含义

原始EIT数据通常不能直接提供可解释的结果，因此，应进一步处理。为了使数据处理的结果可视化，可以再次将结果绘制为原始大小的图像。然而，图像的含义从纯阻抗值变为高级指数。再次以肺EIT为例，为了量化潮气通气分布，研究者提出了几个功能性EIT图像。根据所使用的功能图像，图像中的像素可以表示阻抗变化，特定时间阻抗的标准偏差，以及比较全局和区域阻抗-时间曲线的回归系数。如果像素代表阻抗以外的参数，则应对其进行解释，并尽可能使用不同的颜色图，以避免混淆。当基于频差或绝对算法重建图像时，像素值表示完全不同的信息，需要作出不同的解释。

8.2　功能图像和EIT测量

EIT通常用于监测ROI的阻抗变化。由于EIT能够以高时间分辨率捕获空间信息，其结果包含有价值的功能信息，可能影响临床决策。只有当在一段时间内分析EIT数据时，此类信息才有意义。如果将信息提取并以图像的形式直观地呈现，它就变成了fEIT图像（图8-6）。如果将信息提炼为单个数字，称为EIT度量或指标。在之前发表的关于胸部EIT的专家共识中，fEIT和EIT指标被单独介绍，并根据其目标生理参数进行分组。为了包括其他EIT应用并避免一长串的分门别类，根据信息的获取方式总结了4种类型的fEIT和各种指标。每种类型的示例将会通过图片展示。本章末尾列出了当前fEIT和措施的词汇表（表8-2）。

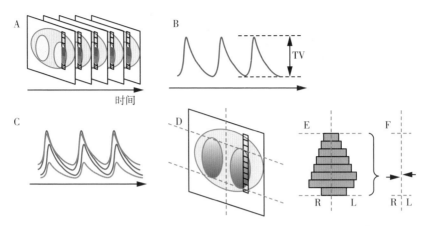

图8-6　功能 EIT 图像和测量的计算图示（改编自文献［293］）

注：EIT图像序列（A），从中计算（B）全局波形，以及（C）像素波形以计算潮气变化参数，从中生成fEIT
图像（D）。在（E）中，计算了左肺和右肺"分层"呼吸的水平直方图，据此确定了左肺和右肺的重心（F）。

8.2.1　特定ROI内阻抗变化的简单分布

为了监测阻抗变化，最简单的方法是比较两个指定时间点的 EIT 图像。因此，图像 $\hat{\mathbf{x}} = \mathbf{R}_M (\mathbf{d} - \mathbf{d}_{ref})$，其中，$\mathbf{R}_M$ 是一个重建矩阵（式6.14）。参考测量值 $\mathbf{d}_{ref}$ 应在一个稳定的时间点（如呼气末）选择，或者可以通过计算一组测量点的平均值得到。但是，临床条件下，噪声要比理想环境中的噪声多得多。为了降低噪声水平，阻抗变化通常以随时间变化的平均值表示。通过采用一些数学算法，可以降低来自其他信号的影响。

8.2.1.1　示例：对一次呼吸变化的fEIT进行平均

通过从吸气末图像中减去呼气末图像，可以评估潮气呼吸期间的通气变化，所得图像称为潮气图像（或者从呼气初图像中减去吸气初图像，对于计算平均量而言，二者没有差异）。对某时间段内的所有呼吸图像进行平均，可以增加信噪比（图8-7）

$$V_i = \frac{1}{N} \sum_{n=1}^{N} \left(\Delta Z_{i,\,Ins,\,n} - \Delta Z_{i,\,Exp,\,n} \right) \tag{式8.1}$$

式中，V_i 为fEIT图像中的像素 i，N 为所分析时间段内的呼吸次数，$\Delta Z_{i,\,Ins,\,n}$ 和 $\Delta Z_{i,\,Exp,\,n}$ 分别是吸气末和呼气末时原始EIT图像中的像素值。

该fEIT广泛用于胸腔EIT。通过从吸气末图像中减去呼气末图像，可以认为在每幅一次呼吸图像中，其参考帧通过每一次呼吸都得到了更新，并且图像的信噪比很高，尤其是在发生基线漂移的情况下（原因可能是出汗、电极移动或姿势改变等）。但是，有时很难对呼气末和吸气末进行可靠的自动检测，特别是对于呼吸不规律的患者而言。例如，在自主呼吸期间或存在 Pendulluft（钟摆呼吸，一种异步肺泡通气，通常由不同

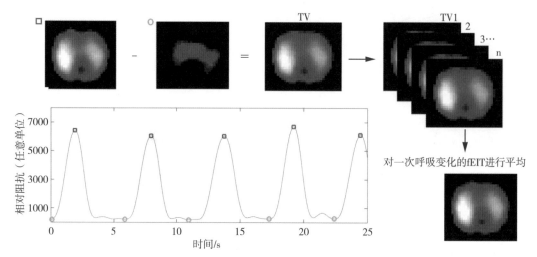

图8-7　对一次呼吸变化的fEIT进行平均

注：绿色圆圈表示吸气初，红色圆圈表示吸气末/呼气初。

的区域时间常数或动态胸膜压力变化引起）。

8.2.1.2　示例：回归fEIT

要计算这类fEIT，每个像素值是下列线性回归方程的回归系数

$$\Delta Z_i(t) = \alpha_i \sum_{m=1}^{M} \Delta Z_m(t) + \beta_i + \varepsilon_i \qquad （式8.2）$$

式中，$\Delta Z_i(t)$ 表示原始EIT图像像素i随时间变化的相对阻抗值，α和β是回归系数，ε是拟合误差，M是重建的EIT图像中的总像素数。因此，α_i将是fEIT图像中为像素i绘制的值。

此fEIT计算的假设是全局阻抗−时间曲线由目标信号主导（图8-8）。与全局信号相比，不同步的信号将被抑制。

8.2.1.3　示例：心搏相关fEIT

一系列EIT图像通常可能同时包含几种潜在生理或病理活动的阻抗信息。如果这些生理活动在不同的频率下表现，我们可以提取感兴趣的EIT信号，并通过频率滤波过滤掉不需要的信号或噪声。如果这些活动以不同的频率发生，则可以使用相应频率滤波器来分离这些活动。

对于胸部应用，EIT可同时捕获通气和心搏相关的阻抗信号。由于与心搏相关的电阻抗变化（＜5%）远小于与通气相关的变化（＞50%），并且这两个信号具有不同的频率，获取心搏相关信号可以通过滤波的方式来衰减与通气相关的信号。通常，我们计算全局阻抗信号的傅里叶变换形式，以获得相应的功率谱，并确定呼吸和心率的预期频率范围。接下来，再次对原始EIT图像序列中单个像素的每个波形执行傅里叶变换。然后

将心频的信号幅度分配给各个像素，以构建心搏频率EIT（图8-9）。相应的fEIT可以使用前面提到的通气图的类似计算技法（如示例第8.2.1.1节和第8.2.1.2节）。由于心搏频率

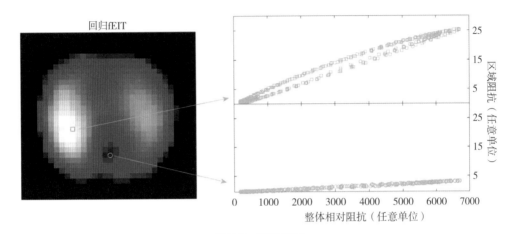

图8-8　回归fEIT

注：与整体信号不同相的信号被抑制（如绿色圆圈标识的信号）。

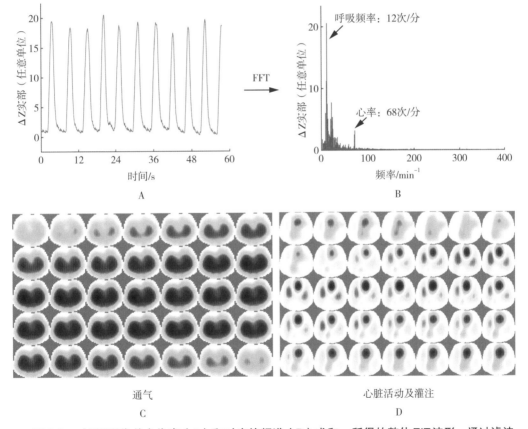

图8-9　对EIT图像单个像素（A）和对应的频谱（B）求和，所得的整体EIT波形。通过滤波，可以分别显示通气EIT图像（C）和心搏相关EIT图像（D）

fEIT也包括对肺灌注的信息，一些出版物称之为"灌注图像"。然而，正如先前的综述指出，出于不同的生理原因，以心搏频率滤波的EIT图像可能高估或低估肺灌注。

8.2.1.4 示例：颅内电阻率变化的识别与追踪

人体颅内电阻率变化可以通过EIT检测和量化，这已通过硬膜下血肿的钻头引流术体内成像的临床可行性研究得到验证。阻抗变化区域的识别是通过使用预定义阈值（$Z_{peak}-Z_k$）/$Z_{peak} \leqslant$ T的重新构造值来确定的，其中Z_{peak}是所有元素的峰值，阈值参数T设置为20%作为经验值。然后，计算EIT图像上的平均重构值（ARV）和ROI大小（sROI）

$$ARV = \frac{1}{E} \sum_{k=1}^{E} x_k A_k \qquad （式8.3）$$

$$sROI = \frac{\sum_{k=1}^{E} A_k}{\sum_{i=1}^{N} A_i} \qquad （式8.4）$$

式中，X_k表示ROI中第k个单元的重建值，A_k是面积，E和N分别表示ROI和成像区域内单元的总数。

在临床试验中，动态EIT已被用于识别和追踪因病理或生理过程而引起的颅内局部阻抗变化（图8-10），如对脑出血和局灶性脑梗死进行EIT监测。

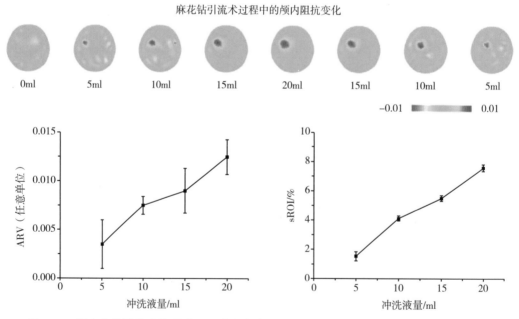

图8-10 行麻花钻引流术的硬膜下血肿患者的EIT图像及其分析结果（数据来自文献［220］）。第一行为EIT图像和患者在手术期间的冲洗液量。第二行左图为ARV与冲洗液量之间的关系。第二行右图为sROI与冲洗液量之间的关系

注：ARV，平均电阻率值；sROI，感兴趣区的大小。

8.2.2 空间相关性计算的阻抗变化差异

这些测量旨在通过比较区域之间的空间相关性来描述EIT图像序列的变化。具体感兴趣的生理学特征决定了图像的表征。在胸部EIT的应用中，这种类型最常用的EIT指数用于描述通气空间异质性的总体程度。表征fEIT图像中的不均匀性水平非常重要，因为病理或治疗过程会损害正常条件下通气的均匀分布。

8.2.2.1 示例：通气中心

通气中心（center of ventilation，CoV）有时被称为通气重心，最早由Frerichs等提出。它测量通气的腹侧背侧分布。因此，它通常针对潮气变化fEIT的图像特征进行计算（如示例第8.2.1.1节和第8.2.1.2节）。CoV可以通过以下公式计算（图8-11）

$$CoV = \frac{\sum (y_i \times Z_i)}{\sum Z_i} \times 100\% \qquad （式8.5）$$

式中，y_i是像素高度，作为像素i的权重，因此，最腹侧的行是0，最背侧的行是100%。随着通气分布的中心向背侧移动，CoV将增加。各种类CoV参数可以在文献中发现，如将其缩放到-1和+1之间；或反转方向，使100%在腹侧；或将其简化为腹侧-背侧通气比（即$\sum Z_{ventral}/\sum Z_{dorsal}$），该简化参数与CoV相比，其稳定性较差。该简化参数也可以计算为$\sum Z_{ventral}/(Z_{ventral} + Z_{dorsal})$，但其通气偏移的特异性远小于传统CoV，腹侧或背侧区域内的分布是无法区分的。这种计算无法区分通气是仅位于最腹侧的一排还是朝向中心的第15行。也可以计算水平轴的CoV，这在临床实践中不太常见。

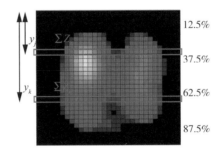

图8-11 **CoV的计算图示**

注：图像分为水平区域（像素宽度）。在每个水平区域中，像素阻抗ΣZ_j和ΣZ_k使用相应的水平位置y_j或y_k进行加权。CoV是使用上文提供的公式8.5计算的。Z，阻抗。

8.2.2.2 示例：全局非均一指数

全局非均一（global inhomogeneity，GI）指数由Zhao等提出，用于评估潮气通气的非均匀程度。GI的计算基于每个像素值与所有像素中值之差，通过肺部区域内阻抗

值的总和对这些值进行归一化

$$GI = \frac{\sum |Z_i - \text{Median}(Z_{lung})|}{\sum Z_i}$$

（式8.6）

式中，Z_i 表示所识别的肺部区域中像素 i 的阻抗值，Z_{lung} 为感兴趣肺部区域的所有像素。

　　与CoV类似，GI指数通常基于一次呼吸变化的fEIT图像计算（如第8.2.1.1节和第8.2.1.2节）。相关研究指出，GI指数计算的关键在于肺部区域的识别（图8-12）。在潮气fEIT图中只能观察到通气区域，因此，在单一通气状态下识别出来的肺部区域可能会导致GI值计算错误，并得出通气均匀分布的错误结论。将处于不同通气状态的fEIT图的肺部区域组合在一起，可以提高GI计算的准确性。如果无法获取各个不同通气状态，则对相应的数值进行解读时需要谨慎（如文献［107］）。EIT图像重建时，如果利用患者的CT扫描（假如能获取）勾勒出肺病形状信息，将有助于识别真实的肺部区域。近来，有研究者提出了一种新的GI$_{anat}$指标，该指标使用受试者本人的肺部区域进行精确计算。

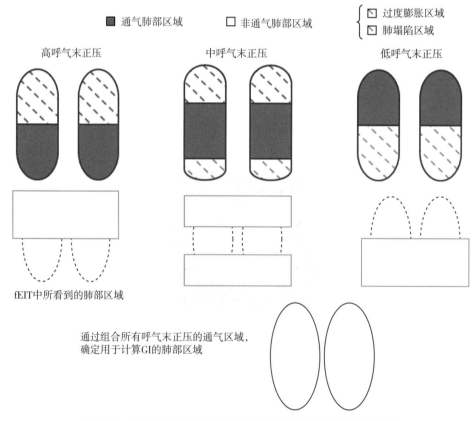

图8-12　呼气末正压滴定中用于计算GI指数的肺部区域的识别

　　注：每个呼气末正压中，肺部仅有部分区域通气。只有将不同呼气末正压下所识别的肺部区域组合起来，计算所得的GI才能可靠。

8.2.2.3　示例：颅内电阻率变化的空间相关分类

颅脑EIT中，颅内组织电阻率变化的位置信息与对病程进展的判断及治疗效果的评价密切相关。因此，在文献［53］中，基于脑部结构，脑部图像可以分为6个ROI：左额叶、右额叶、左颞叶、右颞叶、左枕叶和右枕叶（图8-13）。计算监测过程中6个ROI的平均阻抗变化（通常以平均重建阻抗值表示）。然后，使用统计检验（例如，配对t检验，或方差分析的重复测量数据）进行评估，以确定ROI之间的显著性差异。

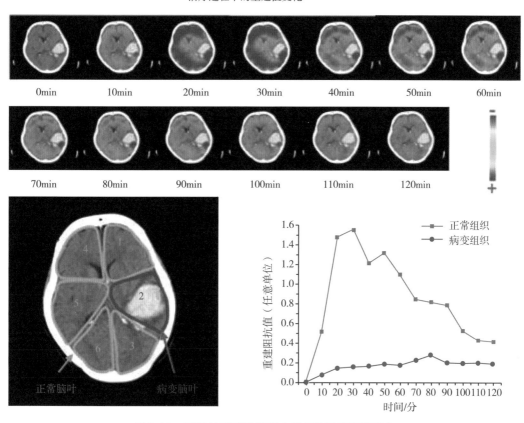

图8-13　使用甘露醇进行脱水期间的重建阻抗变化

注：顶部图，颅脑EIT的连续图像；底部左图，根据解剖结构定义6个ROI；底部右图，正常组织和病变组织的重建阻抗值。图中数据来自文献［316］。

在之前的临床试验中，EIT用于实时监测接受临床脱水治疗的患者在临床模型中脑水分含量的变化。每个区域（共6个）都被划分为正常脑或病变脑叶（图8-13）。在治疗过程中，计算这两类脑叶的平均阻抗变化。统计分析结果显示，不同脑组织具有不同的脱水作用，正常脑组织比病变组织脱水更严重。这一发现与已报道的一项临床研究一致，该研究发现，在缺血性脑梗死模型中，甘露醇输注后，正常脑半球中水含量的降低要大于受损脑半球。

8.2.3 提炼时间信息（利用高采样率的优势）

8.2.3.1 示例：吸气相容积分布

吸气相容积分布（intra-tidal volume distribution，ITVD）又称潮内气体分布，由 Lowhagen 等于2010年首次引入。该指标能捕获吸气阶段通气分布的变化，反映不同区域的异质性肺力学。设Z_n为EIT帧，将吸气相等分成8个容积段（$n = 1$，2，$\cdots$，7）。在这里，Z_0和Z_8代表吸气开始和结束时的EIT图像。等容积图像ΔZ_n不是计算潮气图像，而是通过从Z_n（$n = 1$，2，$\cdots$，8）中减去Z_{n-1}来构建。在最初的研究中，作者将肺划分为4个高度相等的腹侧背侧ROI。ITVD是针对每个ROI计算并绘制成图的

$$ITVD_{ROI} = \frac{\Delta Z_{nROI}}{\sum Z_n}$$ （式8.7）

式中，ΔZ_{nROI}是n处ROIs阻抗变化的总和，ΔZ_n是所有ROIs的总和（$n = 1$，2，$\cdots$8）。有研究提出了该指标的另一种形式，即将吸气相按时间等分而不是按容积等分，并通过$Z_n - Z_0$（$n = 1$，2，$\cdots$8）计算差分图像Z'_n。对两名接受支持通气的患者计算这两种ITVD并比较其结果，如图8-14所示。通常情况下，一次吸气短于2秒，如果采样率为20帧/秒，则Z_{n-1}和Z_n之间约有5帧（具体帧数取决于时间或容积划分）。噪声的影响可能较大（如图8-14右上图中的最后一个等分）。此外，在自主呼吸的情况下，阻抗（容积）变化变得不规则（图8-15），则可能不容易自动识别各个容积等分（如图8-15中以红色标记的吸气部分）。在容积突然快速增加的情况下，一些容积等分可能只包含几帧EIT，这使其容易受到噪声的影响（例如，图8-14左上角子图中的第一个等分）。

8.2.3.2 示例：区域通气延迟，提供fEIT和指数

两项研究介绍了区域通气延迟（regional ventilation delay，RVD），旨在识别打开延迟的肺泡区域，这可能是由周期性肺复张塌陷引起的。在低流量（复张）策略期间，吸气流量设置约为2L/min。与已经开放的肺泡区域相比，塌陷区域的复张较晚。RVD定义如下：当区域阻抗－时间曲线达到所定义的一次呼吸变化阈值时（文献［1169］中为10%，文献［742］中为40%；如图8-16所示）的绝对时间或占总吸气时间的百分比。RVD的fEIT对应于RVD映射的像素值。RVD指数可以是所有像素RVD的平均值或标准差。需要指出的是，RVD在常规控制通气或支持通气期间未经验证，因为这类情况下的吸气时间很短。在短暂吸气期间，采样点的数量是有限的。区域之间的通气延迟，可能在1～2个采样间隔内，因此，RVD的计算对噪声过于敏感

（尤其是在自主呼吸期间）。

8.2.4 由阻抗衍生的新单位或维度

这些指标或fEIT参数具有"新单位"，因为其不是基于阻抗或时间进行测量的，而

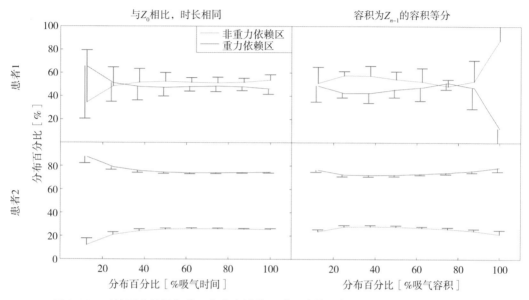

图8-14 对接受支持通气的两名患者计算两种形式的吸气相通气分布，并比较结果

注：Z为某指定时间点的EIT帧。Z_0为吸气起点帧。左侧图：八等分吸气时间。差分图像通过从8帧中减去Z_0计算得到（译者注：减去Z_0和减去Z_{n-1}是ITVD的两种不同算法，原文在图8-14这里没有加以区分）。图中绘制了相应差分图像的重力依赖区（红色）和非重力依赖区（蓝色）的通气分布；对一分钟内的呼吸进行分析和平均计算。右侧图：八等分吸气容积。差分图像通过计算$Z_n - Z_{n-1}$（$n = 1$，2，$\cdots 8$）得到。

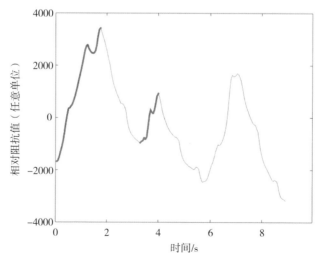

图8-15 自主呼吸通气患者的整体阻抗−时间曲线

注：吸气过程中，容积非线性增加的部分标记为红色。

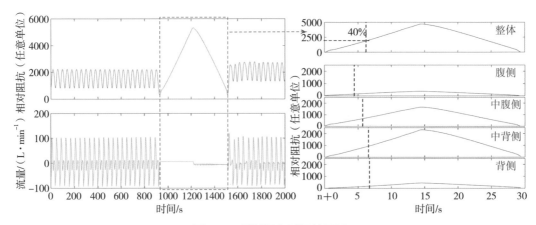

图 8-16 区域通气延迟的图示

注：在低流量操作期间，比较各个 ROI 达到一定吸气量的时间。与其他区域相比，潮气复张塌陷区域开放时间较晚，表现为时间延迟。该数据由 E. Teschner 先生友情提供，并得到 Draeger Medical 的许可。

是直接重建或测量的。这些新单位或维度是根据临床实际中使用的术语和参数得出的。该进展使 EIT 结果可以更容易被临床医生接受。

8.2.4.1 示例：作为 fEIT 的区域顺应性及其在呼气末正压滴定中的应用

呼吸系统顺应性（respiratory system compliance，C_{rs}）是了解肺部状态的参数，用于反映呼吸系统（包括胸壁和肺）的弹性。一般将其分为静态测量和动态测量。静态 C_{rs} 评估的是当气道流量小到可以忽略时，气道压力增加导致的容积增加；而当气流非负时对动态 C_{rs} 进行测量。与静态 C_{rs} 相比，动态 C_{rs} 可以提供不同的信息，原因在于机械通气过程不会中断。鉴于阻抗变化与容积变化成正比，可以通过在计算中用阻抗代替容积来评估 C_{rs}（单位不同）。EIT-C_{rs} 的区域分布可能提供有关肺组织力学性能的有用信息，但无法获得局部的压力变化。因此，有关 EIT-C_{rs} 测量的一个重要假设是，当流量值在吸气和呼气结束时达到 0 时，整个肺的压力是均匀分布的。

有关局部 C_{rs} 的假设如下：整个肺的压力变化是均匀的，并且当呼气末和吸气末的流量值达到 0 时，使用呼吸机读取压力变化。这种假设可能不适用于阻塞性肺疾病，尤其是存在气道陷闭或钟摆呼吸。对单次呼吸的分析中，使用吸气末和呼气末之间的压力差除以潮气 fEIT 图像中的像素变化值，假设每个像素的压力差相同。因此，局部 fEIT 图像与通气图像相同，只是比例不同，并且使用的是临床医生更熟悉的单位（而不是阻抗）。如果将阻抗变化校准为容积变化，EIT-C_{rs} 也可以归一化为容积/压力单位。

局部 C_{rs} 的一个实际应用是呼气末正压（positive end-expiratory pressure，PEEP）的滴定。在 PEEP 滴定期间，进行递减 PEEP 试验（PEEP 水平逐步降低）。一般情况下，呼吸机测量的压力先增后降，所测量的整体 C_{rs} 呈 ∩ 形。同样地，可以预计区域 C_{rs} 将呈现出相同的形状，但不同区域之间会存在差异（图8-17）。计算每个PEEP水平下肺部区域所有像素的区域顺应性；然后根据PEEP滴定期间区域顺应性曲线的降低［PEEP水平升高或降低（式8.8和式8.9）］，对累积的塌陷和过度膨胀的百分比进行估计。因此，肺容量减少。另外，肺组织过度膨胀是指肺中含有大量空气，降低了肺弹性。这些区域在通气期间也不会参与气体交换。

设$C_{reg,\ i} = \max\ (\ \Delta Z_{i\text{allPEEP}}/\ \Delta P_{aw})$，有

$$Col_i = \frac{C_{reg,\ i} - \Delta Z_{i\text{currentPEEP}}/\ \Delta P_{aw}}{C_{reg,\ i}} \times 100\% \qquad （式8.8）$$

如果当前PEEP水平低于$C_{reg,\ i,\ max}$所在的PEEP水平，则Col_i表示塌陷的百分比（$i \in$肺）。以使用$Over_i$代替Col_i，表示过度膨胀的百分比。累积塌陷或过度膨胀通过下式计算

$$Col_{cum} = \frac{\sum Col_i \times C_{reg,\ i}}{\sum C_{reg,\ i}} \times 100\% \qquad （式8.9）$$

类似地，Col_{cum}表示肺塌陷，其可以被$Over_{cum}$或$Over_i$代替（表示肺过度膨胀），具

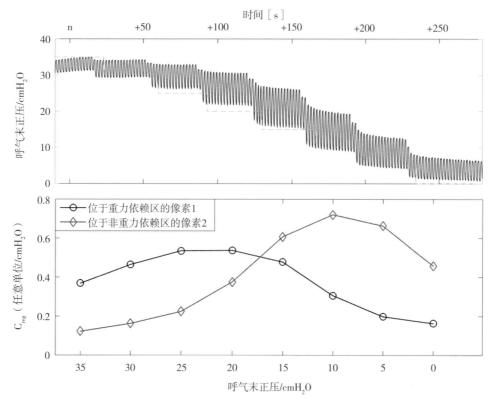

图8-17 递减PEEP试验中区域顺应性（C_{reg}）的变化

注：重力依赖区中的最佳C_{reg}位于较高PEEP水平（以黑色圆圈标识），非重力依赖区中的最佳C_{reg}位于较低PEEP水平（以红色菱形标识）。

体取决于当前 PEEP 水平和 $C_{reg, i, max}$ 所在的 PEEP 水平。

8.2.4.2　示例：肺功能检查的区域性表现

肺功能检查的目的是检查流速肺容积或其他肺功能限制。阻抗变化可以认为与一定范围内的容积变化成正比。因此，流速变化可以用阻抗的导数来近似。由于 EIT 仅提供相对阻抗值，应避免使用 EIT 衍生的肺功能参数（如 $FEV_{1, EIT}$ 和 FVC_{EIT}）进行直接比较。但经过标准化的参数（如 $FEV_{1, EIT}/FVC_{EIT}$），它们的比率在患者之间具有可比性。图 8-18 展示了一个用力肺活量（forced vital capacity，FVC）操作的例子，该示例取自一名健康志愿者。从全局曲线（图 8-18D）可以看出，峰流速（近似于相对阻抗的导数）出现得很晚，这表明受试者的用力不够。使用传统的肺活量测定法，是不可接受的测试，并且无法得出有用的信息。根据区域信息，可以在右腹侧肺中观察到 $FEV_{1, EIT}$ / FVC_{EIT} 特别低的区域（图 8-18C）。与正常肺区不同，EIT 衍生的流速-容量曲线（图 8-18A）显示，与吸气量相比，呼气量更小，表明可能存在阻塞。

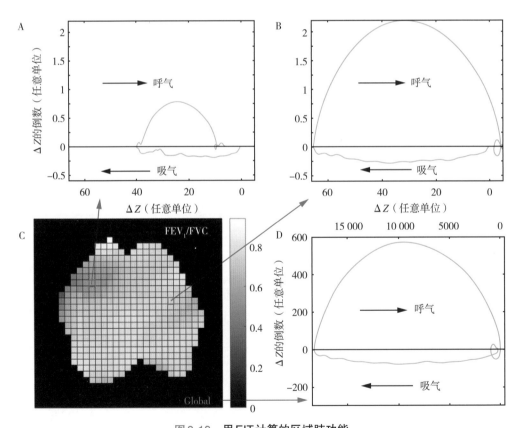

图 8-18　用 EIT 计算的区域肺功能

注：A、B.通过 EIT 得到的区域流速-容量曲线；C.区域 $FEV_{1, EIT}$ / FVC_{EIT} 比值，不符合 ATS/ERS 测试标准，但仍可观察到局部阻塞；D.通过 EIT 得到的整体流速-容量曲线。

8.2.4.3　示例：使用对比剂确定阻抗指标

如第8.2.1.3节所述，用频率滤波计算的心搏相关fEIT图像与肺灌注不完全相关。因此，为了更准确地测量局部肺灌注，可以考虑选择使用阻抗对比剂。一般情况下，通过中心导管将高渗NaCl溶液（据报道为5.85%或20%）作为阻抗对比剂注入中心静脉。由于高渗NaCl溶液降低了血液阻抗，在从心脏流动至肺部的过程中，在原始EIT图像中可以看到像图8-19B那样的阻抗显著下降。像每隔几小时注射少量NaCl这样的监测方案，Na摄入量应该是远低于指南推荐的摄入量的。例如，美国心脏协会推荐的每日2300mg钠摄入量相当于23次推注10ml 3%的高渗NaCl溶液。这种做法主要考虑的是患者安全，因为高渗NaCl溶液可能引起渗透性脱髓鞘综合征。迄今，笔者已知的用于人体受试者的最高浓度是10%。

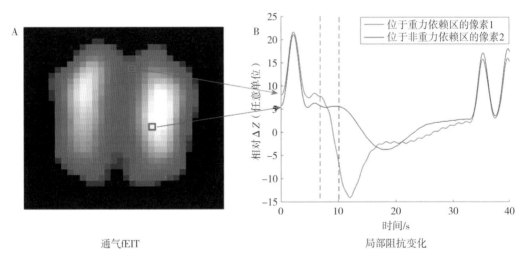

通气fEIT　　　　　　　　　　　　　　局部阻抗变化

图8-19　注射高渗NaCl溶液后的局部阻抗变化

注：像素1位于心脏区域，像素2位于肺部区域。像素1和2的局部EIT波形显示，由于生理盐水从心脏流向肺部，心肺区域的阻抗显著降低，并具有明显的时间延迟。

8.2.4.4　示例：频差EIT的线性相关度量图像

在刚切除的人乳腺组织中，恶性肿瘤与正常组织之间的阻抗谱存在显著差异，说明多频EIT可用于协助乳腺X线摄影提高乳腺癌检出率，并降低标准筛查方法的假阳性率。一项临床研究提出了一种多频EIT的线性图像重建算法，用于计算6个频率下的复导纳率。根据乳腺体素导纳率的实部与虚部（均通过频率参数化），可以绘制一幅电阻抗图谱（electrical impedance spectroscopy，EIS）图。

为了将EIS图中每个体素的信息以单个品质因数表示，引入了线性相关度量（linear correlation metric，LCM），其本质上是一种非线性变换，可量化EIS图与直线之间的相似性。为了计算LCM，计算了空间中每个点的电导率σ和绝对介电常数ε之间的最佳最小二乘拟合，我们计算了重构$\varepsilon_{lin} = a\sigma + bl$，其中$\sigma$是由所有频率的重构电导率组成的向量，$l$是所有1的列向量。通过对重构的介电常数和线性预测的介电常数之间的相关性进行非线性变换，ε作为重构介电常数的向量，在空间中的每个点计算LCM

$$\text{LCM} = \cfrac{1}{1 - \cfrac{\varepsilon_{lin} \cdot \varepsilon}{\| \varepsilon_{lin} \| 2 \| \varepsilon \| 2}} \qquad （式8.10）$$

LCM将显示在重建图像的中间层，与层析重建的中央图层并列显示。

8.3 临床应用

8.3.1 利用现有的fEIT及指标

本节将介绍用于临床的fEIT及指标。为了分析EIT数据，研究者可能会选择一个或几个现有的fEIT及指标。因此，需要了解每种fEIT和指标的前提假设及局限性。否则，对EIT数据的解读可能不准确。例如，用于PEEP优化的EIT指标较好地说明了这一点。表8-1总结了为优化PEEP而提出的不同EIT指标，其中的多数指标需要进行离线分析。如果我们不理解这些假设和局限性，可能会得出错误的结论（即选择了次优的PEEP），或者额外的可能是徒劳的工作。

例如，ITVD被广泛用于评估自主呼吸的通气分布，因为吸气过程中的分布变化可能反映了横膈膜活动。有研究者提出了"ITVD指数"这一概念，通过计算重力依赖区8个ITVD的总和与非重力依赖区8个ITVD的总和之比，对ITVD信息进行概括。但从数学上讲，通过上述计算过程得到的ITVD指数与腹侧背侧通气比这一简易指数相同，因为其使用的是容量等分段。

$$\text{ITVD}_{index} = \frac{\sum \Delta Z_{dependent}}{\sum \Delta Z_{non\text{-}dependent}} \qquad （式8.11）$$

式中，$\Delta Z_{dependent} = (Z_8 - Z_7) + (Z_7 - Z_6) + (Z_6 - Z_5) + (Z_5 - Z_4) + (Z_4 - Z_3) + (Z_3 - Z_2) + (Z_2 - Z_1) + (Z_1 - Z_0) = Z_8 - Z_0$，因此，这些多余的计算不会为ITVD指数提供新的信息。

表8-1 用于PEEP优化的EIT指标

名称	计算方法	最优值	局限性
C_{reg}趋势	PEEP滴定期间，计算当前C_{reg}与其最大值之间的差值（减少值）	整体最低降幅	1.在容积控制通气的情况下，每次PEEP的ΔP都会发生变化，可能无法对其进行计算 2.假设所有像素的ΔP都相同，则Creg的计算可能在某些情况下无效（存在摆动） 3.如果PEEP步骤数量有限（例如，滴定过程中只有3～4个步骤），则无法准确描述Creg，从而导致优化不准确
Cov	以高度加权的像素总和除以像素总和	$\approx 50\%$	1.图像中，肺部区域的上下两半不完全相同，因此，在均匀通气的情况下，50%可能不是最优值 2.在压力控制通气的情况下，每次PEEP的潮气量都会发生变化，因此，CoV不再是所需的指标
EELI趋势	呼气末的阻抗值	开始下降时	1.要观察到EELI的下降，PEEP某压力水平的时长应较长 2.缺乏明确标准以确定开始"下降"。当基线选择不同时，文献中所用方法可能会导致不同的结果
GI	像素差异与中位数的总和/肺部区域内的像素总和	最低值	结果在很大程度上取决于肺部区域的识别。在无法进行肺复张的患者中，无法识别肺塌陷区域，这种情况下该指标不适用
ITVD指数	吸气时，将重力依赖区和非重力依赖区的通气分布按容积八等分。该指数是ITV_{non}总和与ITV_{dep}总和之比	≈ 1	1.如果重力依赖区的值较低，则该值可以任意大。该ITV指数的变化可能与通气位置的变化不成比例 2.图像中，肺部区域的上下两半不完全相同
ΔTV	TV之差	下降	1.当同时出现过度膨胀和塌陷时，该指标的含义不清楚 2.在容量控制通气的情况下，潮气量恒定时，该指标不适用
RVD	区域吸气起始相对于全局的阻抗-时间曲线有延迟。以时间或标准差表示	PEEP最低时，RVD最低	在实验中进行过测试，使用的是低流量通气。常规机械通气过程中，吸气时间较短且采样点较少，则该指标的结果的噪声水平会较高，因此结果可能不可靠

注：C_{reg}，局部动态呼吸系统顺应性；CoV，通气中心；ΔP，压力差；EELI，呼气末肺阻抗；GI，整体非均匀性指数；ITV，潮气内变化；TV，一次呼吸变化；RVD，区域通气延迟。

8.3.2　关于fEIT图像及指标研究的建议

本节提出了关于如何研发新的fEIT及指标的建议。当现有fEIT及指标无法对结果进行概括时，需要对指标进行修改或进一步研究以描述所得结果。这项研究必须基于所得结果的特征，研究指标的常用方法可分为3个步骤。

（1）提出问题（临床需求）

不要为了提出指标而研究新指标。研究人员可以设计出非常漂亮的数学模型，或者将复杂的数学算法用于EIT数据分析。然而，如果模型中的参数没有明确的生理学（临床）意义，上述做法就没有什么实际作用。临床需求是研究指标的出发点。例如，在EIT刚刚问世之初，临床医生希望评估ICU中的患者的通气分布。对于使用机械通气的患者，尤其是ARDS患者，通气分布是不均匀的。通过EIT可以获取这种不均匀性，但原始EIT图像中的信息过多；如果不进行进一步处理（32×32像素，约为20帧/秒），临床医生将无法使用这些信息。

（2）理解问题

研究人员需要了解第一步中所定义的问题。在通气分布的例子中，必须了解什么是通气（空气的进出），肺部在机械通气期间的表现，应该从EIT数据中提取哪些特征（空间的、时间的），以及如何提取（使用不同的数学方法）。

（3）产生想法并使用（仿真、物理模型、受试者）数据对其进行验证

在分析和理解问题之后，可能会产生许多想法，但只有那些经数据验证并证明在临床中有用的指标才可以使用。为了评估通气分布，提出了相关fEIT及指标，包括简单的ROIs及单个指标（如CoV和GI）。在不同的临床条件下对这些指标进行了验证。可以通过仿真、物理模型、动物或人进行验证，而对某指标的最终验证是进行人体试验。无论多么仔细地为某指标设计仿真和动物模型实验，其仍然可能无法通过临床条件下的最终验证。例如，有研究者提出了一种简单的EIT指标及流程以肺损伤中的肺水肿进行量化。为此设计了动物模型，验证了这一指标的可行性。但在随后进行的临床试验中，无法在患者身上复制动物实验的结果，这表明动物模型与人类受试者仍然存在很大不同。对于仿真，这种差异会更大。

这里讨论一个针对需求对现有指标进行修改的示例。

一名患者在气道压力释放通气（airway pressure release ventilation，APRV）模式下进行机械通气。可以观察到，在左侧背侧区域（图8-20中的ROI 4），虽然一次呼吸的变化大于其他区域，但该区域肺泡的打开存在延迟。在阻抗-时间曲线中，当其他区域已经停止复张时，ROI 4的容积仍然在变大。

但是，由于APRV模式特点（在吸气开始时压力迅速增加）的原因，阈值为10%

或40%的常规RVD此时不适用（如图8-21A所示，阈值为40%）。为了适用于APRV模式，需要据此对RVD做出修正。RVD在这种情况下不适用的原因是压力的迅速增加，因此，首先想到的是在压力迅速增加之后找到一个新的起始点，并从该点开始使用RVD（图8-21B）。这是基于APRV特点所做出的修正。另一个方法是基于前面的观察结果：ROI 4需要更多的吸气时间，因此，吸气时间（如约为90%）必须比其他部分要长（图8-21C）。与常规RVC相比，这两种修正方法都能够对观察结果进行表征，并且对变化更敏感。

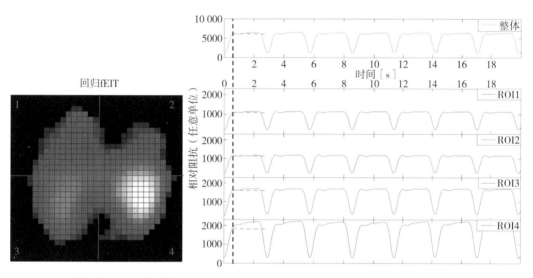

图8-20　在气道压力释放通气模式下对患者进行EIT测量：整体和局部变化的阻抗－时间曲线图

注：图中数据由E. Teschner先生提供（经Dräger Medical许可）。

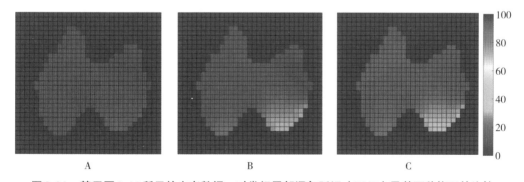

图8-21　基于图8-16所示的患者数据，对常规局部通气延迟（RVD）及其两种修正的比较

注：A.RVD阈值为一次呼吸最大变化的40%；B.重新选择吸气起始点，跳过迅速增加期；C.RVD阈值为90%。像素值为完成完全吸气后的时间百分比。

8.4 fEIT 图像及指标一览表

表 8-2 对 fEIT 及指标进行了总结，并附有简介和参考文献。该表根据具体 fEIT 及指标的常用名称或缩写，按照字母顺序排序（另参考文献［293］的在线附件）。

表 8-2　fEIT 及指标

名称	别称	使用方法及应用场景	参考文献
CoV	通气中心，重心	通气分布	［299］
C_{reg} 趋势（fEIT）	过度膨胀/肺不张	PEEP 滴定	［213］
EELI 趋势（fEIT）	呼气末肺阻抗	呼气末肺容量变化	［259］
GI 指数	全局不均一指数	通气分布	［1206］
ITVD	吸气相通气分布，ITV	吸气通气分布	［120］
肺功能 fEIT	根据各种肺功能参数命名	肺功能测试中的局部肺功能	［1089］
肺泡打开及关闭压力（fEIT）	无	局部肺复张（肺泡开放）和局部去复张（肺泡塌陷/关闭）所需的压力	［841］
回归 fEIT	线性回归、充气能力、多项式拟合	通气分布	［586］
RVD（fEIT）	局部通气延迟	局部吸气起始时间之间的差异	［739］
SD fEIT	标准差	通气分布	［402］
静默空间 fEIT	通气不良区域	通气分布	［996］
时间常数（fEIT）	区域呼气时间常数	局部阻塞	［532］
TV fEIT	平均潮气呼吸变化	通气分布	［1211］
心搏相关 fEIT	搏动 fEIT，心脏同步 fEIT，心搏相关 fEIT	与心脏活动和灌注相关的阻抗分布	［304］
使用对比剂的灌注	无	灌注分布	［131］
ARV 及 sROI	感兴趣区域的平均重建值和大小	颅内局部阻抗变化	［220］
LCM	线性相关度量	检测和定位乳腺肿瘤	［140］

如上所述，fEIT 及指标涵盖了 EIT 扫描所能提供信息的各个方面。新的参数越来越多，以满足 EIT 在新应用场景中的需要。如表 8-1 所示，许多参数仍有改进的空间。

笔者认为，在优化各种fEIT及指标的过程中会遇到各种问题，但其有望为人体组织的EIT研究提供新的思路。

（作者：招展奇 杨 滨 杨 琳

翻译：招展奇 杨 琳 代 萌）

第 3 部分

应　　用

03

第9章 用于肺功能测量的EIT

9.1 引言

9.1.1 肺生理学及病理生理学基础

肺的主要生理作用是确保人体与周围环境之间氧气（O_2）和二氧化碳（CO_2）的交换。肺是呼吸系统的重要组成部分，由空气传导气道、呼吸组织（负责O_2和CO_2在空气和血液之间的交换）和血液传导血管组成。

空气通过上呼吸道进入气管（从声带下方起始的部分软骨管）。从此处，空气通过气道的分支系统进一步向下传导。在到达气道的第16分支，即所谓的终末细支气管之前，吸入空气和人体之间还没有发生交换。人体内空气的传输机制主要是对流。由于不断出现的分支，气道的整体横截面积增加，在吸气期间气管和末端细支气管之间的气流速度降低。对于健康人来说，气管、主支气管、肺叶支气管和节段支气管是气流阻力最大的部位。在病理状态下，气道阻力可能由于气道肌肉收缩而增加（如哮喘患者），或因组织肿胀和分泌物增多而增加（如支气管炎）。

空气进入终末细支气管外的肺外周后，会进入呼吸区，通过扩散进行传导。呼吸区由肺泡管和肺泡组成，肺泡是一种微小气囊，周围环绕着称为毛细血管的最小血管网络。肺泡和毛细血管壁非常薄，能够使O_2从肺泡中的气体轻松进入毛细血管的血液，而使CO_2以相反方向运动。随着肺内气体不断进行交换，呼出气体的成分与吸入空气不同，前者所含O_2较少而CO_2更多。对于健康人而言，肺泡−毛细血管屏障通常不会限制气体交换，但如果其增厚（如由肺水肿情况下的体液积聚造成），则会影响肺力学，也会降低呼吸气体交换的效率。效率的降低会主要影响O_2的吸收，而与CO_2相比，O_2是两种呼吸气体中溶解度和扩散性较差的气体。

肺灌注是指将血液输送到右心室和左心房之间的肺呼吸区。肺部血液循环通过心脏功能实现，进入气体交换区的血液量取决于每搏输出量和心率，静息状态下约为5L/min，在运动时（成人）上升到约20L/min。

将空气吸入和呼出肺部的重复过程称为肺通气。在生理状态下，该过程通过呼吸肌的收缩完成。吸气肌（主要为横膈膜和肋间外肌）负责吸气。在静息呼吸时，呼气是被动的。但在运动时，这种情况会发生变化：呼气肌（主要是腹部和肋间内肌）被激活，以将空气正常呼出。一个健康成人在每次吸气时吸入约500ml空气，速度为12～16次/分。因此，每分钟通气量约为7L/min。约2/3的吸气量进入肺呼吸区。运动期间，每分钟通气量可能会大幅增加至约150L/min或更大。

自主通气属于负压通气，吸气肌在吸气时会主动使胸腔增大，而肺部随胸腔的变化而发生变化。因此，肺部的压力降至大气压以下，空气进入肺部。如果自主呼吸消失（如由于脑损伤）或被抑制（如在麻醉期间），则通常需要正压通气以确保足够的空气进入肺泡，可以通过急救时的口对口复苏或呼吸机来实现。在这两种情况下，在患者口腔或人工气道开口处会产生高于大气压的压力（如将导管插入患者的气管时），使空气进入肺部。

吸入空气在肺部的分布不均匀。它受解剖结构和重力的影响，这意味着通气分布依赖于姿势。随着年龄的增长，人体肺组织发育完全后逐渐老化，通气分布会发生相应的变化。通气分布还受到通气类型的影响，自主呼吸与机械通气会造成不同的通气分布。通气分布还受到肺部病理学的影响。此外，由于肺部总是含有一定量的空气，潮气呼吸在此基础上进行，肺组织的这种基本"静息"容积也呈异质分布，并受上述因素的影响。

9.1.2　EIT的肺部相关应用

胸腔EIT能够以非常高的扫描速率检测肺组织电特性的生理性和病理性变化，因此，可以对肺通气的局部分布和灌注，以及局部肺通气和体液含量的变化进行评估。在人体器官中，肺是EIT应用最常见的目标器官。截至2020年9月，PubMed.gov上可见900多篇EIT应用于肺部的相关文献。

EIT的肺部相关应用主要集中于肺通气及其区域变化，对于这几种情况，已经成功实现了EIT的临床应用。特别是对于各年龄段的危重患者（包括新生儿、儿童和成人），以及那些接受呼吸机治疗的危重患者，通过使用EIT进行检查和监测，均使这些患者受益：EIT主要用于确定通气分布、局部通气变化、局部呼吸力学及其随时间或干预措施的变化。该信息可用于指导呼吸机治疗，通过个性化选择最合适的呼吸机设置，并及早识别与机械通气相关的不良事件。在较小程度上，胸部EIT也已应用于围手术期，即接受手术并接受机械通气的患者。后一组的使用指征与危重患者的使用指征相似。

对于患有慢性肺病且尚能自主呼吸的患者，EIT的使用也在增加。EIT的这种应用主要记录在较小的临床研究中，尚未常规使用。这些研究结果表明，EIT在囊性纤维化、慢性阻塞性肺疾病（chronic obstructive pulmonary disease，COPD）和哮喘等疾病患者的诊断、治疗和管理中具有潜在的未来作用。EIT在这些患者中的主要应用领域是监测自然疾病史和治疗效果。这一结论是根据检查区域肺功能和使用各种EIT指数获得的EIT结果得出的。此外，据推测，EIT也可能应用于肺部疾病分期和表型分析，但目前尚缺乏这方面的证据。

对于大多数与肺部相关的EIT实验和临床研究，其目的都是将EIT作为一种医学成像手段应用于患者的常规治疗和护理中。这一过程仍在进行中。需要指出的是，有关胸腔EIT的部分研究还受到其他目标的驱动，其中最相关的是对肺生理学和病理生理学中一些仍然未知的现象进行检查，这些现象是利用其他现有方法无法（或需要满足许多限制条件才能）获得的。EIT的完全无创性及其无辐射测量原理是促进其用于该适应证的两个决定性因素，特别是在早产儿和足月新生儿中进行的研究中。肺相关的研究也用于一般EIT验证的目的，它服务于改善图像重建或技术开发等目标。

总之，与肺相关的EIT研究在研究目的、研究对象组、结果和临床相关性方面非常多样化。我们决定根据检查通气的类型对本章中提供的信息进行分组：自主通气和机械通气。通过使用这种方法，我们可以专注于自主呼吸患者、慢性肺病患者和机械通气患者的两种主要临床胸部EIT应用。此外，我们可以在第一节中介绍自主呼吸期间EIT使用的相关生理学研究，并在后续关于机械通气期间EIT使用的章节中介绍用于分析EIT数据的高级工具。

9.2　自主平静潮气呼吸过程中的EIT检查

在平静呼吸期间进行的EIT检查允许在其他未改变的环境中分析通气分布，而无须研究对象的任何合作。还可以进行干预措施，如姿势改变、药物管理、物理治疗等，从而评估区域通气和通气的变化以应对这些事件。

9.2.1　自主平静潮气呼吸期间采集的EIT数据分析

平静潮气呼吸期间的通气分布通常通过从像素EIT波形计算区域潮气量（tidal volumes，V_T），根据连续获取的EIT数据进行评估。为了计算区域V_T，在每个像素中确定EIT信号的潮气变化［即吸气末峰与前一个（或下一个）呼气末谷值之间的差值］。相应的值可以绘制为颜色编码的功能性EIT图像，既可以来自单次呼吸，以可视化一次肺吸气（或呼气）期间检查胸部通气分布，也可以将多次呼吸的值取平均值以显示一段时间内的平均通气分布。图9-1显示了一名能够自主呼吸的健康成年受试者在1分钟内的功能EIT图像（使用平均法）。

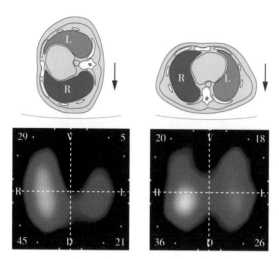

图 9-1　平静呼吸时局部潮气量分布的 fEIT 图像

注：受试者为一名健康成年 32 岁男性，体位分别为右侧和仰卧位。字母 V（腹侧）、D（背侧）、R（右）和 L（左）表示图像方向；四角的数字表示每个图像象限中的通气百分比。顶部的胸部示意图显示了相对于重力矢量（垂直箭头）的相应身体方向。

　　对潮气阻抗变化进行计算是一种最直接的方法，也是目前使用最广泛的一种评估通气分布的方法。过去，在潮气呼吸期间获取的像素 EIT 值的标准差通常用于生成显示通气分布的功能 EIT 图像。由于早期 EIT 设备的扫描速率和信号质量较低，所获得的潮气末吸气值和呼气末值的可靠性要低于现有 EIT 设备。标准偏差的计算是评估通气相关信号变化的实用解决方案。然而，由心脏运动和灌注或噪声等生理事件引起的非通气相关信号变化也会影响 EIT 信号。

　　评估通气分布的另一种不太常见的方法是计算斜率：该斜率是将像素 EIT 值以 EIT 值总和（或平均值）为函数作图，计算所得的斜率；而 EIT 值总和（或平均值）则使用潮气呼吸期间胸腔截面的所有像素值计算得出。各斜率值可以用各自的像素成像，从而产生另一种功能图像，用于反映局部通气。由 EIT 数据所得的"像素与整体"图不仅可以使用线性函数拟合，还可以使用二阶多项式函数拟合。所得拟合曲线的曲率常用于表征肺部区域充气（吸气）或排空（呼气）的时间过程。

　　文献［1213］介绍了最常见的潮气呼吸期间区域通气的功能图像的特点，以及优点和局限性。对潮气呼吸分布进行量化的所有方法，在胸部 EIT 的共识声明中有详细介绍。此外，还可参见第 8 章的内容。

　　为了表征潮气呼吸分布的均匀性，研究者们使用了下述各种方法。其共同特点是这些方法均基于上文所述功能 EIT 指标的计算像素值，主要是潮气阻抗变化。

　　潮气阻抗变化的值可以总结为 ROI 及其在胸部横截面整体通气中的比例。最简单的方法是沿垂直或水平方向将图像分为两半，描述左侧和右侧或腹侧（靠近胸部前部）

和背侧（靠近胸部后部）的肺部区域之间的通气分布。图9-1显示了另外一个示例：通过计算图像象限中的通气百分比来对健康成人受试者的通气分布进行表征。自腹侧向背侧方向上（从前到后）的各个图层表示了其他常用的ROI。在另一种方法中，不在整个图像中定义各个ROI，而仅在肺部区域对其进行定义。

描述潮气通气分布的另一种方法是使用通气非均匀性的简单指标测量。最常用的是全局不均一指数和变异系数，通常由潮气阻抗变化的像素值计算得出。在一项仿真研究中，证明了这些指标具有鲁棒性，可以检测出通气非均匀性并评估气道阻塞的程度。这些指标能够反映通气非均匀性的总体程度，但无法提供对于通气不均匀性在胸腔截面如何分布的具体信息。

通气分布的另一个单一数字指标，即通气中心，能够提供上述方向性信息。通气中心是通气"质量"在腹侧至背侧或右侧至左侧方向上的投影，其位置被量化，与胸腔直径有关。该指标最初是为了描述手术前后自主潮气呼吸期间的通气分布及其与机械通气之间的差异。

尽管在潮气呼吸期间进行的大多数EIT研究都集中在通气的空间异质性上，并且评估仅基于计算潮气阻抗变化的幅度，但一些研究也分析了通气的时间异质性。确定了右肺和左肺区域之间区域充气与姿势相关的相移有关，以及COPD患者的区域肺充盈的时间异质性与健康队列更高。

9.2.2 针对人类受试者在平静潮气呼吸过程中的EIT研究结果

对于平静潮气呼吸期间获得的EIT研究结果分析，要么仅在此类通气期间对受试者进行，要么在分析自主潮气呼吸时与其他类型的呼吸活动［如控制通气动作（第9.3节中报告）或机械通气］期间获得的EIT数据一起进行。EIT研究已经在自主呼吸的健康受试者和患者中进行。总体目标是获得有关肺生理学方面仍然未知或未被充分描述的信息，确定潮式肺通气响应各种干预措施的区域变化，并表征健康肺和患病肺之间区域肺通气的差异。

所有年龄段的自主呼吸受试者，包括新生儿、婴儿和儿童，都可以在安静的潮气呼吸期间通过EIT进行检查。出于医学伦理的原因，几种现有的医疗技术不能用于新生儿和儿童，这与易用且无创的EIT不同。因此，对该年龄段人群的局部肺通气情况的了解有限。此外，对于局部肺通气的认知通常基于对患者而非健康人群的研究，这些患者经常服用镇静剂并佩戴通气面罩。这些因素会改变人体本身的通气分布，影响了现有研究结果。只有通过EIT，才能从局部层面了解自然呼吸的特点。

EIT应用于新生儿，以描述出生后立即进行性肺通气发育的空间模式，揭示了哭泣的未知生理作用。早产儿和足月儿的自然呼吸模式的特点是频繁叹息，有助于新生儿保持肺容量。由于EIT的研究，确定叹息时的通气分布与潮气呼吸时空气在新生儿肺部的分布不同。

长期以来，人们已经知道重力会影响肺部通气的分布。使用放射性示踪气体的早期生理学研究证实了成人肺部空气分布的空间异质性。EIT再现了这些发现，并进一步表明，这种异质性在失重时减少，而在超重力下增加。

在研究重力效应时，为了避免受试者进行以抛物线飞行或太空飞行，也不用进入离心机，一种简单方法是改变其姿势，从而改变胸部相对于重力的方向。对于自主呼吸的健康成人受试者，重力依赖区的通气情况优于非重力依赖区。例如，当受试者处于右侧卧位时，右肺吸入的空气多于左肺（图9-1左图）。如果受试者处于仰卧位，则其背侧肺部区域的通气性更好。若干EIT研究已经证实了EIT对于这种依赖于重力的通气不均一性的检测能力，所采用的方式为检查采用直立（站姿、坐姿）、倾斜和卧位（仰卧、俯卧、侧卧）姿势的受试者。

典型成人的通气分布模式倾向于肺部重力依赖区，但随着年龄增长，由于呼吸系统力学不断变化，主要原因是肺组织弹性降低，这种通气分布模式会发生逆转。EIT已经在不同姿势下的老年人中检测到了这些通气分布的变化。同时，EIT还测量到人为改变胸壁力学（通过胸部和腹部束带）对通气分布的影响，展示了该影响与身体姿势之间的关系。

在大量EIT研究中，对能够自主呼吸的新生儿和儿童在采取不同体位时进行了检查。这些研究为姿势如何影响未完全发育肺部的空气分布，以及这种分布如何随身体生长而变化提供了新的发现。早产儿和足月新生儿的呼吸系统力学与成人不同，主要是因为刚出生后肺组织的肺泡化尚未完成，胸部具有高度顺应性。因此，新生儿阶段的肺部空间通气分布方式与成人不完全相同，其特征还包括由不规律呼吸频率和潮气呼吸所导致的高变化性。肺部的空气分布可能会从一种自主呼吸迅速变化到另一种自主呼吸。对于新生儿，通过EIT获得的肺部通气分布甚至会受到头部体位的微小影响（图1-3）。

本节的最后总结了一些更深入的研究。这些研究对患有各种疾病且能够自主呼吸的患者进行了EIT检查，这些疾病主要对肺部产生影响，对其他胸腔内器官的影响较小。

对于肺癌或胸膜癌患者，在术前肺功能评估阶段，可以在平静潮气呼吸期间使用一种新的EIT方法，所得结果与使用传统放射性核素扫描的结果相当。患有社区获得性肺炎的成年患者在入院时，进行胸部X线检查的同时接受EIT检查，并在使用抗菌药物治疗期间接受随访。结果表明，入院时通过EIT所得的通气不对称性与影像学检查结果之间存在良好的相关性。此外，通过EIT还发现，在患病后期，通气的均匀性增加。对能够自主呼吸的囊性纤维化成年患者，检查了两种呼吸辅助设备对局部通气分布的影响。

持续的气道正压增加了重力依赖的空间通气不均匀性，而呼气正压治疗中和了这种效应。心脏手术前后可以采用EIT检查室间隔缺损的自主呼吸患儿。区域肺通气分析显示，术后腹侧肺区域通气量较高，但主要发现首先是分流修复后肺灌注减少。

9.3 肺通气手法及肺功能测试期间的EIT检查

通过有意改变平静呼吸的方式，可以实现各种通气手法。具体方法包括改变呼吸深度、气流速率、肺部气容量水平及屏气。对于在这些不同通气条件下获得的EIT数据，对其的分析能够使研究者更深入地了解健康受试者的局部肺功能，或者进一步分析与肺病相关的局部功能缺陷，以及其经过治疗后的改善程度或随病情进展而加重的程度。

临床上，在使用肺活量测定法进行常规肺功能测试时，受试者能够执行特定的自主通气方法，并且在过程中也可以通过EIT进行分析。在检查中，受试者进行的典型动作是用全力呼气动作。在此之前，完全吸气至总肺活量，之后要求受试者尽可能快、尽可能深地呼气。图9-2A显示了该测试期间的典型肺容积与时间波形和一些容积测量值。该测试可以确定指定时间点的峰值和最大流速（图9-2B）

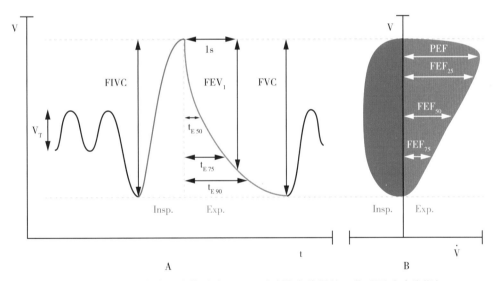

图9-2 常规肺功能检查的典型波形及通过该检查获得的一些重要肺功能指标

注：A.容积（V）与时间（t）图，显示了平静潮气呼吸期间肺容量的变化。B.用力完全吸气（Insp.，红色）和呼气（Exp.）过程（蓝色）。由此所得一些最常见指标包括潮气量（V_T）、用力吸气肺活量（FIVC）、1秒用力呼气量（FEV_1）和用力肺活量（FVC）。在常规肺活量检测中，对于呼出FVC的50%（$t_{E, 50}$）、75%（$t_{E, 75}$）和90%（$t_{E, 90}$）所需的呼气时间的分析较少。此处介绍这些指标的原因是其与本章后文介绍的使用EIT进行的局部肺功能测试相关。B图显示了呼出FVC的25%（FEF_{25}）、50%（FEF_{50}）和75%（FEF_{75}）时，进行用力完全吸气（红色）和呼气（蓝色）过程中，使用常用的呼气峰值流速（PEF）和用力呼气流速所得的容积与流速（$\dot{V}$）波形。

　　EIT检查可以单独或与在肺活量测定同时执行所述的用力完全通气操作的受试者中进行。EIT确定的阻抗变化与用力呼气动作和潮气呼吸期间通过肺活量测定法测量的容量变化相关。与肺活量测定法相比，EIT的优势在于它不仅能够在全局还在区域层面上评估肺功能。图9-3显示了两个具代表性的EIT波形，它们来自执行用力通气操作的健康受试者中采集的两个独立图像像素。完全呼气期间的容积变化高于潮气呼吸期间，并导致更高的阻抗变化（图9-3，前两个功能图像）。即使在这个健康的受试者中，区域波形也表现出微小但清晰可辨的差异。这种微小的差异在患有异质性影响区域肺功能的肺部疾病的患者中变得更加明显。

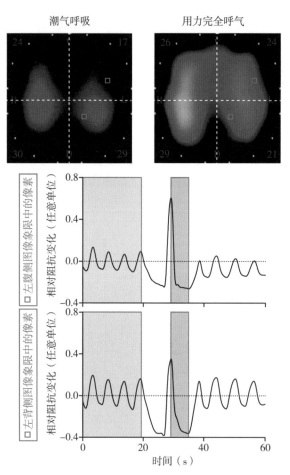

图9-3　肺活量测试时的通气分布及不同区域的阻抗时间曲线

　　注：上图：一名健康的32岁成年男性在平静呼吸和以坐姿进行用力完全呼气时的局部潮气量（左图）和用力肺活量（右图）分布的功能EIT图像。下图：代表性的区域EIT波形图，其中的绿色矩形标记部分为生成上图的测量时间段。波形反映了EIT信号的局部变化，表示的是任意单位（AU）的归一化阻抗差值（或称为相对阻抗变化，Rel. ΔZ），所在位置为左腹侧（LV）和左背侧（LD）图像象限中的两个图像像素（像素的确切位置在顶部图像中均使用绿色方框标记）。字母V（腹侧），D（背侧），R（右）和L（左）表示图像方向；图像四角的数字表示每个图像象限中的通气百分比。

在EIT研究中，用力完全呼气是最常用的自主动作。这很正常，因为用力完全呼气是一个标准做法，在世界范围内广泛应用，通常用于肺病患者的诊断。一些研究利用EIT的能力来捕捉其他自主的非潮气呼吸的区域肺特征，如唱歌、最大自主通气和极低和高音量呼吸。在人类受试者屏气期间也报告了EIT检查。进行这种自主动作的主要目的是更好地可视化与心脏活动和肺灌注相关的心脏和肺部区域的心搏相关阻抗变化。

9.3.1　肺通气操作及肺功能测试中所采集EIT数据的分析

与评估平静潮气呼吸期间获得的EIT数据（9.2.1）类似，在通气操作期间获得的数据也首先根据与操作相关的单个图像像素中EIT信号变化的幅度进行分析。

例如，如果受试者在用力完全吸气和呼气操作期间接受EIT检查，那么在全局肺功能测试（图9-2）中建立的所有众所周知的容积参数也可以根据像素EIT波形计算。一些最常见的参数计算如下：①用力吸气肺活量（forced inspiratory vital capacity，FIVC），即完全呼气后至残余肺容量的谷值与随后用力完全吸气后至总肺容量的峰值之间的阻抗变化幅度容量。②1秒用力呼气量（forced expiratory volume in 1s，FEV_1），即呼气开始前时间点总肺容量的阻抗值与用力呼气1秒后达到的值之间的差值。③用力肺活量（forced vital capacity，FVC）作为完全吸气后的峰值与总肺容量之间的阻抗变化幅度和随后的用力完全呼气后的剩余肺容量的谷值之间阻抗变化的幅度。年幼的儿童通常使用0.5秒用力呼气量（$FEV_{0.5}$），而不是FEV_1，因为儿童在此操作过程中可以快速呼出空气，并在不到1秒的时间内达到残余肺容量。通过用力完全吸气和呼气过程还可以计算出许多其他参数，但由于其在常规肺活量测定法和EIT检查中均不常用，本文未作介绍。

常规肺活量测定法经常使用的另一个参数是FEV_1和FVC之比（对于儿童，是$FEV_{0.5}$和FVC之比）。该参数用于对疾病严重程度的分期，如对COPD患者的分期。可以通过单个图像像素中的EIT波形计算FEV_1/FVC（或者$FEV_{0.5}/FVC$）。

为了表征容积参数（如FEV_1或FVC）的空间分布，使用了与评估区域VT分布（见第9.2.1节）相似的参数。包括各种ROI中像素值的总和，以及通气异质性的单一数字度量的计算，如全局不均一指数或变异系数。以两个幅值之比表示的参数，如FEV_1/FVC，经常以直方图的形式显示相应参数的像素值的频率分布（图9-4）。

几个常规肺活量测定的肺功能参数测量，被检查对象在预定义的相对呼气（图9-2B）和吸气量下达到的最大气流速率。此类参数包括峰值流速（peak expiratory flow，PEF）或呼出25%、50%和75%的FVC（FEF_{25}、FEF_{50}、FEF_{75}）后的用力呼气流速。区域流速-容量环路类似于图9-2所示的环，可以通过EIT从用力吸气-呼气操作和在区域水平上计算的上述流速值来生成。

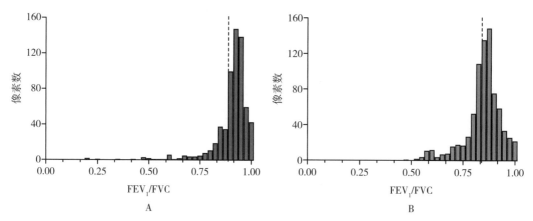

图 9-4　使用 EIT 对一名 10 岁健康儿童（A）和一名 11 岁囊性纤维化儿童患者（B）进行检查，所获得的 FEV_1 与 FVC 的像素值之比的频率分布

注：囊性纤维化儿童患者的直方图显示，FEV_1/FVC 像素值分布不均匀，向较低值偏移（图中虚线表示中心值）。

最后，还可以从各种通气措施中得出基于时间的 EIT 参数。例如，对于呼出指定百分比的 FVC 所需的局部呼气时间，可以根据用力完全呼气期间的像素波形计算得出，如图 9-2 中的整体肺活量波形所示。有研究证明，这些参数对局部肺排空的时间不均匀性非常敏感。一般情况下，EIT 文献中以直方图的形式表示像素的呼气时间（图 9-5）。这些直方图可以评估排空延迟（值通常偏向于更长的呼气时间）和高的时间异质性（值表现出宽分布峰而不是窄分布峰）。

9.3.2　关于肺通气操作及肺功能测试的 EIT 人体试验研究发现

使用 EIT 对采取某种通气措施的受试者进行检查，关于这方面的临床研究主要集中于患有慢性肺病的患者，偶尔也面向健康受试者开展。健康受试者的检查结果通常作为参考对照数据，以便更好地评估肺病对患者局部肺功能指标的影响。有时，仅涉及健康志愿者的研究旨在描述潮气和非潮气呼吸之间的差异，以及重力、姿势或 EIT 检查平面的影响。一项 EIT 研究对没有肺部症状的患者群体进行研究后发现，对于有吸烟史和正在吸烟的人来说，局部用力完全呼气的空间和时间不均一性显著高于非吸烟者，最敏感的 EIT 参数是局部 FEV_1/FVC 值及呼出 75% 和 90% 的 FVC 所需的呼气时间。另一项在健康学龄儿童中开展的研究为针对儿科患者的研究提供了参考 EIT 数据。该研究还表明，在用力完全呼气期间，运动不会显著影响空间和时间分布。

用力通气期间接受 EIT 检查的患者（有肺病史）大多患有 COPD、哮喘和囊性纤维化。这些疾病与肺组织结构和功能的变化有关，而这些变化增加了空间和时间通气不均一性。一般来说，EIT 对用力通气过程中通气不均一性的增加十分敏感，所使用的

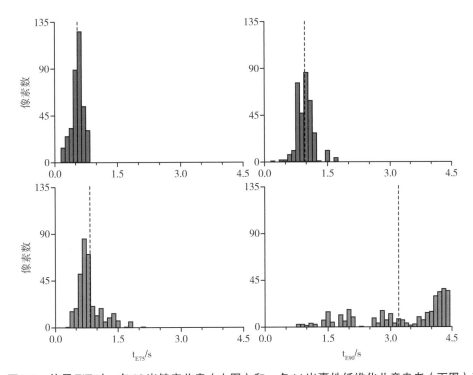

图9-5　使用EIT对一名10岁健康儿童（上图）和一名11岁囊性纤维化儿童患者（下图）进行检查，所获得的呼出75%（$t_{E,75}$）和90%（$t_{E,90}$）的FVC所需呼气时间的像素值的频率分布

　　注：囊性纤维化儿童患者的直方图显示，像素75%（$t_{E,75}$）和90%（$t_{E,90}$）值的分布不太均匀，整体分布偏右，即呼气时间更长（图中虚线表示中心值）。

指标为第9.3.1节中介绍的各种基于容积、流速和时间的指标。通过比较囊性纤维化儿童患者与同龄健康儿童的局部FEV_1/FVC值的分布，证实了儿童患者的通气不均一性较高，而FEV_1/FVC值普遍较低（图9-4）。在用力完全呼气期间，该囊性纤维化儿童患者呼出75%和90%的局部FVC所需的局部呼气时间（图9-5）凸显了其局部肺排空的不均一性和缓慢程度（与健康儿童相比）。

　　一些EIT研究检查了阻塞性肺疾病患者气道阻塞的可逆性。成人和儿童哮喘患者及成年COPD患者在使用吸入性支气管扩张剂前后测量EIT。结果显示，区域空间和时间异质性降低可以在气道可逆性中得到证实。

9.4　小结

　　自1985年首次发表胸部EIT图像以来，已经过去很多年了。当时那张图像是对一名健康的自主呼吸男子进行自主深吸气检查时获得的。它将通气的右肺和左肺区域可视化为电阻率增加的区域。自此之后，在健康人群和各年龄段能够自主呼吸的患者中开展了大量的EIT研究，在其进行自主潮气呼吸及各种自主通气过程时进行了检查，获得了肺在生理和病理状态下通气的时间与空间分布的重要信息，包括生理学和病理生理学方面；可以确定肺成熟和衰老或姿势的区域影响。许多简单和复杂的EIT测量方法都被用来描述区域肺功能。这些措施能够检测患者区域肺功能恶化的情况，并与健康受试者正常肺功能有明显区别。这是胸部EIT检查的一大优点，可以在临床上用于患有慢性肺病（如COPD、哮喘和囊性纤维化）且能够自主呼吸的患者的诊断和监测。上述常见肺病对社会经济和医疗的影响巨大。如果能够将EIT作为常规手段用于这类患者的诊断与监测，作为其医疗保健的一种形式，这将是一项伟大的成就。目前，需要开展的一些主要工作包括：①开展大型验证性研究，比较EIT与其他用于评估通气不均匀性的医学手段，如多次呼吸惰性气体洗出法或强迫振荡技术。②对这类特定患者群体的EIT检查、数据分析和结果报道等工作，都需要进行标准化。③获取大量健康受试者的相关数据，作为参考值。④针对EIT在检测肺功能恶化方面的敏感性和特异性，开展长期随访研究。⑤开发可穿戴EIT设备，可用于患者的远程监测（www.welmo-project.eu）。⑥将EIT结果整合至现有的诊断、监测和治疗途径中。

（作者：Inéz Frerichs

翻译：招展奇　桑　岭　何怀武）

第10章 用于通气监测的EIT

10.1 引言

急性呼吸衰竭患者一般会在综合重症监护病房（intensive care unit，ICU）接受正压通气治疗。由于病情严重，并且在机械通气过程中可能需要使用镇静药物，这些危重患者通常无法与护理人员进行沟通。此外，呼吸机有可能引起肺损伤（ventilator-induced lung injury，VILI），加之患者自身的肺损伤（patient self-inflicted lung injury，P-SILI），危重患者的肺因而可能会受到进一步的损伤。因此，精确监测对于早期发现患者病情的变化，以及个性化护理的实施至关重要。ICU中，对于未采取通气措施的患者，其通气的常规监测手段包括利用脉搏血氧测量连续监测血氧饱和度，以及通过心电图（electrocardiography，ECG）电极测量胸阻抗以监测呼吸频率。在机械通气患者中，除获取上述常规监测参数外，通常辅以气道压力、潮气量和呼出二氧化碳量的监测。这些参数提供了评估整体通气的有效性及有创性的重要信息。

然而，呼吸衰竭患者肺部的通气分布通常具有严重的区域不均匀性，这是由肺不张（部分或完全）、正常肺和过度膨胀区域之间的动态变化引起的。区域过度膨胀、肺不张区域的周期性复张/塌陷均比较危险，原因在于其可能会加重已经存在的肺损伤。由于所有常规通气监测方法都依赖于呼吸力学和气体交换的整体指标，这些常规方法不适用于区域不均匀性的识别与据此的呼吸机参数调整。

近年来，胸部EIT受到越来越多的关注。作为一种无创技术，EIT能够对通气分布进行连续图像显示，并对通气引起的肺容量变化进行评估。对于通气分布及其均匀性，EIT能够在床旁提供准确的信息。此外，当与呼吸机的特定通气模式联合使用时，结合通过呼吸机得到的相关信息，EIT能够作为床旁检测手段对区域过度膨胀、肺不张形成及肺组织的周期性复张/塌陷进行识别。

本章将讨论不同的EIT指标，这些指标可以对危重症及机械通气患者的肺部进行床旁评估。此外，将介绍如何利用这些EIT参数制订个性化的呼吸治疗策略，在理想情况下，甚至可以为呼吸机选择最优的设置。

10.2 使用EIT对通气分布进行评估

呼吸过程中，电生物阻抗的变化与肺内空气含量的变化密切相关。目前EIT设备对于通气分布的评估通常基于潮气图，该图像显示了呼气末和吸气末之间的像素阻抗差。这一原理是一些已经广泛使用的EIT参数的基础，这些参数可以定量描述通气分布。

　　将胸腔的前后直径和左右直径分别平分，得到腹侧、背侧半区及左右半区，可以表示腹侧、背侧、左侧和右侧的通气百分比。这些指标虽然对于临床医生来说不够精确，但能够为其提供直观信息。因此，已被用于多项临床研究。在一项关于EIT参数临床实用性的调查中，医生认为这些指标通常是"有用的"。图10-1给出了使用背侧通气百分比调整呼吸机设置的一个示例。

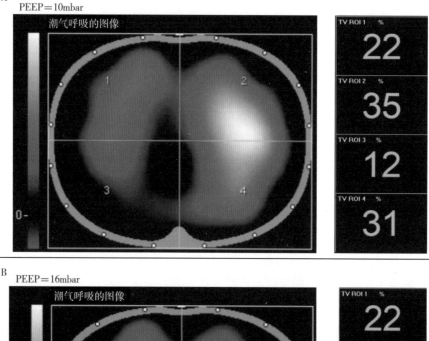

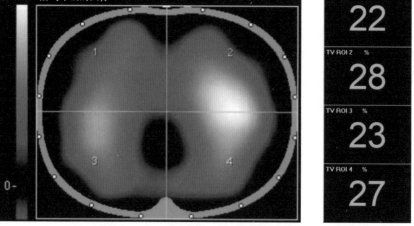

图 10-1　PEEP 对 4 个 ROI 的通气百分比的影响

　　注：在 PEEP 水平为 10mbar（A）时，背侧通气百分比为 43%（12% ROI 3 + 31% ROI 4）。通过连续两次的压力水平变换将 PEEP 提高到 16mbar（B）后，背侧通气百分比增加至 50%（23% ROI 3 + 27% ROI 4）。

通气分布的重心是描述背侧-腹侧或左-右通气分布的另一种方式，其值为0～100%，所提供的通气分布信息比背侧/腹侧或右侧/左侧通气百分比更为准确。但对于床旁医生来说，该指标可能不太直观。

10.3 通气非均匀性指标

除上述通气分布指标外，通过潮气图还可量化通气分布的均匀性，所用指标为全局不均一性指数（global inhomogeneity index，GI index）或变化系数（coefficient of variation，CV）。一般来说，这些参数的值越高，表示通气分布的非均匀性越大；潮气图是这类参数计算的基础。

为了使上述参数能够合理解释通气的非均匀性及其变化，有必要定义潮气图中的肺部区域，否则将导致非常高的GI指数和CV值。GI指数和CV值过高不一定是由高度的通气非均匀性引起的，而可能是由通气肺部区域的像素与其他胸腔内外像素之间的差异引起的；这些像素不代表通气肺部区域，但仍然是潮气图的一部分。近来有研究者提出了改进的"解剖学"GI指数（GI_{anat}）以解决该问题。

研究人员已经提出了许多方法对肺部区域进行定义。功能感兴趣区域（functional ROI，fROI）通过分析通气过程中像素的功能性表现来定义肺部区域。例如，通过定义某fROI，将阻抗值变化超过潮气图最大通气相关阻抗变化10%的所有像素定义为肺部区域。这一定义能够将肺部区域中未通气区域的所有像素自动排除。这一步骤适用于肺外区域的像素，但不适用于由肺不张或严重过度膨胀导致未通气肺部区域的像素。fROI分析会自动排除其所确定的非通气肺部区域，因此，所得到的通气非均匀性可能会小于实际的通气非均匀性。为了克服这一缺陷，Zhao等报道了一种肺部区域的估计方法，该方法基于这一假设，即在EIT电极所在平面内，左右肺的大小应该相对对称。显然，这一粗略近似可能会导致所确定的肺部区域小于实际情况，尤其是对于双侧肺不张患者。将来，基于CT的个人解剖结构ROI可能有助于在EIT数据分析之前确定实际的肺部区域。在此之前，对于通气非均匀性指标的解读必须十分谨慎。必须要考虑到由于GI指数和CV值的计算均受相应的ROI的影响，这些影响可能会造成对结果的错误解读。

10.4 吸气相内的非均匀性及肺泡的周期性复张塌陷

潮气图计算所得的GI指数和CV描述了吸气末通气分布的均匀性。即使这些参数在吸气期间会受到肺泡周期性复张塌陷的影响，其值在吸气末也会由于肺部区域完全充气而降低。因此，获得通气分布均匀性的信息不仅在吸气末很重要（相对静态的时间点），而在吸气过程中也很重要（此时发生肺泡周期性复张塌陷）。在对肺采取缓慢充气操作的过程中，可以使用GI指数对吸气相的非均匀性进行评估。如果将完全充气的肺部区域（该区域根据缓慢充气操作结束时获得的EIT数据确定）用作计算GI指数的ROI，则在这一过程开始时（此时低气道压力会使肺部不完全充气），可以发现GI指数相对较高。在缓慢充气过程中，气道压力增加会导致肺部充气加剧，则GI指数会由初始的较高值逐渐下降；在吸气结束时，可以观察到较低的GI指数。

在缓慢充气过程中，可以得到另一个评价吸气相的非均匀性指标RVD_{SD}，即区域通气延迟的标准差（standard deviation of regional ventilation delay，SDRVD）（译者注：文献中也有写作RVD_{SD}）。该指标描述了肺充盈的时间不均匀性，与肺泡周期性复张塌陷密切相关。大部分肺泡在呼气末塌陷、在吸气末复张，此时的SDRVD值高（译者注：因为这个指标计算的是RVD的标准差，所以如果大部分肺泡都出现周期性复张塌陷情况，SDRVD并不会很高。如果反映肺泡周期性复张塌陷的多少，需要用RVD的绝对值）。值得注意的是，只有在对缓慢充气过程进行分析时，才能够发现SDRVD与肺泡周期性复张塌陷之间的密切关系。在此期间，肺缓慢充气，气流减少，吸气潮气量至12ml/kg。在肺缓慢充气这类过程中，气道压力缓慢、逐步增加。在呼气末，塌陷的肺泡单元通常需要更高的气道压力才能打开，因此，在这类过程中会发生延迟充气，因而SDRVD值更高。常规机械通气期间，吸气时气道压力快速增加，此时计算所得的SDRVD是否与肺泡周期性复张塌陷有相关性，这一点尚不确定。其原因在于，气道压力的快速增加，尤其是在压力控制的通气期间，可能导致在吸气时已塌陷的肺泡单位迅速开放，这会掩盖区域开放压力的不均一性（可通过SDRVD检测到）。因此，建议使用缓慢充气来计算SDRVD，因为常规的机械通气期间的计算结果对于肺泡周期性复张塌陷的评估可能不准确。图10-2显示了一名患者的SDRVD在其呼吸机的PEEP设置从8mbar提高到14mbar前后的差别。

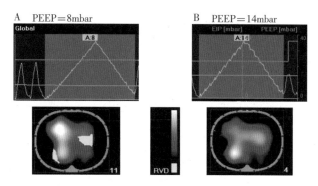

图10-2 PEEP从8mbar调整至14mbar之前（A）和之后（B）的SDRVD

注：顶部图：缓慢充气过程中的整体阻抗－时间曲线，从PEEP开始至吸气潮气量为12ml/kg预测体重。底部图：根据缓慢充气过程得到的潮气图。图中黄色区域表示区域通气延迟超过了全局吸气时间的12%。PEEP为8mbar时，SDRVD为11%；PEEP为14mbar时，SDRVD为4%。

10.5 床旁计算区域顺应性，估算过度膨胀和肺泡塌陷

2009年，Costa及其同事发表了一篇文章，介绍了一种基于EIT的新方法，用于在床旁对可复张肺泡塌陷和过度膨胀进行估计。该方法基于PEEP递减期间的像素顺应性变化计算的。这一过程通常被称为"PEEP递减试验"，初始将PEEP水平设置为允许的最高值（通常在20～24mbar），然后每分钟降低2或3mbar（即步长），直至一个非常低的PEEP水平（通常约为5mbar）。可以在容量控制或压力控制通气的情况下进行这一过程（译者注：如果呼吸机设置为容量控制模式，则需要知道每个PEEP水平下的驱动压，才能比较好地估算相应的区域顺应性变化）。为了获得有效结果，必须确保对C_{rs}进行准确评估。通常需要进行神经肌肉麻痹或深度镇静，以消除任何可能影响C_{rs}评估有效性的自主呼吸活动。在递减过程中，对于每个PEEP水平，会得到一个相对过度膨胀值和一个相对肺泡塌陷值。一般情况下，当过度膨胀值和肺泡塌陷值最小时，认为此时的PEEP水平为"最优"PEEP。图10-3显示了使用该方法分析的PEEP递减试验的结果。

自报道以来，该方法已成为使用最为广泛的床旁EIT指导PEEP设定的方法之一。该方法已成功应用于呼吸衰竭患者、体外膜肺氧合和新冠病毒感染患者。一项研究纳入了40名在择期腹部手术期间进行通气的患者；结果表明，采用Costa方法调整PEEP后，术中氧合有所改善，术后肺不张减少。

"Costa方法"能够确定与肺泡过度膨胀及肺泡塌陷相关的"最佳折衷"PEEP，这使该技术的临床应用前景十分广阔。对于临床而言，为一名患者确定其最优PEEP比较困难。尽管"Costa方法"具有上述优点，但该方法所需的PEEP递减试验较为耗时，

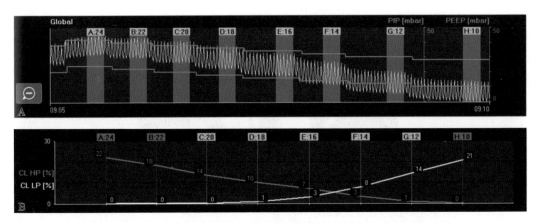

图10-3　PEEP滴定过程中的阻抗时间变化曲线及区域顺应性变化曲线

注：A.PEEP递减试验期间整体阻抗信号相对于时间的变化，从24mbar（以A标识）开始，以2mbar为步长，直至10mbar（以H标识）。取每个PEEP步长的最后5次呼吸进行平均，用于分析区域顺应性变化；B.由于PEEP升高而导致的累积顺应性损失［compliance loss towards higher PEEP（译者注：根据意思补充的缩写的全称）CL HP，橙色，通常表示相对过度膨胀］，以及由于PEEP降低的顺应性损失［compliance loss towards lower PEEP（译者注：根据意思补充的缩写的全称），CL LP，白色，通常表示肺泡塌陷］。一般情况下，将最接近两条线交叉点的PEEP水平作为"最佳折衷"PEEP。

并且需要在开始时将PEEP设定为对多数患者来说可能过高的水平，然后在结束时将其降低至对多数患者来说可能太低的水平。只有完成这一通气过程，才能确定该患者的"最优"PEEP并用于后续治疗。对于危重患者和接受机械通气的患者，可能需要多次调整PEEP（每小时或至少每天）。在临床实际中，当患者已经以预定PEEP水平进行通气时，所面临的问题通常是将PEEP降低2～3mbar是否安全，或者是否应该维持甚至增加2～3mbar。每次需要调整PEEP时，进行一个完整的PEEP递减试验是不可行的，甚至可能存在危险。

　　上述问题可以通过暂时改变PEEP或V_T并分析其对区域C_{rs}的影响来解决。如果V_T降低导致区域C_{rs}的降低，其可能是由呼气末肺泡塌陷和相应肺部区域的通气延迟所引起。在这种情况下，建议提升PEEP以克服这种"肺泡周期性复张塌陷"。另外，如果V_T的短暂降低导致区域C_{rs}的升高，则可能是因为在预设V_T下相应肺部区域发生了相对过度膨胀。对于这种情况，临床上采取的措施是降低PEEP或V_T以减少这种过度膨胀。图10-4给出了短暂减少V_T时间以检测肺泡过度膨胀和肺泡周期性复张塌陷的一个临床示例。

　　对于ARDS患者，呼气末塌陷和过度膨胀同时发生，但位于不同的肺部区域。这类情况在临床上较为棘手，建议采取的措施为增加PEEP的同时降低V_T，以分别避免呼气末塌陷和吸气末过度膨胀。

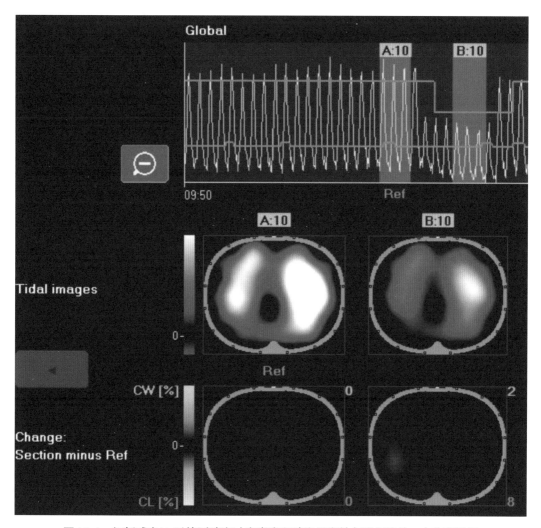

图10-4　短暂减少V_T以检测肺泡过度膨胀和肺泡周期性复张塌陷的一个临床示例

注：虽然PEEP始终保持在10mbar，但在参考测量期间，V_T从最初的6ml/kg预计体重（以A标识）降低到该操作期间的3.5ml/kg预测体重（以B标识）。对于该通气过程，所显示的2%的相对顺应性增加（compliance win，CW）可解释为相对过度膨胀，而8%的相对顺应性减少（compliance loss，CL）可解释为肺泡周期性复张塌陷。该结果提示，患者应使用较高的PEEP进行通气以避免肺泡周期性复张塌陷。这一结论与在同一患者中获得的通气分布结果一致（参见图10-1）。因此，对于该患者，应升高PEEP以避免肺泡周期性复张塌陷，同时降低V_T以避免过度膨胀。

10.6　肺部通气不良区域的识别

EIT可以通过检测通气肺部的阻抗变化来准确识别通气肺部区域，但对于非通气或通气不良的肺部区域的识别可能有困难。原则上，低气道压力引起的肺泡完全塌陷，或者气道压力过高引起的严重过度膨胀，都可能导致肺部区域不通气或通气不良。在这两种情况下，这些区域不存在能够检测到的阻抗变化，因此，难以与肺外胸部组织区分开来。因此，在fEIT图像中，如果某像素的潮气阻抗变化很小或不存在，则该像素可能位于肺不张区域、严重过度膨胀区域或者肺部区域之外。

要对上述3种情况进行区分，需要有关EIT图像中所定义的肺部区域的先验信息。该信息可以从受试患者的CT图像中获得，或者在实际中的通常做法是，通过从已建立的3D胸部模型数据库（由不同患者的CT扫描创建）中获取肺部轮廓，同时纳入该患者的人口统计学特征。如果所定义的肺部轮廓已知，则其内部那些没有或几乎没有潮气阻抗变化的像素都可以归为"低潮气通气变化区域"或"静默空间"。非重力依赖区静默空间（non-dependent silent spaces，NSS）可能由过度膨胀引起，而重力依赖区静默空间（dependent silent spaces，DSS）则可能由肺不张引起。在一项纳入14例急性呼吸衰竭患者的研究中，Spadaro及其同事证明了通气依赖区静默空间的变化与使用压力容量环方法测量的肺复张之间存在相关性。但是，NSS对于高PEEP过度膨胀的识别可能不太敏感。图10-5为较高PEEP对静默空间影响的示例。

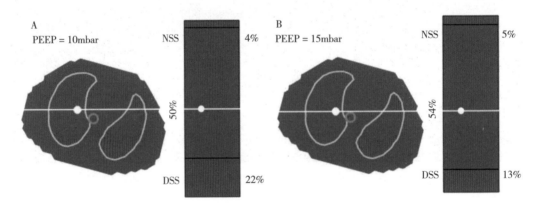

图10-5　将PEEP从10mbar升至15mbar之前和之后的NSS、DSS和通气中心
注：静默空间以紫色显示。白色圆点表示当前CoV（PEEP＝10mbar时为50%，PEEP＝15mbar时为54%）；蓝色圆圈表示"理想"通气中心（55%）；白色直线表示"通气水平线"，该水平线沿重力轴将NSS和DSS分开。

10.7　用于肺复张和去复张定量的呼气末肺阻抗变化

通过比较各个呼气末时刻图像，能得到呼气末肺阻抗变化，以显示各次呼吸之间呼气末的区域阻抗差。由于潮气阻抗差与区域潮气量密切相关，可以推断，各次呼吸之间的呼气末肺阻抗变化可用于量化呼气末肺容量的区域变化。有研究者使用氦气稀释法测定呼气末肺容量变化，并与呼气末肺阻抗变化进行比较，结果表明两者之间的一致性在可接受的范围内。在另一项可行性研究中，研究者计算了肺复张后呼气末肺阻抗的时间变化，以确定所使用的PEEP水平是否足以维持肺泡复张。尽管取得了上述研究成果，但需要强调的是，呼气末肺阻抗可能会受到呼气末肺容积变化以外的其他因素的影响。目前，充气垫周期性充气放气是ICU中相当常见的干预措施，而该干预可引起呼气末阻抗的巨大变化，而该变化无法通过肺容量的变化进行解释。对于患者运动、躯干或手臂位置发生变化时，情况同样如此。即便是用于机械通气患者的定期静脉输液治疗，也可能导致呼气末肺阻抗发生很大变化。因此，在利用呼气末肺阻抗对呼气末肺容量变化进行评估时，必须始终考虑这些可能的干扰。图10-6显示了PEEP降低（A）和复张（B）后呼气末肺阻抗（end-expiratory lung impedance，EELI）随时间的变化。

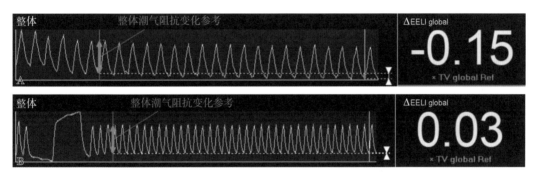

图10-6　PEEP降低和肺复张后整体呼气末肺阻抗随时间的变化

注：Δ EELI global＝在时刻"Ref"（以蓝色箭头标记）时呼气末肺阻抗相对于整体潮气阻抗变化（tidal impedance variation，TV）的变化。A. EELI持续性降低，可解释为呼气末肺容量持续减少（即去复张）；B. EELI较为稳定，可解释为稳定的呼气末肺容量（即没有发生持续的肺复张或去复张）。

10.8　用于监测气流受限的呼气时间常数

一些呼吸系统疾病，如哮喘和COPD，其特征是由呼气气流阻塞引起的肺排空延迟。通过近似，呼气时肺排空随时间的变化可以用指数函数来描述

$$V(t) = V_0 \times e^{-t/\tau} + V_{exp} \qquad （式10.1）$$

式中，$V(t)$为呼气时某时间点的剩余肺容量，V_0为呼气初始时的肺容量，t为呼气开始后经过的时间，V_{exp}为呼气末时剩余肺容量，τ为呼气时间常数。

这个指数函数的时间常数（τ）与完全呼气所需的时间成正比。通过近似，τ描述

了呼出 $1-1/e$（约为63%）的潮气量所需时间，而经过 3τ 几乎可以呼出至少95%的潮气量。可以通过将 C_{rs} 与呼气气流阻力（ R_e ）相乘以获得该参数。 R_e 升高是阻塞性肺疾病（如哮喘和COPD）的一个显著特征，会导致很高的 τ 值及肺排空延迟。

在使用气管插管进行机械通气的COPD患者中， τ 的整体值可以通过呼出潮气量与呼气流量之比获得。这种方法需要精确测量气流和容积，对于气管插管的患者，二者很容易获得；但对于接受无创通气或无辅助自主呼吸的患者，通常无法获得。此外，COPD和哮喘的时间常数可能具有区域的差异，而该差异无法通过全局变量进行评估。在EIT中，可以对时间常数进行区域评估；对于接受无创通气或无辅助自主呼吸的患者，这在技术上也是可行的。为此，可以将指数函数 $V(t)=V_0\times e^{-t/\tau}+V_{exp}$ 所描述的曲线拟合至区域阻抗－时间曲线的呼气部分（从潮气量的75%开始）。COPD患者的区域 τ 值很高，可以通过采用PEEP和其他可能的治疗措施（如吸入支气管扩张剂）以改变该值。

10.9　使用EIT优化机械通气的不同方法

本节比较了EIT优化机械通气的各种方法，指出了每种方法的优缺点，并给出了建议。

10.9.1　重力依赖的通气分布

方法：

- 通过在床旁分析通气的腹侧和背侧占比（与患者姿势有关）或几何通气中心（见图10-1、图10-5），评估通气沿重力轴的分布。
- 以"正常"值作为通气目标（背侧通气占比：50%～60%；通气中心：55%）（译者注：该"正常"值应理解为编者的经验值）。
- 如果重力依赖区的通气量（如仰卧位的背侧通气占比、俯卧位的腹侧通气占比）低于非重力依赖区的通气量，则增加PEEP。
- 如果重力依赖区的通气量高于正常水平，则降低PEEP或 V_T 。

优点：

- 易于在床旁使用，并且简单明了。
- 在进行辅助机械通气时，依然可以使用。

缺点：

- 针对大样本量人群，尚未获取腹侧/背侧通气占比和通气中心的正常值，并且该值可能与患者的人口统计数据（身高、体重和性别）有关。

• 通气分布由非重力依赖区向重力依赖区的转变可能是由于重力依赖区的复张或非重力依赖区的过度膨胀，通过这种方法无法对上述情况进行区分。

• 缺乏对临床终点影响的相关研究结果。

建议：

通过沿重力轴的通气分布，可以得到应该升高或降低 PEEP 的初步结论。之后，可能需要更准确地评估以确认上述初步结论。

10.9.2　整体非均匀性指数和变异系数

方法：

• 在床旁计算 GI 指数或 CV 值，升高或降低 PEEP，直至前述两个参数均达到最小值。

优点：

• 易于理解。

• 在进行辅助机械通气时，有可能可以使用。

缺点：

• 二者均与所测量的肺部区域高度相关；如果与 fROI 联合使用，所得结果可能会产生误导；计算 GI 指数和 CV 值的其他方法尚未得到验证，例如，根据肺部区域的解剖结构进行计算。

• 缺乏对临床终点影响的相关研究结果。

建议：

在目前的临床实践中，不要使用 GI 指数和 CV 值对机械通气进行优化。

10.9.3　吸气相内的非均匀性

方法：

• 对于各 PEEP，采取缓慢充气措施（"低流量压力 – 容量环路"）；每次开始缓慢充气时，采用相应的 PEEP 值，并以 ≤ 12L/min 的气流向肺内充气，直至吸入容积为 12ml/kg。

• 根据每个 PEEP 的缓慢充气过程计算 SDRVD；选择 SDRVD 值最低时的 PEEP（图 10-2）。

优点：

• 有助于确定与最小肺泡周期性复张塌陷对应的 PEEP。

缺点：

- 无法提供区域过度膨胀的相关信息。
- 必须正确进行缓慢充气过程，并且EIT分析必须针对缓慢充气过程，才能获得有效结果。
- 对于辅助机械通气，或自主呼吸时，该方法不可行。
- 缺乏对临床终点影响的相关研究结果。

建议：

该指标可用于比较不同PEEP下的肺泡周期性复张塌陷。应结合过度膨胀的相关指标。

10.9.4　对递减PEEP试验中肺泡过度膨胀和肺泡塌陷的量化（Costa方法）

方法：

- 从临床可接受的最高PEEP开始进行递减PEEP试验（例如，ARDS患者为24mbar，非ARDS患者为20mbar）；观察血流动力学稳定性，根据需要对血管加压药/液体治疗进行调整。
- PEEP每分钟降低2或3mbar，直至临床可接受的最低PEEP（通常约为5mbar）。
- 使用"Costa方法"分析像素顺应性的变化，对结果进行解读时，由于PEEP升高而导致的顺应性下降认为是相对过度膨胀，由于PEEP降低的顺应性下降认为是肺泡塌陷。
- 选择某PEEP水平，使在过度膨胀和塌陷之间达到"最佳折衷"（图10-3）。

优点：

- 对于每个PEEP，可以同时检测肺泡过度膨胀和肺泡周期性复张塌陷。
- 可以获得"最佳折衷"PEEP。
- 已成功应用于多项临床研究。

缺点：

- 递减PEEP试验需要从非常高的PEEP开始（可能导致过度膨胀），直至非常低的PEEP（可能导致肺泡塌陷和肺不张）。
- 存在副作用风险，不应频繁使用。
- 在辅助机械通气期间或存在自主呼吸努力的情况下不可行。
- 对临床终点影响的相关研究结果不多。

建议：

对于采用控制通气的早期ARDS患者，该方法是使用EIT设定初始PEEP的首选方法。使用此方法确定初始 PEEP 后，应首选其他方法以连续监测通气分布。此外，应避免重复进行递减 PEEP 试验。

10.9.5 基于 V_T 或 PEEP 的区域顺应性变化的评估

方法：

- 改变 V_T，如在压力控制的通气期间将吸气压差减半，或者在容量控制的通气期间降低 V_T。
- 对具有较低 V_T 的区域 C_{rs} 变化进行评估。
- 具有较低 V_T 的区域 C_{rs} 减小，提示发生了潮式复张塌陷，则应将 PEEP 升高 $2 \sim 3mbar$，此后重复该过程。
- 具有较低 V_T 的区域 C_{rs} 增加，提示发生了过度膨胀，则应减小 V_T 至较低值（如果允许）；如果无法减小 V_T，则考虑降低 PEEP（图 10-4）。

优点：

- 对于每个 PEEP，可能能够同时检测肺泡过度膨胀和肺泡周期性复张塌陷。
- 可分别调整 PEEP 和 V_T。
- 无须进行 PEEP 递减试验。
- 可以在持续机械通气期间使用，以判断是否应增加或减少 PEEP/V_T。

缺点：

- 对于辅助机械通气，或存在自主呼吸时，该方法不可行。
- 该方法应用于临床的经验仍然有限。
- 缺乏对临床终点影响的相关研究结果。

建议：

根据 Costa 方法对初始 PEEP 进行调整，之后需要对区域顺应性再次进行评估时，调整 V_T。严禁对有自主呼吸的患者使用该方法。

10.9.6 通气不良肺部区域（"静默空间"）

方法：

- 使用临床实践所用的 PEEP 对重力依赖区静默空间和非重力依赖区静默空间进行评估。
- 如果重力依赖区静默空间＞非重力依赖区静默空间，则升高 PEEP。
- 如果非重力依赖区静默空间＞重力依赖区静默空间，则降低 PEEP。
- 在每一次 PEEP 递减完成后，对静默空间的变化进行评估（图 10-5）。

优点：

- 简单明了。
- 对于能够自主呼吸的患者，可以使用该方法。

缺点：

- 严重依赖于预定的"肺部轮廓"；如果患者的肺解剖结构与所选模型不同，则可能导致结果不准确。
- 通过非重力依赖区静默空间所确定的过度膨胀程度可能会低于实际值。
- 缺乏对临床终点影响的相关研究结果。

建议：

该方法可能有助于评估肺复张变化。应结合其他措施，避免PEEP滴定期间的过度膨胀。

10.9.7　呼气末肺阻抗变化的分析

方法：

- 采取肺复张措施（可以是持续充气，或者递增PEEP的"阶梯式"复张）。
- 评估肺复张后呼气末肺阻抗随时间的变化，同时对患者进行持续PEEP通气。
- 如果观察到呼气末肺阻抗进行性降低且PEEP恒定，则表示发生了肺泡去复张，应选升高PEEP以稳定呼气末肺容积；在较高PEEP下再次分析（图10-6A）。
- 如果观察到呼气末肺阻抗进行性增加，则表示持续的肺复张；此时应保持设定的PEEP。
- 如果未观察到呼气末肺阻抗增加或减少，则表示呼气末肺容积稳定；如果在分析之前肺复张情况已达到要求，则应保持设定的PEEP（图10-6B）。

优点：

- 相对简单易行。
- PEEP恒定条件下，呼气末的阻抗变化是检测肺复张和去复张的敏感参数。

缺点：

- 无法评估过度膨胀。
- 极易因患者活动、输液治疗、气垫跳动等原因而导致干扰及错误的临床解释。
- 缺乏对临床终点影响的相关研究结果。

建议：

严格控制条件（无患者活动、无静脉输液、无气垫跳动、无其他干扰源、PEEP恒定），则呼气末的肺阻抗变化可以作为肺复张和去复张的敏感参数。应谨慎对该指标进行分析，并且必须始终结合其他分析（如区域顺应性变化）的结果，从而排除过度膨胀。

10.9.8　区域呼气时间常数

方法：

- 对于重度呼气气流阻塞患者，评估治疗措施（如调整PEEP或吸入支气管扩张剂等）前后τ的区域值。
- 如果采取治疗措施后平均区域值降低，表示该措施可能有益（气流阻塞减轻）。
- 如果采取治疗措施后平均区域值降低没有降低甚至升高，则表示该措施无益（如呼气气流阻塞增加）。

优点：

- 该指标可以对COPD和哮喘患者的呼气气流阻塞进行评估。
- 无须特定的通气模式或措施。
- 理论上，对于辅助机械通气或无辅助自主呼吸的情况，都可以使用该指标。

缺点：

- 区域τ值的降低，其原因可能是R_e降低，还可能是区域C_{rs}下降（而这可能是由肺泡过度膨胀引起的）。
- 对于接受辅助机械通气或无辅助自主呼吸的受试者，这种方法尚未得到验证。
- 缺乏对临床终点影响的相关研究结果。

建议：

阻塞性肺疾病患者的区域τ值提供了有关患者肺部排空特征的重要床旁信息。但这一指标的结果必须由经过训练的专业人员进行解读，其应对呼吸生理学有深入了解。

10.10　结论

胸腔EIT临床获批后，医务工作者对其兴趣一直在迅速增长。目前，EIT设备能够长时间进行床旁检查，提供各种具有潜在使用价值的信息。尽管如此，对于EIT的正确应用及其结果的解读，仍然较为困难和耗时。EIT成像结果与电极平面位置高度相关，同时，ICU环境具有大量电磁干扰，这些因素使得EIT的临床应用更为复杂。

然而，要在临床实践中更加广泛地应用EIT，所面临的最大挑战是对EIT指标及其临床意义的正确解读。笔者在本章中旨在介绍一些最常用的EIT参数的背景知识，并提出了其临床应用的建议。但是，使用EIT对呼吸机设置进行优化的工作必须由经验丰富的专业人员开展，其应具有机械通气的相关专业知识，同时应对EIT技术及其局限性有充分了解。

　　未来，对于EIT硬件和床旁评估软件的改进应侧重于临床应用时的快速性和易操作性，并提升EIT结果数据相对于各种因素（如患者活动、输液治疗）的稳健性。此外，应该降低现有EIT技术的成像结果对EIT电极平面的依赖性，其中一种思路是通过三维EIT同时自动分析多个图像平面，以对结果进行校正。在现代重症监护医学中，医生需要在有限时间内做出决定，因此，决策支持工具的开发可能有助于解读EIT提供的额外信息。对于具有不同专业知识水平、培训经历各异的使用者，上述因素和其他领域的进展可能会有助其开展EIT的临床应用。

（作者：Tobias Becher

翻译：桑　岭　林志敏　黄勇波）

第11章　血流动力学的EIT监测

11.1　引言

在临床上，人们特别关注循环系统内的血流动力学。其相关力学参数为压力、流量和容积，一般需要有创测量，较为不便。EIT具有高时间分辨率，能够检测阻抗变化（由通气及血容量变化引起），因此，EIT提供了一种无创且实时测量各种血流动力学参数的可能性。关于这一领域，本书读者还可以阅读相关文献综述。

血流动力学系统的功能是将血流输送到身体各个组织，为了产生这些血流，心脏必须提高动脉血压。离开心脏的血流称为心输出量（cardiac output，CO），组织中的血流称为灌注。在稳态情况下，CO＝HR×SV，即心率乘以每次心搏所输出的血量（每搏量）（stroke volume，SV）。最常见的血流动力学参数是心率（heart rate，HR），主要是因为其易于测量。通过许多技术可以准确测量HR，本章中不再赘述其相关指标。其次，动脉压是一个十分常用的测量参数。该指标的测量相对容易，能够提供有关心脏活动的有用信息，但与血液和氧气的输送不一定相关。然而，这种通过流动进行的营养输送对组织的存活至关重要。为此，应对器官灌注或心输出量进行测量。临床上，功能容量状态参数用于确定患者的个人情况如何得到改善，例如，这些参数能够让医生了解身体器官如何对输液做出反应。

对血流动力学状态的测量是以患者为中心的决策基础。EIT能够测量血流量（框11.1），由于其可以进行胸腔测量，帧速率相对较高，可用于血流动力学状态的评估。目前，EIT最常用于循环系统的疾病最为常见的围手术期和重症监护室。第8.2.1.3节介绍了心搏相关EIT信号的解读。

对于三类血流动力学参数，包括压力、流量和功能容量状态，均有相关EIT研究，且有望应用于临床。本章的后续部分将介绍这些参数的经典测量相关内容。之后，将介绍心脏同步阻抗变化的原理，然后讨论如何解决EIT中的干扰信号。最后，将重点介绍各EIT研究小组的研究，其中包括通过测量阻抗变化计算经典的血流动力学参数。

首先，将从用于评估功能容量状态的两个参数（即每搏变异量和血管外肺水）开始，接着是压力（即主动脉血压和肺动脉压）测量。最后，将讨论如何使用EIT测量血流参数，如肺灌注和每搏量。

11.2 血流动力学测量的经典方法及关键参数

本节将讨论血管内压、流量参数和功能容量参数的基础知识。

11.2.1 血管内压测量

一般来说，循环系统（图11-1）分为体循环和肺循环，由心脏的两个腔室隔开。

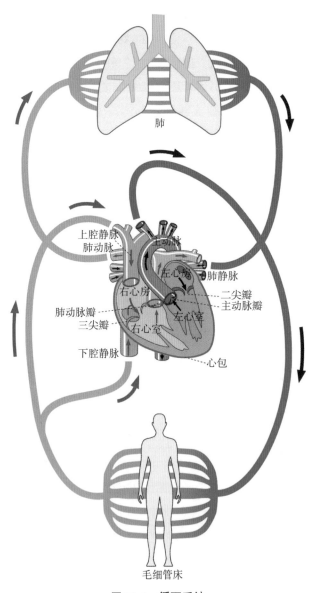

肺

上腔静脉
肺动脉
左心房
右心房
肺动脉瓣
三尖瓣
右心室
下腔静脉

主动脉
肺静脉
二尖瓣
主动脉瓣
左心室
心包

毛细管床

图11-1　循环系统

由此得到四个血管隔室，它们在一侧由毛细血管床和另一侧的心脏瓣膜（体动脉、肺动脉、体循环静脉及肺静脉）隔开。在每个隔室中，血压大致恒定。

11.2.1.1 全身动脉压

从人类历史和生理学角度看，动脉压，尤其是全身动脉压，十分重要。1896年，Riva Rocci发明了压力袖带法，使用血压计通过压缩肢体组织而间接测量血压。经过多次优化，基于袖带的方法仍然是测量全身动脉压的标准方法。该方法具有鲁棒性，但反复使用时受试者会感到不舒服，因此，只能约每分钟重复测量一次。测量全身动脉压的另一种常用方法是对动脉血管进行穿刺后使用压力传感器测量动脉内信号。通过该方法可以连续对动脉内压变化进行测量，频率可达100Hz；但其属于有创测量，存在着导致出血、因血栓而形成栓塞的风险。因此，该方法只能在围手术期或ICU内使用。

全身动脉压由血液进入主动脉的心输出量产生，是毛细血管床的灌注压。对于临床医生来说，该灌注通常是一个更值得关注的参数（见第11.2.2节）。全身动脉压可以通过EIT测量的脉搏到达时间来计算（见第11.5.1节）。

11.2.1.2 肺动脉压

肺动脉压（pulmonary artery pressure，PAP）是心脏右腔必须承受的压力，通常约为全身动脉压的1/3。肺动脉高压是由肺部疾病（如COPD）、心脏病和其他疾病（如高原肺水肿）引起的。为了间接测量PAP，可以使用超声三尖瓣反流来计算收缩期肺动脉压。如果直接进行测量，则必须将导管通过心脏右腔放入肺动脉，即肺动脉导管（pulmonary artery catheter，PAC），又称Swan-Gantz导管。PAC是有创的，对其通过的所有结构都可能造成损害，故不推荐使用。因此，PAP在临床上十分重要，但难以测量。针对这一参数的测量，已经有相关EIT的算法被发表（见第11.5.1节）。

11.2.1.3 全身静脉压

为了直接测量全身静脉压（中心静脉压），必须将导管放置在中心静脉中且连接至压力传感器。通过超声心动图测定下腔静脉腔充盈，可计算全身静脉压。全身静脉压远低于全身动脉压。目前，还无法基于EIT对全身静脉压进行测量。

11.2.1.4 肺静脉压

使用肺动脉导管可以测量肺静脉压，其尖端的小球囊可以阻塞肺动脉，因此，球囊和肺静脉之间所有血流的压力都相同。通过该方法可以测量心脏左腔的充盈压力，是左心衰竭的一个重要参数。目前，尚无基于EIT的肺静脉压测量技术。

11.2.2 流量参数

心输出量（CO）是最主要的流量参数，其计算方法是心率（HR）乘以每搏量（SV），即通过一次心搏由心脏左腔喷射至主动脉的血容量。对于每个器官，可以确定其单体灌注/流量。肺灌注可根据心输出量单独计算，但如果没有左右分流，平均全身灌注就等于肺灌注。灌注测量是血流动力学测量领域的"明珠"，可以通过多种技术进行测量。每种技术都有自身的优缺点，具体可以参考Vincent等的综述性论文。

灌注测量的最常见方法（同时也是金标准）是热稀释技术。将少量等渗冷盐水注射至中央静脉，通过右心房、右心室、肺、左心房和左心室，再经过主动脉到达热敏电阻（置于手臂或腿部的动脉血管中）。热稀释技术也使用Swan-Gantz导管进行测量，其中的热敏电阻位于肺动脉导管的末端。热敏电阻能够感应到冷盐水注射所引起的动脉内温度下降。曲线下面积与CO呈负相关，由Stewart-Hamilton方程（式11.1）计算得到

$$CO = \frac{V_1}{t} = \frac{V_0 (T_B - T_0) K_1}{\int_t \Delta T_B dt}$$ （式11.1）

式中，CO为心输出量，V_0为注射量，T_B为基线处的血液温度，T_0为注入盐水的温度，K_1是一个热容量因子。

11.2.3 容量状态参数

目前，在EIT应用中已经采用了两个描述容积状态的功能参数，将在本节中予以介绍。Solà等研究的心肺相互作用指标对应了每搏变异量这个临床参数，而Trepte等研究的EIT肺水指标对应了临床上的血管外肺水这个参数。每搏变异量反映了血管内体液的减少，而血管外肺水的增加表示某种体液过量的情况。临床常规检查中还使用了许多其他容量状态参数。关于这方面内容的概述，可参阅Pinsky和Jozwiak等的综述论文。

11.2.3.1 每搏变异量

每搏变异量（stroke volume variation，SVV）是每一次心搏和下一次心搏之间每搏量的变化。这种变化随呼吸周期而发生，呼吸压力会改变胸压，从而改变收缩压和每搏输出量。正常情况下，SVV很低；但该参数值可能会增大，尤其是在血容量过低的情况下。因此，心输出量的变化可以有效反映患者是否有足够的血容量。SVV描述了每个呼吸周期内的每搏量相对于平均值的变化，通过式11.2计算

$$SVV = (SV_{max} - SV_{min}) / SV_{mean}$$ （式11.2）

吸气时，胸内压逐渐降低，舒张期心室充盈增加。由Frank Starling原理可知，这可能导致心肌收缩力增加（与舒张纤维扩张有关），从而增加每搏量。SVV值低于10%～12%时，可认为是最佳值（血容量正常），当SVV较高时（提示血容量过低），如果条件允许，应进行输液治疗（图11-2）。

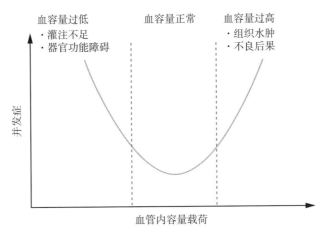

图 11-2　**血容量状态与心脏功能及并发症的关系**

注：血容量正常时，心脏功能良好，并发症发生率低。血容量过低与肾衰竭和认知障碍等器官功能障碍有关。高血容量引起组织或肺水肿，并与炎症反应有关。血流动力学监测可以诊断低血容量和高血容量，跟踪其经治疗后的变化，从而改善患者预后。

11.2.3.2　血管外肺水

血管内容量不足对人体有害，反之亦然。体液过量的一个副作用是导致肺水肿，肺水肿是肺组织和肺腔中积聚的液体（血管外肺水），通常与心力衰竭有关。一般情况下，血管外肺水（extra vascular lung water，EVLW）由式11.3计算，其中，ITBV（intrathoracic blood volume）是胸内血容量，ITTV（intrathoracic thermal volume）是由式11.4定义的胸内热容量，CO是心输出量，MTt（mean transit time）是平均通过时间。若计算结果值较大，则表示血容量过高（图11-2），如果条件允许，可以使用促进利尿的方法进行治疗

$$EVLW = ITTV - ITBV \qquad （式11.3）$$

$$ITTV = CO \cdot MTt \qquad （式11.4）$$

EVLW一般与患者的理想体重挂钩，为3.0～7.0ml/kg。

对血流动力学状态的测量有助于指导每位患者的个体化治疗。在正常血容量（最佳体液载荷处）的两侧，应避免出现血容量过高和过低（图11-2）。

11.3　EIT测量中产生的心脏同步信号

EIT可以测量与血流相关的阻抗变化，这是使用EIT进行血流动力学测量的基础。两种方法已经得到使用，一种是向血液中注入具有不同电导率的物质，另一种是滤除阻抗信号的心脏同步分量。由于血液的导电性优于组织，EIT对血液浓度的变化十分敏感。在测量目标压力、流量和容积时，通常假设所观察到的与心搏相关的阻抗变化是由灌注引起的。但是，对于造成这些变化的确切原因仍然存在一些争议——灌注相关的阻抗变化究竟是如何引起的，以及哪些其他因素导致了心脏同步阻抗变化？框11.1讨论了相关内容。

框11.1　EIT测量的是"灌注"还是"搏动"？

有两种方法可以测量血流量：注射具有不同电导率的物质（一般是高渗盐水）或分析EIT信号中的心率变化。毫无疑问，电导率差异能够反映流量（灌注）。但是，注射盐水的方法是有创的，因此，不适合用于连续监测。另一种方法要更为方便。通常，EIT信号基于心率信息进行数字滤波，可以无创且连续获得监测结果。然而，这些信号究竟能在多大程度上表示灌注，各EIT研究小组尚未形成统一意见。

• 并非所有血流都会导致EIT信号变化。例如，当血液均匀且连续地流经毛细血管床时，如果没有随时间的变化，则不会观察到EIT信号的变化。

• 并非所有的心搏相关信号都源于血流流量。例如，信号的很大一部分源于胸腔内心脏的活动，因此，会因患者个人及其姿势，以及电极位置而发生变化。

一些研究小组比较了上述两种方法，认为基于滤波的方法是测量灌注的尚能接受的方法。

显然，为了便于EIT的推广宣传，应强调其测量灌注的能力。许多人更倾向于使用"灌注"这个术语；而对于其他人来说，通过基于滤波的方法得到的显然是一种间接指标，因此，建议使用"搏动"这一术语。笔者推荐使用与"灌注"相关的术语（译者注：2017年的国际EIT专家共识建议使用"搏动"而不是"灌注"一词，形容基于滤波的方法得到的结果），因为对于非EIT专业人士来说，这类术语在科学上是准确且易于理解的。

第11.4节及第8.2.1.3节介绍了血流、心脏运动和通气的分析，以及如何分离心脏频率和通气频率的信号。

文献［30］总结了心脏同步信号产生的机制，如图11-3所示。

- 心脏同步力学形变：心脏运动及其造成的其他身体结构的运动。
- 血容量变化：在心脏、血管或器官内。
- 由于搏动血流引起的红细胞排列方向的重新确定。
- 各向异性结构（如心肌）的排列方向的重新确定。

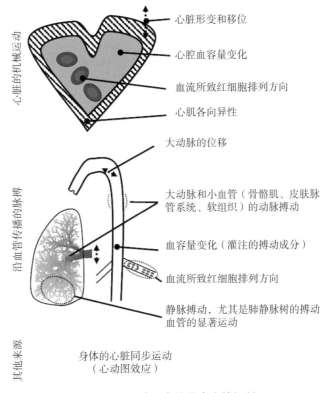

图11-3　心脏同步信号产生的机制

对于力学形变和容积变化的影响，各研究小组已广泛认可并开展了许多研究（见第11.4节）；关于红细胞排列方向的影响，尚未得到充分的研究证实，笔者也无法重复相关研究结果。

测量灌注的EIT金标准技术是快速注射具有不同电导率的盐水。Brown等于1992年首次发现，静脉注射高渗盐水可用于EIT的血流成像。例如，基于盐水注射的方法已被用于检测ROI内（见第11.4.2.1节和第11.5.3.2节）或测量肺灌注（见第11.5.2.1节）。上述技术在动物实验中得到了广泛应用。近来，盐水注射法已被用于检测人的肺栓塞（10ml，10%氯化钠）和肺灌注（10ml，5%氯化钠）。目前，盐水注射法对人的不良反应尚未有报道，但也不能排除不良反应的存在；有研究者在动物实验中使用盐水注射时观测到了血压的暂时降低。还有一个问题是，如果反复使用注射，可能会发生高钠血症（见第8.2.4.3节）。除此之外，注射盐水时，由于肺组织对盐水的吸收，胸腔中的EIT信号会发生短暂的整体性降低。

11.4　血流动力学 EIT 测量中的干扰信号

使用胸部EIT进行血流动力学监测期间，若干因素会共同引起阻抗变化。其中，与血流动力学EIT最相关的信号是由血容量变化引起的阻抗变化。但是，该信号被幅值更大的通气相关阻抗变化覆盖，特别是在肺部区域的EIT像素内及其周围。此外，心动周期中的心脏运动也会导致阻抗变化。文献集中讨论了心搏相关阻抗变化的可能原因（见第11.3节）。

本节将讨论胸部阻抗变化的各种原因，介绍降低其对血流动力学测量的影响的一些方法，以及如何分离EIT测量中常见的各种信号。

11.4.1　血流量和血容量变化

血液的电阻率约为150Ω/cm，与肌肉（450Ω/cm）、脂肪（2000Ω/cm）和肺组织（1325Ω/cm）等组织有很大的差异。因此，血管和心脏各腔室的容积变化会引起阻抗变化，可由EIT测量。详见第3.2节对组织电特性的讨论。

1997年，Vonk Noordegraaf等根据血流引起的容积变化会造成阻抗变化，测量了小腿中的血流。心搏相关的容积变化可见于若干机体结构中；心脏房室自身的容积会发生显著变化，如左心房在舒张末期和收缩末期间的横截面积变化可达65%。在血管系统中传播的压力搏动会导致血管的扩张。例如，下行主动脉的横截面积在一个心动周期内变化了22%。除了这种扩张，动脉中红细胞的排列方向在血液流动的各个阶段会发生变化，这也会导致心动周期中血液电导率的周期性变化。

不必监测血流导致的较小容积变化，而可以使用电阻率不同的对比剂（如高渗盐水）造成阻抗变化。在约60Ω·cm处，即使是0.9%的盐水，其电阻率也远低于血液和其他组织的电阻率，并且随着盐水浓度的降低而减小。因此，通过向静脉注射一次高渗盐水，可以显著增加血液的电导率，从而增加灌注对EIT图像的贡献。有研究表明，使用对比剂的EIT成像可以显示器官的灌注，如大鼠脑灌注成像。

有很多有电特性差异的溶液尚未用作EIT对比剂。低浓度盐水（含糖溶液）应该能产生一个反向的信号，但很少有研究者使用；而等渗盐水比血液具有更高的电导率，以大剂量使用时可以作为一种对比剂。此外，热对比剂在EIT中的应用效果很好，而冷盐水的电导率较低。需要指出的是，使用低渗溶液可能具有危险性，原因在于其对肺组织的渗透作用。

本节讨论的与心搏相关的阻抗变化比通气引起的变化要小得多,将这些信号分离较为困难,这些内容将在下一节讨论。此外,由于部分容积效应,胸内某部分的血容量和电阻率变化也会显示在其周围的EIT像素中。例如,心脏容积的变化也会对表示肺组织EIT像素的信号造成影响。

11.4.2　通气

使用EIT进行血流动力学监测时,EIT数据中包含了通气及心搏相关信号,因此,需要将其分离,这是研究者们所面临的主要困难之一。通常,生物阻抗信号ΔZ由心脏(ΔZ_C)和呼吸(ΔZ_R)成分及随机干扰(噪声)组成,如式11.5所示

$$\Delta Z \approx \Delta Z_C + \Delta Z_R + noise \qquad (式11.5)$$

心搏相关信号可能比呼吸相关信号小一个数量级,并可能被呼吸调制。本节将讨论几种分离EIT信号里心搏和呼吸成分的方法:通过将EIT图像划分为ROI,如心脏和肺部区域,当某个区域中某一信号为主要信号时,可以分别对相应的信号进行检测。若通过各种求平均的方法对数个心动周期进行求和,可以放大与心搏相关的信号,并减弱呼吸成分和噪声。其他分解方法则依赖于频率滤波或更为复杂的算法。最后,在短时间的呼吸暂停期间,呼吸的影响可以完全消除。

一个EIT信号的典型频谱包含心搏信号和较低频率的呼吸信号,其中有几个谐波可能会与心搏信号重叠,如图11-4所示。特别是在机械通气期间,呼吸频率没有变化,这些高次谐波尤其明显。如果频谱发生重叠或通气频率发生变化,如自主呼吸期间或在某些机械通气模式下,则采用基于频率的信号分离方法所得的结果不太理想。

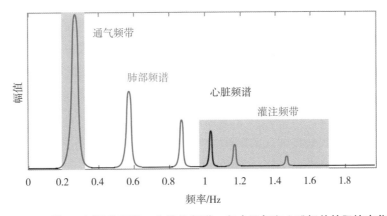

图11-4　某EIT测量数据的一个简化频谱,包含通气和心跳相关的阻抗变化

注:通气和灌注的典型频率以灰色标记。肺部频谱显示了几个可能与心脏频谱重叠的谐波。

11.4.2.1 ROI

由于呼吸信号在肺部区域最强，对代表不同心血管结构的区域分别进行测量，可以限制呼吸信号的影响。有研究者已经提出了几种将 EIT 像素分配至不同类型 ROI 的方法，这些方法基于 EIT 测量信息，如频率或相位差异。也可以通过注射高渗盐水以识别 EIT 图像中不同类型的 ROI。

根据 EIT 图像序列定义心脏和肺部 ROI 的方法包括根据最大幅值将 EIT 像素分配至相应 ROI，或在估计的心搏呼吸频率下根据 EIT 图像中的能量将 EIT 像素分配至相应 ROI；其他方法基于像素与外部定时参数的相位差，或者经过频率滤波后像素与整体 EIT 信号的相位差。

由于 EIT 的空间分辨率较低，即使在单独的 ROI 中，不同的信号源也会重叠；例如，Braun 等研究了主动脉区域中的信号，发现所有像素中都受到肺部和心脏的影响。同样，与通气相关的信号甚至存在于 EIT 图的心脏像素中。因此，即便仅对单个 ROI 中的 EIT 信号进行分析，仍然可能需要专门进行滤波。

11.4.2.2 ECG 门控

通过记录 ECG 门控 EIT 图像并在多个心动周期上对数据进行平均，可以减少通气相关阻抗变化对数据的影响。建议至少对 100 个心动周期 N_C 进行平均处理，以降低呼吸成分的影响。此外，同步平均会降低信号中的随机噪声，如式 11.6 所示；式 11.6 表示当对 100 个心动周期进行平均处理时，信噪比（SNR）将增加 10 倍。对 N_C 个心动周期进行平均处理将使心脏成分的幅值增大 $\sqrt{N_C}$ 倍，从而将其功率放大 N_C 倍

$$\frac{SNR_{averaged}}{SNR_{non-averaged}} = \sqrt{N_C} \qquad （式 11.6）$$

该方法的主要缺点是需要长时间进行数据收集，以获得所需的心动周期数。这种时间要求也令实时分析无法进行。并且，如果心率恰好是呼吸频率的整数倍，则该方法无法分离心脏和通气相关信号。此外，信号平均法只有在信号独立的情况下才能成功将其分离。因此，该方法的主要缺点在于，由于心肺相互作用，通气和心率通常不是独立的。在健康受试者中，呼吸主要通过胸膜压力的变化影响循环，但心肺相互作用很复杂，且会受到疾病或通气的影响。

11.4.2.3 信号分解

无须使用其他信息（如 ECG 数据），可以使用频率滤波或更复杂的分离算法对心脏和通气相关的 EIT 信号进行分离。

根据频率对通气和心搏相关的阻抗变化进行分离的效果十分良好，通常通气速率为0.2～0.23Hz，灌注速率为1.08～1.25Hz。对电压测量结果或重建图像数据，均可以使用滤波器进行处理。

实现EIT频率滤波的一种方法是，通过整体EIT信号的快速Fourier变换确定与呼吸和心搏相关变化有关的频带，随后对区域像素的信号进行带通滤波，确定EIT信号的分量。如图11-5所示，也可以进行高通和低通滤波；在这种情况下，通气相关信号的高次谐波的影响可能更大。与平均法所需的数据采集时间相比，进行频率滤波所需的时间更短；并且随着数据采集时间的增加，频率分辨率也会提高。

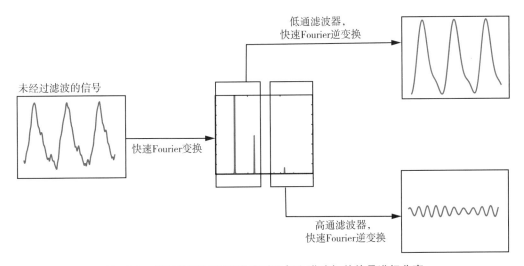

图11-5　通过高通和低通滤波对通气和灌注相关信号进行分离

但是，即便是在带通滤波的情况下，心脏频带可能包含通气频带的谐波，导致无法通过频率滤波分离这两种信号源。

Kerrouche等对EIT时间序列进行奇异值分解，发现第一个主成分显示为呼吸时间序列，而在第二个主时间序列中可以同时观察到呼吸同步变化及心脏同步变化。

同样地，Deibele等提出了一种基于主成分分析（principal component analysis，PCA）的方法，用以分解EIT图像中的通气和心搏相关信号。与上述的简易频率滤波不同，该方法可以在存在重叠谐波的情况下分离信号，而无须任何其他信息。与上述Kerrouche等的方法相比，这种方法不仅能够提取通气相关的时间序列，还能提取心搏相关的时间序列。通过PCA，Deibele等确定了可用于时域滤波的模板函数。第一主成分得分，即具有最高方差的成分，用于通气成分的近似。EIT信号的组成可由式11.5表示，因此，可以从输入信号中减去通气信号，以近似心搏信号。之后，通过有限脉冲响应带通滤波并将信号拟合为主成分得分，该算法能够进一步改善心脏和通气相关信号的近似计算。

与ECG门控等平均方法不同，文献［228］使用的算法保留了心率变异度，可以进行快速处理，并且不需要EIT数据以外的其他信息。尽管基于PCA的方法具有这些优点，但在目前的EIT血流动力学监测中，基于ECG门控和频率滤波的方法更常用。

除PCA外，独立成分分析（independent component analysis，ICA）已被用于分离心肺信号。近来，Jang等使用PCA提取了通气信号的形状参考波形，并结合使用PCA和ICA提取了心脏血流的形状参考波形。与Deibele等报道的方法不同，该方法在提取形状参考波形的过程中不使用频率滤波，并且已成功应用于同时测量潮气量和每搏量。

11.4.2.4　在呼吸暂停时测量

消除呼吸影响的一种简单而有效的方法是在呼吸暂停期间记录EIT数据。但是，在呼吸暂停期间，肺容量仍会发生缓慢变化：如果发生气道阻塞，从肺中减少的氧气会导致胸内压力下降。呼吸暂停测量的一个显著缺点是不能进行连续监测，因为只能进行短时间测量。此外，尚未明确呼吸暂停期间的灌注是否与在通气期间一样保持不变。

11.4.3　心脏运动

当试图对心脏区域内的阻抗变化进行成像时，心脏运动的影响就不能忽略。在测量心脏容积变化时，只有电极平面内的变化会出现在EIT图像中，因此，测量结果将严重依赖于电极的放置位置。当电极置于横向平面时，在EIT图像中心室和心房将会发生重叠；并且由于心脏沿左心室长轴收缩，在一个心动周期中心室将穿过EIT平面移动。

Vonk Noordegraaf等通过使用斜向电极安置而非横向电极安置，改善了隔离心室的情况。其研究结果表明，心室和心房阻抗随时间的变化与其面积成反比，其面积由MRI确定（图11-6）。该研究小组还发现，在人体活动期间（心脏运动增加），使用斜向EIT平面对心室ROI进行分析时，其可重复性比使用横向EIT平面要高。

虽然通过调整电极平面可以改善隔离心室的情况，但平面内的组织位移仍然会影响测量结果。Proença等在一个仿真研究中，使用置于斜向平面上的32个电极研究了心室区域的阻抗变化。结果表明，大约56%的阻抗变化是由心肌形变所导致，超过了心室容积变化所导致的阻抗变化。其原因是具有不同阻抗的组织在平面内发生了移位。例如，在心室射血期间，原心肌的位置被脂肪或肺组织所替代，而血液被心肌所替代。

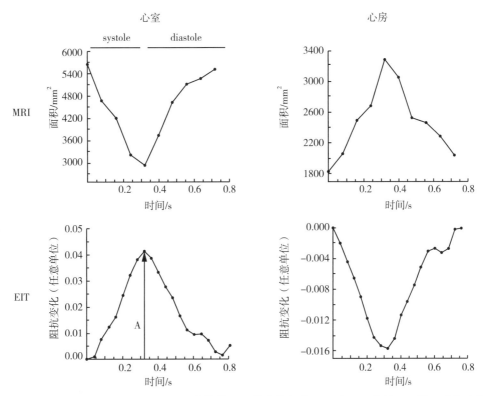

图 11-6　通过 MRI 确定的心室和心房横截面积的变化与表示心室和心房的 ROI 的平均像素值成反比。在收缩期对 ROI 进行定义，EIT 测量所使用的平面为斜向平面

11.5　血流动力学的 EIT 测量

当使用 EIT 监测中心血流动力学时，相关参数通常从心脏区域或中心血管如主动脉的阻抗信号中计算。灌注测量也可以评估由较小血管（如肺内）的容积变化所引起的阻抗变化。

基于 EIT 的血流动力学测量可分为三类：脉搏传递时间测量，已用于测定动脉内压力；血流量测量，可以将 ROI 的阻抗变化与肺灌注或心输出量等参数相关联；容积状态测量，用于量化心肺相互作用或血管外肺水。本节将详细介绍这些方法。

11.5.1　通过脉搏传递时间测量动脉内压

脉搏波速度（pulse wave velocity，PWV）是指脉搏在动脉中传播的速度，取决于两个参数，包括动脉硬度（假定在短时间内恒定）和动脉血压。这意味着，对于短时间的测量，PWV 可用于评估动脉血压。PWV 可通过测量动脉树中两点之间的脉搏传递时间（pulse transit time，PTT）来评估。根据这些点的脉搏到达时间（pulse arrival time，PAT）之间的差异或外部计时参数与一个PAT之间的差异，可以确定PTT。压力高，则脉搏传播更快，因而脉搏传递时间更短。

可使用EIT测量脉搏到达时间。当脉搏通过动脉时，动脉壁扩张，导致局部血容量增加，进而引起电导率小幅增加。因此，即使相应血管的特性未知，也可以通过EIT测量PAT。局部压力变化和电导率变化是同步的，因此，具有相同的PTT。

有若干种方法可以确定PWV，使用这些方法可以评估主动脉或肺动脉等动脉的压力。截至目前，还没有关于使用EIT测量中心静脉压的研究。

11.5.1.1　通过EIT确定脉搏到达时间

如上所述，压力和电阻率信号是同步的。因此，使用类似于从压力信号中测定PAT的常规方法来确定EIT信号中的PAT应该是合理的。可以从波形的单个点来确定PAT，如其最小值，一阶或二阶导数的最大值，或收缩期向上搏动斜率的切线与曲线最小值在水平线的交点。但在存在大量噪声的情况下，通过这些方法所得的结果可能会存在不确定性，从而降低其对于EIT数据的适用性。

Solà等提出了一个用于估计PAT的参数模型，该模型不是仅仅使用脉搏的某一个特征点，而将通过一组参数Ω所确定的整个波纳入考虑。该研究中，脉搏波形p_Ω的参数模型以式11.7表示，其中波前的幅值以A表示，其拐点位置和斜率分别以μ和σ表示。这里，PAT由拐点位置μ确定

$$p_\Omega(t) = A \tanh\left(\frac{t-\mu}{\sigma}\right) + const \qquad （式11.7）$$

然后将测得的脉冲波形与参数模型p_Ω进行比较，最小化其二次误差以确定PAT，如图11-7所示。已有研究表明，对于含有噪声的体积描记术（plethysmography）数据，

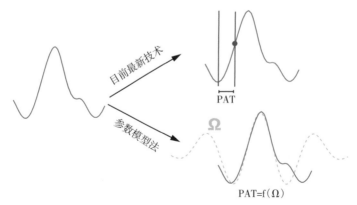

图11-7　由Solà等提出的PTT的参数模型估计法

注：该方法不是仅仅使用体积描记时间曲线中的某一个点，而是考虑了整个波形。

使用这种双曲正切参数估计法所得的结果要优于使用目前最新技术所得的结果。

当两个ROI（如左心室和降主动脉，或者右心室和肺动脉）的脉搏到达时间已知时，通过计算其时差可得PTT，如式11.8所示。可以使用外部触发信号，如主动脉瓣或肺动脉瓣的打开，或者ECG的R波波峰，来代替上述两个时刻中的一个

$$PTT = PAT(ROI_1) - PAT(ROI_2) \qquad （式11.8）$$

PAT在肺部内不是恒定不变的。Braun等使用3D-EIT，发现在健康人的肺PAT具有很小的沿颅尾方向的变化，但在胸腔内具有显著的横向变化，其PAT在胸部正中最短。

11.5.1.2　主动脉血压

Solà等于2012年首次报道，EIT技术可以在无创情况下对中心血压持续监测。在该研究中，PTT被定义为：从根据动脉管路所确定的主动脉瓣开启时刻，到脉搏到达EIT平面中下降主动脉区域的时刻。该研究小组发现，在麻醉猪体内，该PTT与通过动脉管路测量的中心血压存在很强的相关性。同时，该研究小组使用上述参数算法，创建基于PAT的图像并检测主动脉ROI。主动脉ROI内搏动相关阻抗的PTT与通过有创测量得到的中心血压显著负相关，结果表明，通过EIT评估动脉搏动，能够无创监测中心血压。目前，该技术还不能用于测量主动脉血压，因为需要校准（以有创测量校准），但该技术可以用于分析其变化趋势。

Braun等使用有限元模型进行仿真后发现，将测量带放置在心脏所在高度（第9和第10胸椎之间）或更高处时，测量效果最好，可以使血压估算误差低于1.4mmHg。该研究小组还发现，重建算法的选择对成像结果有影响：使用Gauss-Newton算法比使用GREIT算法所得的重建图像的精度更高。

11.5.1.3　肺动脉压

Proença等报道，在仿真实验中，通过EIT可以可靠地监测PAP。该研究小组没有考虑呼吸活动所导致的阻抗变化；对于在体测量，在后续研究中采用了ECG门控等方法来分离信号（见第11.4.2.3节）。该研究小组分析了肺阻抗的搏动变化以从中提取与肺动脉PWV相关的参数，从而可以确定PAP。为了选择肺部ROI，该研究小组使用了经Fourier分析所得的第一心脏谐波的相移；随后，使用相交切线法计算PTT，并将肺瓣开放时间设为$t=0$。在仿真实验中，比较通过压力波形所得和通过EIT所得的PTT，发现相关系数$r > 0.99$。

此外，PAP与PTT之间存在反指数关系，这表明基于PTT的方法最适合监测初期

的肺动脉高压，此时肺压的微小变化会导致PTT的较大变化。

对三位健康志愿者，Proença等比较了使用EIT计算的PAP值与低氧引起的PAP变化期间多普勒超声心动图的值，发现有很强的相关性。这里，PTT由PAT近似，脉搏起始时间选定为同时记录的ECG的R波波峰。该研究小组发现，EIT的灵敏度足以跟踪低于10mmHg的PAP变化，因为将PAT值通过最小二乘线性拟合转换为PAP时，发现其标准差小于2mmHg。上述结果表明了使用EIT跟踪PAP趋势的可行性。但测量绝对PAP值时需要进行校准，因为对于每个受试者，使用参考方法测量的PAT和PAP之间的关系不同。

使用文献［842］介绍的基于PAT的PAP测量方法（测量对象为新生羔羊），Braun等发现其与使用Swan-Ganz导管进行的测量具有良好的相关性。这是使用PAP测量金标准（即肺动脉导管）作为参考的首次报道。

总之，基于EIT的PAP测量的可行性已经得到证明，而使用PAP测量金标准（即肺动脉导管）作为参考的人体研究尚未完成。此外，通过一次性校准，能否在更长时间内通过EIT计算绝对PAP值，这一点还有待观察。截至目前，只有用于跟踪PAP变化的EIT应用是成功的。

11.5.2　血流量参数

由于血液的电阻率与其他组织的电阻率存在显著差异，大多数组织的电阻率随着血液灌注而发生明显变化。因此，灌注会导致阻抗变化，如第11.4.1节所述。

11.5.2.1　肺灌注

用EIT测量肺部灌注，可采用搏动法和弹丸注射法。由于心搏相关的阻抗变化，搏动法较为困难，引起这些阻抗变化的不是灌注，而是心脏运动。可通过改进测量带的放置位置、选择ROI时排除心脏，以降低上述阻抗变化的影响，但无法完全消除。有关术语的讨论，请参见框11.1。

EIT能够检测灌注期间肺血管的扩张。由于微小肺血管扩张性最好，包涵了肺内最多的血液，是产生搏动的最主要因素。一项基于EIT的肺部灌注测量的最早研究显示，特发性肺动脉高压患者和健康对照组在肺部区域的收缩性阻抗变化存在显著差异。

在基于搏动的肺部灌注分析中，将心搏相关信号分离（如通过频率滤波或ECG门控，如第11.4.2节所述），并分析收缩期期间肺部EIT信号的搏动变化 ΔZ。因此，相关研究的关键是信号分解和肺部ROI的定义。

除基于搏动的测量方法外，还可以使用基于盐水注射法（见第11.4.1节）。由于盐水注射物的导电性高于血液，会导致阻抗发生变化，该变化取决于两种导电率和注射的容积分数。Frerichs等使用盐水注射法得到了区域的时间－阻抗稀释曲线。结果表明，该曲线可用于对肺灌注进行成像。

为了评估肺灌注，Borges等在呼吸暂停期间向右心房注入20％氯化钠作为对比剂，分析了每个像素点的时间阻抗曲线。由于难以确定传递时间，该研究小组选择用式11.9所示的最大斜率方法计算血流量，而不是使用单位平均传递时间的相对容积作为血流量

$$\text{bloodflow}_{\text{pixel}} \propto \left[\frac{dm(t)}{dt} \right]_{\text{max}} \qquad (\text{式}11.9)$$

此处，$m(t)$表示相应像素中对比剂的量。由此可以计算出肺部区域的相对灌注量，即相关EIT时间信号的最大斜率与所有其他像素斜率之和的比值。

与基于搏动的EIT灌注分析相比，尤其是存在肺不张的情况下，该方法的结果与单光子发射CT所测定的肺灌注结果更为一致。

11.5.2.2 区域通气／灌注（V/Q）匹配

通气（V）和灌注（Q）是氧气输送链中两个功能上相互的衔接。对于健康人，V和Q在整体水平上与肺内均匹配。人体存在多种机制以保证这种局部匹配，其中最重要的是低氧性肺血管收缩，该机制能够减少对通气不良肺部区域的血流量。区域V/Q匹配的信息对于危重病患者的床旁诊断和治疗十分重要。EIT十分有望能够对V、Q及其匹配进行测量。

表面上看，创建V/Q的EIT图像似乎很简单：只需将两幅功能图像的像素值相除即可。然而，难点在于Q较小会导致Q^{-1}较大，且图像中会出现较大峰值。因此，需要采用特定算法处理这些图像。

最近，有研究者报道了一种计算局部V/Q的方法：针对每个像素i的灌注图像P_i和通气图像V_i，设定一个阈值，如果

$$V_k > 20\% \cdot \max(V_k) \qquad (\text{式}11.10)$$

则区域k通气；如果

$$P_g > 20\% \cdot \max(P_g) \qquad (\text{式}11.11)$$

则区域g进行灌注。根据通气／灌注模式，识别出三个区域：仅存在通气的区域（R_V），仅存在灌注的区域（R_P）及通气和灌注都存在的区域（R_{V+P}）。根据EIT得出的参数计算如下的V/Q匹配

$$\text{DeadSpace}_\% = R_V / (R_V + R_P + R_{V+P}) \cdot 100\% \qquad (\text{式}11.12)$$

$$\text{Shunt}_\% = R_P / \left(R_V + R_P + R_{V+P} \right) \cdot 100\% \tag{式11.13}$$

$$\text{VQMatch}_\% = R_{V+P} / \left(R_V + R_P + R_{V+P} \right) \cdot 100\% \tag{式11.14}$$

临床研究表明，基于盐水注射法的肺灌注测量有可能定量评估各种病理生理状况（如PE、ARDS、对PEEP变化的反应等）下的区域V/Q匹配模式。何怀武等在一项前瞻性观察研究中发现，肺栓塞（pulmonary embolism，PE）患者的DeadSpace$_\%$和VQMatch$_\%$（通过EIT计算）明显高于没有PE的患者。DeadSpace$_\%$的临界值为30.37，对于PE的诊断，该参数的敏感性为90.9%，特异性为98.6%。Mauri等使用类似的EIT方法对患有ARDS的新冠病毒感染患者进行研究，结果显示，患者的通气非灌注肺单位（无效腔）多于灌注非通气肺单位（分流）。此外，通过搏动方法可以实时监测局部V/Q匹配。另一种方法是计算差值$D_{V\text{-}Q} = V_{norm} - Q_{norm}$，该式可以避免除数为0的情况。通过除以平均值，可以计算得到归一化值V_{norm}和Q_{norm}。在这种情况下，归一化值为0表示均匀通气、均匀灌注的区域。

通过EIT同时测量通气和灌注以评估局部V/Q匹配，可以获得多个具有临床使用价值的重要生理变量，有助于表征呼吸衰竭的病因，并指导个性化的机械通气设置。

11.5.2.3 心输出量和每搏量

心输出量（CO）定义为每搏量（SV）和心率（HR）的乘积，如式11.15所示（具体介绍见第11.2.2节）

$$CO_{l/min} = SV_{l/beat} \cdot HR_{beats/min} \tag{式11.15}$$

通过心脏阻抗变化所确定的心率与参考方法之间具有良好的相关性，而利用EIT测定SV则更为困难。已有若干种基于EIT的SV测量方法，需要从EIT图像的一部分计算SV，如心脏ROI、心室ROI或主动脉ROI。

Vonk Noordegraaf等于1996年提出，EIT可以用于评估SV，在该研究中，对10名健康男性志愿者在运动期间进行了测量，发现心室区域的平均阻抗增加了34（13）%，并估计这期间SV增加了40%。2000年，Vonk Noordegraaf等根据25名患者的ECG门控EIT测量结果，计算了基于EIT的SV，发现其测量结果与采用热稀释法测量的SV之间存在强相关性。

通过回归分析，Vonk Noordegraaf根据包含心室区域ROI中的EIT信号的幅值和时间长度，计算出每搏量SV_{EIT}。尽管在这项研究中发现了相关性，但所得方程的适用性可能有限，因为在通常情况下，信号幅值不仅取决于SV，还取决于电极位置和患者生理状态。

另外一种方法由 Pikkemaat 等报道。该研究小组根据心脏区域所有 EIT 像素的总和计算心脏阻抗信号，由此得出一个参数 Z_{SV}，在每个心动周期内均需计算该参数，计算方法如式 11.16 所示：

$$Z_{SV} = Z_{Card}（\text{dia}）- Z_{Card}（\text{sys}）\qquad（式 11.16）$$

式中，Z_{Card}（dia）和 Z_{Card}（sys）分别为舒张期和收缩期内的心脏区域阻抗。之后，Pikkemaat 等计算了该参数与经肺热稀释法所测定的 SV 之间的线性回归，从而确定了基于 EIT 的 SV（以 ml 为单位）。结果表明，PEEP 水平的变化可能会引起通过 EIT 所确定 SV 的大小发生变化，而原因可能是肺容量和心脏位置发生了变化。

后续研究的侧重点同样是根据 EIT 图像中主动脉区域的测量结果获取 SV 的变化。关于这些 SV 变化的测量，将在下一节进行讨论。

Jang 等报道了一项新近完成的研究，通过计算心脏区域内与心搏相关阻抗变化来计算 SV（如式 11.16 所示）。该研究小组使用基于 PCA 和 ICA 的方法对心脏和通气阻抗信号进行分离（见第 11.4.2.3 节），可以同时测量 6 只猪的每搏量和潮气量。

与着重于心脏区域阻抗变化的研究不同，2020 年，Braun 等发现无法使用该信号测量 SV 变化，但发现肺部区域的心搏相关阻抗变化可用于趋势分析。

基于机器学习的方法有望应用于后续研究。Murphy 等报道，机器学习回归模型可以在电极接触不良的情况下提取左心室容积，并在胸部仿真和物理模型实验中验证了这一方法。

尽管已经有许多研究小组报道了关于 CO 测量的理想结果，但仍然有充分的理由认为，很难在患者之间获得准确的测量结果作比较。首先，胸部 EIT 信号仅部分由血流决定，而心脏运动对其影响很大。影响胸部 EIT 信号的因素有很多，包括受试者的姿势、电极的确切位置、心脏在胸腔内的确切位置，以及心脏和体表电极之间的组织多少。原则上可以对每个因素进行校准，但需要已知解剖学信息并使用更复杂的技术。随着时间的推移，上述因素很可能保持基本不变，因此，分析 CO 的趋势应该更可靠。

11.5.3　容积状态

如第 11.2.3 节所述，容积状态管理的主要目标是避免血容量过低（表现为心肺相互作用增加）以及血容量过高（会导致血管外肺水过量）。利用通过 EIT 获取的参数，对上述两种病理状况均可进行评估。下文将讨论这些基于 EIT 的参数。

11.5.3.1　每搏量变化及心肺相互作用

Solà 等提出了一种用于测定基于 EIT 的每搏量变化 SVV_{EIT} 的方法。该研究小组申请了一种计算基于EIT的心肺相互作用（heart-lung interaction，HLI）的方法的专利。该方法通过基于与参考SVV拟合的预先训练的线性转换，可以获得SVV_{EIT}；基于下降主动脉ROI中的EIT时间信号，从中使用Fourier频谱图技术计算频率值，如图11-8所示。频谱图中具有最大功率密度的频率有两种情况：一种是心脏活动频率f_h，此时具有低于该最大功率密度的频率为呼吸活动频率f_r；另一种是频谱图中具有最大功率密度的频率就是f_r（图11-8），此时f_h为在高于f_r（不包括f_r的谐波）的频率中具有最大功率密度的频率。

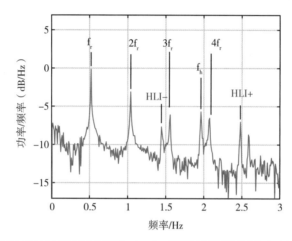

图11-8 由某EIT像素的时间序列得到的Fourier频谱图可以用于确定心脏和呼吸相关活动的频率f_h和f_r，以及心肺相互作用的频率HLI+和HLI-

注：这些参数可以用于计算心肺相互作用因子，方法由文献［989］给出。图中还标出了呼吸频率的谐波。

通过式11.17，可以计算心肺相互作用f_{HLI+}或f_{HLI-}的频率值。在图11-8中，这些频率值分别标记为HLI+和HLI-

$$f_{HLI+}=f_h+f_r \qquad （式11.17）$$

心脏活动频率处的能量E_h及心肺相互作用频率处的能量E_{HLI}可以根据频谱图计算得到，之后，通过式11.18可获得该HLI

$$HLI = 2 \cdot \frac{E_{HLI}}{E_h} \qquad （式11.18）$$

为了使用该心肺相互作用因子计算SVV_{EIT}，需要将HLI与参考SVV值进行拟合以得到一个线性变换。

还有一种类似的方法，该方法通过将预先训练好的线性变换直接应用于互调频率

f_h–f_l处的能量，从而计算出SVV_{EIT}。通过这一方法，Maisch等发现，SVV_{EIT}与通过主动脉超声血流探头及动脉脉搏波形分析所测量的SVV显著相关，并且其一致性界限比常规界限更宽。后续研究发现，在健康猪肺中，SVV_{EIT}与通过脉搏波形分析所测量的SVV之间存在一定相关性，但发生急性肺损伤后，其一致性界限更宽。

通过EIT测量HLI的一个难点是相应的阻抗变化较弱。心搏相关的阻抗变化仅占总EIT信号的不到10%（大部分阻抗变化是由通气引起的），而HLI所引起的阻抗变化只占总血流动力学信号的约10%。因此，对于目前基于EIT的SVV测量算法，需要高信噪比（译者注：原文为低信噪比，但根据意思推断，此处应该是高信噪比）。

当使用基于降主动脉区域的EIT信号的方法时，一个主要的难点是代表主动脉的像素的检测。近年来，有多项研究讨论了主动脉ROI的检测，下文将对此进行介绍。

11.5.3.2　主动脉ROI检测

检测主动脉及其他目标结构的一种方法，是基于计算EIT图像中所有像素的脉搏到达时间。在一个心动周期中，脉搏通过心血管系统传播，导致相应的搏动阻抗。对于EIT图像中的每个像素，可以分配一个脉搏到达时间的时间值。由于主动脉的传播速度很快，表示下降主动脉的那些像素可被识别为在解剖结构中位于肺动脉后的像素（其脉搏到达时间最短），并且可以自动识别和聚类。

在时域和空间领域检测主动脉的另一种方法是将高渗盐水注射到主动脉弓中。盐水通过主动脉时会导致导电率增加，如图11-9所示。通过EIT图像中靠近主动脉的像素，可以清楚观察到这种电导的变化，如图11-10所示。Thuerk等根据局部极大值和邻近极小值计算出一幅显著性图像，并将主动脉像素定义为该图像的最大值。

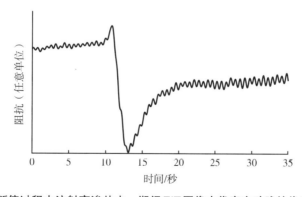

图11-9　在呼吸暂停过程中注射高渗盐水，期间EIT图像中代表主动脉的像素阻抗的典型变化

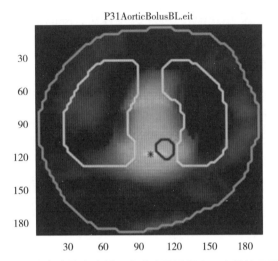

图 11-10　**将高渗盐水注射至主动脉弓过程中，家猪的 EIT 图像**

注：通过 CT 检测到的肺部轮廓（白色）和主动脉轮廓（红色）被叠加在一起；检测到的主动脉像素以红色星号标记。

将通过 EIT 检测到的主动脉位置与其在 CT 图像（与 EIT 电极带位于同一平面）中的位置进行比较时，可以观察到偏移。主动脉的这种移位取决于图像重建算法，而重建算法也会影响所检测到的主动脉的空间延伸。

Trepte 等叠加了 30 只家猪的功能 EIT 图像来确定主动脉的标准位置，同时，认为所得位置可能并不完全适合于所有动物。

11.5.3.3　血管外肺水

健康的肺组织由 5% 的液体和 80% 的空气组成。液体、肺组织和空气的电导率差异使通过 EIT 监测肺水肿成为可能。

研究人员提出了多种基于 EIT 的测量血管外肺水的方法。Newell 等最早提出的方法，以及其他研究者所用方法的结果显示，肺液容积和 EIT 测量结果之间存在相关性。2000 年，Noble 等报道了利尿剂导致肺液发生流失后，阻抗降低和尿量之间的相关性与总肺阻抗变化之间的关系。

在一项针对 11 名胸腔积液患者的研究中，Arad 等发现，用 8 电极系统测量得到的肺电阻率与流失的液体量之间存在高度相关性。

2016 年，Trepte 等基于 EIT 图像的变化量，对猪在侧身旋转时其血管外肺水含量进行了量化，发现 EIT 测量结果与处死猪后利用重量分析测量的肺水含量存在显著相关性。假设肺水向下流动至肺的从属部位，由此随体位变化而发生重新分布，该研究小组根据式 11.19 计算了三个不同体位下的不平衡系数 IM。式 11.9 描述了左侧潮气量（TV_L）和右侧潮气量（TV_R）之间的不平衡，而 EIT 测量的肺水指数则量化了该不平衡系数随旋转角度的变化。2019年，Zhao等在人类受试者中进行了这一研究，但未能在所有受试者中重复上述研究结果。笔者认为，灌洗产生的体液因体位改变，其流动性本来就优于临床水肿产生的体液，所以动物造模的结果未能在临床中复现

$$IM = \frac{TV_L - TV_R}{TV_L + TV_R}$$ （式11.19）

11.6 小结与展望

EIT在血流动力学方面有着十分广阔的的应用前景，特别是在临床环境中，EIT已经用于可视化通气参数。截至目前，基于EIT的压力、流量和容积状态监测的测量结果已经证实EIT可用于这类测量。但是，在其能够得到临床应用或成为临床实践的一部分之前，还需要进行更多研究。目前，这些技术尚未用于临床实践。

血压和脉波速度之间的内在联系意味着，EIT能够准确测量脉波速度，因此，基于EIT进行血压测量是可行的。然而，截至目前，所报道的研究都需要一个外部测量参数（如ECG甚至有创测量）以确定脉搏到达时间。虽然已经成功地在动物实验中进行了主动脉压力测量，仿真实验及少数志愿者参与的人体试验中，肺动脉压测量的结果较为理想，但这些测量都没有与相应的人体测量方法的金标准进行比较。此外，如果没有单独校准，上述测量目前只能用于跟踪血压变化。上述测量中，所有相关计算都基于EIT数据的心搏相关搏动的定量，而除灌注外，还有其他因素会造成心搏相关的搏动。

尽管存在上述难点问题，在不久的将来，灌注测量作为一种基于EIT的血流动力学测量方法，最可能得到广泛使用。基于搏动的测量不需要附加信息，可以额外使用ECG门控技术。这类测量可以与通气测量同时完成，并已用于确定通气灌注比率，从而诊断肺栓塞或评估对肺PEEP的响应。基于盐水注射的测量方法也有研究者使用，但该方法有创。相比之下，压力测量的难度更大，原因在于不仅需要分离心脏和通气信号，还对于所需测量的脉搏传递时间，其数量级与大多数EIT设备的采样率相同，因此，结果的精度可能有限。

虽然关于使用EIT测量心输出量的研究已经进行了20多年，并提出了许多方法，但对于最适合的测量设置和数据分析方法，尚未达成共识。对于心肺相互作用测量的相关研究，情况也是如此。

基于EIT的血流动力学测量结果可靠，具有巨大的应用前景，因为该测量方法是连续且无创的。为了推进该领域的相关研究，笔者认为，应确定如下要点：

● 需要通过大样本临床研究，验证各种病理生理状况下EIT监测的精度和准确性。

● 基于EIT的血流动力学参数、分析、临界值和潜在应用原理，关于这些研究内容，各EIT研究小组需要达成共识。

● 基于EIT的血流动力学测量是否可以诊断一些明显的病理生理变化，对危重患者的血流动力学是否有所帮助，需要对这些问题进行验证。该技术有望应用的临床领域包括：输液反应的评估，严重低心输出量的识别，以及严重局部肺灌注缺陷的识别。

从长远来看，对于已经使用EIT监测的围手术期场合，血流动力学的EIT测量可能会得到广泛应用。事实上，大量研究已经证明，当与现有仪器设备结合使用时，基于EIT的血流动力学监测可用于临床，因此，该技术具有良好的应用前景。然而，这类方法能否在未来代替有创测量，或者仍然作为辅助手段估计血流动力学参数或跟踪其变化，这些问题仍有待观察。理想情况下，未来EIT设备可以将目前的通气监测与各种血流动力学参数结合起来，从而为患者提供全面的实时监测。

（作者：Lisa Krukewitt　Fabian Müller-Graf　Daniel A. Reuter

Stephen H. Böhm　何怀武

翻译：何怀武　葛慧青　潘　清）

第12章 脑和神经EIT

12.1 引言

在神经科学中，有两大研究领域，一是对正常或异常结构变化进行成像，二是对正常或异常功能活动进行成像。对此，通过采用无创成像的方法，可以提供有用的信息。

自从20世纪70年代，CT和MRI的发展以来，对于神经结构异常的诊断已经变得容易。现在，两种技术都能够以小于1mm的精度对大脑结构异常进行成像，虽然费用较为昂贵且测量过程较为不便，但其精确的空间分辨率能够满足大多数诊断需求。EIT的优势在于其价格相对便宜、安全、无创且具有便携性。相比之下，EIT的空间分辨率相对较低。在目前可用的EIT设备中，其空间分辨率约为电极阵列直径的10%。如果图像重建无法取得突破性进展，EIT的空间分辨率将受到电流在整个主体中扩散的物理过程的限制，逆问题的定义会不如X线CT或MRI明确。因此，在可预见的未来，EIT很难直接与这些技术在高分辨率结构成像方面竞争。但当需要进行结构变化监测时，对于床旁、急诊情况下，如患者发生了急性脑卒中，或者在偏远地区无法使用大型扫描设备时，EIT仍可能不可或缺。

另外，人们需要改进对神经系统功能活动的成像方法。目前，人们已经了解了大量有关行为、特定活动在大脑中的相关区域和细胞神经生理学的知识，但对神经解剖通路中信息如何处理的理解有限。难点在于，这类大脑活动分布广泛，发生的时间为毫秒级。目前尚不存在无创且具有高时间分辨率的系统能够测量此类活动。一种方法是对血流和代谢活动的变化进行成像，这些变化与神经活动有关，是由许多动作电位或去极化的效应累积而成的。因此，更容易对这些变化进行成像，但只能间接说明神经活动。这些变化可以被正电子发射断层成像（positron emission tomography，PET）或功能磁共振成像捕捉到。这些成像技术的时间分辨率为秒或几十秒，而这正是大脑中上述变化发生的时间跨度。几十年前，就可以使用具有更高时间分辨率的脑电图（electroencephalography，EEG）在数十毫秒的时间内测量神经活动，后来的脑磁图（magnetoencephalography，MEG）也可以做到。但是，这些技术并未提供唯一解，并且其对于源成像的精度不够可靠，尤其是对深部或分布式源。

如果能够成功使用EIT进行神经成像，那么这种方法就可以应用于其他功能性脑成像方法所不适用的多个临床领域，包括接受重症监护的成人和婴儿、通过遥测对癫痫进行长期成像（需要长期监测从而在癫痫手术术前评估中对癫痫发作区域进行定位）。EIT也适用于对因细胞水肿所引起的脑阻抗变化进行成像，在大脑能量衰竭的情况下会出现细胞水肿，包括脑卒中、缺血、头部损伤、低氧或低血糖等。该技术还可以用于监测颅内液体平衡的变化，如使用甘露醇减轻脑水肿。此外，在神经元去极化过程中，离子通道开放，由此导致小幅快速阻抗变化，EIT也可以对此进行成像。这将提供一种沿神经解剖通路对神经元活动进行成像的方法，时间分辨率为毫秒；如果能够成功实现，这一技术将成为神经科学技术的革命性发展。

用于大脑功能成像的EIT研究始于20世纪80年代。有研究者设计和测试了一种检测脑肿瘤的阻抗扫描系统，但并未开发成可使用的EIT设备。不久之后，笔者提出将EIT作为一种对大脑神经元活动过程中的、已知快速阻抗变化进行成像的新方法。随后，笔者进行了一系列探索性动物实验，在麻醉大鼠脑缺血模型中，同时进行了头皮和颅内阻抗测量。研究结果表明，尽管由于颅骨的存在，脑阻抗变化发生了衰减，但通过头皮电极可以对其进行无创测量。该研究表明，EIT可用于人脑阻抗变化的成像。当时，唯一可用的EIT系统是Sheffield Mark 1系统，该系统的局限在于，只能通过相邻电极施加电流，电极排列方式为2D单圆环。该系统不太可能通过头皮电极对脑部阻抗变化进行成像，因为大部分电流会经头皮分流。由于EIT技术尚未发展至使用更宽间距的电极注入电流的阶段，使用Sheffield Mark 1系统进行研究。在实验中，将多个电极以环形排列，置于麻醉大鼠或兔子暴露的大脑皮质上，以排除颅骨的影响。有关人脑活动的首个EIT研究是人为诱导的脑卒中，随后是皮质扩散性抑制期间、生理诱发反应及电击诱发的癫痫期间的EIT成像。阻抗变化在体感刺激或视觉刺激期间降低2%～5%，在癫痫发作期间增加10%，或者在脑卒中期间增加可达100%，主要是由于细胞水肿和血容量变化。有证据表明，功能活动使兔子的脑阻抗改变了2%～5%，在大鼠实验中，阻抗变化的峰值经过颅骨后衰减了10倍。因此，有理由推断，在人体功能活动过程中，可无创检测到0.2%～0.5%的脑阻抗变化。

这些初步研究是由笔者在伦敦大学学院的研究小组进行的。在过去二十年里，本研究小组一直尝试使用EIT对成像神经活动进行成像。仍未研发出一种EIT系统，能够通过头皮电极以无创方式对脑局部快速神经活动进行成像，或者对慢速神经活动进行成像（类似于fMRI）。不过，本研究小组所研发的EIT系统，已经能够分别通过颅内或周围神经植入式电极，对大脑和周围神经的快速神经活动进行成像。该系统已经用于合作小组的神经科学实验和临床研究中。对于通过头皮电极对急性脑卒中进行成像，本研究小组也尚未实现，不过已经有许多研究小组对此十分感兴趣。随着机器学习算法的进步，仍然有可能实现脑卒中的无创成像。

　　本书第 1 版于 2005 年出版时，本小组已经发表了这一领域的绝大多数论文。目前令人欣慰的是，有几个研究小组一直活跃在这一领域。其中，处于领先地位的一个小组来自中国空军军医大学（原第四军医大学），该研究小组从事技术研发及生理和临床研究。该研究小组的研究工作聚焦于，通过 2D 头皮电极环对颅内出血和头部受伤后的体液变化进行成像时的动态（时域差分）指标。在编写本书时，大脑和神经 EIT 尚未在医院常规使用。UCL 和空军军医大学小组都在与医疗器械企业合作，希望所研发的EIT 系统能够服务于科研和临床的终端用户。本书下一版出版时，用于神经活动成像的EIT 很可能已经广泛应用于临床和实验研究。

　　本章首先介绍了在上述场景中脑和神经出现阻抗变化的生理基础；随后，介绍了专门用于脑和神经功能成像的 EIT 硬件及重建算法的研发和测试；最后，介绍了用于脑功能成像的 EIT 在动物和人体研究中的进展，包括正常脑功能、癫痫、脑水肿、脑卒中和周围神经疾病。

12.2　脑功能 EIT 的生理学基础

12.2.1　脑和神经的生物阻抗及其在正常或病理状态下的变化

　　头部组织的生物阻抗主要与两种方式相关。脑 EIT 问题很有难度，但并非无法克服，因为大脑由内到外的结构为：大脑外层为具有导电性的脑脊液，然后是具有高电阻率的软脑膜和颅骨，最后是具有中等电阻率的头皮。另外，大脑本身的阻抗存在与时间相关的变化，这为 EIT 提供了成像的机会。目前还不可能进行 EIT 静态成像（见第 6.7 节），故不在此考虑脑肿瘤或感染等病理学的结构成像。脑阻抗与时间相关的变化分为 3 个主要类别：①与体液平衡或脑卒中相关的数小时或数天内的变化。②细胞水肿和血流所造成的几十秒内的变化，这类变化相对较大，为 10% ～ 100%。③神经元活动期间离子通道开放所导致的变化，这类变化在几毫秒内发生，幅值更小为0.1% ～ 1%（由大脑或神经的局部测量得到），或者幅值小 2 ～ 3 个数量级（由头皮测量得到）。

　　本节较为详细地介绍了上述内容，原因在于其对于相关实验设计十分重要，而这些实验用于确定 EIT 在成像脑功能方面的实用性。阅读本节的一个前提是已经具备关于大脑的基本解剖学和组织学知识。本节已发表文献中的阻抗率和电阻率值均已转换为 $\Omega \cdot m$。

12.2.1.1 静息状态下的脑阻抗

向大脑施加电流时，电流分布基于解剖或生理结构。有研究估计脑血容量分数为3% ～ 10%；血液在50kHz时具有大约$1.25\Omega \cdot m$的低电阻率。在另一项研究中，通过染料稀释技术，估计大鼠脑的细胞外空间占脑容积的12% ～ 18%，其电阻率可以通过测量感觉运动皮质的细胞外空间的离子浓度来估算，该浓度类似于2.0S/m的生理盐水。

大脑容积的剩余80%为神经元和胶质细胞，有研究分析了其对于兔子大脑皮质阻抗的影响。该研究者经计算得出，低频电流在大脑中的传播路径主要为：较大体积、低电阻性的胶质细胞、具有导电性的细胞外液间隙和血液。这是因为，尽管血液和细胞外液的电阻率低于胶质细胞，但其导电体积较小，且电流大部分会通过胶质细胞。胶质细胞导电的原因是其对于钾和氯离子是可渗透的，而神经元则具有高度绝缘的膜，该膜在动作电位去极化或细胞能量失调期间才会对离子具有渗透性。因此，仅少量电流会传导至静息状态下的神经元细胞内间隙。低频时，神经元中确实会发生少量传导，因为一些能够传递神经冲动的结构——轴突和树突，其排列方向可能与电流流动方向一致。电流沿着单个神经元活动方向流动时，其表面积与横向流动时相比，要大得多，因此，电阻较低，更多电流能够进入细胞内间隙。

在宏观尺度上，大脑主要由灰质和白质组成，灰质由神经元细胞及其直接分支结构组成，白质由连接大脑不同区域的长神经纤维束组成。哺乳动物大脑中的神经纤维主要被绝缘髓鞘包围，因此，是各向异性的。在20Hz ～ 20kHz范围内，对于猫的大脑白质阻抗，各向异性约为10：1。如20Hz时纵纤维和横纤维的阻抗分别为0.11S/m和1.25S/m。灰质主要是各向同性的，因为神经和其灰质过程的活动是随机的。而Ranck报道，皮质中存在层状分布，因此，上述结论只有在大于200μm的距离上才是正确的。对兔大脑皮质的在体测量表明，5Hz时的电导率为0.31 ± 0.04S/m（平均值±标准差），而在0.5kHz时，下降至0.43 ± 0.06S/m。考虑到血管的分流效应后，电导率值分别降至0.28S/m（5Hz）和0.39S/m（0.5kHz）。Latikka使用针电极记录了深部脑肿瘤手术患者的白质和灰质的阻抗。Koessler等也使用颅内深部电极对癫痫患者进行了测量，发现灰质和白质的电阻率分别为$0.36\Omega \cdot cm$和$0.85\Omega \cdot cm$。总之，在体状态下，100kHz以下的大脑灰质电阻率约为$3\Omega \cdot m$，白质（根据排列方向不同）约高出50%（表12-1）。

表12-1 脑白质和灰质的电导率

参考文献	皮质电导率（S/m）	白质电导率（S/m）	频率	方法
[310]	0.44±0.02	0.29	1kHz	四电极
[776]	1.18±0.125	20Hz～20kHz	20Hz～20kHz	点电极和远程电极
[1067]	0.48±0.01 使用血液电导率矫正后为0.46	白质/皮质的特定阻抗为 4.6±0.2	1kHz	两电极，对灰质和白质 整体进行测量
[856]	0.28～0.39	—	5Hz～5kHz	位于皮质上的点电极
[604]	0.28	0.26	50kHz	单级针电极
[565]	0.26	0.17	50kHz	颅内深部电极

注：所有测量均为在体测量，体温为37～38℃。

12.2.1.2 缺氧去极化和脑缺血

当大脑灰质的供能不足时，会发生一系列特征性事件，称为缺氧去极化。该术语的由来是因为其发生于纯缺氧期间，但其已涵盖缺血、扩散性脑功能障碍或癫痫中的类似情况。对于缺氧去极化的研究主要集中在大脑皮质，但这类情况在大脑灰质的其他区域也有发生。测量大脑皮质时，特征性事件为自发的电活动停止，同时通过大脑皮质表面的电极会记录到持续性的、幅值为几十毫伏的负电位偏移。这类情况中，随着离子稳态失效，会发生大量离子和水的移动。水跟随钠和氯进入细胞，导致细胞外间隙缩小约50%。在高达100kHz的频率下，施加于大脑的大多数电流会通过细胞外液。电流的这一分量为阻性，因此，能够被EIT系统测量（其测量的通常是阻抗的同相分量）。在缺氧去极化过程中，大脑灰质的阻抗因为细胞外间隙缩小而增加。温度、神经元膜阻抗和血容量的变化可能也会起到一定作用，但细胞水肿所造成的影响才是最主要的（图12-1）。对于脑卒中（或脑缺血）、扩散性抑制和癫痫等疾病，这种变化的程度各不相同。在每种情况下，细胞耗尽了维持细胞内外间隙的水和溶质平衡所需的能量。对于脑卒中，原因是动脉阻塞导致血液供应不足；对于扩散性抑制或癫痫，原因是剧烈的神经元活动所需的能量超过了血液供能的上限。

在如老鼠、猫和猴子这样的物种中，脑缺血期间脑阻抗会出现大幅增加，为20%～100%。通过向实验动物注射氯化钾溶液，或造成机械性创伤，可以引起实验动物大脑灰质的扩散性抑制。在这一过程中，去极化的细胞内会出现显著活动，使钾和兴奋性氨基酸进入细胞外间隙；经过扩散，这些物质进而刺激邻近的细胞。通过这种方式，一个同心"涟漪"由初始位置向外传播，就如同池塘中的涟漪。该"涟漪"的速度约为3mm/min，并被认为是偏头痛先兆的原因。不同物种发生扩散性抑制时，阻抗约增加40%。对实验用兔子或猫诱发产生癫痫时，使用两电极系统在1kHz下进行测

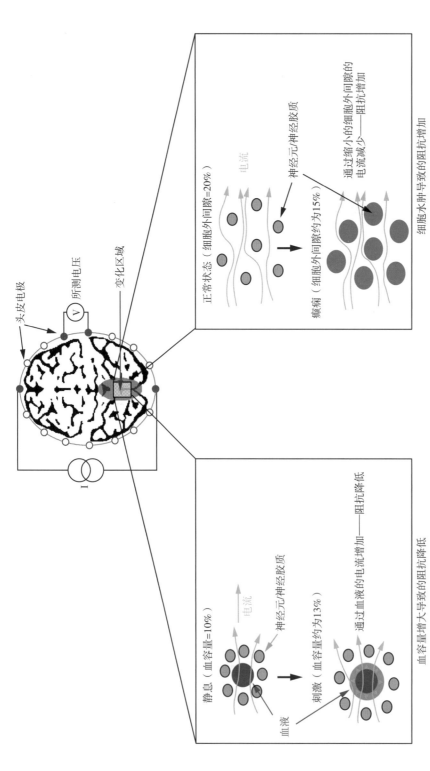

图12-1 大脑中与时间相关的缓慢阻抗变化的机制

注：左图：血容量增大导致的阻抗降低。某生理活动发生时，相应皮质区域的血流和血容量。由于血液电阻率低于周围脑组织（分别为150Ω·cm和350Ω·cm），血容量（低电阻率）增加（低电阻率）导致通过该区域的电流增加。右图：细胞水肿导致的阻抗增加。细胞在细胞水肿时体积增大（底部图）。在静息时，可导电的细胞外间隙（extra-cellular space，ECS）约占脑容积的20%。癫痫发作时，随着水和离子进入人神经胶质细胞和神经元，导致该皮质区域的血流和血容量增加，导致该皮质区域的总体阻抗增加。此时ECS（低电阻率）所占空间减少，脑缺血区域的总体阻抗增加。脑缺血和扩散性抑制期间，细胞水肿变化较大，阻抗变化也较大。

量，皮质阻抗增加5% ～ 20%，且可逆。该变化的持续时间类似于癫痫性脑电活动的持续时间，原因在于发生了负直流偏移，从而导致了类似于缺氧去极化的过程。在猫的海马体、杏仁核和大脑皮质中，也观察到类似的阻抗变化。对于人类患者，癫痫发作期间的脑阻抗增加约为3%。

如果脑缺血发作时间短，且在几分钟内恢复，则上述阻抗增加也是可逆的。如果脑缺血已经发生，则阻抗的不可逆变化约在3小时内发生。正常脑组织、缺血性脑组织和凝结血块的阻抗谱具有显著差异（图12-2）。虽然阻抗谱的绝对差异很大，但其随频率的相对变化与EIT似乎最为相关，因为目前的EIT技术还不能重建出静态图像或阻抗谱。对于相对频率谱的成像，则是可以做到的。在这一方面，最显著的差异发生在250Hz以下频段。健康大鼠的脑阻抗在0 ～ 250Hz范围内下降了15%，发生脑缺血的大鼠大脑的阻抗下降了7%，而凝结血块在此频率范围内则下降了9%。在250Hz以上频段，血液阻抗在2MHz以内基本不变。

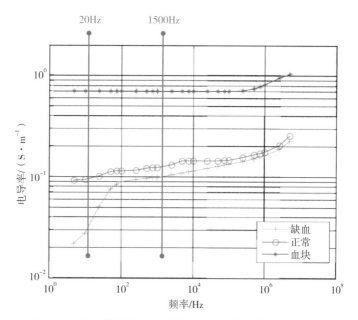

图12-2　缺血脑组织、正常脑组织和凝结血块的电导率谱

12.2.1.3　脑功能性活动期间的缓慢阻抗变化

研究表明，发生生理刺激时脑阻抗会发生变化，但幅值要小得多。Adey等使用在猫的边缘系统中植入的电极，测量了1kHz时的脑阻抗，结果表明，在受到生理刺激时脑阻抗下降约2%并持续数秒钟，如猫看到牛奶或公猫看见母猫时。Aladjalova观察到，进行直接电刺激后，大脑皮质发生了类似的阻抗变化。

据笔者所知，目前还没有研究小组直接对这种变化的原因进行探究。最可能的原因是血容量和血流量的改变。血容量变化会改变组织阻抗，途径有两条：一是替换具有不同电阻率的液体（如脑脊液），二是改变电流能够流经的横截面积。血流量变化也能改变阻抗，因为红细胞的排列会改变。众所周知，在脑功能活动期间，脑血流量和血容量均会增加。例如，在猫的视觉皮质中，在视觉刺激期间，通过570nm反射光所记录的体积变化几乎在刺激开始后立即发生，比通过激光多普勒流量计记录的流量变化提前2秒；两种变化在刺激开始后5 ～ 6秒达到峰值，并在刺激停止后6秒内下降至基线值。因此，血容量在血流量发生改变之前就出现了增加，原因可能是动脉扩张前的静脉淤积。在大鼠中，通过使用增强MRI，获得了前肢和后肢刺激期间颅内血容量变化的高分辨率图：刺激持续5分钟，血容量在刺激开始后3 ～ 6秒增加，在刺激停止后13 ～ 51秒恢复至基线值。对于人类受试者，通过PET和功能MRI（functional MRI，fMRI），在视觉刺激期间观察到了局部脑血流的类似变化。在fMRI研究中，相应血流量变化的时间进程与在动物实验中的测量结果相似：刺激开始后1 ～ 2秒，血流量增加；在5 ～ 7秒时增至峰值；刺激停止后6 ～ 10秒，血流量下降至基线值。

12.2.1.4　动作电位过程中的功能活动

目前，可以使用其他现有方法实现上述两种情况中阻抗变化的成像；而EIT的优势在于其实用性。而EIT在神经科学中还有一种应用，具有独特的优势，能够以毫秒级的时间分辨率对神经活动进行成像。这种应用基于已知的神经膜阻抗变化，该变化发生于离子通道打开时的去极化过程中。在鱿鱼的巨型轴突中，当直接对轴突进行测量时，阻抗降低了40倍。因此，在神经活动期间，神经组织中的细胞会发生阻抗变化。该效应可能是由于白质中的动作电位，或者是灰质中突触活动的总和效应，这也是EEG产生的原理。

在EIT的测量频率下，大部分电流通过导电性良好的细胞外间隙。因此，跨组织的阻抗变化的幅度可能很小。Klivington和Galambos在10kHz下测量了猫被麻醉后其听觉皮质中生理诱发活动期间的阻抗变化，发现阻抗下降的最大幅度约0.005%，其时间进程类似于诱发皮质反应。在视觉反应期间，在视觉皮质中也测量到了类似变化；另外，未经麻醉的猫在听觉或视觉诱发反应期间，在皮质下核中测量到了高达0.02%的阻抗降低（可重复性不佳）。Freygang和Landau使用方波脉冲（长0.3 ～ 0.7ms）对猫进行测量，发现在诱发皮质反应期间，最大阻抗下降为3.1%。

在过去十年中，笔者所在的研究小组在UCL记录了脑和神经活动期间神经元去极化过程中的阻抗变化。对于大脑，在1475Hz时存在一个主要的负阻抗变化，最大幅值为-0.13%，在邻近低频或高频迅速减小（1025Hz时为-0.04%，9975Hz时为-0.05%），

1475Hz时的峰值信噪比为30。测量丘脑时，变化略大，为−0.4%（1475Hz时）；在大鼠脑皮质的癫痫波峰值期间为−0.36%。在外周神经的复合动作电位期间，阻抗变化相似：对于无髓鞘蟹行走腿神经，DC时为−0.9%，125Hz时为−0.25%，825Hz时下降为−0.25%；对于有髓鞘的兔坐骨神经，6kHz时为−0.2%。

上述阻抗变化的生物物理基础如下所述。在静止状态下，施加的电流不会进入神经元细胞或其轴突，因为细胞膜是脂质的，所以阻性极高。当离子通道在去极化和活动期间打开时，施加的电流可以进入细胞内间隙，由于其内存在导电液体，组织的整体阻抗降低。直流时，这种效应最为明显。高频下阻抗变化会减少，这是因为在频率高于约2kHz时，施加的电流开始穿过高容性的神经元膜，因此，神经元去极化过程中离子通道打开时，阻抗的相对变化较小。笔者所在研究小组已对此进行建模，但目前建模仅针对外周神经的上述变化。对于仿真的无髓鞘人C纤维，电阻变化在DC时为−1.3%，到2kHz时下降为−0.13%；对于有髓鞘神经，DC时为−45%，到8kHz时下降为−11.4%。因此，施加直流电时，产生的信号幅值最大。但是，在约500Hz以下的频段内，阻抗变化会被神经组织内源性电位所掩盖，包括静息EEG和诱发电位或癫痫尖波活动，或神经的复合动作电位。因此，在活动期间进行阻抗测量或EIT成像时，存在一个"最佳点"，其位置为高于内源性电位重叠的频段的低频端，低于信号减弱且被噪声掩盖的频段的高频端。对于正常状态下和发生癫痫时的大脑皮质，该"最佳点"位于约1.5kHz处。

12.2.2 阻抗变化的其他机制：温度与脑脊液运动

还有另外两个因素可能影响脑阻抗，目前几乎没有相关实验报道。神经元活动增加（因而代谢增强）期间，可能会产生更多热量，从而增加大脑温度。脑温度每降低1℃，脑电阻率增加2%～3%。使用MRI和fMRI对人类受试者进行测量，检测到在脑功能活动期间皮质温度变化高达1℃，视觉刺激1～2分钟后温度平均降低0.2℃。这种皮质温度变化能够产生阻抗变化，可以通过EIT检测到；但这些变化的产生需要若干分钟，而血容量变化则仅需几秒钟。

通过皮质电极能够记录到阻抗变化的另一个可能原因是覆盖在活化皮质的脑脊液的厚度：局部脑血容量增加时（如癫痫发作期间），可能将覆盖邻近浅表皮质的少量脑脊液转移至较容积较小的区域。有研究使用植入式颅内压力传感器对7个受试者进行测量，记录到了癫痫发作期间脑脊液压力的变化。

12.2.3 用头皮电极进行EIT测量时头皮和颅骨的影响

使用头皮电极进行成像的主要问题是颅骨阻抗相对较高。骨骼是各向异性的。

Rush和Driscoll发现，当用导电流体浸泡颅骨时，颅骨的有效电阻率是流体的80倍。另一项研究表明，颅骨电阻率与大脑电阻率之比远小于80，这一发现已广泛用于EEG源建模的计算。该研究小组使用4电极法进行测量，发现在100Hz～10kHz频段内，离体平均电阻率在37℃时为65Ω·m；该小组还对2名受试者进行了在体测量，使用头皮电极进行阻抗测量，然后拟合至一个头颅模型。计算结果表明，脑、头骨、头皮的电阻率之比较低，为1:15:1；脑和头皮的电阻率为4.9Ω·m，颅骨的电阻率为76Ω·m，二者之比1:15.5。在另一项研究中，使用成熟技术，在手术切除人颅骨后立即对颅骨进行测量，测量频段为1～4MHz。测量结果表明，电阻率在1Hz～10kHz范围内相对恒定；在1kHz下，电阻率范围是57～265Ω·m，具体数值与颅骨类型（已知有6种）有关。因此，对于EIT频率（通常低于50kHz）下颅骨电阻率的准确值，各研究小组的报道有所不同。颅骨电阻率近似值的一个合理范围为80～210Ω·m，大约是脑电阻率的50倍。

目前，尚未有文献报道头皮电阻率的精确值，可能与哺乳动物骨骼肌的电阻率相似；据文献报道，各种动物骨骼肌的电阻率在100Hz～100kHz频段范围内为2.5～10Ω·m。脑脊液在体温下的电阻率较低，为0.55Ω·m。

显然，颅骨电阻率远高于大脑和头皮的电阻率（表12-1，表12-2）。因此，进行头皮阻抗测量时，电流将流经头皮，而不是通过颅骨进入大脑。各脑组织电阻率的相对大小决定了有多少电流能够进入脑室。已经有人对此进行了研究：向物理模型中注入生理盐水，然后向其内的颅骨施加电流。对于邻近放置的激励电极，其产生的电流几乎无法穿过颅骨；当颅骨表面的电极较为分散，位于对向位置时，45%的激励电流能够进入颅腔。另外，穿过颅骨的电流会被具有良好导电性的脑脊液分流。这些都会导致信噪比降低，即信号会对头皮的局部变化敏感，而对大脑活动相对不敏感。对脑EIT研究而言，一大难题是如何使尽量多的电流进入大脑。

表12-2 各脑组织的电阻率

脑组织	电阻率（Ω·m）	参考文献	频率/kHz
白质	3.4	［310］	1
灰质	2.3	［310］	1
血液	1.3	［823］	50
脑脊液	0.7	［91］	0.01～10
颅骨	150	［1204］	1

12.3 为脑成像研发的EIT系统

12.3.1 硬件

12.3.1.1 相关仪器原理

EIT的原理是使用皮肤或组织电极（以环状排列或形成电极阵列）以记录多个传输阻抗。主要的仪器设计参考因素如下所述。

（1）每个传输阻抗可以使用两个或四个电极测量得到。通常，通过使用高精度恒定电流源（具有高输出阻抗）施加于两个电极，记录同一个电极（两电极法）或两个不同电极（四电极法）上的电压。两电极法更为简单，但传输阻抗中包含皮肤-电极阻抗，可增加未知变量。临床上，所有可用数据均通过四电极法得到，因为四电极法可以避免皮肤-电极阻抗的影响：如果电压测量放大器具有高输入阻抗，皮肤-电极阻抗与其相比很小，即使皮肤-电极阻抗会发生变化，施加于受试者的电流仍然恒定，可准确地测量电压。通过一对电极施加电流，并使用另外一对电极测量电压，从而实现连续测量。将阻抗测量的单个电路组成为不同的电极组合，通过多路复用，可以实现多个电压的快速测量。更常见的做法是一对电极施加电流，其余电极使用并联电压测量放大器同时进行记录，可以减少采集一帧完整数据集所需的时间。激励电极的电压测量值包括电极阻抗，通常不予采用。通常情况下，用于图像重建的一帧完整数据包括所有线性无关的传输阻抗。例如，对于环状排列的16电极，该数值为104。理论上，也可以同时向多个电极施加空间分布的电流以获得传输阻抗。通过该方法，受试者体内的电流通过情况更为理想，但目前仍未实际应用于临床EIT系统。其原因尚不清楚，可能是由于通过多通道施加电流时，存在的误差超过了其理论优势。

（2）根据IEC 60601，医疗安全标准将施加于人体的电流大小限制在皮肤感觉阈值的10%左右。对于肺部成像而言，该值通常为5mA（50kHz）；对于神经系统成像，该值为100μA（1kHz以下）。尽管理论上可以通过上述最小线性无关数据集获得电极路径的所有可能组合，但在实际中，根据应用场景应使用不同的电极组合方法，以最大限度地提高信噪比。对于肺部成像，通常使用邻近驱动，因为该方法能够令电流相对容易地从肋骨之间进入胸腔。对于头部成像，颅骨阻抗极高，可以通过间隔较宽的电极排布方式，或者对向驱动以获得最佳信噪比。胸腔EIT中，16个电极排布为环状，一般会进行所有线性独立的测量。在常用测量频率（50kHz）下，可以在100ms内完成一帧完整数据（104个电压）的测量，从而达到10帧/秒或更高的成像速度。进行脑功能成像时，所用电极更多，此时可以从所有可能的线性无关组合中选择一个子集。在简单的EIT系统（如肺部成像系统）中，这种电极组合方式的选择可以通过硬编码实现；而其他EIT系统通常具有更灵活的设计，软件控制的多路复用器可以根据应用场景灵活选择不同的电极组合方式。

（3）所施加电流的频率取决于所需测量的生理参数。阻抗测量中一个显著的误差来源是皮肤－电极接触阻抗，该阻抗可能与电子仪器的非理想因素相互作用，产生与杂散电容相关的误差。一般来说，随着频率的增加，接触阻抗会降低。另外，杂散电容的误差会随频率的增加而增加，在高于约100kHz时变得显著。对于肺通气成像，高电阻性的空气进入低电阻性的肺组织，造成了阻抗差异，与频率相对无关。因此，大多数应用于临床的EIT肺部成像系统的电流激励频率为50kHz，该"最佳频率点"下，接触阻抗较低，杂散电容引起的误差较小。对于用于神经系统成像的EIT，由于阻抗变化的生理基础不同，可能需要低至100Hz的电流激励频率。

（4）分时复用（time division multiplexing，TDM）和分频复用（frequency division multiplexing，FDM）。大多数EIT应用，如肺通气成像，可以通过在单一频率上对随时间发生的阻抗差异进行成像来实现。这一过程在频率为50kHz时可以快速完成，因此，通常将其简化为"分时复用"，即使用不同的电极组合，按照时间顺序快速完成一系列阻抗测量。对于某些应用场景，特别是所用频率较低或信噪比较低时，应该同时测量不同的传输阻抗：在不同频率下，使用不同的电流激励方式或测量组合，同时进行测量。这一方法被称为"分频复用"，是电子通信中的一种成熟方法。采用该方法时，需要提供多个电流源，能够同时为多个通道注入电流——对于用于神经系统的EIT，为32个电流源。相比之下，分时复用系统通常只需要单个电流源。大多数EIT应用都是基于随时间发生的阻抗变化，因此，仅需使用单个频率（或者在FDM中，使用一组紧密间隔的频率测量同一生理变化）。对于某些临床情况，需要在某一频谱范围内（含多个频率）进行测量，如乳腺癌或脑卒中成像需要单个时间EIT图像。使用EIT无法得到单个频率和时刻的静态图像——重建图像的逆解具有病态性和不确定性，因此，实测值与有限元模型（用于图像重建）之间的微小误差会导致成像结果出现巨大误差。对于动态成像，使用预先测量的参考数据对实测数据归一化后进行成像，这样可以避免上述情况的发生；此时可以消除大部分形状误差，得到准确的成像结果。另一种方法是对单个时刻、多个频率下的传输阻抗进行成像，原理如下：不同频率下的形状误差相近，能够被抵消；不同组织的阻抗谱并不相同，因此，在重建图像中，不同组织之间会存在显著差别。这种方法称为"多频"方法。单频测量通常使用数字波形发生器和数模转换器完成，后者产生恒流正弦波。多频EIT可采用类似的硬件结构，其中，单个上述电流源产生复合计算的多频波形。也可以使用多个电流源，每个电流源产生纯正弦波，将其组合成为模拟信号，以得到更准确的多频波形。之后，对所测得的电压进行数字去卷积。

（5）A/D位分辨率。一般情况下，采用两级仪表放大器（其中的缓冲放大器尽可能靠近电极）对所产生的电压进行测量，这样可以尽量减小杂散电容；之后将其转换为数字信号，其准确性取决于生理变量。对于肺部成像，通常在呼吸通气期间阻抗差异较大，约为30%，一般使用12位A/D就可以。对于神经系统成像，信噪比可能要小得多。一般而言，所测电压约为10mV，解调后需要分辨出0.1～1.0μV的变化。因此，需要使用24位A/D转换器以保证足够的计算能力，用于具有较低固定电压的电极组合。在实际中，如果采用自适应可编程增益等方法，则可以获得足够的准确度（18或19位分辨率，甚至可以低一些），从而确保每种电极组合能够产生接近满量程偏转的固定电压。

以下介绍了几种不同的EIT系统配置，其根据具体的应用场景会有所变化。总之，对于每种配置，下列变量是相关的：

- 施加的电流和频率
- 单个或多个电流源
- 单频或多频电流注入
- 激励电极的数量和测量电极的数量
- 需要采用自适应多路复用或者进行固定测量
- A/D位分辨率
- 下面介绍的所有脑和神经的EIT系统使用四电极法，每次通过一对电极施加恒定电流

12.3.1.2　UCL小组研发的EIT系统

12.3.1.2.1　用于对诱发生理活动、癫痫、扩散性抑制或脑卒中期间的"缓慢"动态变化进行成像的系统

对用于缓慢动态变化的EIT系统，其技术要求较低。这种变化相对较大，通常为1%～10%，并且随频率的相对变化很小。因此，采用TDM的效果良好。频率高达100kHz时，仍然具有良好的信噪比，因此，即使使用TDM，仍可快速采集所测数据——每秒最多可达10次。当信号在数秒或更短时间内发生变化时，可使用约1Hz的窄带宽进行电压测量，有助于降低噪声。因此，一般使用12或16位的A/D转换器就可以获得优质的信号。

首次对脑功能进行的EIT成像是使用Sheffield Mark 1系统完成的。该系统的电极系统包括以环状排布的16个电极；激励电流为5mA（50kHz），通过邻近电极对依次测量电压；所采用的图像重建算法假定成像在2D情况下进行，并且成像目标初始具有

均匀电阻率。因此，该系统属于分时复用系统，具有 12 位 A/D 转换器。使用 Sheffield Mark 1 系统进行成像实验时，需要考虑系统本身的限制条件，进行相应的实验准备：在麻醉的大鼠或兔子中，去除整个颅骨和大脑覆盖层（硬膜）后，在裸露的大脑上部表面上放置一个由 16 个弹簧支撑的电极（环形排布）。大部分大脑活动发生在大约 3mm 厚的大脑皮质中，而这些物种的大脑上表面几乎是平面的，因此，这种情况是对 2D 均匀问题的良好近似。在 50kHz 下，不可能对快速的神经离子通道开放变化进行测量，重建图像显示的仅为"缓慢"的变化。在脑卒中、癫痫、扩散性抑制和诱发活动期间，均成功获得了 EIT 图像。

以这种方式进行成像有助于证明一些概念的有效性，但通过头皮电极对神经系统疾病患者的快速神经活动、慢速或脑卒中多频率变化进行成像时，对成像的要求显然更高。因此，笔者所在的 UCL 小组研发了一种新的硬件设计，具备以下功能：①可以通过软件选择激励电极，从而在实验条件下能够轻松产生不同的电极激励方式。推荐使用对向激励方式，能够使更多电流通过大脑。②能够在低频（约 200Hz）下进行成像。由上述理论内容可知，在脑卒中或癫痫发作时，低频下细胞水肿导致的阻抗变化更大，因为更多电流会通过变化的细胞外间隙。③系统应适合于非卧床患者的测量。例如，某癫痫患者住院治疗，希望对其进行数天的监测，记录到若干次癫痫发作。可以通过改变 EIT 系统的硬件组成以实现该功能：制作一个患者能够佩戴的小型电极盒，电极连接线长约 10m，与 EIT 系统基站和计算机连接。

本研究小组研发的第一代 EIT 系统具备上述 3 项功能的前两项。该系统基于惠普 HP4284 阻抗分析仪，通过加入一个多路复用器（能够对 32 电极进行任意组合），使其能够进行四电极法的阻抗测量。惠普阻抗分析仪精度高，但速度慢，原因是其使用了平衡桥程序。因此，对于一幅包含 300 个连续测量值（来自不同的电极组合）的图像，其成像时间约为 25 秒。该系统使用头皮电极，首次对成人和新生儿的生理诱发反应进行了一系列 EIT 成像。本研究小组研发的第二代系统为 UCLH Mark 1a 系统或 UCLH Mark 1b 系统。其所基于的单一阻抗测量电路与 Sheffield Mark 1 系统类似。两个系统的不同之处在于第二代系统可以在更低频率下进行测量，能够通过软件灵活地对电极进行组合，并且适用于非卧床受试者的测量。该系统能够在 77Hz ～ 225kHz 频段内（共 18 个频率点）的某一个频率下进行测量；最多能够对 64 个电极进行组合（Mark 1a 系统为 16 个，Mark 1b 系统为 64 个）。测量装置包含一个类似于平装书大小的电极盒，电极引线插入其中；受试者可以在背心内佩戴电极盒，电极盒通过一根长 10m 的连接线连接至 EIT 系统基站。该系统采用 12 位 A/D 转换器，主要用于重建随时间发生的较大而"缓慢"的阻抗变化。这种 A/D 转换器的精度相对不高，限制了测量精度；针对这一情况，系统能够通过交互式程序为每种电极组合设定可编程增益，从而使所测量的固定电压接近满量程偏转。在物理模型中注入生理盐水，在最低200Hz的频率下利用该系统能够重建出质量尚可的图像。该系统已被用于对癫痫发作患者的测量。

12.3.1.2.2 能够在某一时刻对脑卒中进行成像的多频系统

尽管上述系统能够施加不同频率的电流，但其并没有针对多频测量进行优化，而是用于动态成像。本研究小组研发的第三代EIT系统称为UCLH Mark 2系统或UCLH Mark 2.5系统，用于对脑卒中进行成像。动态成像不适用于脑卒中成像，在这种情况下，需要对已经出现脑部病变的新患者进行测量，获取单一图像（图12-3）。通过重建不同频率下的差分图像，可以实现上述要求。该系统再次采用分时复用，但所施加多频电流的波形较为复杂，电流的频率范围为2kHz ～ 1.6MHz，通过64个电极中的一对连续注入。通过这种方法，仍然可以获得质量尚可、可重复的多频图像，如盛有生理盐水的物理模型中的香蕉（图12-4）。该系统已用于脑卒中或脑肿瘤患者的研究。随后，UCL小组和韩国庆熙大学（KHU）小组合作，研发了类似的分时复用多频EIT系统。该系统的测量频段与第三代EIT系统相似，采用32电极且其布线固定，以降低杂散电容和多路复用器串联电阻所导致的误差（图12-3）。采用这种方式后，电极对组合的选择不如第三代系统灵活，但可以采用临时的电极组合方法以获得相近的系统性能。通过这种方法，首次对急性脑卒中患者进行了测量。

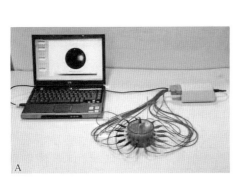
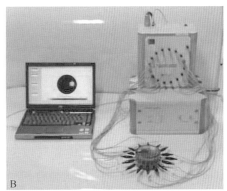
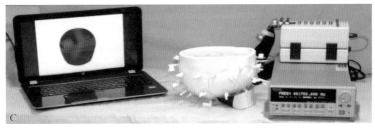

图12-3 UCL小组研发的EIT系统

注：A. UCH Mk 2.5系统（单通道测量及单电流激励，多路复用至16或32电极，依次切换，每秒约3幅图像）；B. KHU Mark 1系统（16路并行测量，单电流激励，每秒约1幅图像）；C.由UCL小组研发的ScouseTom系统，采用Keithley电流源、Brainproducts研究级EEG电极（32 ～ 128个，用于测量），以及自定义多路复用器（MUX）。

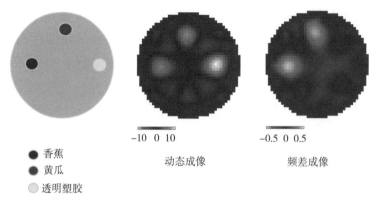

● 香蕉
● 黄瓜
● 透明塑胶

　　　　　　　　　　-10　0　10　　　　　　　　-0.5　0　0.5

　　　　　　　　　　动态成像　　　　　　　　　频差成像

图 12-4　使用 UCLH Mark 2 系统重建的 EIT 图像

注：将香蕉、黄瓜和透明塑胶置于盛有 0.2% 盐水的圆柱形物理模型中，物理模型内表面的 16 个电极以环状排列。动态成像的测量频率为 640kHz；频差图像的测量频率为 640kHz，参考频率为 8kHz。

　　就原理而言，分频复用具有数据采集速度更快这一优势。通过采用相位复用或码分复用，同步通道采集能力也能够得到提高。在实际中，频率高于约 5kHz 时，采用每秒超过 10 帧的帧率就可以实现 TDM，因此，没有必要使用。在进行脑卒中或其他成像时，需要使用低于 100Hz 的低频，此时 FDM 能够以更高的速度进行数据采集；并且，如果不同通道同时进行数据采集，FDM 理论上还可以降低噪声。应用 FDM 已成功对盛有生理盐水的物理模型进行了成像，但尚未在生理条件下或对人体进行测量。

　　12.3.1.2.3　用于对快速神经活动进行成像的 EIT 系统

　　上述 EIT 系统用于对盛有生理盐水物理模型的成像，应用 Sheffield Mark 1 系统的研究验证了通过颅内电极对缓慢阻抗变化进行成像的原理。后续研发的系统能够利用头皮电极对人进行测量，所得数据具有可重复性。但遗憾的是，利用头皮电极无法在对人的快速或慢速神经活动，以及脑卒中进行精确 EIT 成像。笔者所在的小组随后改变研究方向，聚焦于使用颅内电极对快速神经活动（毫秒级别）进行成像。如果使用头皮电极进行这类成像，颅骨会导致信号减弱。但是，这类成像对 EIT 系统提出了严格的要求——需要将几微伏的微小电压变化从几十毫伏的固定电压中区分出来。这类系统仍然采用 TDM，但通过电极垫（所包含电极最多可达 128 个）进行并行测量，电极垫置于麻醉大鼠暴露的大脑表面。使用 24 位 A/D 转换器，保证所需的位分辨率。各系统使用商用电流源（频率约为 1.5kHz，大小约为 50μA）或自定义电流源，一个自定义多路复用器，以及专用 24 位 A/D 转换器（能够在每个通道上以 50kHz 采样）。本小组最新研发的系统称为 UCL ScouseTom 系统（图 12-3），以其设计者 Tom·Dowrick 命名。他在利物浦长大，当地的方言称为 "Scouse"，本义是一种炖菜的称谓，利物浦码头的水手和工人很喜欢吃。该系统已成功用于对大脑和神经的快速神经变化进行成像，如后文所述。

其他研究小组对脑EIT也很感兴趣。来自中国人民解放军空军军医大学（原第四军医大学）的一个研究小组开展了大量工作，所研发的EIT系统对脑功能和脑部病变成像进行了优化，仅采用一个环状头皮电极，其原理和性能与UCL Mk 1a系统类似。该系统在1 ～ 190kHz宽频内使用单个频率，以TDM、16位A/D转换器和电子多路复用器对16个电极进行组合。另一个研究小组使用一种电容耦合方法进行脑部成像，其优点是使用了非接触电极，但所需频率更高，为200kHz ～ 15MHz。因此，该方法可用于缓慢变化或脑卒中的成像，但不适用于快速神经活动的成像。还有其他研究小组使用TDM单频系统进行了初步研究。

12.3.2　脑功能EIT的重建算法

12.3.2.1　基于线性假设的动态EIT成像重建算法

随着EIT硬件的发展，针对脑功能成像这一难题的重建算法也有所发展。笔者所在的UCL小组开展了很大一部分工作，其他小组也为该领域的进展作出了贡献。如何解决颅骨高电阻率对成像的影响，各个研究小组都十分感兴趣。

当本研究小组首次尝试对脑功能进行EIT成像时，唯一可用的硬件系统是Sheffield Mark 1系统，所采用的重建算法是2D反投影滤波算法。将16个电极组成的环状电极置于麻醉大鼠或兔子暴露的大脑上表面（见第12.3.1节），然后使用反投影方法进行成像。实验结果表明，该算法在脑功能成像方面十分有效。空军军医大学小组在开展实验研究和人体研究时，采用了类似的2D近似方法，所用电极为环状头皮电极。

随后，大多数研究小组在进行肺功能EIT成像时，所采用的标准方法均为动态方法，包括线性近似、敏感度矩阵求逆，以及几何或数值解剖有限元模型。胸腔大致呈圆柱形，因此，大多数肺部重建算法将胸腔近似为圆柱体，并将重建过程近似为2D平面切片上的过程；或使用环状电极对平面外的电流进行建模。对脑部活动的快速和缓慢变化进行成像时，使用的就是该方法。如果将头部近似为平面切片或使用邻近激励方式注入电流，则会引入巨大误差。因此，在本小组开展的研究中，电流激励电极间隔较大，以便更多电流能够进入脑；同时，基于高度精确的真实头部或脑部解剖模型，进行了3D断层扫描成像。

电流在颅内流动时不会限于2D平面，采用3D模型进行成像更为合适。本小组提出了一种算法，迈出了3D成像的第一步。该算法中，求解正问题时将均匀同质球体作为头部模型，由此求得敏感度矩阵；通过截断奇异值分解（truncated singular value decomposition，tSVD）进行矩阵求逆，最终得到重建图像。该算法显然基于最简单的假定，但由于当时无法获得更真实的模型，本小组仍然使用该算法进行成像。有研究者首次使用该方法进行了人体试验研究，利用头皮电极对生理诱发反应期间的受试者进行了测量，所得重建图像不如相似生理过程的 fMRI 或 PET 图像，原因尚不清楚。

随后关于头部建模的研究出现了进展，有报道使用同心球体对头部进行建模。本小组进而使用参照解剖学结构的头部有限元模型（finite element model，FEM）网格进行研究。该网格的生成方法是通过对头部 MRI 或 CT 图像中具有明显特征的表面进行分割。使用这种真实头部模型进行计算机仿真研究、盛有生理盐水的物理模型（其中放入真实颅骨）的实验研究和人体研究，其优势已经得到了证明。在之后的相关研究中，本小组均使用真实头部 FEM 网格。目前，人头部（包括头皮）网格的有限元数量约为1000 万，大鼠大脑为 500 万，周围神经为 260 万。

通过头皮电极对头部进行的动态成像借鉴了肺部 EIT 所采用的标准方法——对Jacobian 矩阵求逆。Jacobian 矩阵能够提供不同电极组合对头部图像体素的电导率变化的敏感度进行估计，其假设为：边界电压变化与电导率的内部体素变化呈线性关系。这一假设是不够严格的，因为对于头部而言，随着其内部电导率的变化，边界变化开始相对减弱。从经验上讲，这一假设应该是对约 20% 以下的内部电阻变化的合理近似。成像需要对 Jacobian 矩阵求逆，由于所得的测量值远少于未知的体素，采用了称为正则化的数学方法以实现图像重建。对于这种情况，有研究者尝试确定一个最佳假设条件；笔者认为，需要开展实验或人体研究以确定一个经验条件，包括盛有生理盐水的物理模型（该物理模型的外形为真实颅骨）的实验研究或者在体测量。本小组所使用的正则化方法是加入了称为"零阶 Tikhonov"优化后的正则化方法，所得重建图像中的目标扰动较为平滑，且所需有关受试者阻抗变化性质的条件最少。由于需要使用大型 FEM 网格的迭代解，计算 Jacobian 敏感矩阵较为耗时。但通过采用一种有效的并行方法，使用目前性能强大的工作站，可以在几分钟内完成 Jacobian 矩阵的计算。通过矩阵求逆进行图像重建时，可以使用更小的网格（通常约含 30 万个有限元），同时不会明显降低图像质量。这属于单矩阵求逆，可以在几秒钟内完成。

有若干研究小组开展了头部 EIT 动态成像的最佳方法的研究。已报道的一种方法是利用 Split-Bregman 方法进行全变差正则化，使用 3D 或环状 16 电极的方法，在仿真和物理模型研究中均获得了最佳重建图像。根据本小组的相关研究，使用头皮电极（16 个或 32 个）进行的大部分测量，所得重建图像的质量是可接受的，至少在具有真实颅骨形状、盛有生理盐水的物理模型中情况如此（图 12-5）。笔者建议，在头皮上均匀放置电极，使用单个 2D 电极环很可能会引入平面外误差。Split-Bregman 方法需要大量计算，因此，使用相对较小的网格对其进行了评估。目前，用于本小组研究的网格较大，有限元数为 500 万～ 1000 万；建议电极数不超过 128 个，使用上述细分网格，以及零阶 Tikhonov 正则化的动态求逆方法。

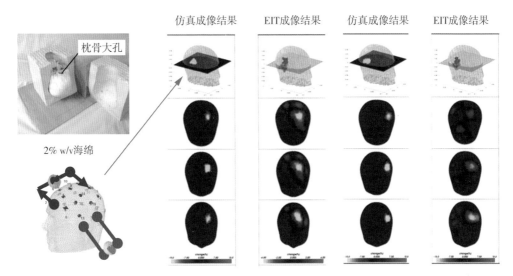

图12-5 具有真实颅骨形状、盛有生理盐水的物理模型的动态EIT成像结果

注：左上图：具有真实颅骨形状的物理模型，其表面31个Ag/AgCl电极的排列间距为10～20mm，头皮由厚度为5mm的生理盐水模拟；左下图：1种电极组合（共258种）的电极排列方式，测量频率为4kHz。右图：将片状海绵插入后，仿真和物理模型的成像结果：中间行为插入片状海绵后的成像结果，上、下行分别是将片状海绵上移和下移1cm的成像结果。阻抗变化以任意单位表示。

12.3.2.2 脑功能EIT的非线性重建算法

上述所有方法都假设受试者的电导率变化与边界上由此产生的电压变化之间存在线性关系。对于盛有生理盐水的物理模型，电阻率变化不超过20%时，这种近似应该是合理的。进行动态成像时，在受试者体内一小块区域内发生相对较小变化的情况下，采用上述假设能够得到可接受的重建图像。但对于生物医学EIT，某些情况下无法使用动态成像。例如，发生急性脑卒中时，需要某个时刻的单幅图像。静态成像尚未成功应用于临床，原因可能是实测数据与数值模型之前的微小误差会对成像结果造成严重影响。对此，人们寻求一种替代方法对大脑进行多频成像，其基本原理是血液、正常或缺血脑组织的阻抗谱之间存在巨大差异：在约2MHz以下，血液电阻率的变化不大，与脑电阻率相差2～3倍。在100Hz以下的低频段，正常和缺血脑组织之间的差异最大。从原理上说，通过重建组织阻抗谱的EIT成像，可能能够获得表示这些组织的图像。

然而，这类成像问题非常具有挑战性。对于大脑本身而言，上述阻抗变化很大；但相关建模结果表明，当使用头皮电极进行测量时，这些变化仅转化为百分之几的差异；并且，同时存在的类似阻抗差异还包括仪器误差所导致的，或者脑组织自身的正常阻抗变化。本小组提出了基于贝叶斯先验的数学方法，并且通过实验获得了可接受的重建图像，实验中，向物理模型内加入蔬菜以模拟头部组织的阻抗谱。但由于阻抗差异大于20%，重建过程无法近似为线性解。需要多次迭代求解才能得出最佳拟合解，即便使用粗分网格，也可能需要几个小时进行求解。还有其他方法，包括比较侧边阻抗差异，或者使用神经网络及机器学习方法。虽然通过建模研究验证了这些方法的有效性，但其用于临床的准确性未见报道。

12.3.3　用于测试EIT系统的物理模型的研制

为了测试硬件和重建算法，本小组研发了一系列盛有生理盐水的物理模型。在开始这项工作之前，有其他研究者已经报道了一些方法。Griffiths研发的Cardiff物理模型由圆形电阻电容阵列组成，已广泛用于本小组和其他实验室的硬件校准。一些研究小组使用盛有生理盐水的物理模型，其内悬浮有高导电性金属或阻性有机玻璃物体，但这种情况下的阻抗差异很大，不能很好地验证EIT系统对低阻抗差异（0.1%～10%）进行成像的能力，而在神经系统的在体EIT成像中，这种阻抗差异较为常见。还有其他小组使用了阻抗差异较小的测试对象，如琼脂或盛有液体的半透性管，其内液体的浓度与浸泡液的浓度不同。但这些浓度不同的溶液会扩散，导致成像对象的边界发生变化。

通过使用一个目标测试物可以克服上述情况，如浸泡于生理盐水中的凝胶或海绵，其中的绝缘材料会造成阻抗差异；浸泡液会渗透到目标测试物的孔隙中，因此，目标测试物的阻抗特性不会随时间发生变化。使用聚丙烯酰胺凝胶可以产生10%～200%的电阻增加。测试多频系统时，最好使用同时具有电容和电阻特性的目标测试物。但是，仅有生物材料含有模拟人体组织所需的高电容。浸泡于氯化钾溶液中的黄瓜，以及袋装的红细胞组织应该是比较合适的目标测试物，其阻抗特性在数小时内不会发生变化。将不同密度的聚氨酯海绵浸泡于血细胞比容溶液中，可以得到5%～20%的阻抗差异（包括电阻和电抗）。

上述所有物理模型均为圆柱形，而本小组希望所制作的物理模型能够用于测试本小组提出的3D重建算法。最初制作的物理模型包含一个真实颅骨，封于防水乳胶中，物理模型内盛有0.2%的氯化钠溶液。颅骨外围有一个5mm宽的间隙，用以模拟头皮。该模型所含颅骨具有真实形状和外部屏障，但缺乏模拟皮肤阻抗特性的一层。一个最真实的物理模型使用了西葫芦或巨型西葫芦的表皮来模拟皮肤的电学特性，将其覆盖于一个颅骨和一层慢速固化的牙科藻酸盐上，以模拟头皮；模型内部的空腔是防水的，同时使用0.2%的氯化钠溶液模拟大脑（图12-6）。使用该物理模型，采用以真实头部形状建模的重建算法，可以获得质量良好的重建图像。近来，随着3D打印技术的出现，已经可以使用不透水塑料制成具有真实形状的"颅骨"，从而制作类似的物理模型；该类模型中，通过多孔以注入电流或聚丙烯腈-丁二烯苯乙烯（ABS）/碳黑复合材料。这些3D打印的物理模型的优点在于头骨和头皮表面具有解剖学上的准确性，但

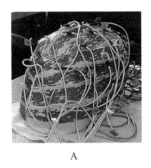
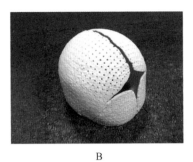
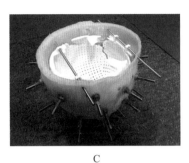

A   B   C

图12-6 **模拟人体头部的物理模型**

注：A.覆盖有巨型西葫芦表皮的人体颅骨（Tidswell et al. 2003）；B、C.使用3D打印技术制作的模拟新生儿颅骨及盛放物理模型。根据文献［1020］在1kHz下的测量结果，在聚乳酸中多次进行穿孔以模拟人体颅骨的在体电阻率。

脑内物质和头皮则由均匀的生理盐水模拟，且没有皮肤模拟层。目前，只有使用巨型西葫芦表皮才能对在体测量中的皮肤阻抗屏障这一难题进行模拟。

12.4 与脑血容量变化和细胞水肿相关缓慢阻抗变化的EIT

12.4.1 生理诱发活动期间缓慢阻抗变化的EIT

有充分理由相信，通过EIT可以得到重建图像，反映部分脑区域发生生理活动时血容量和体积的增加及相关变化。这类变化是fMRI和PET的成像基础，在第12.2.1.3节中已经进行了回顾。如果能够获得质量良好的重建图像，EIT就能够以低廉的价格提供一个便携式系统，该系统能够产生类似于fMRI的图像，广泛应用于健康人群、神经或精神疾病患者的认知神经科学研究中。

大脑的局部变化很小，只有百分之几，且在大脑活动开始后的几秒钟或几十秒钟内发生。阻抗出现差异的原因可能是大脑中血液的占比发生变化，导致电阻变化。因此，可以在适当频率下对其进行成像，以将其区分开来。至于应该选择何种频率作为理想的成像频率，尚未有相关研究。大多数测量所采用的频率与肺EIT使用的频率相似，约为50kHz频率下进行，因为在该频率附近，电极阻抗（随激励电流频率的增加而下降）和杂散电容（随激励电流频率的增加而增加）能够达到一种较为合理的平衡。由于脑生理变化在几秒钟内发生，可以使用类似于Sheffield Mark 1的EIT系统进行动态成像，此类EIT系统具有足够的时间分辨率，能够每秒产生多幅图像。

诱发生理活动期间的首个EIT图像是使用Sheffield Mark 1系统得到的：在麻醉后兔子的暴露大脑表面放置一个电极环（包含16个使用弹簧安装的电极），然后进行测量（图12-7）。实验对象为8只兔子，通过闪光灯或对前爪进行刺激，使兔子产生诱发反应，分别持续2.5分钟或3分钟；然后通过对超过连续15秒的时间段进行平均计算，获得EIT图像。在相应的大脑区域中，每次均观察到可重复的阻抗降低，分别为2.7±0.8%（视觉）和4.5±0.9%（体感）（均值±标准差）。实验中有一个意外发现：除预计的阻抗降低外，相邻区域的阻抗发生了小幅增加。对于这一现象的解释尚不清楚，可能是由于Sheffield反投影重建算法的"振铃"伪影，或者是由于邻近区域的血容量输入。这些早期研究使用的是颅内电极，研究结果表明，大脑不但发生了阻抗变化，而且可以成功对其成像；在活跃的大脑区域中，观察到约2%的电阻降低，与增加的血容量一致。

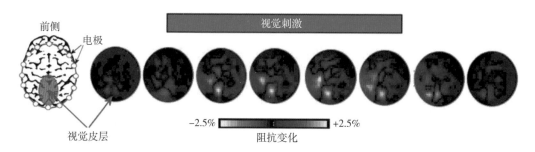

图12-7　视觉刺激期间兔子大脑皮质的EIT图像

注：每个图像相隔30秒。后视觉皮质可见阻抗降低，在刺激停止后持续约30秒。

随后的研究进而是尝试使用头皮电极对这些变化进行成像，但并不成功。早期使用基于惠普阻抗分析仪的EIT系统（成像速度慢但准确）对人体进行成像，在视觉和体感诱发活动期间可以记录到可重复的头皮阻抗变化。显著的可重复阻抗变化约为0.5%，应该是颅内阻抗变化，因为同时测量的局部头皮阻抗没有发生显著变化（图12-8）。但是，即便使用具有真实解剖形状的头部有限元网格和更高级的重建算法，也无法通过头皮电极获得人体内这种缓慢诱发活动的准确重建图像。

因此，通过EIT这种价格低廉、具有便携式优点的手段，利用头皮电极在动物或人体实验中获得类似fMRI的图像，这一目标目前还无法实现，且其原因尚不完全明确。最有可能的一个原因是，脑生理活动期间使用头皮电极测量时存在约0.5%的噪声水平，而百分之几的颅内阻抗变化要低于此。

一种可能可行的方法是注射生理盐水作为阻抗对比剂。这一概念于1998年首次提出，用于小腿静脉血流成像。有研究者提出，可以对该技术进行改进，使其能够通过类似于fMRI中BOLD反应的方式，在脑活动期间对局部增加的血流量进行成像，但目前尚不清楚信号强度是否足够。

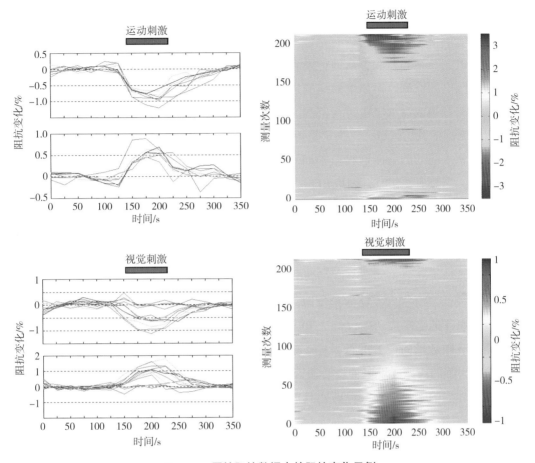

图12-8　原始阻抗数据中的阻抗变化示例

注：使用单通道、四电极法，测量运动刺激期间（第一行图像，重复8次）或视觉刺激期间（第二行图像，$n=12$）的阻抗变化。左侧图显示了使用单个电极组合所得的数据，所有重复均叠加显示。对于选定的电极组合，可观察到可重复的阻抗变化，其时间进程与刺激方式相同。y轴表示相对于基线阻抗的变化百分比。每25秒进行一次阻抗测量，为了显示清楚，以线连接各次测量。由测量结果可见阻抗增加和降低。右图显示了同一受试者的全部258个电极组合，以排序的瀑布图形式显示。对每个电极组合下的8～12次测量进行了平均。根据刺激期间阻抗变化的大小对这些平均值进行排序，然后堆叠于垂直轴上。图中，排除了基线噪声大于阻抗变化的测量值，以免这些阻抗变化被掩盖。在这些受试者中，约25%的电极测量结果显示了显著的与刺激相关的阻抗增加和降低。

12.4.2　癫痫发作期间缓慢阻抗变化的EIT

EIT具有便携性和安全性，每秒可生成多个图像，因此，其可以以高时间分辨率对发生癫痫时会出现的血流和细胞水肿进行成像。从理论上说，这种情况在成像时具有优势，因为发生癫痫时大脑内出现强烈活动，细胞水肿会导致阻抗增加，其幅值为大脑生理活动期间阻抗的5～10倍（第12.2.1.3节）。EIT可以用于大脑发生癫痫的部分进行定位，以便进行切除手术。目前，约80%的癫痫患者可以通过药物治疗获得满意的效果，其余患者中的一部分可以通过手术治愈癫痫或改善病情。为了顺利开展手术，必须对癫痫的准确病灶位置进行定位。定位前患者通常要住院数天，在此期间需要持续进行脑电图及视频监测，从而记录若干次癫痫发作的情况。一般情况下，使用头皮电极进行脑电图监测，但如果癫痫的发病部位不明确，则可以使用在手术中插入颅内的硬膜下测量垫或深度电极进行监测。结合心理测定及神经影像学研究结果，一般都能够定位癫痫的发病区域，并决定是否开始手术。

在患者术前的脑电图远程监护期间，EIT可与其同时进行监测，约每秒测量1次，持续数天。当癫痫发作时，调取EIT图像以查看阻抗变化的同时是否有脑电活动发生。目前，没有其他方法可以达到秒级时间分辨率的此类成像。就原理而言，如果患者在进行fMRI扫描时发生癫痫，可以获得同样的信息，但实际上是不可能的。随着神经影像学的发展，对于通过深度或硬膜下电极进行有创测量的需求已经减少；但如果患者的各项术前检查结果不一致，则仍然需要进行此类有创测量。使用硬膜下电极进行测量的风险较低，而侵入大脑的深度电极则明显会导致病变和死亡（发生率较低）。此外，癫痫患者的手术成功率仅约为70%，其原因尚不明确，但部分原因可能是颅内电极只能在有限数量的位置进行采样。就原理而言，EIT可以进行远程测量，对患者癫痫发作时大脑的快速或慢速神经活动进行成像。如果能够使用头皮电极实现上述目标，则是比较理想的一种情况。但即使只能使用硬膜下或深度电极进行EIT成像，其仍然可能比现有方法更具有优势，因为EIT能够从大脑敏感区域的所有位置获取信息。有研究者使用3名受试者的真实头部FEM网格进行了一项建模研究，这3名受试者通过颅内电极接受了癫痫手术评估。该仿真研究使用了深度电极和32个头皮电极。研究结果表明，患者发生癫痫时，与使用深度电极记录脑电图后进行观测的现有方法相比，EIT的颅内监测范围更广，灵敏度更高。

12.4.2.1　动物研究中的概念性验证

关于癫痫诱发反应的首个EIT研究是使用Sheffield Mark 1系统完成的，在该研究中，在麻醉兔子的暴露脑部表面放置了一个由16个弹簧安装的环状电极。通过局部电刺激诱发癫痫，发作部位为局部或全脑。9只兔子的EIT图像均出现了可重复的明显阻抗增加，局部发作时为7.1±0.8%，全脑发作时为5.5±0.8%，阻抗增加部位与癫痫发作部位一致。与已报道的诱发反应动物实验研究相似，重建图像中阻抗增加区域的附近还出现了小幅阻抗降低。在该项研究中，两个电极探针置于癫痫发作部位附近的大脑区域，相距约10mm；通过这种方法，试图阐明癫痫发作的生理机制，并确定阻抗增加及降低的原因是生理性的还是重建算法所导致的伪迹。研究结果表明，两个位置的局部阻抗测量结果均为阻抗增加。导致阻抗增加的原因是细胞水肿，而细胞外钾、温度、直流电位和激光Doppler流量计的测量结果均支持了这一结论。阻抗可能增加了约10%，同时，温度升高和血流量增加导致阻抗发生小幅降低（百分之几），抵消了一部分阻抗增加。导致阻抗降低的原因可能是噪声或重建图像的伪迹。

　　近来，本小组使用一个置于麻醉大鼠大脑皮质上方的电极垫（包含54个电极），在电诱发癫痫期间对其大脑皮质或海马体中的类似缓慢阻抗变化进行了成像，重建图像的精度小于200μm（图12-9）。仅使用置于皮质上方的电极就能对海马体中的神经活动进行定位，这证明了EIT具有真正的3D断层成像能力。另一项研究模拟了人体的无接触测量情况。在利用5只猪建立的苄基青霉素癫痫模型中，使用颅内深度电极进行EIT成像。使用频率分割多路复用系统，同时在32个电极对上注入频率间隔为50Hz、8.5～10kHz的电流，无须平均处理即可重建出图像。对于每次癫痫发作时的缓慢阻抗

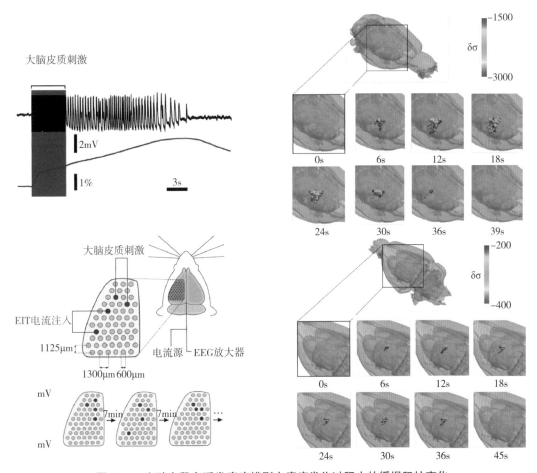

图12-9　麻醉大鼠电诱发癫痫模型在癫痫发作过程中的缓慢阻抗变化

　　注：左上图：通过置于暴露大脑皮质表面的电极进行电刺激，诱发持续约20秒的局灶性癫痫发作。结果表明，阻抗升高约5%，持续时间为几十秒。右图：EIT图像。右上图：大脑新皮质；右下图：海马体，皮质表面下方3mm。比例尺：阻抗变化的t分数。癫痫病灶定位精度：＜200μm。

变化（持续约40秒），均可进行成像。图像中，EIT监测到的阻抗变化处与脑电图显示的癫痫发作处相距（7.5±3.2）mm（5只猪共计发生37次癫痫）（图12-10）。

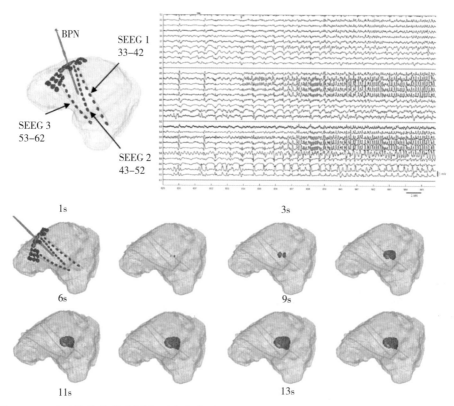

图12-10 麻醉猪的苄基青霉素诱发癫痫的EIT图像，使用3个深度电极（共29个电极接触点）进行测量

注：上图：EEG显示癫痫发作超过15秒。下图：EIT重建图像，显示癫痫发作及扩散过程。EIT图像中观察到的邻近区域之间的局部传播和脑电图结果具有相关性。脑电图显示的癫痫发作后12秒，阻抗开始变化。

12.4.2.2 人体研究

有关癫痫发作期间的缓慢阻抗变化已经在人体中开展了一些研究，测量方式为单通道。由第12.2.1.3节可知，动物发生癫痫时，颅内阻抗增加。人脑中的神经胶质细胞比例更高，因此，在理论上，患者癫痫发作期间，颅内阻抗不发生变化的可能性是存在的。在一项研究中，对5名受试者进行了50Hz下的EIT遥感测量，使用的是置于颞叶皮质上方的硬膜下电极垫的4个接触点或置于深部颞叶结构（如杏仁核）上的细丝电极。2名患者的病灶位于浅表顶叶，使用硬膜下电极垫进行测量，观察到可重复的阻抗增加为（4.5±0.3）%和（2.4±0.3）%。第3名患者的病灶位于颞部浅表，使用位于颞硬膜下和杏仁核的深部电极，均观察到一致的阻抗增加，为（3.6±0.2）%（$P < 0.05$）。

这些阻抗变化在脑电图监测到的癫痫发作后20秒内开始，并持续1～2分钟。上述结果表明，至少在部分癫痫发作患者的大脑皮质中，确实发生了较大阻抗变化。

受这些初步发现的鼓舞，本小组使用UCLH Mark 1b系统在38kHz下，采用头皮电极、理想化的真实头部模型及线性重建算法，进行了一项癫痫发作患者的人体研究。在远程监控病房内，9名颞叶癫痫患者接受连续脑电图监测，同时接受连续EIT监测，每秒记录3幅EIT图像。记录了每名患者的若干次癫痫发作，并将EIT监测到的阻抗变化与脑电图及其他测量结果相关联，以确定癫痫发作部位。遗憾的是，与头皮EIT电极测量的诱发反应一样，在癫痫发作期间无法获得可靠的EIT图像；其原因在于非卧床患者所使用头皮电极产生的基线噪声。

总之，动物实验表明，EIT能够通过缓慢阻抗变化可靠地定位癫痫发作部位，但这需要使用深部电极。遗憾的是，使用头皮电极还无法得到可靠的重建图像。目前，尚未完成全面的颅内电极的人体研究。然而，上述动物研究的数据和一项建模研究表明，EIT可以对采用颅内电极进行EEG测量的患者提供一种额外的、功能强大的成像方式。但除非有重大的技术进展，否则在可预见的未来，EIT还无法提供一种仅使用头皮电极的无创成像系统。

12.5 持续数小时或数天的颅内病变EIT

上一节讨论的内容涉及脑阻抗在几秒或几分钟内的动态变化。采用头皮电极的脑EIT也有可能为较长时间的颅内病变提供一种诊断和监测的新方法。就原理而言，EIT可以产生类似于结构性MRI或CT的图像（译者注：EIT的优势在于高时间分辨率，而不是CT或MRI的高空间分辨率，且电流在体内不是直线传播，成像有一定扭曲，故与MRI或CT的图像差别较明显），但具有以下优势：成本较低，具有便携性，可进行床边监测，还可以在患者发病的社区内进行监测，而这些地方没有大型成像仪器设备。

12.5.1 持续数小时或数天的颅内病变动态EIT

就原理而言，采用头皮电极的EIT可以为颅内病变（如颅内出血、脑卒中或头部受伤后的脑水肿）的处理提供床旁监护。尤其是当患者昏迷时，无法评估其意识情况或获取其神经系统体征，则无法判断病情是否恶化、是否需要干预，这种情况下EIT就能够凸显其价值。

遗憾的是，使用头皮电极测量时，信号的生理性漂移限制了EIT提供具有临床意义的动态数据能力。一般情况下，使用动态EIT对肺通气过程或上述几秒或几十秒的缓慢阻抗变化进行成像时，因为边界阻抗测量的漂移在短时间内可以忽略不计，且可以通过平均进一步消除，所以能够获得良好的重建图像。相反，如果成像时间超过数小时，此时漂移将成为一个限制性因素。应用于临床神经学成像时，最可能的情况是EIT需要连续工作数天，检测由脑水肿引起的缓慢病变。EIT还可用于检测发作更为迅速的病变，如突发性颅内出血或脑梗死。但是，本小组尝试使用头皮电极对癫痫发作进行的成像并未成功，实验中的漂移达到了百分之几，持续了数分钟，这一情况似乎成为该项研究的限制因素。通过对健康受试者进行超过6小时的测量，本小组对此进行了客观研究：使用最稳定的Ag/AgCl凝胶电极在2kHz下进行测量，发现边界阻抗漂移每小时约为0.5%，并且对于不同的四电极组合，漂移有所变化。其原因可能是头皮阻抗本身的自然变化，因为使用电阻网络进行实验时，硬件原因使漂移要少8倍。漂移自然地转化为长期漂移，范围为几小时、1～10分钟和小于10秒。长期漂移平均每小时最大为1.3%。这种长期漂移看似微小，但相对于颅内病变引起的边界变化，就会成为显著干扰。发生缺血的大脑和正常情况下的大脑在低频20Hz下的对比较为显著，约为2倍（译者注：这里的差异指电阻抗）；两者与血液的差异在所有频率（最高1MHz）下都超过了3倍。部分容积效应及脑脊液和颅骨的存在导致头皮边界变化仅为百分之几。因此，漂移的大小与病变导致的阻抗变化相似，至少对于局部不连续病变（如脑卒中或脑出血）而言是这样。该结论是根据实验，模拟10或25ml的脑卒中或脑出血，记录实验志愿者的漂移而得到的。即使是在1小时内进行EIT成像的最乐观情况下，也只能重建出很少一部分的模拟病变（图12-11）。

对于动态成像，已经完成了原理验证。初步研究证实，随着时间的推移，在全发性脑缺血期间，在50kHz下采用颅内环状电极可以测得15%～60%的显著头皮阻抗变化及EIT图像变化。来自中国人民解放军空军军医大学小组的几项研究进一步验证了原理。在小猪的颅内出血模型和兔子或大鼠的单侧脑卒中模型中，均通过头皮电极识别出了显著的阻抗变化。这些研究采用了中国人民解放军空军军医大学小组的方法——8个电极组成的环状电极，激励电流为50kHz。但是，对大鼠的脑卒中或颅内出血模型的动态EIT成像并不成功，所使用的电极为40个弹簧安装的头皮电极。该研究能够检测到显著阻抗变化，但无法将其重建为可重复、具有生物物理意义的图像。首个成功进行人体研究的小组采用了中国人民解放军空军军医大学小组的动态成像方法，所用电极为环状电极，包括16个电极。在4分钟内将葡萄糖溶液注入硬脑膜腔，其间能够检测到显著的阻抗变化。该研究小组还通过16个头皮电极对接受甘露醇注射的患者（脑水平衡由此改变）进行了EIT监测。在其另外几项研究中，发现了颅内压的显著相关性。

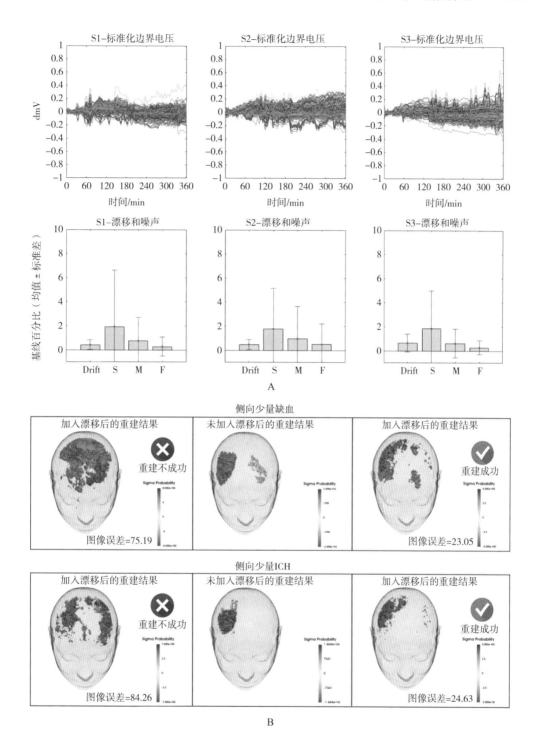

图12-11 头皮阻抗漂移及模拟脑卒中和颅内出血对重建图像质量的影响

注：A.健康志愿者的头皮阻抗在6小时内的平均变化为每小时约0.5%；B.模拟10ml的侧向脑梗死或脑出血，存在漂移的情况下，1小时后的重建图像。对于25/10ml的脑卒中/颅内出血，分别仅有6%、4%、33%或11%的病变被成功重建。

12.5.2　急性脑卒中多频EIT

在英国，脑卒中是导致死亡和长期残疾的主要原因，患者需要承担高昂的医疗费用。溶栓药物治疗对由动脉闭塞引起的缺血性脑卒中是有效的，但需要在出现症状后3小时内进行。治疗开始前，需要进行脑部扫描以区分缺血性和出血性脑卒中；如果发生出血，则不能使用溶栓药物，因为会加重出血。在实际中，因为缺乏扫描仪器，无法生成快速报告，所以很难进行脑部的快速扫描。因此，需要一种可用于急诊科或保健中心的神经成像系统，该系统价格低廉、成像快速且使用安全，而EIT就满足这些要求。EIT可以与一系列弹性头皮电极一起使用，技术人员或护士可以在几分钟内轻松完成这些电极的安放。对于成像结果的解读，可以由经过训练的技术人员或放射科医生通过内网或互联网完成。EIT也可以用于医学研究，例如，脑卒中发生后在数天内对新的治疗方法进行评估。但临床上需要的是单幅图像，因此，不能进行动态成像。静态成像可以满足要求，但其在临床研究中的可行性尚未得到证明。然而，通过多频成像有可能实现上述目标。在多频成像中，重建图像为某一频率相对于另一频率的差异图像；主要原理为血液在1kHz ～ 1MHz范围内的阻抗谱和正常大脑及新发脑缺血的大脑的阻抗谱不同。

这对图像重建提出了挑战。本小组进行了人体研究，结果表明，脑卒中或类似疾病患者的阻抗谱可能存在显著差异。就原理而言，可以利用频率差异重建这样的变化，而不是重建不同时间点的两组EIT数据的差异图像。通过基于线性假设的重建算法，对于一个数据集，某个频率的数据被归一化至另一个较低频率。在一项研究中，用盛有切碎的蔬菜悬浮液的物理模型模拟正常和缺血性大脑的复阻抗，通过上述方法获得了可接受的重建图像。有研究者提出了一种新的数学方法，采用正确的非线性方法来尝试重建底层成分组织的全部阻抗谱。在盛有液体的物理模型的实验研究中，通过该方法也成功获得了重建图像。即使使用高性能工作站，生成图像也需要数小时，甚至数天时间，也不能应用于实际。此外，这类测量对仪器设备提出了严格要求。进行在体测量时，负载各不相同，设备电子元件的非理想特性和杂散电容可能会导致所测阻抗发生变化。在本小组使用头皮电极进行测量的一项研究中，传输阻抗为5 ～ 70Ω，本小组能够将上述阻抗变化降低至＜ 0.2%。目标信号在不同频率下相差百分之几，而这种阻抗变化并没有远远小于目标信号差异。除非能尽量降低上述阻抗变化，否则可能会导致图像质量变差。本小组已经收集了23名患者和10名志愿者的多频数据（首次人体数据收集）。要识别出与基本生物物理学原理一致的阻抗谱差异，这是可能的。但目前还没有具有鲁棒性的合适重建算法，能够从这些数据中重建出准确图像。如第12.3.2.2节所述，有研究者尝试使用机器学习方法来实现这一目标。

目前，已经有了令人鼓舞的原理证明研究，使采用头皮电极的EIT有望应用于临床神经病学，但目前尚无法将其用于急性脑卒中。EIT图像对不连续脑部病变的成像能力有限，并且图像会发生变化；采用头皮电极的EIT是否能够提供一种临床上可靠的新方法，这一点尚未明确。EIT硬件的发展不太可能实现精确的图像重建，与用于图像重建的几何模型相比，受试者外形的多变性是获得优质重建图像的瓶颈。因此，如果使用机器学习方法进行大数据训练，可能为EIT未来的大力发展提供一条途径。

12.6 神经元去极化EIT

上文所述的EIT在新领域的应用都利用了其低成本和具有便携性的优势，只是类似的图像已经可以通过fMRI或PET获得。但EIT原则上可以用于毫秒级的神经元活动成像（第12.2.1.4节），可以通过3D电极阵列获得EIT图像。这些电极可能置于实验动物或手术患者的大脑或神经内部/表面，而最终目的是在头皮表面放置电极。可在反复刺激后采集数据，如体感或视觉诱发反应，或其他神经活动（如癫痫发作）。随后，对于测量窗口期内的约每一毫秒，生成一幅EIT图像。通过这种方式，可以确定3D选定路径中的神经活动波形。目前，任何其他现有技术都无法实现这一点；如果能通过EIT实现，这将是一个重大进展。但该项工作的技术难度极大。脑EIT可以采用基于线性敏感度矩阵的重建算法（第12.3.2节），原因是这类算法适合于较小阻抗变化。然而，颅内信号小于1%，对于深部阻抗变化，获得足够的信噪比较为困难。因此，尚无法使用头皮电极获得令人满意的脑功能EIT图像，但一个值得注意的研究进展是一种对大脑和周围神经进行快速成像的方法，所得重建图像具有可重复性和准确性。

快速神经EIT类似于EEG的源逆向建模，因为两种方法均对边界电压进行测量。但EIT的优点在于，其逆问题的解就原理而言是唯一的，这一点与源逆向建模不同；并且，当电极数相同时，EIT可测得的独立测量数要远多于源逆向建模。例如，当使用64电极的阵列时，EIT的独立测量数为4096，而源逆向建模的独立测量数仅为64。

12.6.1 在诱发神经活动和癫痫发作期间的脑快速EIT

最早尝试在大脑中进行快速神经EIT成像的研究是利用头皮电极注入电流或者用MEG进行磁场检测。激励信号选择为2Hz的方波，因为理论表明其产生的信号最大。这一研究证实，存在与生物物理建模相匹配的信号。但由于大脑的内源性EEG或MEG活动掩盖了阻抗变化，导致求平均的时间过长。随后发现，1.7kHz下的信噪比最大，从而成功重建出图像。所研发的方法利用定制的皮质表面电极阵列（每个脑半球有30～60个电极），采用大鼠大脑的复杂自适应细分有限元模型网格（500百万个）和Tikhonov正则化，将重构的阻抗变化显示为统计*t*值（图12-12）。通过对反复刺激后测得的阻抗值进行平均，可以重建出一系列图像，这种反复刺激可以是体感诱发反应，或者癫痫发作期间的复合尖波。上述过程需要15～30分钟，而最终的重建图像为快速神经阻抗变化（间隔1～2ms）的图像，这种快速神经电阻抗变化由平均时长为50～100ms的神经元去极化导致。该研究中，刺激来自体感诱发电位，其成像结果与局部场电位成像和内源光学成像的结果相比，精度达到了＜200μm。对于多个诱发活动反应的轨迹，均可进行追踪。诱发活动可达皮质深部1mm处，该厚度相当于大脑皮质的第四层，生理学上，该层的阻抗变化应该最大。利用皮质表面电极垫刺激大脑新皮质和海马体更深处以产生复合尖波，从而造成癫痫发作，在此期间能够重建出类似的图像。方法学计算结果表明，对于诱发反应或复合尖波，可分别在1475Hz或1355Hz处测得最大信噪比。有研究证明，所使用的50μA工作电流不会损害大脑皮质或显著改变神经元功能；并且一项建模研究结果表明，仅使用皮质表面电极垫即可覆盖大脑的外1/3区域。

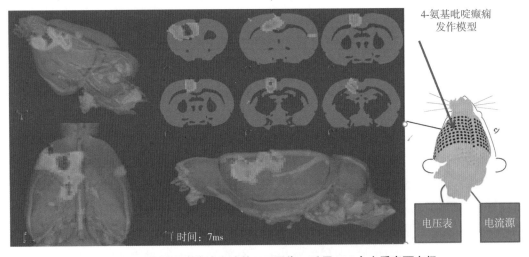

图12-12　麻醉大鼠癫痫尖波的EIT图像，采用120个皮质表面电极

12.6.2　周围神经快速EIT

快速神经EIT可通过神经电极套和14个成环状的纵向电极（图12-13）实现，可对周围神经的多个神经束的复合动作电位活动进行实时成像。复合动作电位期间会发生0.1%～1%的阻抗下降，快速神经EIT正是对此进行成像。随后，可以使用相同的电极套，通过智能电流激励模式，对已经识别的神经束进行刺激或阻断。这源于"电刺

激疗法"（electroceuticals）这一医疗新技术的兴起——通过对自主神经进行电刺激，达到治疗疾病的目的。当在复杂的神经如颈部迷走神经中进行刺激时，非目标器官会产生意外刺激，从而可能会限制电刺激疗法的效果。通过EIT，可以对由感兴趣器官激活的神经束中的活动进行识别，还可以选择性地激活或阻断该功能。

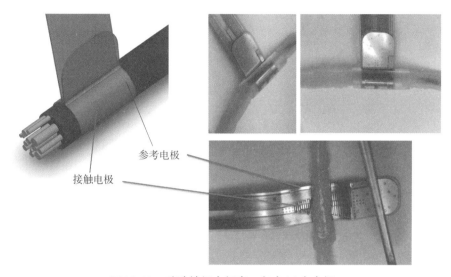

图12-13 硅胶神经电极套，包含14个电极

本小组报道了一种方法，使用的EIT系统是能够进行快速神经动态成像的UCL ScouseTom系统，采用的电极是一个环形软橡胶神经电极套，其上含有激光切割的不锈钢电极薄片。实验中，将电极套缠绕在大鼠坐骨神经周围（图12-14）。对于较大的有髓鞘纤维，最佳成像频率为6kHz。对该方法的验证通过mircoCT和神经示踪剂进行：对大鼠坐骨神经的3个神经束进行成像，该方法的成像精度＜200μm。该方法还被用于羊和猪颈部迷走神经的成像，已经能够识别与喉返、心脏和肺部功能相关的神经束（图12-14）。

12.7 结论

在本书第1版（2005年）中，本章包含了缓慢阻抗变化的EIT成像的一些原理性证明及其在脑卒中和快速神经成像方面应用的初步想法。在过去15年中，神经系统领域的研究蓬勃发展，被公认为是仅次于胸部领域的研究。与肺部通气成像不同，脑和神经成像尚无可用于临床实践或者市售EIT产品（译者注：目前国内至少有两家公司的

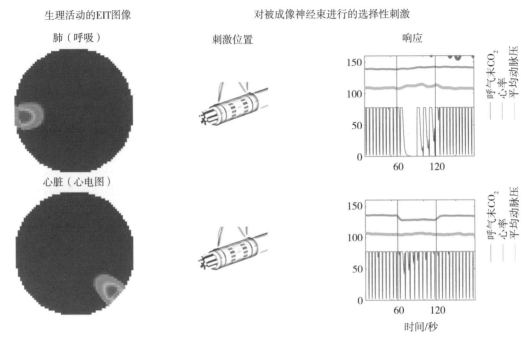

生理活动的EIT图像　　　　　　对被成像神经束进行的选择性刺激

肺（呼吸）　　　　　刺激位置　　　　　　响应

心脏（心电图）

图12-14　绵羊颈迷走神经中的快速神经EIT成像

　　注：左图：受呼吸过程（肺部）或心电图（心脏）触发的EIT图像。右图：通过选择性刺激进行验证。电极垫置于神经上同一径向位置上并间隔4mm，轮流刺激所有可能的14对电极。在10点钟方向进行刺激会导致呼吸暂停（呼吸减少），但心电图不受影响；在4点钟方向进行刺激会降低心率，但不会影响呼吸。

　　脑部EIT上市）。然而，现在已经开发和验证了可对大脑和神经进行快速EIT成像及监测脑水肿的方法，可用于EIT设备生产及有关神经科学的实验和临床实践。到本书下一版出版时，使用快速或慢速EIT成像的脑部监测手段有可能已用于癫痫、认知神经系统疾病的监测，或者用于电刺激疗法。

（作者：David Holder

翻译：代　萌　杨　琳　付　峰）

第13章 用于癌症成像的EIT

本章概述了EIT的临床应用，着重介绍了癌症成像内容。首先介绍使用EIT进行癌症成像的基本原理，即已有文献报道的良性和恶性组织之间的阻抗差异。然后总结了针对乳腺、前列腺和其他解剖部位（如肺、子宫颈）的EIT，侧重解剖学和应用特定的硬件和重建算法，以及使用这些系统所收集和分析的临床数据。乳腺成像部分大部分内容摘自本书第1版并进行了更新，以介绍近来在这一领域开展的相关研究。

本书的前几个章节大致介绍了影响生物阻抗特征的基本组织特性（第3章）、记录阻抗所需的硬件条件（第4章），以及用于重建表征组织电学性质图像的算法（第6章）。具体到EIT的应用场景时，需要指出的是，单一的EIT系统和重建算法可能不适合所有的应用场景。并不存在"适用一切场景"的EIT成像方法，通常需要针对特定应用场景，对硬件和重建算法进行优化。

在进行优化之前，系统设计时需针对具体应用场景回答以下问题。

需要静态成像还是动态成像？利用EIT对癌症进行的成像主要是静态成像（即肿瘤动态变化的时间跨度不是毫秒级，也不是秒和分钟级）。静态成像通常依赖"静态"成像方法，无须像动态EIT需要参考帧（第6.7节）。由于EIT问题的欠定性和病态性，静态EIT成像对数据采集系统精度和通道间误差的要求，比动态EIT要严格得多，而动态EIT成像通过差分运算降低了对绝对精度和通道间差异的要求。有研究小组一直在探索频域差分成像，期望能够克服静态成像中的一些难题，但同样受到频谱精度要求的限制。一些初步研究采用动态方法对乳腺癌患者的血流动力学特性进行成像，但该项工作仍处于研发阶段。对于这个问题的回答，有助于确定硬件精度、通道间差异及重建算法类型。

成像目标与周围组织间的阻抗差异有哪些特征？组织的阻抗因组织类型的不同、处于生理和病理状态下而差异很大，因此，确定所要成像的阻抗差异及其特征十分重要。例如，如果对老年人群中的乳腺癌进行成像，关注的阻抗差异应该是脂肪组织和恶性乳腺病变之间的阻抗差异；如果成像对象是年轻人群，其组织更致密、腺体更丰富，则应关注恶性病变与腺体乳腺组织之间的阻抗差异。一旦确定了感兴趣的组织类型或病变，重要的是要确定哪个频带下的阻抗差异最大。对于某些情况，采用单一频率时的阻抗差异较大，而在其他情况下，使用某个谱特征参数（如从Cole模型中导出的参数）可能获得最大的阻抗差异。通过单一频率获得最大阻抗时，所需的硬件比使用谱特征参数的情况要简单得多，因为后者需要多频数据采集系统。对于这个问题的回答，有助于确定所需硬件的带宽。

临床应用的案例是什么？成像目标的解剖结构、EIT技术的具体使用和获取方式会推动系统设计的很大一部分工作。具体而言，电极阵列的排布方式、硬件与电极阵列的接近程度，以及所需的重建算法速度都涵盖在该问题的回答中。

13.1 癌症的EIS

13.1.1 癌症生理学及其阻抗差异

组织就像任何一种材料一样，在有电流通过时可以使这一过程更容易或更困难，通过施加电位，可以存储更多或更少的电荷（见第3章3.1.2节）。电导率是材料允许电流流动的能力：随着电导率的增加，对于给定电位差，可以获得更大的电流。介电常数是衡量材料存储电荷能力的指标，在给定电位差下，较大介电常数对应着储存更多电荷的能力。

电导率（σ）和介电常数（ε）描述了组织的分布特性，二者会影响交流电的流动，并且这种影响可以被测量。对于具有给定几何形状的材料，阻抗（Z）或其倒数即导纳（$Y = 1/Z$）与材料中σ和ε的分布直接相关。导纳可以表示为复数值$Y = G + j\omega C$，其中G是与组织σ相关的电导，C是与组织ε相关的电容。导纳率可以用σ和ε表示：$\sigma^* = \sigma + j\omega\varepsilon_0\varepsilon_r$，其中$j$为虚数单位，$\omega$为角频率，$\varepsilon_0$为真空介电常数，$\varepsilon_r$为组织的相对介电常数。阻抗率可以表示为导纳率的倒数。

早期的研究者报道了从切除的人体组织中获取的数据，表明癌细胞和非癌细胞之间存在显著差异。尽管并非所有数据都在相近条件下采集，且即使是新鲜切除的组织，其电特性也会在测量过程中改变。但仍可以认为，癌组织与其周围组织间确实存在可测量的电特性差异。

13.1.2 特定组织的阻抗差异

临床使用最为成熟的是用于乳腺癌和前列腺癌的EIT系统，因此，下面重点介绍这些组织的电特性。关于其他组织中恶性和良性（正常）组织的电特性比较，也有大量文献报道。Pathiraja等对这个领域的文献进行了系统综述，并介绍了乳腺、前列腺、膀胱、肝、肺、舌、皮肤、胃、肾、甲状腺、结肠和食管组织的相关研究。

13.1.2.1 乳腺

关于使用阻抗测量进行乳腺癌筛查的研究由来已久，发表的乳腺组织阻抗数据最早可追溯到1926年。在该研究中，Fricke发现，在切除的组织标本中，电容存在明显差异，且良性肿瘤的电容低于癌性肿瘤。现已有综述对该领域进行了全面介绍，其中Zou和Guo的报道从现代的角度进行了概述。本节简要总结了现有的实验数据，这些数据为使用电阻抗测量进行乳腺癌检测提供了理论依据。

Jossinet在1985年和1996年进行了两项研究，其结果均表明癌性肿瘤与其他组织间存在可测量的阻抗差异。1985年的研究结果表明，在1kHz下，癌性肿瘤阻抗率的幅值约是周围组织的1/5。1996年的研究进一步比较了癌性肿瘤与其他几类组织的阻抗率幅值，发现癌细胞组织的阻抗率（幅值）低于皮下脂肪和结缔组织，但高于纤维腺瘤。然而，在更高频率下，癌细胞组织的抗性（容性）响应在所有被测组织中是最大的。此外，没有发现正常或良性组织类型的阻抗率之间存在显著差异。

现有相关研究基本证实了上述结果，但所采用的测量频段不完全相同。一项研究发现，良性肿瘤和恶性肿瘤的电导率或介电常数没有显著差异，但其所采用的测量频率很高（3.2GHz），在这种高频下组织中可能会发生不同的现象。

还有更多研究报道了乳腺阻抗的离体测量结果。本节所引用大多数文献的结果均表明，癌症肿瘤的阻抗低于正常周围组织。

少量研究报道了在体有创测量的阻抗数据。Morimoto等是发表此类数据的少数几个研究小组之一，他们在已麻醉患者的乳腺肿瘤中插入了特制探针，使用三导联技术测量了探针针尖和腹部贴片电极之间的阻抗。该研究的阻抗测量数据以等效集总元件 R_e、R_i 和 C_m 的形式呈现，形成了一个网络。其中，R_i 和 C_m 串联，再与 R_e 并联。这种数据呈现方式使其难以与其他研究进行比较。在该研究中，肿瘤中的 R_e 和 R_i 比正常组织更高，而 C_m 则有所降低。尽管该研究证明了不同类型组织的电学响应存在显著差异，可用于区分组织；但肿瘤的阻抗高于其他组织，这与其他研究中肿瘤阻抗低于其他组织的结果不一致。

在另一项研究中，针对良性和恶性乳腺组织，比较了其离体点阻抗测量结果及基于EIT的在体测量结果。该研究探索了在体EIT成像结果与所切除组织标本的测量结果之间的患者内直接相关性，发现离体电导率和介电常数均高于在体测量结果。与其他大部分研究类似，该研究表明，肿瘤的电导率高于周围良性组织。

有研究小组使用无创的两点阻抗测量法，对存在和不存在肿瘤的乳腺进行了测量。结果同样表明，癌性肿瘤的电阻下降而电容升高，或者至少这种变化是可能发生的。

13.1.2.2　前列腺

良性和恶性前列腺组织之间存在电阻抗差异，有可能用于前列腺癌的EIT成像。两种状态下的前列腺在结构上存在差异：良性上皮覆盖的腺性腔室松散分布于基质中，而在恶性前列腺组织中，上皮过度增长，导致腔内空间减小和基质密度丧失。这种结构差异导致电导率和介电常数出现不同。

Lee等首次报道了恶性和良性前列腺组织之间的电阻（电导的倒数）差异。该小组使用一个四针探头进行离体研究，结果表明，前列腺癌组织在100kHz和1MHz时的电阻比良性前列腺组织高10%～15%。Salomon等使用"自研探头"在更高频率范围（0.3～80MHz）内进行了研究，结果表明前列腺癌组织相对于良性前列腺组织，电阻率均升高了10%。Halter等完成了一系列离体阻抗测量，范围从100Hz到100kHz，结果同样表明，前列腺癌组织的电导率比良性前列腺组织大约低10%。这些研究还显示，恶性前列腺组织的介电常数显著增大，且在较高频率下差异最大。通过基于Cole模型的谱参数，发现特征频率下的阻抗差异更大（高频下电导率差异为1.5∶1，电导率增量为2∶1），这表明相对于单频数据采集，使用多频阻抗谱方法可能会获得更好的临床效果。

在前列腺癌的诊断工作中，Gleason评分是对癌症结构上的组织学评估，对于确定疾病等级非常重要。评分1～5分，其中1分代表早期前列腺癌，表现为腺体分化良好，腔隙清晰；5分代表晚期前列腺癌，表现为成组上皮细胞的流体片状结构，无腔隙。Halter等对其在这方面的前期研究结果进行了亚组分析，发现不同Gleason评分的前列腺癌之间存在显著差异。通常，前列腺癌治疗前需要确定其等级，然而，使用目前的临床工具确定Gleason评分较为困难。如果能够通过阻抗确定Gleason评分，将为临床应用提供一条新途径。

13.2　乳腺EIT

13.2.1　引言

在美国，大约1/8的女性会罹患乳腺癌，其预后很大程度上受到疾病诊出时间的影响。如果能够在肿瘤较小时尽早发现，患者的长期生存率会大大提高。针对40岁或50岁以上女性的定期乳腺X线检查是筛查乳腺癌的主要工具，挽救了许多患者的生命。然而，乳腺X线检查尚未达到作为大规模筛查工具的水平。

虽然乳腺X线检查的辐射不大，但对于因家族史而需要进行频繁检查的女性和年轻女性，这一点仍然存在争议。因累积而导致过量的X线辐射可能本身成为健康风险。

在检查过程中，女性需要将乳房紧贴至数厘米厚的检测板，会引起明显不适。因此，部分女性不愿接受定期检查。

从公共卫生角度来看，乳腺X线检查的最大缺点是其作为诊断工具不够精确。有研究估计，患有乳腺癌的女性经乳腺X线检查后，有10% ～ 25%的可能存在漏诊（假阴性）的情况。这意味着该方法的敏感性最高为90%。相反，接受定期检查的女性发现异常的可能性很高。有研究表明，在10次检查后几乎有一半的概率会发现异常。发现异常后通常需要进行活检，在80%的情况下结果为良性肿瘤。近来，有研究已经实现了乳腺X线检查的数字化，但其灵敏度和特异性仍然受限，分别为87.8%和90.5%。随着患者乳腺组织密度增加，乳腺X线检查的诊断有效性会降低。有这种情况的通常是因家族病史等原因接受检查的年轻女性，其罹患乳腺癌的风险更高。假阳性率高（缺乏特异性）给医疗保健系统造成了巨大负担，如果有更好的诊断工具可用，接受乳腺检查的女性就可以避免许多不便。

测量组织阻抗的想法并非新颖，但在设计出无创测量人体内部结构的方法之前，只有科研人员对测量组织阻抗表现出兴趣。现在，计算机使用先进算法，通过无创的表面测量，可以重建出内部组织的电特性。各种形式的EIT已应用于医学诊断和监测的多个领域，包括乳腺组织阻抗的测量。初步的测量数据表明，癌组织的电特性与其正常周围组织有明显不同。这一结论促进了一系列研究，有望改善乳腺癌的筛查。

13.2.2　检测乳腺癌的其他现有方法

在目前的临床实践中，已经将乳腺X线检查确定为乳腺癌筛查的主要和最常用的方法。有观点认为，可以将乳腺自我检查作为一种替代选择，但与乳腺X线检查相比，其有效性非常有限。通过触诊可检测到的肿瘤大小，通常比乳腺X线检查可检测到的异常大得多。

鉴于乳腺X线检查作为筛查工具的表现并不尽如人意，因此，在对女性的常规定期检查中，可采用超声和MRI等方式确定所检测出的异常是否为乳腺癌。这些诊断方式大多作为乳腺X线检查的后续随访，临床指南通常不建议将其用作主要筛查工具。

乳腺超声本身并不与乳腺X线检查形成竞争关系。虽然近几年超声的成像质量得到极大改善，但仍与乳腺X线检查无法相提并论。但因为其灵活性与交互性，使用者能够重复扫描目标区域并从不同角度查看，所以经常用于更仔细地检查可疑的肿块或囊肿。超声检查通常用于区分肿瘤类型以进行诊断，也用于放置活检针。近来，设计了自动全乳超声系统，使用能够围绕乳房旋转并捕捉完整3D图像的固定超声换能器对整个乳腺进行成像。据报道，通过与乳腺X线检查相结合，这种多模式方法，尤其是对于乳腺致密的女性受试者，可以提高乳腺癌检测的准确性和活检复查的准确性。

乳腺 MRI 通常用于验证诊断，很少作为主要的筛查工具。特别是与廉价的 X 线乳腺检查相比，MRI 费用昂贵，使其在未来很难成为乳腺癌筛查的标准。然而，英国已经对乳腺 MRI 开展了研究，用于筛查具有高风险的年轻女性，这些女性乳腺密度一般较大，难以通过乳腺 X 线检查进行筛查。同样，荷兰的一项随机对照试验结果表明，对乳腺极度致密的女性使用 MRI 作为补充筛查工具具有一定作用。此外，出现了专门使用 MRI 进行乳腺检查的中心，但不是专门用于乳腺癌筛查。例如，其中一个中心使用 MRI 进行乳房植入物破裂的诊断、整形手术的设计、乳腺癌分期的确定及其治疗方案的规划、术后及放疗后的随访、致密乳腺组织的评估，以及使用非辐射方法对高风险患者进行监测。

虽然 EIT 处于研究阶段，但其早期临床有效性已经在多项研究中得到评估，只是仍需要证明其能够完全应用于临床。目前人们还在研究其他技术，以便将其应用于乳腺癌筛查。世界各地的许多研究小组正在研究光衰减和散射，特别是在近红外（near infrared，NIR）区域，将其作为一种检测方法。还有若干研究小组正在使用微波成像（microwave imaging，MWI）进行乳腺成像研究。该技术通过重建乳腺的断层图像，尝试对受到微波辐照的组织的导电率和介电常数进行成像，这种方式类似于 EIT，但频率范围更高（300MHz ～ 3GHz）。基于 MRI 的弹性成像（MRI-based elastography，MRE）是另一种正在研究的乳腺癌筛查技术，基于 MRI 能够检测出微小运动（约 100μm）的能力。通过机械震动器在乳房的一侧施加周期性运动，使用 MRI 捕获乳房内部由此产生的位移场。通过算法可以从运动数据中重建出组织的剪切模量（大致对应于"硬度"）。有观点认为，硬度可能是恶性肿瘤的可靠指标——众所周知，癌性肿瘤在达到一定大小时会感觉为硬结节。

13.2.3 实现乳腺 EIT 的不同方法

可以使用不同方法对人体内部组织的阻抗进行无创式成像，根据电极的排布方式分为两类：断层扫描系统和平面映射系统。断层扫描系统也是 EIT 一词的由来。本章使用"阻抗成像"一词涵盖所有方法。

13.2.4 阻抗映射

从以下两个方面来说，阻抗映射系统更简单。电极排布是平面的，通常是一 $n \times n$ 个的电极方阵，用于将乳房压在胸壁上。通过这种方式，乳腺组织构成一个相对较浅的层，位于电极阵列和肋骨之间。向电极阵列中的每个电极和远端电极（通常握在患者手中）之间依次施加电流。这类系统的一个最简单的形式是阵列中每个电极测得的阻抗都表示为图像中的灰色阴影，位于电极所在位置。平面阵列比圆形阵列更容易实现，因为后者需要根据不同的乳房尺寸进行调整。该方法重建通常比较简单，且现已有算法可以计算远离电极的不同平面上的阻抗图。这类系统主要有两种，一个在以色列研发，由西门子公司销售；另一个由俄罗斯Yaroslavl小组设计。

13.2.5　断层成像

在断层成像系统中，电极以环绕待成像身体部位（此处为乳房）的方式进行排布。电极通常排布为圆形阵列，其定义一个交汇平面以求解电特性的空间分布。如ROI是一个封闭三维空间，也可以同时使用多个平面。在这两种情况下，会通过预定的电流或电压方式进行激励，然后测量相应的电压或电流。所测数据用于重建所需要的电特性。根据重建算法的不同优化方式，断层成像系统进一步有所区分。RPI已经研发了一种双平面断层成像系统，具有透射电极并与乳腺X线检查系统耦合，但迄今尚未用于大型临床研究中。

13.2.6　阻抗测量的局限性

2D断层成像系统的重建方法通常基于如下假设：电流的流动限制于成像平面内。对于较浅的物理模型，这一假设基本正确，但对于乳房或其他身体部位而言，这一假设明显脱离现实。忽略流经成像平面之外空间的电流流动，会导致重建图像的精度降低。完全3D情况下的求解更加复杂，但与平面和3D数据相比，其具有优势。

阻抗成像系统对组织电特性变化的敏感性随着与最近电极距离的增加而降低。当电极排布为环形时，这意味着成像平面的中心部分具有最低的灵敏度。对于平面电极阵列，敏感性随着与电极平面距离的增加而降低。

除敏感性不均外，与其他成像技术相比，阻抗成像技术的空间分辨率较差。例如，习惯于通过乳腺X线检查看到大量细节（亚毫米级）的医生，对阻抗成像系统的典型空间分辨率（约5mm）会感到不满意。在断层成像系统中，空间分辨率由电极排布方式、电极数量及所用激励方式的数量确定。例如，在16电极系统中，可以通过15个最优激励方式形成一个完备正交集（即理论上通过新的激励方式不会获取任何新信息）。每种激励方式对应16个测量值，因此，有16×15个测量值，即240个独立测量值。这是对阻抗断层成像空间分辨率的非常简化的估计；实际上，分辨率在断层截面的边缘最好，在中心最差，该结论已经得到实验验证。

在平面阻抗成像系统中，空间分辨率约等同于电极阵列的电极密度，随着与电极接触平面距离的增加，空间分辨率会变差。有研究报道了16×16电极的平面电极阵列，边长为12cm，对应于接触平面上的空间分辨率为8mm。

增加电极可能会增加空间分辨率，至少对于平面电极阵列而言。对于断层成像系统，向成像平面的周边添加电极可提高边缘的空间分辨率，但中心区域的空间分辨率仅略有改善。

13.2.7   阻抗测量作为筛查工具的优势

目前来看，阻抗成像不太可能取代乳腺X线检查作为乳腺癌筛查的主要方法。与X线相比，阻抗的空间分辨率较差，这是采用其作为筛查工具的一个障碍，即使其敏感性和特异性得到改善。考虑到目前乳腺X线检查的效果，当发现异常时，阻抗成像很有可能被用作标准检查的第二步。阻抗成像系统的售价相对便宜（＜10 000美元），且使用成本非常低。使用其进行检查耗时很短（＜10分钟），并且十分安全。阻抗成像不涉及X线照射，并且可以根据需要重复进行。

13.2.8   临床应用结果总结

截至目前，只有少数研究小组报道了使用阻抗成像进行乳腺癌筛查的临床结果。迄今发表的大多数临床结果都是基于平面电极阵列的EIT设备，如T-Scan系统（以前由西门子公司销售，称为TS2000）。该系统已获得FDA批准，作为乳腺X线检查设备TS2000的辅助设备；其已经被世界各地多个研究小组用于临床试验。

笔者所知的唯一临床试验由达特茅斯大学于2000年开始进行，使用环形电极阵列进行断层成像。本部分将讨论以下阻抗成像的初步研究及临床试验结果。

13.2.9   使用平面电极阵列的系统

13.2.9.1   Piperno, 1990（译者注：此处为文献第一作者及文章发表年份，下同）

这是一项大型研究，包括6000名使用Mamoscan系统的患者。Mamoscan是使用平面电极阵列的EIT系统的早期版本，以TS2000的名称进行销售。虽然这不是同类研究中最早开展的，但该研究规模最大，是对阻抗成像所进行的最重要的一次评估。在患者组中，有745人接受了活检，以验证乳腺X线检查中的可疑发现。该研究对每名患者均进行了乳腺X线检查、触诊、透照、热成像和超声检查，并对所有上述检查方式进行比较。第一个发现是，有9名患者，只有EIS检查结果提示高度可疑的发现，而所有其他检查方式均未检测出异常，并且疑似肿瘤也被组织学检查结果所证实。该报道对于结果的描述方式无法得出如真阳性率（等）或每种检查方法的敏感性和特异性等统计数据。在结果表格中，Mammoscan的检查结果显示，745例中的正确结果（即真阳性＋真性）为454例，错误结果（即假阳性＋假阴性）为119例。其余患者的检查结果被标记为"临界病例",没有进一步的结果指示。对于乳腺X线检查,745例中的正确结果为395例,错误结果为154例。与所有其他检查方法的结果相比,EIS的正确结果数最多,同时错误结果数最少。这项早期研究的发现对于EIS这项技术来说非常鼓舞人心。

13.2.9.2 Malich,2000

这项研究使用西门子公司销售的TS2000商用电阻抗扫描系统进行,包括52名患者的58个乳腺X线检查的可疑结果。该系统中,256个电极以16×16的方式排布为一个电极平面。使用EIS系统对每名患者的双乳进行低分辨率和高分辨率检查。同时,患者还进行了乳腺MRI检查、乳腺活检或通过手术切除可疑异常组织。在这项研究中,通过高分辨率扫描模式正确识别出27/29例(93.1%真阳性)恶性病变,并且正确识别出19/29例(65.5%真阴性)良性病变(10/29例良性病变导致假阳性率为34.5%)。该报道表明,TS2000在高分辨率模式下的阴性预测值为90.5%,阳性预测值为73%。在标准分辨率模式下,检查结果为22/29例(75.9%)真阳性和真阴性,因此,TS2000的敏感性为75.9%,特异性为72.4%。该报道指出,受试者的皮肤问题(病变、划痕及痣等)和因仪器放置而产生的气泡是TS2000系统在实际应用中的有效性的限制因素之一。

13.2.9.3 Cherepenin,2001

该研究所使用的系统与TS2000非常相似,包括一个边长为12cm的电极平面阵列(256个电极)。图像重建过程略有不同,在电极阵列外的不同平面上计算阻抗,以重建面向电极阵列空间体积的3D映射。对于电极阵列平面和胸壁之间的空间体积,对间隔8mm的切面进行一次计算,切面深度最多为6cm。对21名乳腺肿瘤大小为1.5~5cm的患者进行检查,并对双侧乳腺均进行了成像,对侧乳腺作为正常参考。成像分两次,分别在患者站立和躺卧时进行,共获得84组数据。将其分为五组,包括42例正常乳腺(第1组)和42例乳腺癌(第2组)。根据肿瘤是否显示为白斑,将第2组进一步分为第3组(无局灶性异常,16例)和第4组(可见异常,26例)。第5组包括13例,从第4组中选出,其具有高电导率波峰峰值。在总共21例病例中,正确识别出14例肿瘤(67%),在重建图像中可见清晰白斑。通过图像的非均匀性,识别出另外4例,从而使真阳性率提高至85.7%。在分析过程中,使用更复杂的统计方法代替视觉检查进行了反复分析。通过该方法,基于性质分布的显著统计差异,在第3组和第4组(两种类型的乳腺癌)中,可识别出21例中的19例(90.5%)。尽管这项研究表明,可以通过与正常乳腺的对比识别出恶性肿瘤,但这并未解决更重要的问题,即EIT是否能够区分恶性肿瘤和其他类型的异常组织，而这正是乳腺X线检查所欠缺的。

13.2.9.4　Malich，2001（1）

这项研究的重点是确定在乳腺癌筛查中，将EIS和乳腺X线检查结合使用所带来的效果提升。该研究共对210名女性进行了检查，乳腺X线检查或超声检查结果提示，共有240处可疑病变。对于所有可疑病变，将其切除后进行组织学检查以进行验证。结果显示，通过阻抗测量，正确识别出103例恶性病变中的86例，以及137例良性病变中的91例（敏感性为87.8%，特异性为66.4%）。该研究还给出了预测值，负预测值和正预测值分别为84.3%和65.2%。对于所有病例，敏感性为85.5%，而对于浸润性癌症，敏感性为91.7%。导管原位癌（ductal carcinoma in situ，DCIS）的敏感性较差，仅为57.1%（$n = 14$）。将EIS与乳腺X线检查及超声检查结合使用后，乳腺癌筛查的敏感性由86.4%提高至95.1%，但准确性由82.3%降低至75.7%。

13.2.9.5　Malich，2001（2）

在这项研究中，该小组尝试确定阻抗成像是否能够重复或优化超声和MRI检查的结果，作为乳腺X线检查的辅助手段。100名患者经乳腺X线检查后发现了疑似乳腺异常，随后进行了超声、EIS和MRI检查，发现100例异常结果。超声和MRI结果由经验丰富的放射科医生根据疑似程度（level of suspicion，LOS）量表进行分类，LOS值1分——正常，2分——基本上是良性肿瘤，3分——可能是良性肿瘤，4分——可能是恶性肿瘤，5分——基本上恶性肿瘤。LOS为2分或3分的超声检查结果被视为非恶性肿瘤，4分或5分则归为恶性肿瘤一类。如果阻抗成像结果可见明亮斑点，并且不能将其作为伪影排除（原因是接触不良或乳头的成像），则将该成像结果归为具有恶性肿瘤指征的一类。在阻抗成像结果中，共发现64个此类病变，作为阳性结果。本研究中，EIS的敏感性为81%，特异性为63%；超声的敏感性为77%，特异性为89%；MRI的敏感性为98%，特异性为81%。上述结果与每种成像设备各自的性能相对应。统计分析结果进一步表明，阻抗成像能够为超声检查提供更多临床信息，而MRI和阻抗成像所能提供的诊断信息大致相似。

13.2.9.6　Cherepin，2002

本研究采用了2001年的一项研究中所使用的硬件系统，但对其电极阵列进行了改动：将原先由256个电极组成的平面阵列以环形排布，增加了电极的"利用系数"。之前研究中的平面电极阵列排布为正方形，正方形四角处的电极往往无法与患者接触。此外，本研究中电极阵列所占面积有所减小，电极密度增加，因而可以实现更高的空间分辨率。该研究的目的不在于评估阻抗成像在乳腺癌筛查中的表现，而是旨在为不同类别的女性建立基线测量值。共对57名18～61岁女性进行了检查。患者被分为五组：①第一次月经期（1～10天）的12名女性（18～45岁）。②第二次月经期（16～28天）的12名女性（18～45岁）。③怀孕期内（37～40周）的14名女性（18～39岁）。④哺乳期内（分娩后3～5天）的14名女性（18～39岁）。⑤绝经期内（绝经后1年）的5名女性（47～61岁）。

该研究并非针对乳腺癌进行，但其结果仍然值得关注。对于各组而言，组内阻抗图像在外观上的差异是一致的。数据系统分析的对象是从电极阵列外的第二平面（深度为1.2cm）所获取的平均电导率值，组间的显著性差异很少。该研究中的5组受试者均为健康女性（即预计不存在异常乳腺组织），而只有第5组的电导率具有显著性差异，且这种差异具有一致性。尤其值得注意的是，在月经周期期间的激素变化可能不会对阻抗测量结果产生明显影响。这一直是阻抗成像应用于临床时的一个考虑因素。如果周期性激素波动会对阻抗测量产生影响，则应该在安排乳腺检查时予以考虑。

13.2.9.7 Glickman，2002

该项研究使用TS2000阻抗成像系统采集EIT数据，采用了一种自动算法以识别图像中的白色亮点，其对应于电导率增加，通常意味着恶性肿瘤。该小组还对算法进行了改进，从而能够更加可靠地区分恶性和良性肿瘤。该算法基于两个主要的预测因子，即5kHz下的相位和交越频率（该频率下导纳的虚部最大）。使用学习过程对识别阈值进行调整，该阈值根据461例检查的结果数据训练得出，包括83例恶性肿瘤和378例良性肿瘤。每例病例的结果由活检确定。通过这种方法，该小组将上述算法用于另外一组（共240例）检查，其中恶性肿瘤87例，良性肿瘤153例。研究结果表明，该算法在正确识别对应于恶性和良性肿瘤的阻抗图像方面的敏感性为84%，特异性为52%。

13.2.9.8 Martin，2002

在这项研究中，对74名患者进行了阻抗成像和乳腺X线检查，并对两种成像方式及组织病理学结果进行了系统比较。使用TS2000对来自多个检查中心的患者进行了阻抗成像。在该组患者中，77%患者的乳腺X线检查提示疑似恶性肿瘤。该项研究结果表明，组织病理学诊断和EIS阳性呈正相关，EIS显示的真阳性率为92%。此外，根据组织病理学诊断为原位癌的所有病例在EIS中均显示为阳性。在导管癌或导管癌+原位癌的病例中，EIS提示其中的92%为阳性；同时，所有小叶癌病例的EIS诊断结果也为阳性。50例恶性疾病中，只有3例（6%）的EIS诊断结果为阴性。对于该组患者，EIS的假阳性率为17%，而乳腺X线检查的假阳性率为17.5%。

13.2.9.9 Stojadinovic，2005

这项前瞻性多中心研究使用T-Scan 2000ED系统探索了早期乳腺癌检测的可行性，尤其是对于年轻女性。符合条件的研究对象包括前往医院进行例行筛查或被建议进行乳腺活检的女性。所有女性在进行阻抗扫描之前至少接受过一次临床乳腺检查。T-Scan 2000ED系统在技术上类似于早期的TS2000系统，但采用一种不同的癌症检测评分算法，该算法也是这项研究的一部分。与TS2000在阻抗图上呈现局部"亮点"不同，该算法仅通过颜色指示条对癌症进行分类：绿色为阴性，红色为阳性。在参与研究的1103名女性中，556名小于40岁，450名的年龄在40～49岁，73名大于50岁。在接受T-Scan 2000ED筛查的受试者中，共检测出29例癌症，其中19例有不可触及性。年轻女性（40岁以下）癌症检测的敏感性和特异性分别为50%和90%。但需要指出的是，该组中恶性肿瘤的标本量总体而言较低。使用EIS检测到的最小肿瘤直径约为7mm，且不可触及。该小组认为，使用EIS能够检测出非可触及性癌症，打破了临床乳腺检查的限制，而临床乳腺检查仅能检测出晚期、可触及性的肿瘤。

13.2.9.10 Stojadinovic，2006

该研究评估了使用T-Scan 2000ED识别有患乳腺癌风险的年轻女性的有效性。这是一项前瞻性、观察性、双臂、多中心研究，纳入了年龄在30～45岁的女性。该研究人群的乳腺组织密度很高，其他常规筛查方法（临床乳腺检查和乳腺X线检查）的有效性受限，因此，该研究的目的在于探索EIS是否可以填补这一临床需求。由于该研究人群中的预期癌症病例数较少，将研究对象分为特异性组（1361名女性）和敏感性组（189名女性）。因为在其他检查中敏感组成员被提示乳腺癌，所以该组女性进行了乳腺活检。活检结果表明，假阳性率仅为4.9%，特异性为95.1%。在敏感性组中，189名女性中有26.5%的人检出乳腺癌。该组基于EIS的敏感性平均值为38%，特异性为80.7%，其特异性明显低于特异性组中的结果。还值得注意的是，大龄女性的敏感性较高（40～45岁为42%，30～39岁为29%），该年龄段女性中，对于较小肿瘤的敏感性也较高（对＜11mm的肿瘤为44%，对11～20mm的肿瘤为50%，对＞20mm的肿瘤为19%）。

13.2.9.11 Trokhanova，2008

该研究报道了一种双频电阻抗乳腺检查（electrical impedance mammography，EIM）方法，所用系统是对Cherepenin小组研究的EIM进行改良后的系统。虽然这项研究未专门探讨EIM在癌症检测中的应用，但其评估了乳腺EIM在诊断一般乳腺病变中的实用性。使用256电极系统进行数据采集，频率为10kHz和50kHz，在距离电极平面的0.4、1.1、1.8、2.5、3.2和4.6cm处，生成图像并进行分析。在入组的166名女性中，92名正常，其余74名被诊断为乳腺病变，进一步细分为有囊性成分（33名）和无囊性成分（41名）。报道中，使用一系列示例图像突出了与患者特征有关的EIM成像特征，并展示了可能从EIM中提取的另外一些成像潜在特征。尽管没有明确提供临床参数，但据该研究报道，正常乳腺组织的电导率在10kHz和50kHz下均显著高于乳腺病变的电导率。这种关系与采集阻抗数据时受试者所处的月经周期阶段无关。

13.2.9.12 Raneta，2013

该研究对Cherepin小组研究中使用的EIM系统进行了单中心研究，探索了该技术用于区分乳腺X线检查和超声检查对乳腺病变诊断差异的效果。使用EIT系统对870名疑似乳腺异常的女性进行了成像，通过EIT作为独立检查方法，或者与乳腺X线检查或超声检查相结合，对诊断差异进行了评估。对EIT图像进行定性解释，判定电导率升高的区域为疑似乳腺病变。病变包括纤维囊性乳腺炎、囊肿、纤维腺瘤、增生、脂肪瘤和癌症。与乳腺X线检查相比（特异性为79.5%，敏感性为87.8%），EIT的平均特异性为76.6%，对癌症的敏感性为86%。与乳腺X线检查结合使用时，特异性下降至72.8%，敏感性增加至94.5%。与超声检查相比（特异性为90.2%，敏感性为86.7%），EIT的平均特异性为89.2%，敏感性为66.7%。与超声检查结合使用时，特异性和敏感性分别上升至86.4%和93.3%。该研究小组认为，将EIT作为这些传统检查方法的辅助手段，有可能提高诊断敏感性，这对于年轻女性筛查人群可能尤为重要。

13.2.10 使用环形电极阵列的系统

13.2.10.1 Osterman，2000

这是一项早期非盲研究，基于Dartmouth的第一代EIT系统。为了探索将EIT作为乳腺常规检查手段的可行性，对13名受试者进行了检查。使用环形排布的16电极阵列，信号的频率范围是10kHz～1MHz，共10个频率点。除1名接受过乳房切除手术的患者外，对所有受试者的双侧乳房均进行了成像（共测得25组数据）。成像时，使用一个定制的检查台，其上的受试者采用俯卧位，待成像的乳房悬于检查台下方的电极阵列中。所测数据用于介电常数和电导率的静态成像。全部受试者的重建图像中，边缘（靠近表面）处都有明显的电极伪影。研究结果表明，相对于电导率图像，介电常数的重建图像通常具有更丰富的信息量。具体而言，对于乳腺正常的不同受试者，其乳腺的介电常数和电导率图像具有一致性（图13-1）。当图像中存在可检测到的异常时，其位置与预期相符（图13-2）。

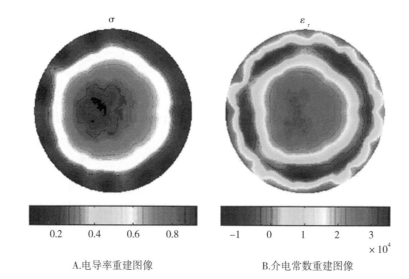

A.电导率重建图像　　　　　　　　B.介电常数重建图像

图13-1　使用Dartmouth的第一代EIT系统对健康受试者的乳腺进行成像后的结果

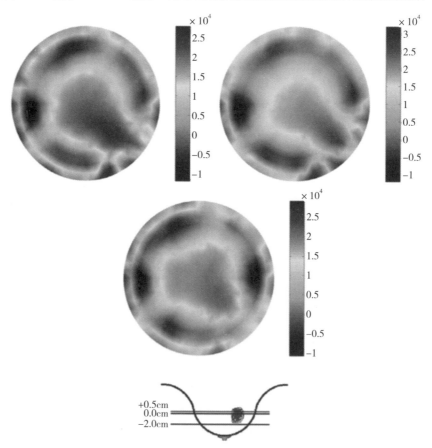

图13-2　在125kHz下三个不同位置的介电常数重建图像

注：左图所在位置位于肿瘤上方0.5cm处，右图所在位置横穿肿瘤，下图所在位置位于肿瘤下方2cm处。肿瘤大小为3.5cm，位于4点钟位置。底部示意图指示了肿瘤相对于三个观察平面的位置。本图来自文献［546］。

乳腺X线检查中共有12个正常乳腺结果。其余乳腺的检查结果包括如下病变：3例浸润性乳腺癌，1例良性肿块，6例纤维囊性疾病（其中包括4个囊肿），2例纤维囊性改变（但没有明显囊肿）。此外，还有3名受试者的其中一侧乳房接受过肿瘤切除术及放疗。对于已知的4例肿瘤病例（3例癌症，1例良性），在其对应的乳腺EIT图像中，均确认存在异常。其中一例病例的EIT图像存在多种表型，被判定为假阳性结果，该患者确定没有乳腺病变。

使用变异系数（标准差/平均值）作为图像中心区域非均匀性的客观衡量方法（半径为60%，以消除电极伪影区域），在14例中确认了10例异常（真阳性），11例中有3例划分错误（假阳性）。同样，在11例中正确识别出8例正常乳腺（真阴性），但在14例中误认判定4例（假阴性）。

虽然这个初步报告参与者较少，试验并未采用盲法，但它构成了首个展示比较正常和异常状况下绝对电特性的断层重建数据。由于研究规模较小，无法进行恶性肿瘤与其他所有情况的有意义比较，降低了该研究的价值。然而，其发现支持了基于乳腺组织介电性质的光谱断层成像图像可用于乳腺癌诊断的观点。

13.2.10.2 Halter，2004，2008（3）

本小组的研究使用了一个具有多频带宽功能的EIT系统，适用于临床（图13-3）。该系统具有快速采集速率，可以尽量缩短检查时间，并考虑到患者安全因素。此外，由于2D成像系统中存在3D伪影，该系统还具备3D测量功能；其频率范围为10kHz～10MHz，较上一代系统高一个数量级。第二代系统基于数字信号处理（digital signal processing，DSP）架构的电子设计，以66MHz的ADSP-21065L SHARC处理器和工作频率高达80MHz的可重构现场可编程门阵列（field programmable gate array，FPGA）为核心部件。上述两个部件可重新编程，这使系统设计具有前所未有的灵活性，无论是在可执行的算法还是数字电路的配置方面。与以前的系统相比，该系统的信号级性能在精度、带宽和速度方面都有非常显著的改进。例如，高频时的信噪比超过80dB，而以前的信噪比为60～70dB。

随着基于楔形电路板（紧靠电极）高频率设计的发展，该小组实现了如图13-3所示的乳腺测量装置。该系统由四级16个电极组成，其中，电子元器件集成于电极定位系统中。径向移动平台采用电极保持杆，电极保持杆可以在步进电机的控制下滑动。该设计形成了一个非常紧凑的单元，由64个通道组成，从电极到电路板的引线长度不超过12.5cm。本小组将一台完整的EIS系统与立体定向活检台组合在一起，将其安装在一个可滑动装置上，该装置置于一台定制推车上，可停靠在活检台旁边。在活检台下方安装有轨道，EIS系统置于其上，可在检查期间锁定位置。在EIS检查前，活检台

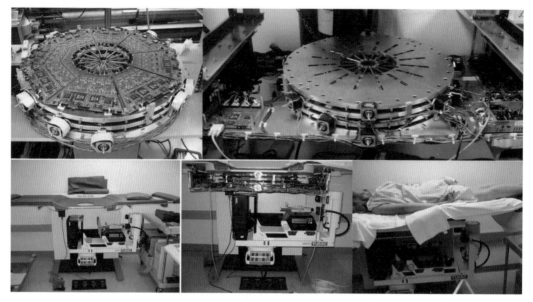

图13-3　楔形电路板（紧靠电极）的高频率乳腺测量装置

仍可用于X线检查，以确定病灶位置、进行体表基准标记。

13.2.10.3　Soni，2004

该初步研究共对42名受试者（18名正常，24名有病变）进行了成像，所采用的单平面EIT系统由Osterman小组最早使用。使用双网格方法在一个353节点的粗分网格上对电导率和介电常数进行了估计，重建出2D静态图像。对有病变患者的定义为：美国放射学会（American College of Radiology，ACR）评分大于1的患者，ACR评分的依据为BI-RADSACR分级系统。此外，根据其放射密度，将乳房分为脂肪性、分散性、异质致密或极度致密四种类型。对每幅图像的中心、中间1/3和外1/3处指定的环状ROI内的电导率进行平均，然后对受试者队列进行比较。对于所有ROI，正常受试者的电导率和介电常数均高于有病变受试者。该研究确实报道了具体的临床指标，但是也强调了EIT图像中存在的一些初始伪影。同时，该研究得出的初步结果表明，正常和异常组织的电特性存在差异，能够通过EIT对其进行成像。

13.2.10.4　Poplack，2004

该研究着眼于其他乳腺成像方法，包括EIT、微波成像光谱（microwave imaging spectroscopy，MIS）和NIR断层成像。该初步研究聚焦临床检查结果为阴性的女性，研究其乳腺组织电特性的预期变化。使用了单平面Dartmouth EIT系统，对23位临床乳腺X线检查结果为阴性的女性进行测量。EIT系统采用电压驱动，以并行方式采集数据，采集频率为10 ～ 950kHz范围内的10个不同频率点。平均电导率和相对介电常数值分别为（0.46±40.1）S/m和12 313±5067（125kHz），以及（0.47±0.13）S/m和5034±1816（950kHz）。此外，还发现相对介电常数与体重指数（body mass index，BMI）之间存在显著正相关关系。

13.2.10.5 Poplack，2007

该研究中，150名女性在Dartmouth Hitchcock医疗中心（位于美国新罕布什尔州黎巴嫩市）参与了一项关于NIR、MIS和EIT的研究。根据乳腺X线检查的结果，受试者被分为两组：正常组（EIT组中的36人）和异常组（EIT组中的62人）。使用Halter小组于2004年报道的系统，在10kHz ～ 10MHz范围内获取了多平面3D EIT数据。根据每个平面上电极阵列的开孔直径，得到针对患者个人的网格划分，从而进行3D图像重建。从每个3D重建中提取单个横截面的图像后进行分析。根据同侧乳房的乳腺X线检查或MRI结果，定义了ROI。为了进行比较，也在对侧乳房的对称区域也定义了一个ROI。在乳腺X线检查结果为异常的受试者中，确认了16例乳腺癌，其余病变包括纤维囊性病、纤维腺瘤和其他良性异常组织。据报道，由同侧与对侧乳房的电导率比值可知，最大的曲线下面积为0.78。

13.2.10.6 Halter，2008c

在这项研究中，使用Poplack小组于2007报道的EIT硬件，对97名非阴性临床检查结果的女性进行了乳腺成像，以评估乳腺密度对乳房组织成像电特性的影响。在10kHz ～ 10MHz频率范围内，使用16个电极在多个平面记录了阻抗数据。基于受试者的乳房直径，生成了个性化的3D网格（图13-4）。根据参与此研究女性的乳腺放射密度，将其分为脂肪性、分散性、异质致密或极度致密四种类型。一般而言，测量所得的乳腺平均电导率随乳腺密度的增加而增加（即脂肪性乳房具有最低的电导率，而极度致密乳房具有最高的电导率）。在较高频率（约250kHz）下，这些差异变得显著。

13.2.10.7 Halter，2005

在癌症成像中一般需要使用静态EIT，与动态成像相比，其技术难度更高。动态成像可以通过时间差分消除系统误差，而静态成像无法利用这一优势。Halter等尝试使用动态EIT对乳腺癌患者及无乳腺癌受试者的乳房的心动变化进行成像。该方法的理论基础如下：当肿瘤形成并生长时，局部会有血管生成，从而为肿瘤提供足够的营养。所基于的假设为，当血液泵入乳房脉管系统时，在肿瘤附近，电导率变化与血液搏动之间的关系可能会发生变化。该方法将EIT数据采集与脉搏血氧测量同步，从而将乳腺电导率的动态变化与心血管周期相关联；与其他动态EIT一样，以17帧/秒的速率采

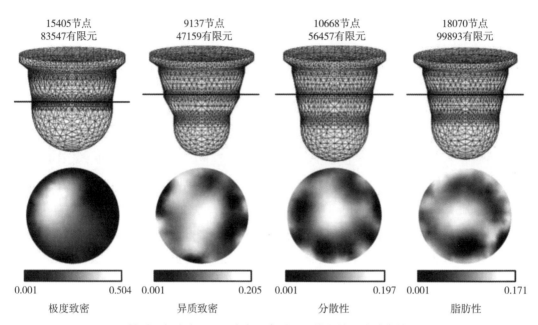

图 13-4　针对 4 名乳腺无已知病变但类型不同的女性生成的个性化 3D 网格

注：使用 545kHz 下测得的 EIT 数据，计算了 3D 重建图像。下方的截面图像显示了第二层电极所在平面的电导率，该平面位置以穿过网格的直线标记。颜色条的单位为 S/m。

集了时间序列 EIT 数据，时间跨度包括多次心脏搏动。对在此期间内采集的 EIT 数据进行平均后作为参考帧，从中减去其他帧并重建。每帧数据的节点电导率数据形成时间序列，该序列与基于脉搏血氧的心脏特征同步。对每个节点的电导率时间序列与脉搏血氧信号进行相关性分析，从中提取出多个谱参数及时间参数。进行重建时，在每个节点上计算这些参数，并以图像呈现。使用上述算法对 19 名女性的乳房进行了成像，其中 10 名患有乳腺癌，9 名未患乳腺癌，获得了时间参数和谱参数的图像。经计算，最佳相关参数的特异性为 81%，敏感性为 77%。这种方法的主要优势是使用了动态 EIT 对与肿瘤生长有关的脉管系统变化进行成像。还需要进行其他研究，以进一步评估该方法在癌症检测方面的应用。

13.2.10.8　有关临床试验的讨论

有关阻抗成像的临床试验，几乎完全由采用平面电极阵列的 EIT 设备完成。相关 EIT 设备的研发工作应该始于 1979 年，这可能是采用平面电极阵列的设备占主导地位的原因。此外，此类 EIT 设备通常更简单，不需要通过复杂的方法进行阻抗图像的重建；在有些情况下根本不需要重建，只需将每个电极所测的阻抗以正确的方式显示出来。当需要进行重建计算时，这些计算包括不同深度的阻抗图形的重建，可以迅速完成，以实现实时监测。

本部分讨论的数据基于阻抗断层成像设备，仍然属于初步研究，并不使用其他平面成像设备所进行的大规模临床试验。尽管使用断层成像系统的试验规模有限，但初步结果表明，该方法具备能够用于临床的效用，作为当前筛查和诊断技术的辅助手段。关于这一点，需要进行更多的临床试验以进一步评估。

值得注意的是，在使用阻抗进行乳腺癌筛查的过程中，成像只是附属结果。在 Glickman 等的研究中，该小组尝试将阻抗图自动分类为不同的诊断类别，并取得了一些成功。同样，Stojadinovic 通过 T-SCAN 2000ED 提供了一种直接的癌症分类方法，其使用了单个绿色（阴性）或红色（阳性）的指示条。如果采用这类方法，图像显示就变得次要，且只有在辅助操作人员进行检查时才具有价值。

在另一项研究中，Demidenko 等使用从 EIT 设备（圆形电极阵列）获取的原始数据直接计算激励电流和测量电压之间的关系，即阻抗矩阵。该步骤比重建断层图像所需的计算简单得多，而就原理而言，所得阻抗矩阵所包含的信息与重建断层图像的信息相同。通过使用高级统计方法直接对阻抗矩阵进行分析，可以区分物理模型中不同的成像区域；由此可以预计，通过复杂的算法，基于直接测量数据，将能够对患者的检查数据进行可靠的分类。

Kim 等报道了使用由 RPI 研发的双平面乳腺成像 EIT 系统测得的阻抗谱数据。该方法不生成图像，而是直接观察由电极组测得的阻抗谱形状，并提出使用阻抗谱形状进行癌症识别的思路（而非生成图像）。考虑到基于机器学习的分类方法在筛查、诊断和一般医学成像中的不断发展，有理由认为，对 EIT 数据的无图像分析可能代表一条更容易实现的临床转化途径。在多电极和多频 EIT 数据采集过程中，所测数据本身的丰富特征可以轻松地与这些无图像和机器学习分类方法相结合，从而完全避免了图像重建问题，以及文献中经常报道的图像伪影和中等分辨率问题。对于这类数据分析方法的探索是值得尝试的。

对于本章介绍的临床结果，其一般结论如下：恶性组织和非恶性组织（包括正常组织和良性病变）的阻抗之间存在明显差异，阻抗成像系统可以准确对其进行标记。本章介绍的大多数平面扫描系统并未使用静态阻抗参数，而是依赖于由整个电极阵列检测到的相对阻抗，该相对阻抗在成像时会显示为白色斑点。采用这种方法的原因是，不同患者的静态阻抗参数存在很大差异，且难以确定原因；而患者阻抗的相对局部差异在指示异常组织时结果更为一致，并且这种相对局部差异更容易识别。本章介绍的所有研究结果均肯定了阻抗成像区分恶性组织和其他组织的能力，所缺乏的是关于阻抗成像能够检测多小肿瘤的评估。

对于本章介绍的几个中等规模的临床试验结果，已明确可以通过采用平面电极阵列的 EIT 区分恶性与良性组织。此外，其相对高敏感性和特异性意味着该技术可以满足临床需求，特别是对于乳腺组织致密的这部分年轻女性群体。对于已有的研究发现，仍然存在这个问题：尽管T-Scan 2000系统早在1999年就获得了FDA批准，并在2000年代初期由西门子医疗系统推广，但这些设备为什么还没有在临床上得到采用？有以下几个可能的原因值得思考。

● 目前认为，乳腺EIT主要作为乳腺X线检查的辅助手段，目的是帮助减少阴性活检的数量（即在乳腺X线筛查结果为阳性后进行的活检），因此，特异性是这些研究中的一个重要指标。应当对良性乳腺病变的更准确识别，而说服临床医生不需要进行活检则较为困难，因为通过乳腺的组织学检查结果基本就能确定病变的恶性程度（只要活检的取样部位准确无误）。

● 自2000年代初以来，MRI变得更加普遍，并且在识别病变类型方面表现出色（分辨率比EIT更好）。同样，自20世纪90年代和2000年代初开发EIT系统以来，数字化乳腺X线检查和断层融合成像也有了显著改进。这些已被广泛接受的临床成像技术的发展，提高了对EIT的要求。上述EIT研究的平均敏感性（SN）和特异性（SP）为71.2±18.3和76.2±14.2，与所报道的数字化乳腺X线检查平均SN和SP（分别为86.9%和88.9%）无法相比。此外，不同研究所报道的敏感性和特异性各不相同（差异程度中等），这是由于所纳入的受试者群体不同，所用电极类型、数据和分类算法也不一致。

● 由于T-Scan系列设备的乳腺病变分类算法基本上没有公开，重复研究和验证结果变得十分困难。公开分类算法将有助于他人重复和验证这些研究结果。最后，邀请独立的临床合作者评估EIT在随机对照试验中的有效性，这一点非常重要。

● EIT作为一种独立的辅助技术，如果没有显著的自身优势，其与乳腺X线检查、数字断层融合、MRI、CT和超声技术的竞争将较为困难。将EIT与现有技术相结合可能是将EIT引入临床的最佳途径。例如，EIT耦合超声或EIT耦合乳腺X线检查这样的设备可能更容易被临床医生接受。Roneta等的研究表明，当单独使用的EIT与单独使用的超声或乳腺X线检查结合时，对乳腺癌的敏感性有所提高。与这些技术的直接整合以实现成像空间之间的精确配准，可能会进一步提高乳腺癌的诊断效率。

尽管如此，大量研究结果表明，恶性与良性组织的阻抗差异足够明显，可以通过阻抗成像检测出乳腺病变。本章所述研究人员中的大部分认为，如果阻抗成像能够在临床上证明自身的实用价值，其最终将作为乳腺X线检查的辅助手段，与超声和MRI一同作为二级检查手段，或者作为用于特定女性群体的筛查工具，如具有乳腺癌家族史的年轻女性。鉴于乳腺组织阻抗特征存在显著的个体间差异，使用无创、无电离辐射的监测手段对个体患者随时间的阻抗差异进行成像，这可能代表着一个值得探索的新的临床应用场景。通过本章介绍的研究数据及其存在的局限性，可以得出以下两点结论：①阻抗成像仍然具有应用于乳腺癌检测的潜力。②旨在解决已有局限性的新方法，如使用多模式成像或针对特定患者群体的方法，可能有助于推广乳腺EIT。

13.3 前列腺EIT

13.3.1 引言

前列腺是位于膀胱和阴茎之间、直肠前方的腺体型男性生殖器官。其参与精液的产生，尿液和精液流经的前列腺尿道穿过前列腺。前列腺的尖端（靠近阴茎的远端）和基底（靠近膀胱的近端）各有一个括约肌，能够控制尿道内液体的流动并帮助控制排尿。丰富的血管和神经通过双侧神经血管束进入前列腺的侧蒂。束内的神经控制排尿功能和勃起功能，如果受到干扰，可能导致失禁和勃起功能障碍。

作为腺体器官，前列腺主要容易患上腺癌，偶尔也会出现其他类型的癌症，包括肉瘤和神经内分泌肿瘤。前列腺癌（prostate cancer，PCa）是男性第二常见的癌症类型，也是男性癌症相关死亡的第二大原因。在美国，预计有约20%的确诊癌症涉及前列腺，每年有超过3万名男性死于这种疾病。自从开始使用前列腺特异性抗原（prostate specific antigen，PSA）进行检测，前列腺癌的检测技术已经成熟。自1974年以来，美国每10万名男性中检测出前列腺癌的数量已经从96.1例增加到177.8例，其中有很大一部分患有局部病变。尤其值得注意的是，前列腺癌的尸检研究表明，高达50%的男性会死于前列腺癌，但并非全部死于前列腺癌。因此，前列腺癌患者的诊疗是一个重大的临床问题。

前列腺癌的治疗包括化疗、放疗、激素治疗和手术治疗。由于前列腺癌中的某些类型比其他类型进展缓慢，目前前列腺癌护理使用的无创治疗策略主要是随时观察和主动监测。建议进行的前列腺癌筛查项目包括每年进行血液检查，以确定血清中是否存在PSA及其浓度变化，以及直肠指检。对于筛查出的阳性病例，建议进一步进行影像学和活检以确定其分期。下一步常规检查是进行超声引导活检，该检查中使用经直肠超声影像定位前列腺，并使用空芯针（芯数：8～30）穿刺提取若干活检样本进行组织学评估。但是，单独使用超声时，癌症检测的敏感性和特异性有限，因此，超声用于引导外科医生对前列腺的不同区域进行取样。近来，采用MRI的横断面成像在过去十年越来越受重视；近年来的PIRADS v2标准定义了一种多参数MRI成像协议，有望确定癌症分期并识别可能的前列腺病变，这些病变可以作为MR-融合超声引导活检的靶点。尽管已有上述进展，该MRI方法仍然存在一些有待解决的问题，包括：①不同医生判定结果的一致性有限。②对Gleason评分为4＋3或更高，且体积不大于0.5ml的肿瘤进行评估时，其表现一般。③在扩散加权成像（diffusion weighted imaging，DWI）评估中，存在不可避免的主观性。④对其他前列腺异常，如前列腺炎、外周区良性前列腺增生（peripheral zone benign prostatic hyperplasia，BPH）等的描述不够详细。

13.3.2　用于检测癌症和指导活检的经直肠EIT

临床应用场景：经直肠超声（transrectal ultrasound，TRUS）所显示的软组织差异有限，使癌症检测和病变识别较为困难。尽管如此，由于能够将前列腺与周围解剖结构区分开来，TRUS普遍用于前列腺穿刺活检的引导。因此，作为一种常规手段，TRUS用于引导对前列腺进行分步活检取样。常用的活检采样方法将前列腺分成12个区域（从体前侧到后侧、从体右侧到左侧），从每区域分步骤取出1份空芯针穿刺活检样本。已经有研究小组研发了经直肠电阻抗断层成像（transrectal electrical impedance tomography，TREIT），可以与标准TRUS探头耦合而形成一个多模式成像系统，该系统可能有助于癌症检测的改进。有研究者已经对两种类型的探头（侧发射探头和端发射探头）进行了研究。

使用侧发射探头的TREIT方法（图13-5）：Wan等通过将定制的柔性电极阵列与侧发射的TRUS探头相结合，研发了一种多模式TRUS/TREIT系统。TargetScan前列腺活检和治疗指导系统（Envisioneering Medical Technologies，St. Louis MO，USA）使用一个侧发射超声探头，将其插入直肠并固定，可获取前列腺的一系列横截面超声图像。在聚酰亚胺基底上"打印"柔性电极阵列，然后直接粘贴至超声探头。该电极阵列由30个镀金电极（2mm×9mm）组成，呈矩形排列，环绕于超声换能器口周围，避免干

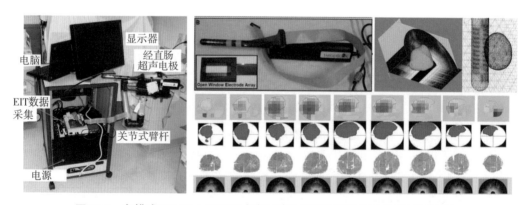

图13-5　多模式TRUS＋TREIT成像系统在前列腺癌检测中的应用与验证

注：左图：使用侧发射探头的多模式TRUS＋TREIT成像系统；第一行正中图的插图：矩形"开窗"电极阵列；第一行正中图；与侧发射TRUS探头集成的超声透射电极阵列；第一行最右侧图：从TRUS图像中分割出的前列腺表面，嵌入自定义FEM网格后进行EIT重建；右下四行成像图：对一个患有大型上腔前列腺癌的患者进行测量后所得的一组示例图像，该组图像为前列腺的截面（从基底到顶点、从左到右）EIT图像，从上到下的每一行图像分别表示：电导率、以统一风格显示的前列腺癌位置、HE染色后的前列腺切片显微图像及TRUS图像。

扰超声脉冲的传输和接收。第31个远端电极放置于患者腹部,使电流激励能够通过前列腺。使用National Instruments数据采集系统(NI USB 6259,National Instruments,Austin,TX)和支持两个32通道多路复用器的定制前端采集阻抗数据,该多路复用器用于任意组合的电压驱动/汇流电极(通过组织的跨阻抗转换为电流)和32单端电压测量。该系统的工作频率范围是400Hz ~ 102.4kHz,平均信噪比为81dB,在单个频率下记录一组完整数据集所需的时间约为40秒。

电极的排布方式要求使用开放域静态图像重建算法,因为和胸腔EIT成像中的电极排布方式不同,前列腺EIT成像中的电极无法将目标成像组织的解剖结构完全包围。将EIT与超声结合的好处在于,可以从超声图像中分割出前列腺的解剖结构,用于生成针对患者个体的FEM正向网格。鉴于静态成像的难度更高,这些针对患者个体的网格有助于减少由网格与解剖结构不匹配导致的误差。对于前列腺内体素的重建,采用的是双网格方法。

该系统用于对50名接受根治性前列腺切除术的男性进行前列腺成像。成像后立即进行手术,并使用切除的前列腺进行前列腺癌的基准定位。每一例手术中均使用超声分割和网格生成,并使用薄板样条翘曲方法将TREIT图像记录至前列腺显微照片中,因为和在体条件下相比,制备成显微镜切片后的前列腺会发生收缩。对于所有测量频率,前列腺癌组织的平均电导率与良性组织显著不同:前列腺癌组织的电导率在0.4kHz、3.2kHz和25.5kHz下大于良性组织的电导率,而在102.4kHz下小于后者。在一项非常初步的研究中,Wan等还讨论了下列做法的可能性:将由连接电极的活检针测得的阻抗测量值并入前列腺内的测量结果,以提高远离TRUS探头处电极阵列的EIT灵敏度。通过这种方法,有可能将完全开放域的重建问题转化为具有部分内部边界测量值的重建问题。

使用端发射探头的TREIT方法(图13-6):早期为TREIT研发的使用端发探头的方法提供了一个固定电极阵列,该阵列在超声图像中的位置明确;但在临床上,主要使用的端发射超声探头。Murphy等设计了一种将超声透射电极阵列与端发射TRUS探头相结合的TREIT系统。该系统使用20个镀金电极构成一个4×5的阵列(大小为1.5mm×2.0mm),"打印"在1mm厚的聚酰亚胺基底上,该基底用压敏黏合剂粘在Phillips C9-EC端发射TRUS探头的有源元件上。电极阵列覆盖了一个约20mm×20mm的区域,因此,对远离电极阵列(即大于约12mm)的组织结构的成像较为困难。为了解决这一问题,该小组研发了一种定制活检针,其末端装有4个或8个电极,可以在前列腺内对活检针末端电极之间或活检针电极和TRUS定位的电极之间的阻抗进行测量。在实践中,对TRUS探头和活检针进行空间电磁追踪,以获得其精确位置。这些追踪坐标用于融合数据TREIT——具体而言,将移动电极纳入一个高密度正向网格,该网

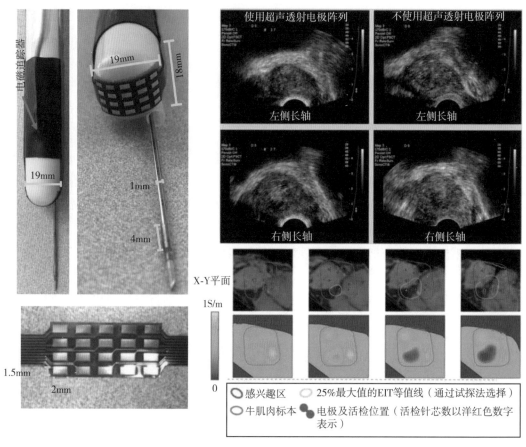

图13-6　使用立角发射探头的TREIT方法

注：左图：使用端发射探头的多模式TRUS＋TREIT成像系统：超声透射电极阵列粘在超声探头上，嵌入TRUS探头的电磁追踪线圈用于空间跟踪，而装有电极的活检针能够进行前列腺内阻抗的测量。右图上：分别在使用和不使用超声透射电极阵列的情况下，测量在体前列腺后所得的TRUS图像，图中的电极阵列伪影最小。右图下：使用端发射探头和活检针进行EIT数据采集后的离体肌肉成像。由上面一行MRI图像所展示的真实肌肉和下面一行的电导率图像可见，脂肪组织具有低电导率，而肌肉所在区域的电导率较高。

格被映射至一个包围前列腺的粗网格。

　　仿真和物理模型的实验结果表明，与仅使用端发射电极相比，将装有电极的活检针与端发射电极结合使用，能够使系统对典型前列腺肿瘤的灵敏度达到91.4%（仅使用端发射电极时的灵敏度为1.8%）。

　　该系统用于一项尚未报道的离体研究中，目的是对端发射TREIT在前列腺癌检测中的效用进行评估。该研究中，通过机器人辅助根治性前列腺切除术中获得22例离体前列腺，使用一种活检模拟法记录了其基于TREIT的电特性。具体方法为将前列腺固定于解剖模拟环境中，并使用超声引导进行12芯活检。在获取组织活检的同时测量其电阻抗，然后使用融合EIT重建全部图像。使用所切除前列腺的组织学结果作为参考标准。结果表明，前列腺癌检测的灵敏度和特异度分别为0.85和0.78，曲线下面积为0.9。

13.3.3　使用内镜电极阵列进行手术切缘评估

临床应用场景：根治性前列腺切除术（radical prostatectomy，RP）是指将前列腺从人体中切除的手术，目的在于：①切除所有癌细胞。②保持控制排尿功能。③保留勃起功能。遗憾的是，这些目标相互冲突，癌症控制（目的①）与改善生活质量（目的②和③）相对立。为了最大限度地降低与前列腺癌相关的死亡率和复发率，外科医生希望在前列腺周围切除较大范围的组织，以确保阴性术后切缘（negative surgical margins，NSMs）；然而，大范围切除会对前列腺周围组织造成损伤，影响术后的排尿和勃起功能。针对这种情况，类似于内镜的小型EIT探头目前正在研发中，用于术中评估手术切缘情况。

内镜EIT探头：图13-7所示的几种内镜EIT探头已用于检测手术切缘。这些手术切缘评估（surgical margin assessment，SMA）探头通常包括一组镀金电极，数量为8～21

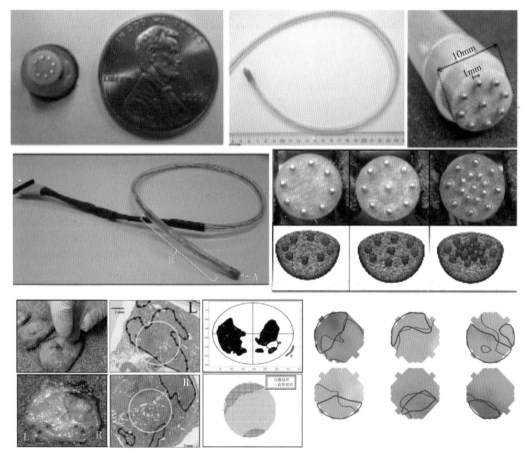

图13-7　内镜EIT探头及相应图像

注：第一、二行：用于腹腔镜手术过程中的柔性内镜EIT系统的原理样机。第三行：从切除的前列腺组织进行离体取样——探查过程、组织学评估和癌症区域定位。右图为离体前列腺样本的电导率成像示例；左图中，通过显微镜观察测定所确定的癌症区域以黑线标出，相应的电导率变化阈值以红线表示，两者具有良好的对应关系。

个，由坚固外壳包裹，并通过柔性管道/线缆系统与EIT数据采集系统相连。在Mahara等的研究中，比较了三种被Garolite外壳包裹的探头，分别含有8个、9个和17个直径为1mm镀金电极。这些电极通过1m左右的线缆与32通道EIT数据采集系统相连，整个探头和线缆组件套于直径为11mm的硅胶管中。直径为11mm，从而保证探头能够插入直径为12mm的辅助腹腔镜端口，该端口是机器人辅助腹腔镜RP手术中的标准端口。在多项离体研究和一项初步在体研究中，已经使用了这些探头（图13-8）。

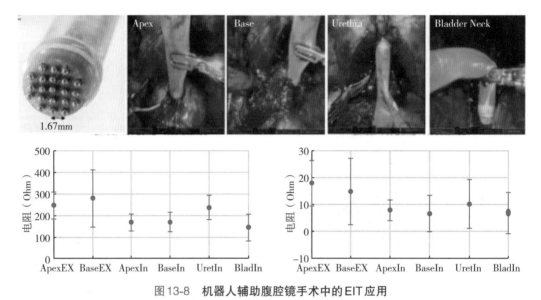

图13-8　机器人辅助腹腔镜手术中的EIT应用

注：上图.在机器人辅助腹腔镜前列腺全切术中使用21电极内镜EIT探头对下列区域进行探查：所切除前列腺的顶端和基底，以及与所探查前列腺表面相对应的盆腔空间的不同区域（分别为尿道和膀胱颈）。下图.通过选定的四边形测得的平均阻抗，其中"Ex"和"In"分别表示离体和在体测量值。离体测量在术后约30分钟进行，位置为所切除前列腺的顶端和基底，与术中（在体）测量的区域相对应。与预期一致，离体阻抗测量结果大于在体阻抗测量结果。

　　Kahn等使用一个由9个电极组成的探头对14例离体前列腺进行了测量。该小组提出了一种复合阻抗度量（composite impedance metric，CIM），将相似的电极组合方式组合为一组特征。通过CIM，发现良性前列腺和前列腺癌之间存在显著差异；通过支持向量机（support vector machine，SVM）进行分类，准确率为90.8%。Murphy等报道了一种自定义开放域的图像重建算法，使用非均匀粗网格对远离探头面的敏感性降低进行了解释。其研究结果表明，定位误差＜0.5mm，且对宽度＜2mm的组织结构具有敏感性。随后，该小组继续使用一个由17个电极构成的SMA探头，测量了19例离体人前列腺。对于所测数据，使用自定义开放域图像重建算法、类似于Khan小组提出的CIM的组合EIS指标，以及单参数EIT重建进行研究。该小组还探索了基于单特征和多特征机器学习的分类方法。当仅考虑离散频率时，EIS和EIT都展示出良好的预测能力，曲线下面积（area-under-the-curve，AUC）分别为0.76和0.80。通过SVM分类器，可以将EIS和EIT的AUC分别提高到0.84和0.85。

13.4　用于其他癌症的EIT

来自世界各地的其他几个小组正在探索EIT在其他癌症成像方面的应用，包括肺癌和妇科癌症。目前，已经进行了为数不多的在体研究，而针对于这些身体部位的EIT硬件和重建算法正在研发。

例如，用于通气监测的肺部成像是EIT到目前为止最成功的临床应用，而天津大学的EIT小组已经尝试使用EIT对肺组织进行良性或癌变的分类。其研究结果表明，正常肺组织和癌变肺组织的电特性具有显著差异。该小组重点关注对早期肺肿瘤的定位，因为早期肺肿瘤患者的预后要好得多。肺癌成像的一个主要困难是，在远离边界电极（置于胸腔周围）区域的灵敏度会发生下降。而在乳腺和前列腺EIT中，目标组织靠近电极阵列，并且与肺部相比其体积较小。克服这个问题的一种方法（处于研究阶段）是将先验信息纳入逆问题求解。具体而言，使用X线计算机断层扫描（X-ray computed tomography）定义一个一般背电导率分布，并将该电导率分布纳入方法所采用的Tikhonov正则化惩罚项中。

Cherepenin等已研发出适用于妇科的小型EIT探头。该探头由直径为30mm的外壳包裹，内有一个48电极的平面阵列，可通过阴道对宫颈进行成像，以检测和诊断宫颈上皮内瘤变（cervical intraepithelial neoplasia，CIN）。该小组特制了设备以适应探头外壳大小，从而实现有源电极并尽量减少与较长线缆相关的信号损失和噪声。所采用算法类似于该小组为平面乳腺成像探头研发的3D加权反投影算法。使用该系统已对170名女性进行了检查，结果为：正常80例，炎症变化50例，低评分CIN（Ⅰ级）20例，中高评分CIN（Ⅱ级和Ⅲ级）12例。Ⅱ级和Ⅲ级CIN组织的电导率显著高于其他组织的电导率（50kHz下约为1S/m vs 0.85S/m）。

13.5　关于使用EIT进行癌症成像的思考

基于EIT的乳腺癌成像和检测是最为成熟和研究最深入的EIT应用之一，而对于其他类型的癌症而言，良性与恶性组织间的显著阻抗差异也支持相关领域的进一步研发工作。在数据采集系统和重建算法方面已经取得了重大进展，提高了记录原始阻抗时的准度和精度，以及重建图像的分辨率，同时加强了对图像伪影的抑制。鉴于将乳腺EIT系统向临床转化时所遇到的困难（即西门子公司不再积极销售TS2000和T-Scan 2000ED），聚焦EIT技术本身的研究并着重关注其转化可能是一个更为合理的选择。

在许多癌症EIT应用中，系统设计的明确要求是与成像目标组织相连接，或者满足特定的临床使用要求。例如，将EIT与超声等现有技术相结合，可能会使其被临床医生更快接受。此外，可以考虑将EIT作为一种辅助成像方法，而不是作为一种首要成像方法（如对于乳腺成像）。这样一来，有助于克服EIT的核心局限——分辨率问题。将EIT作为一种具有高对比度的功能成像方法，与分辨率较高而对比度较低的成像方法相结合，可能会使EIT更快用于临床实践。例如，将EIT与超声相结合使用，医生可以选择"打开"EIT，就像"打开"多普勒成像以对血流进行研究一样。

考虑在某些情况下（如诊断）使用非成像EIT测量，可能有助于解决其有关图像分辨率的问题。在医疗器械和成像领域，正在探索将大数据、机器学习和深度学习方法用于解决分类问题，并且这些方法已开始用于EIT。

过去几十年来，不断有研究表明，对于多种组织，其良性和恶性组织的阻抗均存在较大差异，因此，建议进一步开展基于EIT的癌症成像及其特征参数提取的研究。

（作者：Ryan Halter

翻译：曹新生　葛慧青　潘　清）

第14章 EIT的其他临床应用

生物医学EIT在临床的主要应用包括心脏功能、肺功能、胃排空、软组织癌症和脑功能的成像，均已在本书其他章节进行了介绍。EIT还可能应用于其他临床场景，其中一些早已有之——早在20世纪80年代中期，Sheffield Mark 1系统问世时，研究人员就已经开始探索EIT的各种潜在临床应用，但由于固有的技术问题，或者EIT在上述临床场景（心脏功能等成像）中的应用更有前景，EIT在其他临床场景中的相关研究被中断。近来，随着基于小型集成电路的EIT系统的成功研发、具有成本效益的研究型EIT系统的上市销售，以及计算机计算能力的提高，对于EIT新的临床应用的探索及对其已有临床应用的再次研究，出现了新一轮的热潮。

本章介绍的EIT的这些其他临床应用，包括先前已有的和新出现的，尚未在临床试验中得到充分优化和验证。希望通过本章的介绍，读者能够了解EIT可能实现的临床应用。

14.1 肿瘤消融的监测

恶性肿瘤的治疗方法包括通过射频、微波或激光消融方法人工增加温度，或者使用冷冻消融方法降低温度。在上述过程中，监测组织温度非常重要，以确保正常组织不会过热或过冷，同时使恶性组织升温至约50℃或降温至约-40℃，并持续数分钟。目前，通过在肿瘤中插入热电偶以实现上述目标。这种方法对于浅表性肿瘤是可行的，但对于深层肿瘤较为困难。人们可使用基于MRI的测温法监测深层肿瘤消融，可是这种方法需要与磁共振兼容的专用消融探头，以及昂贵的介入性磁共振设备。因此，需要一种准确、无创的测温法，对浅表性肿瘤和深层肿瘤均适用，且监测效果良好。就原理而言，EIT具备实现上述目的的能力，因为在简单水溶液中，温度和阻抗变化之间存在接近线性单调的关系——离子溶液的阻抗与温度成反比，每摄氏度变化约2%。因此，通过EIT，可能以无创方式对受试者内部的温度进行成像。

但是，电阻率和温度之间的关系很复杂。Möller等使用激光探头在圆柱体模型中加热磨碎的小牛肝，比较了由热电偶测定的温度与EIT图像中的变化。使用振荡诱导热调节反馈系统，将组织加热到35～60℃。EIT图像的变化与温度之间存在定性相关，但发生了明显的阻抗漂移（来源不确定）。在另一项类似研究中，在物理模型中填满传导性琼脂，琼脂内插入小块海绵以模拟非均匀组织；使用射频线圈进行加热。结果表明，EIT图像变化与温度之间存在线性关系，但斜率随模型中的位置而变化。

同时，开展了在体温度校准试验。向3名志愿者的胃中反复注入温度不同的导电液体（200ml），在此期间，通过腹部周围的电极获取EIT数据并重建电导率图像。使用西咪替丁抑制了胃酸的产生。结果表明，确实需要对图像中的基线漂移进行补偿。经过补偿，发现注入液体温度与ROI积分之间呈线性关系，其斜率因受试者不同而有所变化。

遗憾的是，要在临床上对体温过高进行可靠监测，同时需要高空间分辨率及高对比度分辨率。对人体大腿及肩胛骨进行加热时，Sheffield Mark 1系统显示出了较大的伪影，且在正常志愿者中也证明，在没有加热的情况下，基线变化也会导致阻抗变化，相当于几摄氏度的温度变化。在20世纪90年代中期进行的初步临床试验中，使用平面电极阵列在12.5kHz下的平均测量结果较好，但对一些组织温度的估计误差达到了9℃。

对体温过高进行监测时，越来越多的研究者尝试加入先验信息以改善EIT的重建结果，这些先验信息来自其他诊断性成像方法的结果。其中一种方法是，使用耦合的电磁（Gauss定律）和热传递（Pennes生物热方程）模型来描述使用EIT监测的射频（radio frequency，RF）消融过程中起作用的耦联生物物理过程。在该方法中，使用MR图像构建一个具有真实解剖结构的、内部器官已分割的精确网格，可在网格中具体指定各个器官的电特性和热特性。在这种情况下，RF探头作为驱动电极使用，并包括一个固定于皮肤上的回流电极。在此基础上，通过增加多个外部回流电极对该方法进行扩展，可进一步提高EIT重建所需硬件配置的可行性。尽管上述方法可能具有巨大的应用前景，但相关研究目前仍局限于数值仿真的阶段。

近来，使用先进的EIT数据采集系统对RF消融的离体牛肝的温度和组织特性变化进行了测量。在10kHz和100kHz下进行EIT，并且对时差和频差图像进行了评估。RF和EIT数据采集的占空比为RF（18秒）：EIT（2秒），以确保EIT数据中没有RF干扰。同时，在EIT数据采集期间，使用热电偶对温度进行记录。与未消融区域相比，无论是时差图像还是频差图像，都显示出与消融区域相关的显著电导率变化。虽然EIT可以准确检测出消融区域，但其重建图像的精度和分辨率有限，EIT向临床转化时面临较大困难。

对于使用EIT进行的冷冻监测，最早使用离体鸡胸和肝脏组织进行了可行性实验。将接受冷冻消融的组织样本直接放置在一组具有线性间距的电极上，由此可检测到一处正在形成的冰前部分，大小约为感应电极之间间距的一半。临床上，将电极直接放置于消融部位附近还存在困难，一个可能的解决办法是将制冷探头与阻抗测量探头放置在一起。例如，在一项研究中，将一个16电极（两行，每行8个）的冷冻监测探头浸入一个装有生理盐水的物理模型，外周放置16个电极（以模拟固定于患者腹部周围的皮肤电极）。在物理模型中会形成冰球，探头和外周电极同时进行测量阻抗。相对于仅使用外周电极，同时使用探头和外周电极时，物理模型内冰球的成像得到了显著改进。

此外，有研究者建议进行数值仿真，就使用辅助成像方法的结果作为EIT监测冷冻消融的先验信息进行研究。具体而言，使用超声定义一个特定的ROI并对其电特性进行估计，通过这种方法可以减少重建算法的病态性。在这项工作的基础上，有研究者提出了一种水平集方法，采用多个窄带超声换能器产生的数据对冰球边界形状进行估计，从而提高冰前部分的监测效果。

除在冰球形成过程中进行监测外，还有研究者建议，获取冷冻前和解冻后（即在被消融的组织完全恢复到正常体温后）的EIT图像可能有助于更好地评估有效消融组织的实际体积。在这种情况下，阻抗差图像的作用是基于消融后组织的细胞形态学对被处理组织进行表征，而不是作为消融监测中的测温系统对温度分布进行表征。

在上述所有消融EIT监测中，要获取准确的温度估计，不仅需要准确的成像，还需要假定温度与电导率呈线性（或至少是已知的）关系。在组织加热的过程中，这种关系似乎会以一种滞后的方式发生变化。考虑到校准先验信息时的不确定性和在体测量时基线的变化，除非系统性能得到大幅改进，否则EIT难以成为一种准确的测量技术。为此，所采取的改进方法包括耦合电磁-热传导模型、采用先验信息成像以进一步优化重建算法。同样地，将电极置于探头内并且使用皮肤电极，可能会提高消融部位的敏感性。目前，当务之急是采用有血液灌注的动物模型开展在体测量，以期在更接近于真实临床环境的条件下，对EIT消融监测技术的潜在应用价值进行更好地评估。

14.2　片上系统与细胞/组织成像

随着微型制造和片上系统技术的进步，使用EIT进行离体细胞成像的研究逐渐兴起。细胞研究通常需要破坏细胞结构后进行染色，从而进行成像及评估细胞反应；而EIT作为一种无创、非破坏性方法，可以实时反映细胞对不同刺激的应答情况（如细胞生长研究、癌症治疗研究）。细胞成像的具体潜在应用包括用于检测循环肿瘤细胞的血液标本高通量筛查、药物功效的药学研究、细胞生长研究，以及组织制造过程中非侵入性细胞聚集和健康监测。

Chen等研发了一种基于CMOS的96×96微电极阵列，每个方形电极的边长为25μm（约为单个细胞的大小）。将一个单独的电极对置于电极阵列上方，使用台式电感电容电阻测量计从每个电极记录其阻抗。虽然没有进行断层成像，但生成的阻抗图可用于显示细胞密度，并使用每个电极作为像素进行细胞计数。

在另一项研究中，使用标准光刻技术在印刷电路板（printed circuit board，PCB）上实现了更传统的圆形EIT电极排布。在PCB上打印16个微电极，将其粘贴在一个直径为10mm的圆柱形容器周围，用于对乳腺癌细胞球体和高密度细胞团块进行成像。尽管电极仅位于PCB的表面，但成功重建了12层3D电导率图像。该系统还进一步用于组织制造中的水凝胶、支架和组织成像。

上述两项研究是细胞EIT应用的早期典型范例。读者可参阅Schwarz等的报道，其中对表征细胞特性的电阻抗方法进行了详细综述。

14.3　可穿戴EIT系统

基于专用集成电路（application specific integrated circuit，ASIC）的EIT系统，以及其他现成的基于集成电路（integrated circuit，IC）的EIS检测方案［如AD5933（Analog Devices）、AFE4300（Texas Instruments）］越来越常见，使小型、低功耗EIT系统的研发成为可能。虽然尚未确定在何种临床场景下可以应用这些小型系统，但已研发的相关设备已经证明了这一概念的可行性。下文介绍的设备仅包括完全无线化和可穿戴的系统，即患者不需要与外部设备连接。

手势识别是这种应用之一。Tomo是一款手腕佩戴式的8电极EIT系统，用于检测各种手势。其设计理念是，使用不同手势时，手腕肌肉激活及肌肉、肌腱和骨骼运动的电导率图像是唯一的。这种可佩戴设计利用AD5933和一对8路到1路的多路复用器进行电极选择。通过计算在放松状态下和特定手势下记录的测量值，获得差异图像。据报道，对单个受试者进行训练时，整个手的手势识别准确率高达97%。

Jiang等对上述研究进行了扩展，在前臂上放置了两行各8个电极。在其研究中，使用了定制的EIT ASIC和模拟开关矩阵。当使用单行8个电极时，该小组能够实现97.9%的手势识别准确率；当使用两行各8个电极时，准确率达到99.5%。

Yao等近来研发的另一款设备使用了Red Pitaya平台、电压控制电流源和一套多路复用器作为手腕佩戴设备。该小组使用了填充有海绵的导电布电极，以加强电极的持续接触。其研究结果表明，手势识别准确率为95%。

Wu等使用了一种基于ASIC的前臂可佩戴EIT系统进行手势检测。除使用该系统进行手势检测外，该小组还提出将其作为一种人-机界面，通过获取前臂的EIT图像以控制手部假肢。根据需分类的手势数量，该小组报道的手势分类准确率为94.4% ~ 98.5%。

需要指出的是，上述手势分类的研究中，所采集的数据都是在受控实验室环境条件下从少数受试者（2 ~ 10名）获得的；在实际情况下，电极运动、电极-皮肤接口条件和运动伪影将会降低整体准确性。此外，所有系统都使用基于机器学习的分类方法，这种情况下所获得的断层重建图像的价值并不明确。

已经有研究者报道了使用可穿戴EIT系统的胸部成像，但大部分此类研究中，受试者仍需要连接到外部电源或数据采集系统。在一项使用无线连接系统的研究中，一个MSP430（德州仪器）微控制器与电压-电流转换器、放大器和解调电路及一个多路复用前端相连接，然后连接至16个电极。通过一个内置蓝牙模块，将数据无线传输至笔记本电脑主机进行图像重建及分析。该研究使用低分辨率成像展示了肺部吸气和呼气情况，并未讨论连续检测下的实际临床应用。

14.4　通过EIT诊断盆腔内静脉充血

临床上对于骨盆血液淤积和充血的了解有限，这两者被认为是造成女性骨盆不适的主要原因。Thomas等研究了使用EIT对这一问题进行诊断的可能性。该小组认为，异常的血液淤积会导致阻抗发生变化。通过倾斜手术台将受试者置于水平和垂直位置，盆腔内体液可产生移位，并采用环绕盆腔的环形电极进行EIT。无论是正常人还是患者（盆腔充血通过静脉造影确诊），在其中心区域均发现阻抗变化。结果表明，前后冠状中线的面积比例具有显著性差异，其比值大于10%峰值阻抗变化，并且两组之间的阻抗变化的评价幅值没有差异。由于静脉造影是一种有创检查，EIT可作为一种可行的替代方法。但是，目前还没有关于造成这些阻抗变化的原因的直接证据。尽管含生理盐水填充管的物理模型研究已证实了这种EIT方法的可行性，该领域的EIT应用具有潜在的临床应用价值，但在此之前，需要进行更大规模的前瞻性研究。

14.5　EIT的其他潜在应用

使用一个16电极系统，工作频率为10kHz，并且采用类似Sheffield系统所用的算法，能够在长骨中进行EIT。对于正常人和骨折后16周的受试者，可以发现电阻率增加的区域；而另一个骨折后4周的受试者的成像结果表明，相似位置区域的电阻率降低。目前尚不确定上述结果能否用于有效监测骨折愈合过程。然而，目前通过X线可以非常准确地评估骨折情况。如果骨折后的复查需要反复进行测量，EIT可能具有其优势，但其空间分辨率可能无法满足要求。

各研究小组提出的其他EIT应用场景还包括肢体体积描计术、呼吸暂停监测、腹腔内出血或血液淤积、神经肌肉疾病、膀胱输尿管反流等。但目前还缺少直接证据，对这些潜在应用的临床准确性进行评估。

（作者：Ryan Halter　David Holder

翻译：桑　岭　何怀武）

第15章 EIT在兽医学中的应用

15.1 引言——胸部EIT在兽医学中的应用

人体胸部EIT的科学发展依赖于对实验动物（尤其是猪）的转化研究。在兽医学领域，麻醉师是最早认识到EIT在其他物种（如马）临床研究中潜力的人，这些物种对于传统肺部成像技术来说体型过大。该领域的研究在十多年前才刚刚开始，目前，在兽医学的EIT研究及其临床应用仍处于起步阶段，与人类医学相比，专门针对兽医的文献资料也很少。

15.1.1 动物有限元模型的建立

重建出符合不同物种真实解剖结构的EIT图像需要使用对应于该物种的有限元模型（图15-1）。计算平均有限元模型的常规方法是在吸气保持期间使用螺旋CT扫描。在EIT电极所处平面的CT图像中，对心脏、肺和胸廓进行分割；然后使用多个动物的分割图像文件创建一个平均轮廓，最终为该物种创建相应的有限元模型。这些有限元模型用于指导电极排布，并创建用于图像重建的最终网格。

现有针对特定物种的有限元模型包括比格犬模型、小牛模型、猪模型和小马模型，模型所处截面的高度位于该物种的第6肋间隙，宽度为胸廓的一半。

对于不适合进行CT扫描的较大物种，需要采用其他方法以创建其有限元模型。一种方法是使用胸部解剖标本的照片构建模型。这样可以获取必要的局部解剖学信息，包括肺部、心脏和身体壁轮廓的尺寸，以创建有限元模型。对于马和犀牛，已经完成这部分工作。另一种方法是使用石膏制作动物胸廓轮廓的铸模，然后对这些铸模的形状进行数字化和平均处理，包括根据已发表的解剖学研究假定其器官位置。这些技术如图15-1所示。

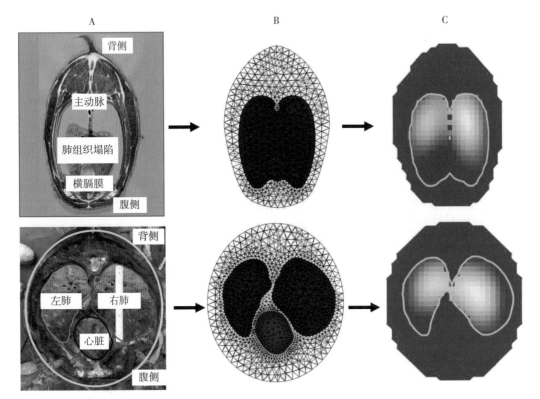

图15-1 使用动物解剖标本（A）创建的有限元模型，通过有限元模型（B），使用EIT原始数据（C）进行图像重建，使其符合该物种的真实解剖结构
注：第一行为马的图；第二行为犀牛的图。

15.2 动物转化研究

与其他医疗新技术类似，有可能应用于临床的新EIT算法，在进入临床之前均需要首先使用动物模型进行验证。

15.2.1 猪

在EIT研究中，猪是最常用于转化研究的物种。原因如下：猪所用胸腔EIT电极带的周长与人类用的相似（与兔子和啮齿动物相比），局部解剖学与人类相对相似（与反刍动物相比，如绵羊），生长发育相对较快（与狗相比），实验伦理要求相对宽松（与灵长类动物相比）。至撰写本书之时，在PubMed上使用相关词组搜索时，共有175篇以上关于使用猪作为模型的EIT论文，所用搜索词条为（electrical impedance tomography）AND（pig OR swine OR porcine）。所发表文献中的大部分使用猪评估EIT算法的差异，所用模型为诱发肺损伤所导致的ARDS。使用猪进行EIT通气研究时，对于所获取的EIT数据，必须考虑人肺和猪肺之间的解剖及生理差异。二者的胸膜和非呼吸性支气管在解剖结构上大致相同，但两个物种的叶间和分段结缔组织及肺泡化呼吸性支气管不同。其中一个重要的区别是，人的叶间结缔组织仅部分包围肺小叶，而猪的叶间结缔组织形成完整的叶间隔。这种广泛的叶间结缔组织阻碍了猪的相邻小叶之间的旁路通气。当使用对猪通气干预后取得的EIT数据推断适用于人的情况时，必须承认上述差异。这是因为在远端气道阻塞后，旁路通气能够在一定程度上防止肺塌陷的发生。因此，与猪相比，患有肺病的人不易发生肺不张。发生不同外部损伤时，物种之间的这些生理和解剖差异可能会对肺功能产生未知影响。因此，在使用EIT进行功能性肺成像时，需要考虑这一点。

尽管猪和人类在肺血管解剖结构、动脉肌层和肺静脉位置方面存在显著差异，猪模型还经常用于转化研究中的心血管研究。当使用猪模型的EIT研究结果对应用于人的情况进行推广时，应考虑到这些差异。特别需要注意的是，猪模型存在明显的缺氧性肺血管收缩反应，在将猪的EIT肺灌注研究结果推广应用于人体研究时，需要十分谨慎。

15.2.2 狗

从解剖学角度来看，狗与猪正好相反。狗具有良好的旁路通气，缺氧性肺血管收缩极小。至少从功能上来说，狗的肺与人类的肺更加相似。因此，在使用EIT监测特定通气干预措施的转化研究中，狗模型更可靠。但是，狗模型并未广泛用于转化研究，这一部分是因为研究用狗在繁殖和圈养方面比猪更加困难，而另一部分原因是狗作为实验动物的伦理审查更难批准。据一些早期发表的EIT论文报道，使用狗模型和16电极EIT系统，能够对潮气量变化、呼气末肺充气、肺水含量和急性肺水肿进行评估。Ambrisko等使用狗模型评估了麻醉对通气分布的影响。结果表明，影响狗的通气中心和不均匀程度的因素是麻醉，而不是卧位。同时该小组认为这一结论也可能适用于人类。

15.2.3 羊

羊的饲养、繁殖和管理非常简单，常用于转化研究。羔羊已成为早产儿肺部EIT研究中的标准动物模型。与猪或狗相比，羊通常只有1～2个幼崽。由于羊幼崽的体型与人类新生儿接近，用于早产羔羊的EIT电极带制作较为容易。与使用灵长类动物的早产幼崽进行实验相比，使用羊的实验动物伦理问题较少。Tingay等通过EIT监测，比较了不同通气方法对羊早产幼崽肺充气的影响。EIT首次能够诊断自发性气胸，甚至能够预测其发生。

由于瘤胃占据了羊身体左侧的大部分空间，对成年羊使用胸部EIT并对结果进行解读是较为困难的。瘤胃是反刍动物多室胃的一部分，是腹膜腔附近充满气体的脏器，部分被肋骨覆盖。当瘤胃的颅部移入EIT电极平面时，会对通气信号造成干扰。羊麻醉后处于卧位时，无法进行嗳气，导致瘤胃胀气；这种情况下的通气信号尤其容易受到干扰。因此，对于羊和其他反刍动物的EIT数据，在使用时要注意这一点。已经有研究者使用羊模型，将EIT作为检测肺栓塞的监测工具。将不同浓度的生理盐水注入右心房，获得了肺灌注的EIT图像。

15.2.4 马

鉴于对马的肺生理学和解剖学的了解，马可能是转化研究的最佳肺模型。人和马的肺小叶的分离均不完全，两个物种的旁路通气和低氧性肺血管收缩是相似的。此外，麻醉后处于仰卧位时，马会在短时间内发生可重复的小气道塌陷、肺不张和静脉混合增加。因此，可以研究不同的通气方法以对这些塌陷的肺部区域重新充气，而使用其他动物制作的肺损伤模型中则存在炎症和支气管收缩等影响因素。尽管如此，在转化研究中仍然很少使用马，原因是其体型较大，饲养等各项费用很高。

有研究报道了人和马的3D重建图像的差异。对两者进行成像时，所用电极为双平面（16电极×2）电极带，而不是常规的单平面电极带（32电极）；成像结果符合对应的解剖结构。由马的重建图像可见，位于后肺腹侧有一个充满气体的器官，在解剖结构上对应于马的大背结肠。

15.3 动物临床研究

本节将回顾EIT的动物临床研究，其主要目标是对动物的诊断和治疗进行改进，而不是作为人类疾病研究的转化载体。

15.3.1 马

以动物为对象的大多数EIT临床研究是使用马进行的。这类研究的目的是了解和治疗马在麻醉过程中发生的通气/灌注失衡及由此产生的静脉混合。由于动物体型过大，常规的诊断成像手段或者难以使用（放射成像、放射性核素显像），或者无法进行（CT或MRI）。在将EIT引入马的麻醉研究之前，对通气的病理生理及可能的治疗方法进行评估比较困难。通过研发大型定制橡胶或氯丁橡胶电极带（金属电极等距离分布于其上），EIT得以在马身上使用。

15.3.1.1 通气分布

对站立状态下未麻醉的马进行EIT测量，获得了其通气分布情况。图15-2展示了对一匹站立状态下的马的EIT数据采集过程。关于怀孕对通气分布的影响，使用产前和产后的设德兰矮马进行研究。结果证实，子宫的增大确实会影响通气分布，通气会向背侧肺部区域转移，并且这种分布在分娩后会突然恢复正常。

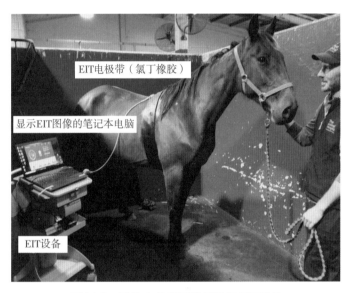

EIT电极带（氯丁橡胶）

显示EIT图像的笔记本电脑

EIT设备

图15-2 对站立状态下的马进行EIT测量

注：定制的氯丁橡胶EIT电极带有32个等间距分布的电极，通过线缆连接至EIT设备，使用一个笔记本电脑显示EIT图像。

在一项针对站立状态下的马的可行性研究中，通过测量fEIT参数，对通气分布进行了评估，包括左-右比、通气中心和全局非均匀性指数。通过使用像素信号的标准差（standard deviation，SD）及每个像素信号与参考呼吸信号的相关系数（R），获得了功能EIT图像。将不同的干预措施（叹息、再次呼吸CO_2和镇静）与体积描记的肺活量测定法结合使用，对使用EIT检测通气变化的可行性进行研究。一个有趣的发现是，在EIT图像的腹侧重力依赖区发现了一个反相的呼吸信号，研究者认为这是由充满气体的腹部器官（很可能是背侧大结肠）周期性进入EIT平面（位于第4～5肋间）所造成的。该信号不应被解读为肺部信号，当需要详细分析马的胸部EIT信号时，需要将其与心脏信号区分开来。

在另一项研究中，对马进行了全麻（仰卧位）操作，在马由麻醉状态恢复之前和之后，还测量了马的通气模式、通气区域分布和通气动力学。为了确定肺内的局部时间延迟，计算了沿背腹轴均匀分布的7个ROI的充气时间。局部充气时间的定义为：在吸气期间，经整体吸气时间归一化处理后，每个区域的$\Delta Z(t)$达到其最大阻抗变化的50%时所用的时间。局部充气期的定义为：经整体呼吸时长归一化处理后，每块肺部区域的$\Delta Z(t)$保持在其最大吸气阻抗变化的50%以上的时间段。由麻醉状态恢复后，马处于站立状态下时，6个小时内均观察到吸气屏气。在这期间，EIT显示腹侧肺区域正在排空，而背侧肺区域仍在充气，说明空气由腹侧肺区域重新分布至背侧肺区域。研究者认为，这是马在麻醉期间其肺组织的依赖性区域和可能发生肺不张的区域自动复位机制。

有几项研究专门探讨了马在麻醉期间的通气分布。接受机械通气的马处于右侧卧位时，CoV位于非重力依赖的左肺。对处于仰卧位麻醉状态下的马开始使用容量控制通气（volume-controlled ventilation，VCV）后，CoV从通气重力依赖区域转移到了灌注较少的通气非重力依赖区域。VCV开始后，静默空间增加，通气重力依赖区的通气减少，表明发生了额外的肺不张。这可能是为什么从自主通气转换到控制通气时，麻醉状态下的马的氧合改善不明显的原因之一。EIT还用于展示特定通气干预措施的效果。在一项个案报道中，评估了EIT引导下马的通气重力依赖区域中，肺部塌陷区域的复张情况。实时测量了肺通气分布的变化，且同时采用EIT和气道压力测量计算了区域肺顺应性。该个案报道还讨论了EIT信号中与灌注相关的初步信息。对基于EIT信号的通气/灌注不匹配算法结果与血气分析的结果进行了比较，结果表明，EIT有望用于评估通气/灌注不匹配的程度。

对于接受麻醉的马，如同人类患者一样，可以使用肺复张动作或持续气道正压（continuous positive airway pressure，CPAP）通气，分别对塌陷的肺泡重新充气或维持肺泡通畅。EIT可以对这一过程进行展示和证实。如人体研究相关文献所述，同时记录EIT信号和气道压力可以对局部肺顺应性进行评估。一项研究发现，在肺复张操作后，通气重力依赖区中肺部的顺应性增加，且与血氧饱和度存在正相关关系。在采用CPAP的这项研究中，CoV转移至重力依赖的肺部区域，表明通气重新分布到那些重力依赖的肺部区域，从而改善了通气-灌注匹配情况。与不使用CPAP的麻醉相比，重力依赖区的静默空间显著减小，而非重力依赖区的静默空间并没有增大，说明CPAP可以减少肺不张，同时不引起肺的过度扩张。

15.3.1.2 潮气量

对于马在麻醉状态下的潮气量测量并不常见，这是因为缺乏可靠、实用且价格合理的设备来测量马每次呼吸的潮气量（最高可达20L）。在某些情况下，肺活量信息非常有价值，因为即使在通气/灌注明显不匹配时，呼气末二氧化碳测量结果仍然可能错误提示通气正常。在一项关于马在麻醉状态下接受机械通气的研究中，发现了所测潮气量和阻抗变化之间的密切关系，且适用于各种潮气量（每次呼吸4～10L）。当与预定义的肺部ROI内的阻抗变化相比较并计算出整个图像中的总阻抗变化时，这种关系更为明显，特别是在高潮气量状态下。该研究小组得出结论称，当呼吸的潮气量较大时，肺部会过度扩张至ROI边界，导致使用有限元模型时"体积"信息不准确。在一项临床研究中，证实了总阻抗变化与所测潮气量之间的线性关系。根据最佳拟合的一条曲线，通过阻抗测量估计的潮气量与使用肺活量测定法记录的潮气量，相差不超过20%（该数据尚未发表）。

15.3.1.3　气流

马气管哮喘又称马肺气肿，是一种慢性、限制功能性疾病，影响各个年龄和品种的马。该病以支气管收缩、黏液生成和平滑肌重塑为特征，但临床症状为非特异性且可能不明显，因此，其诊断和评估较为困难，尤其是在野外对马进行检查时。对于严重呼吸窘迫病例的治疗效果的监测，情况也同样如此。

计算EIT体积信号的平滑一阶导数，可以产生肺部的整体气流信号。该方法已被用于展示与人的气道直径变化相关的整体和局部通气特征。

在一项研究中，马在站立状态下，经组胺诱导发生支气管收缩，在发生之前与发生之后，根据EIT信号可计算出整体和局部峰值气流。将该方法的计算结果与一种成熟方法（流量体积描记法）的结果进行了比较。结果表明，EIT计算的呼气峰流量与流量体积描记法测量的变化一致，尤其在腹侧肺部区域。

在另一项针对马的研究中，在吸入雾化组胺之前与之后，通过EIT信号生成了峰值流量和流量–体积曲线。当出现气流阻塞迹象时，使用雾化沙丁胺醇可进行支气管扩张。该研究表明，EIT可以验证组胺诱导的气流变化及使用支气管扩张剂后的逆转过程。因此，EIT在肺功能测试中有望作为一种辅助方法，并作为一种无创监测工具指导马哮喘的治疗。

此外，使用EIT监测气流的方法还用于评估正常和患有哮喘的马在运动前后的气流变化，其中，运动后的EIT测量在呼吸频率达到运动前水平时进行。结果表明，患有哮喘的马在运动后，其整体和局部EIT气流会发生变化。在腹侧重力依赖区能够观察到更为明显的气流变化，这与在组胺诱导的支气管收缩后所观察到的腹侧肺部区域的变化一致。

15.3.1.4　心率

心血管监测对患病的马至关重要，因为即使使用基本的麻醉监测，其与麻醉相关的死亡率也高达1∶100。心率测量是接受麻醉患者的一项标准监测指标，因此，每台麻醉监护仪都应能够测量心率。一项最近的研究表明，测量心脏区域内4个像素的阻抗变化时，EIT与标准麻醉监护仪的心率测量结果具有高度的一致性。在正常血压、低血压和高血压三种情况下，受试的马均处于仰卧位。

15.3.1.5　结论

总之，EIT有可能成为马相关医学研究中的一种新型诊断工具，用于评估肺部的病理状况；对于马而言，由于其体型过大，无法使用适用于其他伴生动物的常规诊断工具。这也是大部分关于动物的EIT临床研究都集中于马这一物种的原因。截至目前，相关研究结果使研究者对于麻醉期间或哮喘发作时马的肺功能的动态变化更为了解。EIT技术作为一种新的实用方法，在马厩开展马的肺病监测（尤其是哮喘）并跟踪治疗效果，这一目标的实现只差一步之遥。考虑到最近的研究进展，EIT能够为麻醉的马提供多参数监护，使兽医能够跟踪马的潮气量变化和心率。

15.3.2　狗

狗是与人类关系密切的伴生动物，因此，对狗的疾病诊治需要先进医学的支持，包括复杂手术、高水平的生命支持及重症监护。在这些情况下，兽医往往面对的是严重的肺部病变，使用类似于EIT的呼吸监护设备可以对患病的狗进行监测，如EIT对人类患者进行监测一样。至撰写本书时，关于对狗进行EIT测量的临床研究相对较少，主要是因为要获得良好的重建图像质量十分困难。狗的毛发比马长，在使用平面EIT电极阵列时需要先备皮。此外，狗的皮肤似乎对电流具有更高的阻性（可能是由于缺乏汗腺），从而要采集到高质量的EIT原始数据较为困难。狗的皮肤和皮下组织相比肌肉移动更加灵活，因此，EIT电极带很难确保稳固的安放位置，并且在胸平面内（此处的肺部面积最大）与心脏相关的阻抗变化非常明显（基于个人经验）。通过使用"假"EIT电极带，基于X线成像和CT图像，确定了适用于临床的最佳EIT电极带位置，如图15-3所示。即使在肥胖的狗身上也能触及胸骨，因此，可将其作为外部标志物。

有2项针对接受麻醉的狗的研究，对16电极EIT系统（Pulmovista 500，Dräger，德国）的通气分布进行了评估。其中一项研究评估了不同PEEP水平对处于卧位（俯卧）的狗的影响，而另一项则对采用两种不同潮气量的肺复张措施前后的通气分布变化进行了研究。在这2项研究中，EIT能够验证通气从重力依赖区到非依赖区依次排列的4个ROI中CoV和通气的变化。该研究结果与CT图像和其他方法所测的功能性通气变量的变化相近，证明了EIT对接受麻醉的狗的通气分布进行监测的有效性。

在另外2项研究中，使用了一个32电极的EIT电极带（BBVet，Sentec AG）对接

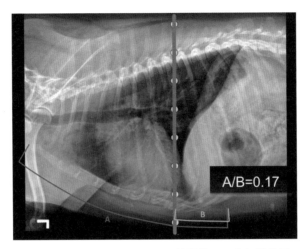

图15-3　根据胸骨长度确定狗的最佳EIT电极带位置

注：测量胸骨的长度（A）并乘以0.17（B）。以该长度为电极带长度（以cm为单位），置于靠近头侧的剑突尾端。

资料来源：A.Rocchi。

受镇静剂注射的狗的通气情况进行了监测。其中一项研究评估了3种CPAP设置对呼气末肺阻抗（end-expiratory lung impedance，EELI）的影响，其中，当采用CPAP时，EELI作为功能残气量的替代指标预计会增加。采用胸部阻抗变化（ΔZ）作为潮气量变化的估计值。

还有一项研究使用EIT对应用两种镇静剂（地西泮和美托咪定）后的呼吸模式和潮气量变化进行了监测。结果表明，两种药物均降低了呼吸频率并增加了潮气量（ΔZ_{TV}），这表明每分钟通气量基本保持不变。

15.3.3　犀牛

犀牛被麻醉的原因有许多，其中包括将其转运至更安全的地方，避免被偷猎者射杀。这种"拯救生命"式的麻醉必然对犀牛的气体交换产生深远的负面影响，表现为严重低氧血症和高碳酸血症。由于犀牛体型庞大且被困在野外，难以进行监测，对这些严重并发症的病理生理机制仍未完全了解。因此，设计了几种情况下的EIT测量并成功实现，通过使用电池电源、定制的超长EIT电极带及电极/皮肤接触处产生的足够大的电流。犀牛是进行EIT信号采集的最大哺乳动物，证明了EIT作为一种野外监测和研究设备的灵活性（图15-4D）。

在一项研究中，犀牛被固定于侧卧位，证明了通气和灌注向非重力依赖的一侧肺发生了明显的转移。注射高渗盐水后的EIT图像（包含灌注图像）显示，通气的肺部重力依赖区并没有发生塌陷，而是在仅有少量灌注时保持通气状态。灌注减少很可能

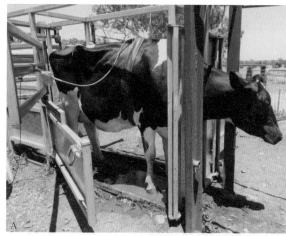
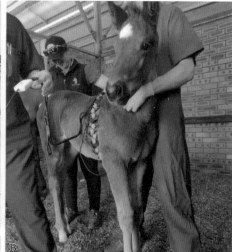
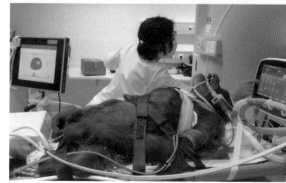
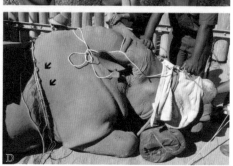

图 15-4　使用 EIT 对不同物种进行监测

注：A. 对奶牛的呼吸系统疾病病程进行监测；B. 使用人用电极带对麻醉后的猩猩进行监测；C. 使用电极带对马驹进行监测，以评估健康马驹的 EIT 值；D. 犀牛被固定于侧卧位，使用电极带进行监测。

是由于缺氧性肺血管收缩。对于部分犀牛，屏气动作会将通气转移至重力依赖的肺部区域。

　　与仰卧位相比，侧卧位会导致气体交换情况更不理想。使用 EIT 已成功对麻醉后侧卧位和仰卧位犀牛的通气分布情况进行了比较。研究发现，两种肺部区域的通气存在很大差异。与第一项研究一样，处于侧卧位时，非重力依赖的肺部区域贡献了总 ΔZ 的 80%，而重力依赖的肺部区域仅有微弱通气。而处于仰卧为时，二者的通气差异仅为 10%。这些研究结果表明，对处于侧卧位的麻醉后犀牛，其气体交换障碍很可能是由严重的通气 - 灌注不匹配引起，而不是由于肺泡死腔的增加（之前的观点）。此外，该研究还显示了 EIT 对野生或大型动物的肺生理病理学进行无创监测的可能性。而在通常情况下，由于此类野生或大型动物的体型过大，现有监测设备是无法对其进行监测的。

15.4　EIT的动物临床应用

目前，EIT尚未成为广泛使用的临床常规监测工具。其中一个原因可能是，EIT相关参数所包含的临床信息尚不充分，还不足以使临床医生调整对病例的处置方法。目前有关EIT应用于临床病例处置的报道很少，但在兽医学相关文献中，已有部分病例报告和病例研究。

15.4.1　马

一项针对6匹马开展的研究表明，EIT有望作为大型动物的一项实用诊断成像技术。研究对象包括2匹健康的马，1匹有运动诱发性肺出血（exercise-induced pulmonary hemorrhage，EIPH）症状的马，2匹患有胸膜肺炎的马，以及1匹患有心源性肺水肿（cardiogenic pulmonary edema，CPE）的马。在处于站立状态且未注射镇静剂的情况下，对所有马进行EIT测量（时长为10个呼吸周期），评估其通气分布情况（参数：变异系数、静默空间）。与健康的马相比，在患有肺病的马中均发现通气变异系数向非重力依赖区转移，且重力依赖区的静默空间增大。因此，对于发生自然病变的马，EIT能够检测出通气分布的变化，发现通气不良的肺单位。

在另一项研究中，对患有左心负荷过量的相关疾病，且发生不同程度肺水肿的马进行了EIT测量，并将其与健康对照组的马进行了比较（数据未发表）。结果表明，通气明显向背侧转移，腹侧的通气肺部区域减少；同时，容量过大相关疾病对左肺的影响更大。因此，表征通气分布的具体EIT参数能够识别健康、亚临床和临床三种情况下的左心负荷过量。

15.4.2　猩猩

在一项研究中，使用EIT在临床条件下对一只患有复发性气道疾病的猩猩进行了诊断性评估。该研究展示了EIT如何帮助在床旁快速检测出通气问题，使治疗的目的性更明确。在对猩猩麻醉后，使用一种人用电极带（Sentec，Switzerland）对其通气情况进行持续监测。按照既定计划，猩猩在医院内的不同科室（放射科、CT室和支气管镜室）之间转运（图15-4B）。气管插管后，EIT图像很快显示出单肺插管和通气情况。观察到双肺均已通气后，拔出气管插管。但是，其中一个肺持续显示出局部扩张下降及大量静默空间，随后经CT证实，这是肺部的一个大型病变（脓肿）。经过支气管镜检查，EIT图像显示，在外周肺区域出现增大的静默空间，提示肺组织中的残留灌洗液过多。随后，EIT图像提示肺功能已得到改善，据此逐步撤除呼吸机。在本例中，EIT在安全麻醉监测和无创诊断中起到了关键作用。

15.5 EIT 的兽医学应用展望

EIT在兽医学领域逐渐成为一种实用、无创、经济的检查方法，用于整体和局部肺功能的动态检查。预计在未来几年内，这项新技术将越来越多地用于更多适应证、疾病状况和动物物种。

本章作者收集了来自牛、羊、猪、狗、小牛、小马、犀牛、猩猩甚至鸟类的数据，评估了与麻醉和通气有关的变量（图15-4）。目前，新的EIT应用研究领域也在探索中。例如，使用胸腔EIT测量动物在站立状态下的心率。此外，还有研究使用EIT对牛肺病进行长期监测，这对农业产业具有重大的经济影响。赛马行业对EIT的兴趣与日俱增，EIT作为一种新兴技术，最有希望满足对影响赛马的肺病（如运动引起的肺出血），以及小马常见肺病的早期诊断的需求。除呼吸信号外，对心率的测量能力还将进一步提高EIT在兽医学中的临床应用价值。

作为一种无创呼吸监测工具，EIT在兽医学领域有着光明的前景。EIT可以在马厩和户外使用，具有测量迅速、对动物健康影响小的优点。

（作者：Martina Mosing　Yves Moens
翻译：陶　峰　黄勇波）

第 4 部分

相关技术

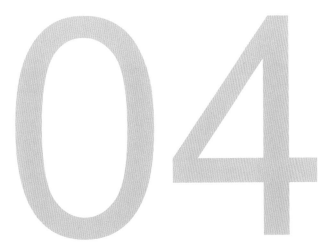

第16章 磁感应断层成像

16.1 引言

自20世纪80年代以来，关于低频（< 2MHz）、无源电磁特性材料的非侵入性断层成像技术研究一直十分活跃。大部分研究集中在以获得人体横截面图像为目标的医学成像领域，以及以可视化和管道过程控制为目标的工业成像领域。电学成像还被用于环境监测、追踪地下污染物去向及在考古学中对水下遗址进行成像。

EIT是最早出现的电学成像技术。这种技术在目标成像区域周围放置一组表面电极，通过电极注入电流并测量电极电位，可以得到一组四电极的阻抗测量结果，进而由此计算出电导率和介电常数的截面图像。在一些EIT系统中，如同时对所有电极注入正弦电流模式，理论上可以获得最佳的测量灵敏度。在介电常数可被忽略的情况下，EIT有时也被称为ERT。

另一种技术ECT与EIT非常相似，二者均使用电极阵列，向某种材料施加电场。其唯一区别在于测量对象的不同：ECT测量的是不同电极对之间的电容，而EIT则在同一时间测量四个电极间的阻抗。适用于ECT的材料具有低介电常数和可忽略的电导率，通过绝缘边界进行成像。

刚刚起步的一项最新技术是磁感应断层成像（magnetic induction tomography，MIT），首次报道于1992—1993年。MIT利用激励线圈产生的磁场在材料中感应产生涡流，然后通过感应线圈检测这些涡流产生的磁场。这种技术测量了线圈之间的互感变化，而无须与材料直接接触。该技术曾有下列命名：互感断层成像（mutual inductance tomography）、电磁断层成像（electromagnetic tomography）、电磁电感断层成像（electromagnetic inductance tomography）和涡流断层成像（eddy current tomography）。MIT对全部三个被动电磁特性敏感：电导率、介电常数和磁导率。

已有文献报道了一些混合系统，或者使用线圈进行磁激励、使用电极测量表面电位，或者通过电极施加电流、使用线圈感测外部磁场。另有文献报道，下列研究取得了进展：注入电流，同时测量表面电位及外部磁场；同时注入和产生感应电流，测量表面电位。由此产生的术语非常混乱，包括磁阻抗断层成像（magnetic impedance tomography）、电磁阻抗断层成像（electromagnetic impedance tomography）或磁EIT （magnetic EIT）。但这些技术并不是真正意义上的MIT，在本章不再进一步讨论。

令人更加感到混淆的是，由脑电图确定等效电源的无源技术（和MIT完全不同）被称为低分辨率脑电磁断层成像（low resolution brain electromagnetic tomography，LORETA）。实际上，"电磁断层成像"这一术语同样适用于大众熟知的X线CT、光学断层成像或微波断层成像等，因为这些技术均使用电磁波进行成像。因此，最好将术语"磁感应断层成像"用于产生感应涡流并感测外部磁场的技术类别中（无论是通过线圈还是其他类型的磁场传感器进行感测）。

16.2 MIT信号

由感应线圈检测到的信号有三部分来源。一是由励磁线圈所产生的磁场直接感应产生的信号（初级信号，**B**）；二是来自材料中感应产生的涡流，而涡流又产生自身的磁场（次级信号，**ΔB**）；三是对 **ΔB** 而言的，它是材料因自身的磁化率而对极化产生静磁感应导致的。由于生物材料的相对磁导率接近于1，第三部分贡献很小，在生物医学MIT中常被忽略。

对于角频率为ω的正弦励磁，材料中电磁场的趋肤深度为$\delta = \sqrt{2/(\omega\mu_0\mu_r\sigma)}$，其中$\sigma$和$\mu_r$是样品的电导率和相对磁导率，$\mu_0$是自由空间磁导率。如果$\delta$大于标本厚度（在生物组织中通常如此），则有

$$\frac{\Delta B}{B} = P\omega\mu_0(\omega\varepsilon_0\varepsilon_r - j\sigma) + Q(\mu_r - 1) \qquad (式16.1)$$

式中，ε_r是标本的相对介电常数，ε_0是自由空间介电常数，P和Q是几何常数。因此，标本中感应产生的传导电流会产生一个与频率和电导率成正比的 **ΔB** 分量，并且是虚数和负数，即该分量落后初级信号90°。初级信号和次级信号可以用图16-1所示的相量图表示。

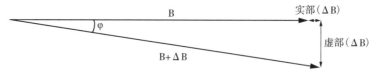

图16-1 检测到的初级磁场（**B**）和次级磁场（**ΔB**）的相量图。总磁场（**B + ΔB**）落后于初级磁场的角度为φ

注：**ΔB**实部（Re（**ΔB**））；**ΔB**虚部（Im（**ΔB**））

因为对于生物组织来说，**ΔB**的幅值远小于**B**，并且通常以电导率为主，所以相角可以写成

$$\phi = \frac{\Delta B}{B} \propto \omega\sigma \qquad （式16.2）$$

所得相角很小，从毫度（m°）到几度不等。激励频率升高时，该信号会增大。

对于电导率高而介电常数可以忽略不计的金属标本，δ将远小于标本厚度，并且 **ΔB/B** 的特性与式（16.1）给出的成比例特性不同，其值将比相同体积的生物组织大得多。此外，由于标本的"屏蔽"作用，其虚部和实部均为负数。

16.3 MIT线圈阵列设计

16.3.1 励磁线圈与感测线圈

一个典型、实用的MIT系统由安装在屏蔽层内的励磁线圈和感测线圈阵列组成（图16-2）。每个线圈可以专门用作激发器或传感器，或者可以通过电子开关在两种模

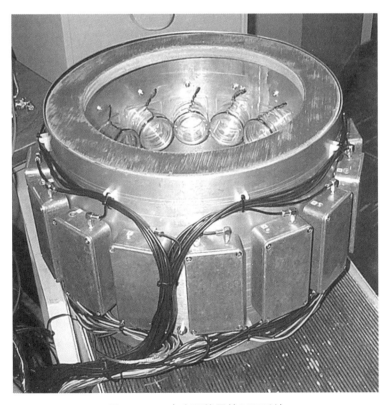

图16-2 一个实际使用的MIT系统

注：工作频率为10MHz。16个线圈安装在铝制圆柱形电磁屏蔽层内。收发器的电路板封装于固定在屏蔽层外的金属盒中。

式之间切换。

励磁线圈产生的初级磁场与其电流和线圈的匝数成比例。然而，增加匝数或线圈尺寸会增加线圈的感应电抗和动态阻抗，这将导致使用恒定电压驱动线圈时的电流减小。最佳的线圈尺寸和匝数取决于工作频率。在共振频率下操作线圈可以使用更多匝数并为给定的驱动电压产生更高的磁场，但这通常将系统限制在单一频率下工作。然而，Scharfetter 描述了一个阻抗匹配电路，使线圈能够在 1MHz 和 10MHz 这两个不同频率下高效驱动。当使用多个激发器线圈时，它们在非活动状态下通常是隔离开的，以确保它们不干扰活动线圈的初级磁场。基于此，Sharfetter 等将激发放大器配置为电流源，并能够同时驱动线圈以减少数据采集时间（见第 16.4 节）。

截至目前，在低电导率 MIT 系统中采用的磁场传感器一直是空心线圈。这些线圈以电压感应模式而非电流感应模式运行，以确保不会为驱动线圈加载负荷或干扰初级磁场。通常情况下，这些线圈在谐振频率以下工作。当感应线圈在接近谐振频率下工作时，测量结果的相位对环境变化（如温度和机械干扰）将非常敏感。因此，一般情况下应避免线圈在谐振频率下工作。由于该信号的很大一部分是共模的，需要使用差分放大器对线圈感测的电压进行缓冲和放大，从而抑制电场耦合。在检测缓冲放大器的选择方面，应考虑在工作频率范围内具有高输入阻抗和共模抑制比，并具有高单位增益带宽，这样能够尽量降低放大器的相位误差，并提供足够的相位稳定性。

空心线圈是目前最简单、最便宜的高频、低噪声磁场检测传感器，其噪声系数可以轻松达到 $1pT/\sqrt{Hz}$ 甚至更优。但是线圈有一个局限性，即感应电压与频率成正比，从而限制了低频宽带性能和敏感度。然而，随着磁传感器技术的发展，如磁阻和自旋相关隧道设备、光学和原子磁力计，现在的传感器具有更好的低频和宽带特性。

原子和光泵磁力计是目前在室温下最敏感的磁场传感器，有望实现小型化并将带宽扩展至 MHz 范围。有研究小组报道了一种原子磁力计并通过实验证明了其在 MIT 中应用；近来，该小组又研发了一种传感器，在 30kHz 到 1.1MHz 频段内的其噪声基底小于 $1pT/\sqrt{Hz}$。目前，小型化光泵传感器现已经上市，具有小于 $20fT/\sqrt{Hz}$ 的噪声基底，但带宽有限，为 DC-1.4kHz。

基于磁阻效应的市售传感器产品，尤其是各向异性磁阻和巨磁阻传感器，采用小巧便携的集成电路封装，能够提供从直流到 5MHz 的宽频响应。其噪声性能有限，约为 $100pT/\sqrt{Hz}$，在具有低电导率的应用场景（如生物医学 MIT）中表现不如线圈，在这种场景中需要探测的次级磁场的强度只有几 nT 或更低。近来，市面上出现了隧道磁阻（tunnelling magnetoresistive，TMR）传感器，在 1kHz 以上时其噪声低于 $5pT/\sqrt{Hz}$，还有表面贴装的单轴和三轴磁力计产品。由于其体积小、敏感度高且具有宽频性能，TMR 传感器在高电导率、低频的 MIT 应用场景中可能比线圈具有明显优势，有研究者正在对其进行评估。

16.3.2　阵列排布

截至目前，大多数MIT系统采用圆柱形线圈阵列，包括8～16个励磁线圈/感测线圈对。圆柱形阵列最适合具有圆柱形的测量对象，如测量管道内的多相流动时，能够使构建得以简化。但是，这种阵列形状并非适用于所有应用场景的最佳几何形状。

对脑成像而言，有研究者建议使用半球形阵列，因为与圆柱形阵列相比，该排布方式具有更好的敏感度。而平面阵列是一种"开放式"的排布方式，方便从受试对象的一侧进行测量，在实际操作中具有独特优势，因此，可已经用于生命体征的监测。关于半球形和平面阵列的MIT进展情况，在第16.5.4节中有进一步的讨论。

通过机械平移或旋转阵列（或标本），可以增加励磁/感测阵列所产生的独立测量数。完全可以将这个概念发挥到极致，使用单个线圈进行MIT的测量。Trakic等使用单个线圈同时作为励磁和感测线圈，将其围绕标本旋转，通过这种方式，以时分复用模拟了一个由200个发送－接收线圈组成的圆柱形阵列。Feldkamp和Quirk展示了一种手持式MIT系统，它利用单个线圈围绕品进行扫描，通过测量线圈中的电阻损耗来确定阻抗变化。该系统的光学跟踪可以精确确定线圈的位置和方向（见第16.5.4节）。

16.3.3　屏蔽

MIT所要测量的信号很小，因此，屏蔽至关重要，其目的有两个：①减少系统对成像空间外物体的敏感度。②降低线圈之间的电容耦合。使电流通过励磁线圈所需的标量电位差会在周围空间中产生电场，该电场可以通过感测线圈的阻抗感应出信号——通过直接耦合或者通过间接路径（标本或外部物体）。如果硬件设计有问题，这种不希望的电容信号很容易远大于感应耦合中的目标信号。

外部屏蔽有两种，其工作原理不同。高磁导率材料（如铁氧体）制成的圆柱体可以通过为磁场提供低磁阻返回通路的方式充当一种磁约束屏蔽，这是第一种外部屏蔽。因此，不会有磁通线逸出，与外部物体进行相互作用。这种类型的屏蔽已经在低频MIT系统中得到使用。使用磁约束屏蔽后，对线圈阵列内部物体的测量敏感度提高了2倍。

第二种外部屏蔽是高导电金属圆柱体，可用于低频和高频系统，类似于所谓的"电磁屏"。在屏蔽内感应产生涡流，涡流产生与线圈相反的磁场。只要屏蔽的厚度比金属中磁场的趋肤深度更大，圆柱体外部将不存在磁通量。与磁约束屏蔽相比，"电磁屏"中的涡流会降低阵列内物体的成像敏感度，具体取决于线圈与屏蔽的距离。这种屏蔽具有特殊的优点，类似于印刷电路板上的接地层一样"吸引"电场线，并能够显著降低线圈之间的电容耦合。

除外部屏蔽外，通常还会对单个线圈制作屏蔽。Griffiths等将线圈缠绕在同轴电缆上，并将线芯的末端连接到屏蔽层的馈电点处，从而制成"屏蔽匝"。Korzhenevsky和Sapetsky也使用同轴电缆制成线圈，但采用了不同的终结方法。为圆形线圈制作屏蔽的另一种方法是，将其封闭在末端有径向切口、侧面有纵向切口的金属圆柱体中（这是一种用于短波透热疗法中的感应涂抹器的技术）。这种方式使切口均垂直于线圈的矢量势场，从而防止涡流在屏蔽中流动，否则涡流流动会阻碍线圈的磁场。通过印刷电路板制作线圈和屏蔽是一种比较好的方法，可重复性高且制作简单。同样，在屏蔽中必须有断裂点，以防止涡流流动（图16-3）。MIT所使用的许多屏蔽技术并非新技术，在无线电工程的早期教材均有介绍。

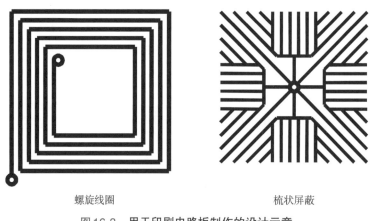

螺旋线圈　　　　　　　　　　　梳状屏蔽

图16-3　用于印刷电路板制作的设计示意

通过测量实部和虚部信号分量对测试用生理盐水标本的电导率变化的响应，可以确定残余电容耦合和屏蔽的有效性。假设测试标本的尺寸远小于趋肤深度，则理论上虚部分量应与电导率应当呈负线性关系（式16.1）。将去离子水标本放入系统中可进行简单测试，如果屏蔽有效，则虚部信号分量应无变化。

16.3.4　初级信号的抵消

初级信号比次级信号大得多，MIT而又必须对次级信号进行检测，因此，研究人员已尝试了各种方法来"抵消"主要信号（即从图16-1中减去相量**B**），以保证在没有采样时所测信号应为0。由此可以增加前端放大器的增益并提高整体信噪比。另一个重要的考虑因素是，MIT信号的确定依赖于相位的测量。在存在源于初级磁场的较大实部情况下，其相位噪声也会导致虚部的噪声。这一现象的产生很可能是由于初级信号和参考信号之间存在短期相位波动，而这实际上会使部分初级信号被转换为虚部信号。

因此，抵消初级磁场可以大大减小相位噪声对虚部测量结果的影响。

在实际应用中，尽管初级磁场无法完全抵消，但大部分可被抵消，从而提高次级信号的检测效果。目前，已有三种抵消初级信号的方法得到应用：①在信号进入系统之前，使用第三个线圈抵消来在感测线圈上的初级磁场。②调整感测线圈的方向，减少其与初级磁场的磁通链接及敏感度。③通过电路产生抵消信号。

在10MHz的单通道测量中，Griffiths等使用了一个单独安装的第三个线圈，产生了一个反相信号，然后将其加到感应线圈的信号上。同样工作频率为40～370kHz的一个单通道中，Scharfetter等使用了一个平面梯度计作为传感器，能够对初级信号进行强烈抑制（抵消因子为$10^2～10^3$）。抑制后信号进一步通过相位补偿（电子抵消）电路进行简化。使用第三个线圈抵消初级信号的想法并非首创，在四十多年前已经由Tarjan和McFee使用过。该研究小组构建了一个被称为"差分变压器"的装置，该装置包含两个感测线圈，对称置于在励磁线圈的两侧，形成一个圆柱形。两个感测线圈连接在一起，信号相互抵消，实际上形成了一个"轴向梯度计"。Crowley和Rabson使用了一种类似技术来测量半导体晶片的电阻率。Ülker和Gencer在60kHz下获得了约10^3的抵消因子，并将其与电子抵消相结合，而Riedel等在更高的频率（1MHz）下获得了相近的抵消因子。

Peyton等报道了将励磁线圈和感测线圈重叠后，靠近励磁线圈的两个感测线圈的净初级磁通量和随后获得的初级信号接近于0。Watson等提出了一种方法，其中感测线圈和励磁线圈相互垂直，避免其之间存在净初级磁通链接。在1～10MHz频段内，该小组使用单通道实现的初级磁场抵消因子约为300。其研究结果进一步表明，当初级磁场主场被有效抵消时，噪声水平降为原来的1/40甚至更低。Scharfetter等计算了单个励磁线圈的敏感度图，首先使用平面梯度计作为感测器件，之后使用了Watson的"直角线圈"方法。结果表明，通过这两种方法所得的敏感度图在形式和大小上非常相似。随后在500kHz下进行了实际测量，结果表明，梯度计在抑制外部干扰方面比直角线圈的效果更好，信噪比高出了20dB。在其后的一篇报道中，该小组还介绍了一种基于平面梯度计的新型感测器件，梯度计中两个线圈的净初级磁通量均为0。该研究报道的目的是将其与梯度计和线圈定向方法的优点相结合，从而实现对外部干扰源的不敏感性和对机械不稳定性的低敏感度。

抵消线圈/梯度计方法的主要要求是应具有良好的机械和温度稳定性。该方法的缺点是，尽管在单通道测量的情况下相对简单，但要在多个励磁线圈和感测线圈之间获得有效且稳定的抵消则十分困难。对于圆柱形阵列，可将平面梯度计和励磁线圈这样放置，令其线圈轴位于同一个平面，以实现多线圈抵消。若干研究小组在其研究中对导体上方平面中的单一轴向梯度计进行了扫描（第16.5.4节）。根据对称性，由许多该

330 电阻抗断层成像技术——方法、历史和应用（第2版）

类器件构成的阵列中，其励磁线圈位于同一个平面上（梯度计的轴与之垂直），则该阵列不会记录任何励磁/感测线圈组合所产生的初级信号。同样，Watson等认为，一个由"直角线圈"组成的平面阵列中，任何感测线圈和励磁线圈之间初级磁通链接为0。使用该方法开展实验时，Igney等报道，对于所有励磁–感测线圈的组合，可实现19～50范围的中等幅度的初级磁场抵消因子。

另外，对所有励磁/感测线圈的组合均可进行电子抵消的编程，此举的优点在于，可以实现一个无移动部件的全电子扫描系统。但是，补偿信号的振幅、相位或波形的微小变化可能会对抵消造成干扰，因此，需要出色的电子稳定性。Yu等在一个200kHz的工业MIT系统中采用了全电子抵消，其振幅和相位可编程。使用抵消线圈、梯度计或线圈定向方法的优点是初级磁场的抵消发生在检测点处，并且不依赖于系统稳定性。励磁线圈电流或波形的任何波动均会对感测和抵消线圈（或梯度计的线圈之一）产生影响，但不会影响抵消。对于低电导率MIT，采用基于线圈的抵消方法后，电子抵消很可能是进一步减小残余初级磁场信号的最实用的方法。

为了实现对MIT信号虚部的精确测量，抵消初级磁场的另一个办法是对检测和参考信号使用高度相位稳定的测量和分布，以减少伪相位波动。该方法的优点是适用于任何阵列排布方式，使研究人员能够针对特定应用场景选择阵列排布，达到最优敏感度和实用性，而不受信号抵消所带来的限制。Watson等介绍了一种超相位稳定的检测放大器的设计方法，该检测放大器的测量稳定性与梯度计相同。

当然，基于线圈的抵消、电子抵消和高度稳定测量及分布，这三类方法并不具有排他性；相反，通过这些方法的部分或全部组合，有望实现最高的测量精度。

16.4 信号解调

现已有多种相敏检测（phase-sensitive detection，PSD）方法已被用于MIT。PSD中，将信号通过一对模拟乘法器，与0和90°参考信号进行乘法运算，然后进行低通滤波，以获得实部和虚部分量的幅值。Gough介绍了一种使用"切割"解调信号以提高相位测量精度的方法：如果检测到的信号已经过模数转换，那么乘法运算和滤波可以以数字方式进行，这种方式在稳定性和灵活性方面都具有显著优势。此外，还可以使用Fourier变换的方法，通过选择目标频率处的实部和虚部幅值来实现模数转化后信号的解调。使用Fourier变换进行信号测量，可以高效完成多频（multi-tone/multifrequency）信号的解调。

另一种解调方法是直接测量相位角，因为其与标本的电导率成正比（式16.2）。这种方法中，将信号和参考波形通过过零检测器，然后将结果馈送至异或门，输出脉冲的宽度与相位差成正比。

商用锁相放大器提供了一种现成的信号解调方案，它包括一个矢量伏特计（相敏检测器）、模数转换和数字滤波器。另外，采用高采样率的多通道数模转换器是另一种解决思路，可以实现快速、高效、并行和多频率解调。Scharfetter等报道的MIT系统采用了快速多通道数模转换器和快速Fourier变换解调，达到了1Hz的帧频率。将多频励磁与频率编码方法相结合，使得励磁通道具备多频数据采集的能力，能够同时通过8个励磁线圈和8个感测线圈采集数据，以获取生物阻抗的谱信息。

高频MIT信号的模数转换会产生大量数据集，需要数模转换器和信号处理硬件之间拥有非常高的数据带宽。在测量信号之前，使用外差混频的方法将信号直接降频到较低的中频，可以降低上述要求。而现代嵌入式系统，例如可编程门阵列，可以实现高效的并行多频解调。目前，直接对高频信号进行模数转换，并且使用专用多通道嵌入式系统处理器进行处理，应该是最高效的MIT信号测量技术。

对MIT解调器的性能进行定义时，需要知道待测信号的实部和虚部信号分量的噪声和漂移（短期和长期变化）情况，该待测信号对应于指定的测量时间常数。对于不使用抵消技术的MIT系统，在假设信号相位与虚部成正比（式16.2）的情况下，文献［1125］报道了在相位噪声和相位漂移下的测量精度。在这种情况下，还需考虑测量信号的幅值，以便于相位与信号实、虚部信号分量之间的转换。

16.5　可用成像系统及应用

16.5.1　MIT在流程工业中的应用

MIT不需要与成像对象（标本）进行物理接触，因此，更容易实现自动化测量，且感测器件可与极端环境相隔离。MIT的另一个重大优势是其可以使用电绝缘材料完成，如空气、塑料、橡胶、玻璃、陶瓷和混凝土。MIT的这些特点表明，该技术有望用于工业领域的无创评估、过程测量控制及安全威胁检测等应用。

大多数用于流程工业的MIT系统的目的是对金属或铁磁物体进行检测，这些检测目标具有较高的电导率或磁导率，在励磁频率为500kHz或以下时，可以产生较大的信号。当成像目标完全由金属构成（因而具有极高的电导率）时，MIT比EIT具有优势。因为这种情况下阻抗信号非常小，难以测量EIT。

Yu等报道了一个在500kHz下工作的系统，该系统利用两对大线圈产生并行励磁

磁场，21个感测线圈围绕成像区域呈圆形排列。整个系统位于一个磁约束屏蔽及电磁屏蔽层内。该研究展示了对MIT系统对金属物体（铜棒和铝箔）的成像结果。随后，该研究小组报道了另外一个系统，其工作频率为200kHz，具有并行励磁磁场及24个探测线圈。该系统通过信号中的相位信息，能够识别金属和铁磁物体；检测出较大的信号，|ΔB/B|高达0.25。

Williams和Beck报道了一个由12个励磁线圈和12个感测线圈交错排列成圆形的阵列。系统工作频率为5kHz，采用相敏检测。作为这种"多极"设计的进一步改进，Peyton等报道了一个系统，工作频率为100kHz，有16个线圈，每个线圈既可以作为励磁线圈，又可以作为感测线圈。线圈置于一个磁约束屏蔽内；研究结果再次表明，可以通过信号的正负属性区分金属和铁磁物体。

Ramli和Peyton报道了一个16线圈MIT线性阵列，用于检测混凝土中嵌入的钢筋的位置和完整程度。通过同步增量重建技术（simultaneous increment reconstruction technique，SIRT）进行图像重建。随后，Bissesseur和Peyton为该应用场景研发了一种改进算法，通过对离散导电条进行参数化的方式求解非线性解。对于金属板的腐蚀和裂纹检测，以及近来导电纤维增强复合材料的缺陷检测，有研究者建议使用平面阵列MIT系统。

MIT特别适用于高温环境，如熔融金属的加工。在连铸钢过程中，需要对浇注喷嘴中的流动状态进行在线监测，这对最终产品的质量把控至关重要。Pham等人基于固相电导率低于熔融相的特点，提出了MIT作为一种检测管道中流动的熔融金属凝固程度的方法。有研究者通过一种分析方法展示了电导率分布的2D成像，但没有关于实际测量结果的报道。Binns等采用一个六线圈MIT系统，在0.1～1kHz下进行了测量并获得了结果。在初始阶段，使用Woods金属（一种具有70℃熔点的共晶合金）和模拟氩气夹杂物的玻璃珠模拟不同的熔融流动状态。在图像重建方面，采用了SIRT方法，加入非负约束。随后使用钢水对该系统进行了试验，成功获得了0.74帧/秒的流动图像。近年来，MIT与感应流动断层成像相结合，用于监测如钢/氩两相气分布等注浇喷嘴中的流动结构，该研究有望实现对模具流动的实时控制。

16.5.2 MIT在安检工作中的应用

基于磁感应的金属检测长期以来一直被用于安全检查中对威胁物品的检测，如枪支或刀具。步行式金属探测（walk-through metal detection，WTMD）门现已成为机场和政府大楼中的常规配置。通常情况下，现在的WTMD门能够为安检人员提供检出对象的大致位置信息。有研究者提出通过MIT加强这种功能，即增加分类信息，从而判定检测对象是否为威胁物品。因此，该技术的应用有望使通过者不必从个人身上取出所有金属物品，并减少由于手术植入物（如人工髋关节置换）引起的误判。Tian等报道了一种采用脉冲感应励磁的商用WTMD门，加装了一个由80个巨型磁阻传感器组成的阵列。当物体通过时，根据目标检测物的脉冲响应，可将其区分为黑色金属/有色金属或二者的混合物。此外，通过对阵列的瞬态响应进行主成分分析，可以进一步区分物体的不同类型，并确定物体的排列方向。有研究者报道了一个工作频率为10kHz、包括一个20×21线圈阵列的MIT系统，可以作为一个高效的、用于筛分包裹的小型系统。在阵列上方放置一个塑料盒（其内装有工具），对该目标物体的成像具有极高的空间分辨率，这有助于对目标检测物进行分类；但是，随着物体距阵列的高度增加，上述分辨率可能会明显降低。

在安检中，对物品进行准确分类的目的主要是减少机场、车站和高人流场所的检测延误，这种延误会对旅客带来不便，且可能会造成经济损失。鉴于此，这种情况下图像重建技术可能不是最实用和高效的方法。磁极化张量（magnetic polarizability tensor，MPT）有望成为一种替代性的检测方法。MPT取决于励磁频率和物体的尺寸、形状、电导率和磁导率，因此，可以用来表征金属和磁性物体的特性。在WTMD门中已将MPT应用于威胁物检测，其原理为将物体视为关联MPT值的无穷小点偶极源。当物体通过检测阵列时，采集一些独立的励磁/感测测量值，并通过逆问题求解确定MPT。第16.6节详细介绍了用于MPT分类的逆问题算法。MPT技术的主要潜在优势在于分类准确度和计算速度。这一点在WTMD系统中已经得到证明：对于由67个物体和835次扫描构成的测试数据，可以以超过95%的成功率区分威胁对象和非威胁对象。在此例中，测量在单一频率下进行。由于MPT与频率相关，使用多频率测量可能会进一步提高分类准确度。考虑到WTMD系统需要快速操作，进行MPT谱测量可能较为困难；这一技术还可用于地雷探测。

MPT谱技术已经应用于检测"最小金属地雷"，在这种地雷中仅在一些必要的小型结构中存在金属组件。使用更加常规的方法可以检测出这种地雷，但由于其周围存在金属"杂质"（如在冲突地区发现的子弹），因此，检测结果的假阳性率较高。但是，该类型地雷的MPT与金属"杂质"的MPT差异巨大，这种方法有更好的地雷检测特异性。

16.5.3 MIT在石油化工中的应用

鉴于海水具有导电性，有研究者提出可以使用MIT监测管道中的油/气/海水流动。海水的电导率约为5S/m，比金属低多个数量级，当励磁频率一定时，所产生的涡流信号要小得多。因此，需要兆赫兹级别的频率才能获得可测量的信号。来自挪威的一个研究小组率先发表了3篇论文，介绍了实际研究的结果。该研究小组首先介绍了一种高频感应"油尺"，用于感测重力分离器中的海水、石油和空气的液位；在随后的论文中，该小组提出将该研究工作扩展为断层成像研究；最后，该小组通过有限元建模研究了共振线圈中水滴大小和体积分数对涡流损耗的影响。文献报道了通过16通道MIT系统获得的层流图像，该研究中，在圆柱形塑料管中添加不同量的生理盐水溶液，模拟了油/气/海水的混合物。

与第16.5.1节介绍的MIT在熔融钢中的应用一样，将MIT与对流速敏感的另一种断层成像技术相结合，可以更好地测量多相流。有研究小组报道了一种8通道MIT系统，工作频率为10MHz，测量和图像重建速率为每秒2帧，通过与电磁速度断层成像技术相结合，研制了一个多相油/气/海水流量计的原型机系统。使用该系统在一个流量环上进行了测试，可以测量连续的水流率，单相水流的相对误差为1%，65%水/油流的相对误差为12%。据该研究小组报道，这一数值与现有其他流量计的结果一致。

16.5.4　MIT在生物医学中的应用

生物组织的电导率与海水相当，甚至更小，生物医学MIT同样倾向于使用高频激励以获得可测量的信号。即使在10MHz频率下，500ml肌肉组织产生的次级信号通常只有原始信号幅度的约1%，即$\mathrm{Im}\Delta \mathbf{B}/\mathbf{B} \approx 0.01$。

首次报道MIT在生物医学研究中的应用的是Al-Zeibak和Saunders。该研究小组使用工作频率为2MHz的励磁线圈和感测线圈，以平移–旋转的方式对一个水槽进行了扫描，水槽内装有与组织等效的生理盐水，以及浸入其中的金属物体。通过滤波反投影算法进行图像重建，所得图像可以显示出水槽的外部轮廓及内部特征。此后，在许多有关MIT的综述中均介绍了该研究结果，但有研究者对测量信号本身提出了质疑。仅使用幅值检测时，随着生理盐水的电导率从0增加到1S/m，测得的总信号变化约为70%。设$\mathrm{Im}\ \Delta \mathbf{B}/\mathbf{B} \approx 0.01$，相应的幅值变化为$|\mathbf{B}+\Delta \mathbf{B}|/|\mathbf{B}| = \sqrt{1^2+0.01^2} = 1.00005$，即仅仅变化了0.005%。测得的信号较大的原因很可能是电场屏蔽不足，导致线圈之间存在显著的电容耦合；实际上，系统主要进行的是ECT，而不是MIT。然而，这篇文章确实激发了研究者对于MIT的极大兴趣。

使用类似的双线圈平移–旋转原理，Griffiths等在10MHz下测量了与组织等效的生理盐水的体积。信号的虚部（对应于生理盐水的电导率）与理论计算及后续精细的建模结果十分吻合。使用滤波反投影算法得到了重建图像。信号的实部远大于理论计算值，原因是残余电容耦合（已通过相敏检测将其分离）。

Korzhenevskii和Cherapenin报道了一个由16个线圈组成的圆形MIT阵列，采用直接相位测量（见第16.4节），并展示了通过加权反投影从模拟数据重建得到的图像。随后，该研究小组报道了该方法的实际使用情况。与Peyton等（第16.5.1节）报道的100kHz多极系统类似，该系统采用多个励磁/感测线圈单元（以电子方式开关），排列成圆形并置于电磁屏蔽内。系统的励磁频率为20MHz，但被混频至20kHz（在这一过程中相位信息被保留）以进行信号分配和解调。没有对单个线圈进行屏蔽，但使用了差分检测以尽量减少电容耦合的干扰。此外，影响信号实部的电容耦合对所测相位几乎没有影响。对于装有与组织等效的生理盐水的水槽，其重建图像中明显可见分别具有较高和较低电导率的两个嵌入区域。该图像的参照物为均匀生理盐水，而不是空白空间。

　　在后续发表的文章中，该研究小组提出，对于简单的电导率分布，使用人工神经网络进行图像重建可以减少空间畸变，并首次重建出在体MIT图像（图16-4）。这些图像能够显示被测目标内部的解剖结构，如果能够利用该MIT系统，在与所研究的解剖结构具有相似电导率分布的物理模型上进行对比验证，将有助于进一步确认对这些图像的解读。

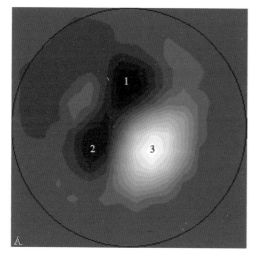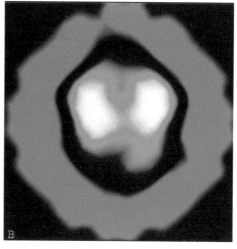

图16-4　使用莫斯科研究小组的16线圈MIT系统（工作频率为20MHz）获得的人体在体成像结果

注：A.使用加权反投影算法重建的胸腔动态图像（吸气-呼气）。该小组对该图像的解读为，1和2所在区域分别为左肺和右肺，3所在区域为胸腔活动的伪影；B.使用人工神经网络算法重建的头部静态图像（参考为空白空间），其中两个白色区域（高电导率）被解读为大脑的侧脑室。

　　Watson等报道了一个与文献［574］中系统类似的MIT系统，采用16通道，以电子方式开关，工作频率为10MHz，利用相敏检测技术进行信号解调。他们使用该系统进行在体测量，获得了人体大腿的MIT图像；通过生理盐水校准溶液的重建图像，计算得到大腿的平均电导率和介电常数；其空间分辨率不足以显示大腿的内部结构。在后续发表的一篇文章中，介绍了该系统的更多细节。图16-5是使用该系统对一个物理模型进行成像的结果，该模型中，以生理盐水模拟大脑，其中浸没的一块琼脂模拟出血。琼脂和生理盐水的电导率之比为3.3，与在10MHz下测得的血液与大脑的电导率之比相似。图像重建算法为单步线性算法。在静态图像（b行）和动态图像（c行）中，均可辨识出所模拟的出血。

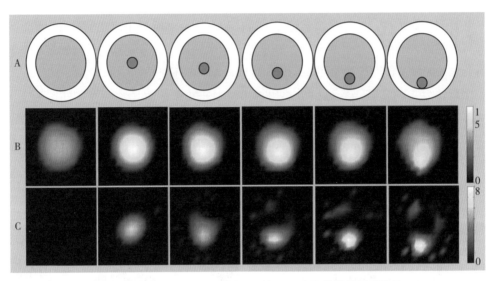

图16-5　使用工作频率为10MHz的MIT系统获得的重建图像

注：成像目标为直径为20cm的模型（盛有生理盐水，电导率为0.3S/m），其内有一根直径为4cm的琼脂棒（电导率为1S/m）。A.琼脂棒位置的指示图，生理盐水和线圈之间的空气间隙（白色圆环）的厚度为3.5cm；B.重建出的静态图像，参照物为空白空间，有40个奇异值；C.重建出的动态图像，通过琼脂存在和不存在时的测量值得到，有50个奇异值。所有图像仅显示正值。

　　Tarjan和McFee使用轴向梯度计（第16.3节）感应测量了脑电导率的平均值，随后，许多研究者通过研究确定，对脑电导率的成像可以作为MIT的潜在临床应用。磁场容易穿透颅骨，这是MIT的优势所在，而在EIT中，颅骨的存在不利于阻抗测量。已经有研究者提出了MIT的两种临床应用，分别是脑水肿的检测与监测，以及脑出血的检测。

　　Netz等认为，与CT或MRI相比，通过电导率变化可能会更快速地检出脑水肿。为了进行脑成像，Merwa等报道了一种MIT有限元模型，该模型基于边缘有限元，并结合了头部的真实3D组织图。该研究小组使用这个有限元模型模拟了脑水肿区域，电导率设为脑白质的两倍。基于其实际使用的平面梯度计系统，采用实际情况下的信噪比，该小组计算得出：如果该脑水肿区域的直径为40mm，且位于脑部中心，则在100kHz的工作频率下可将其检出。

　　脑卒中的检测与分类可能是MIT在临床上能够发挥重要作用的领域。对于缺血性脑卒中，动脉发生阻塞，此时迅速注射溶栓药物是有效的，但只有在明确排除脑出血的情况下才能进行。目前的成像技术如MRI及CT，费用昂贵，且并非可以随时进行扫描。有研究者建议将MIT作为一种廉价、快速的成像方法用于初步诊断，或者说，更有可能作为一种连续监测的手段。

Xu等报道了一个半球阵列MIT，使用了15个轴向梯度计传感器。该研究小组使用的物理模型为一只盛有生理盐水的半球形碗（用于模拟大脑），以及具有较高电导率的琼脂块（用于模拟脑出血）。该研究中，没有对逆问题进行求解，而是通过插值算法重建出了2D伪影。通过使用梯度计传感器，该系统的工作频率更低（40～120kHz），但独立测量的数量受到限制，为15个。

在一项仿真研究中，Zolgharni等研究了使用工作频率为10MHz的16通道环形MIT系统检测脑出血的可行性。该小组使用了一个包含12种组织类型的真实有限元头部模型，并对三种不同类型脑卒中所产生的检测信号的变化进行了建模：重度外周脑卒中（体积为49cm^3）、轻度外周脑卒中（体积为8.2cm^3）和轻度深部脑卒中（7.7cm^3）。研究发现，模拟的脑卒中所产生的最大相位变化分别为71m°、13m°和3.4m°；当测量噪声水平为1m°时，脑卒中的可视化结果比较好（图16-6B）。但是，这些仿真结果属于时间差分成像，正如该小组所述，实际上这种方法基本不可能用于作出初步诊断，因为没有脑卒中发生前的参考帧。鉴于此，该小组随后进行了频率差分成像（1～10MHz）的仿真，从而获得一幅快速静态图像，而无须脑卒中发生前的参考帧。当测量噪声水平为1m°时，可以轻松重建出深度外周脑卒中（图16-6C），但轻度脑卒中的重建结果较差。这是由于图像的空间分辨率较低，此外颅内其他组织电导率随频率增加而增加的特点也会产生其他混杂干扰特征。该研究还发现，当头部位置与计算敏感矩阵所用数据相差5mm，或存在仅为5%的尺寸缩放误差时，都会在图像上造成类似严重的干扰特征（图16-6D）。因此，在确定头部的形状和位置时，毫米级的精度是必要的。目前已有研究报道，有可能能够实现这一要求的硬件研发工作。

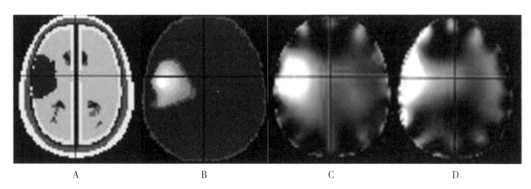

图16-6　**使用具有真实解剖结构的头部模型（含有重度外周出血）获得的仿真MIT数据**

注：A.真实组织的电导率分布；B.重度脑卒中的时间差分重建图像；C.1～10MHz的频率差分重建图像；D.重建方法与图B相同，但头部位置相对于线圈阵列有5mm的误差（从左至右）。重建出的图像B～D中添加了1m°的相位噪声。

Xiao等提出了一种改进的方法用以检测脑出血，该方法使用了7个频率而不仅仅是2个频率。在仿真实验中，该研究小组采用了一种"频率分解"方法，可以生成更清晰的脑出血图像，大大减少了其他颅内组织的干扰特征。该方法需要每种组织的先验信息，即其电导率随频率变化的函数。

Chen等也报道了用MIT对脑出血成像时的类似问题。该研究小组使用了一个真实头部模型，对不同体积（$10cm^3$和$20cm^3$）和不同位置（浅表、内侧和中央）的脑出血情况进行了仿真和重建。所用模型由Vaukhonen等报道，工作频率为10MHz，适用于16通道环形MIT系统。该研究小组还在其研究中对检测出信号的影响进行了建模，该信号的产生是因为脑出血造成的压力导致脑发生形变。通过该小组的生物电/生物力学组合模型，研究发现脑组织形变使脑出血引起的信号的变化幅度减小，同时产生了伪影，从而显著降低了在图像上区分脑出血的能力。

有研究者提出，可以将平面阵列MIT系统用于组织电导率的表面映射和非接触式生命体征监测。Gencer和Tek报道了一个MIT系统，包括49个励磁线圈和49个独立的感测线圈，组成两个$7×7$平面阵列，排列于一个导体块的上方。通过有限元模拟，该小组重建了3D图像。Ülker和Gencer首次报道了该技术的实际应用。在该研究中，在一定体积的与组织等效的生理盐水上方，对一个工作频率为60kHz的轴向梯度计进行了扫描（参见第16.3.4节）并获得信号强度图。在另一篇文章中，在11.6kHz下进行类似的测量，并重建了不同体积生理盐水电导率的2D图像。对于励磁线圈的每处位置，感测线圈只有一个位置可用（全部绕在同一个成型器上），因此，未能采集到文献［535］所述的完整数据集。尽管如此，仍然获得了有意义的电导率重建图像，很可能是因为采集到的测量数据的子集具有较高的敏感度值。

Riedel等建议使用平面阵列对伤口的电导率进行感应测量。由于伤口周围的皮肤通常不够平整且状况不佳，使用电极对伤口进行阻抗测量是非常困难的。非接触式感应测量可能能够克服这些困难，但需要注意，随着线圈尺寸减小，信号幅值会下降（见第16.9节）。

平面阵列具有"开放式"的结构，可以方便地从受试者的一侧进行测量。这一点可能使其在生物医学应用中具有优势，如在生命体征监测中，可以将线圈安装床上或椅子上。Liebold等在床上安装了一个12通道的平面阵列，用于测量心脏和呼吸信号，但未进行成像（图16-7）。Steffen等报道了一个14通道的多频平面阵列，同样安装于在床上，其在监测新生儿方面具有优势，因为新生儿的皮肤很嫩，如果使用电极进行长期监测，则可能会对皮肤造成伤害。

Feldkamp报道了一种MIT系统，将平面阵列缩小为一个手持式单线圈系统，可以轻松在物体表面移动。该系统由一个直径4cm的10匝线圈组成，该线圈包含5个同心

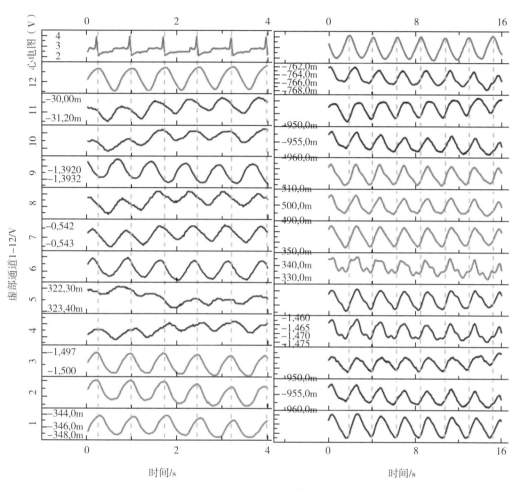

图 16-7 使用 12 通道平面 MIT 阵列获得的信号

注：顶部左右两边所示信号分别是心电图和体积描计仪的结果。左列中的感应信号在受试者屏气期间获得，右列中的感应信号在受试者正常呼吸期间获得。

环，励磁频率为 12.5MHz。通过线圈导纳实部的变化测量感应损耗，可以实现对标本电导率的单线圈测量。使用模板指导操作人员采集 132 个测量值，获得了胸椎的在体重建图像。Feldkamp 对重建图像（图 16-8）进行了解读，认为图中显示了肋骨关节、脊柱突起和椎管的特征，这表明该系统能够在几厘米的深度区分解剖特征。通过添加光学跟踪，该概念得到进一步发展：将一个光学体连接到手持传感器上，并使用红外 3D 运动跟踪设备测量其位置和排列方向。通过这种方式，可以以亚毫米级精度跟踪线圈中心，同时以 5Hz 的速率采集 1800 个独立测量值。这种 MIT 方法可能仅限于测量物体表面或表面附近内含物的电导率，但对于手持式、具备精确跟踪能力的 MIT 设备而言，其具有灵活性的优点。

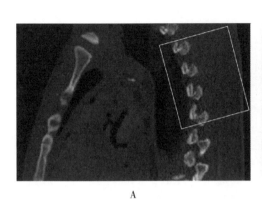
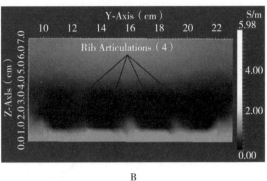

图16-8 文献［274］报道的研究结果

注：A.上躯干矢状旁CT，右侧方框为MIT扫描区域；B.使用手持式单线圈MIT系统获得的MIT图像。

16.6 图像重建

早期的MIT图像重建尝试使用线性算法。在以自由空间为参照的单一物体成像中，使用加权反投影法成功进行了重建，在这种情况下，敏感区域大致对应于励磁线圈和感测线圈之间的"通量管"。然而，当成像背景具有导电性时，低差异度扰动的敏感度图与假设的通量管相差甚远，且越靠近导电区域边缘，敏感度越大。

在EIT中，通过截断奇异值分解计算的方法获得敏感矩阵的伪逆矩阵，再将其与数据做单步乘法，这一方法已得到广泛使用。在一项使用该方法的建模研究中，Morris和Griffiths对比了同一电导率分布下的MIT和EIT，发现MIT重建图像的质量较差。对于MIT在流程工业中的应用，常使用SIRT并取得良好结果，尤其是对与背景有较高差异度物体的成像。SIRT是一种线性迭代方法，在该方法中，敏感矩阵保持不变。Lionheart指出，如果通过使用适当的滤波函数进行奇异值分解的方式得到敏感矩阵的逆，则SIRT的给定迭代次数（基本上与Landweber方法相同）可以在单个矩阵乘法中实现。但是，如果对像素值进行约束（如电导率非负），通常仍然选择SIRT方法，并在每次迭代时均使用约束。

以上所有方法的前提是敏感矩阵的高效计算。可以通过假定初始电导率分布（如均匀分布），然后求解所有励磁/感测线圈组合的正问题。对每个体素添加少量扰动（如1%）后，依次对所有体素重复整个计算过程。与EIT相同，这种方法在计算上非常耗时，目前有若干研究小组提出了针对MIT的效率更高的方法。Gencer和Tek报道的一种计算敏感度的方法中，使用了矢量位势和标量位势导数。有研究小组报道了敏感矩阵的快速计算方法，这实际上是对Gezelowitz敏感度公式的扩展，引入了电导率、介电常数和磁导率的变化，并且考虑了电场所含的磁感应分量及来自标量位势梯度的分量。使用这些方法时，对每个线圈对只需要求解两次正问题（先使用一个线圈进行励磁，然后使用另外一个进行励磁）。Ktistis等报道了一种高效的敏感矩阵近似方法，该方法中，首先将组织从线圈阵列中取出，预先对一个场进行计算；因此，在对电导率分布的每次迭代计算中，只需计算一个场。

Korjenevsky报道了一种用于重建在体图像的人工神经网络方法（第16.5.2节），有研究者认为该方法没有基于任何基本物理原理，且其准确性取决于训练数据。该方法不需要假定线性关系，重建速度较快，可能具有很大的实际应用价值。

目前普遍认为，要实现MIT的重大进展，需要解决3D情况下的非线性逆问题。与线性迭代方法相比，现在MIT使用的是Newton-Raphson或Gauss-Newton方法，并且在每次迭代中，会根据最新的电导率分布估计重新计算Jacobian矩阵（敏感矩阵）。Soleimani和Lionheart使用迭代Gauss-Newton方法，在每一步中均采用Tikhonov正则化，在0.2S/m的背景中对电导率为0.8S/m的内含物进行了图像重建。与初始图像相比，通过3次迭代获得的重建图像中，内含物的位及其绝对电导率值就已经比较理想，而继续进行后续迭代后所得的图像质量的提升很有限。这一研究结果清楚地展示了非线性重建的优势，但Soleimani和Lionheart明确指出，除非测量值和所用模型的精度足够，否则非线性算法不太可能比单步算法的表现更好。Tamburrino等报道了一种非迭代、非线性算法，采用了ERT的"电阻矩阵"概念，并介绍了如何对其修改以适用于MIT，但是没有报道成像结果。

许多生物组织的电特性表现出明显的各向异性，如肌肉和大脑白质。因此，在图像重建时可能需要考虑组织的各向异性，作为正问题建模时的先验信息。Gürsoy和Scharfetter研发了一种各向异性的正问题求解器和张量图像重建算法，并将其用于各向异性电导率分布重建的可行性研究。当使用各向同性参考数据集作为用于重建的电导率初始估计时，会导致明显的图像伪影，或者根本无法对各向异性的扰动进行重建。有研究者提出，将扩散张量MRI作为临床应用的先验信息，以改善MIT重建图像的质量。

由于逆问题的病态性，许多研究人员认为应引入尽可能多的先验信息从而对逆问题的解进行约束，该目标可以通过多种方式实现。非负性、最大电导率约束和正则化都是使用先验信息的常见示例，使用这两者约束的原因是电导率是实际的物理值，使用正则化则是因为该方法能够将图像中相邻像素的电导率差异限制在一个合理的水平。在图像重建过程中，可以在时间和空间上将图像中的体素与其近邻体素相关联。Wei和Soleimani报道了这种4D图像重建方法，并得出结论：当物体在MIT系统内通过具有不同敏感度的空间时，将多个3D数据帧相关联，可以改善重建图像的空间分辨率及其稳定性。另一种重要的先验信息是外边界的形状（皮肤表面）。该先验信息需要较高准确度，因为皮肤表面作为组织和空气之间的界面，是电导率差异最大的地方（第16.5.4 节）。

除此之外，也可以通过将解限定在某类问题中，或通过引入由其他方法确定的形状信息来引入先验信息。Bissesseur 和 Peyton 在对离散金属棒进行成像这一特定应用中（第 16.5.1 节），介绍了一种非线性迭代图像重建方法。Casanova 等报道了对一个较大圆柱体内的圆柱形区域的非线性图像重建，求解了其位置、半径和内部磁导率。

改善 MIT 重建图像质量的另一种方法是将 MIT 的测量值与使用其他方法获得的测量值相结合。Gürsoy 等对一个由 16 个线圈和 16 个电极组成的系统进行了建模，该系统的工作模式包括 EIT、MIT 和感应电流 EIT（induced-current EIT，ICEIT）。结果表明，联合使用三种工作模式下所测得的数据，所得重建图像的质量更好：与仅使用 MIT 或 EIT 数据所重建的图像相比，空间分辨率提高了 20%。

在安检工作中，需要对物品进行快速检测和分类，因此，进行图像重建不是一种高效利用测量数据的方法；如第 16.5.2 节所述，目前正在研究一种使用磁极化张量（magnetic polarizability tensor，MPT）的替代方法。通过"金属检测方程"（式 16.3），将探测线圈中的感应电压（V_{ind}）与励磁线圈中电流（I_R）所产生的磁场及通过同一电流在探测线圈中所产生的磁场（$\mathbf{H}_D$）联系起来。这两个场包含位置信息。MPT（$\mathbf{M}$）是一个对称二阶复张量，取决于励磁频率和物体的大小、形状及电导率。

$$V_{ind} = \frac{j\omega\mu_0}{I_R}\mathbf{H}_E \cdot (\mathbf{M}\mathbf{H}_D) \qquad （式 16.3）$$

式 16.3 用于计算 Jacobian 矩阵和未知的 $\mathbf{M}$。然后可以使用适当的逆问题算法，将一个或多个物体的位置作为逆问题进行求解。随后，对 $\mathbf{M}$ 进行分解，得到其特征值和特征函数。特征值不随 MPT 的旋转而变化，因而在对物品进行分类时很有用。

16.7　空间分辨率、电导率分辨率及噪声

MIT 系统的空间分辨率与独立的励磁/感测线圈组合的数量有关。假设某阵列有 N 个位置固定的收发器（可作为励磁线圈或感测线圈的模块），则可以进行 $N(N-1)$ 次独立测量。这些测量中包含互易线圈对，实际上的独立测量数为 $N(N-1)/2$。Korjenevsky 等报道了一个 16 收发器 MIT 系统，独立测量数为 120 个。这些收发器以环状排列，能够产生 2D 图像，其理论最大空间分辨率约为阵列直径的 $1/\sqrt{120} \approx 9\%$，当然，这一数值会受到噪声的影响。该研究中，将圆柱形物体浸没于生理盐水中，且直

径均为阵列直径的29%。研究结果表明，此MIT系统能够清晰分辨出这些物体，但没有给出系统的分辨限制。

Gencer和Tek报道了一个仿真平面MIT阵列，能够清楚地重建出物体表层的电导率扰动（阵列宽度的10%），该扰动具有低差异度，且为单体素。当深度为阵列宽度一半的厚板中，分辨率下降到阵列宽度的30%～40%。该研究中，假定的信噪比高达80dB。Peyton等和Borges等报道的系统为工业MIT系统，对于空白空间中的金属棒，其空间分辨率为阵列直径的7%～15%。

由于MIT是一种非接触式技术，将线圈阵列移动一小段距离（如线圈间距的一半）后，可增加独立测量数，进而提升空间分辨率。实际上，文献报道的手持式线圈（可以使用光跟踪）就可以迅速采大量测量数据（第16.5.4节）。尽管通过增加测量数可以提升理论最大空间分辨率，但在实际中，图像分辨率受到测量噪声和MIT病态性的限制。在成像目标内部的某些区域，尤其是中心位置，其对于部分或全部励磁/感测线圈组合的敏感度较低，即使在电导率变化较大的情况下，感测线圈上所产生信号变化也非常小。因此，在重建过程中采用正则化以获得稳定的图像，但会导致测量信息丢失和空间分辨率降低。信噪比越低，则需使用正则化强度越高，因而图像平滑越明显，空间分辨率损失也越大。电导率图像的分辨率将取决于某种MIT系统所在空间范围内的测量噪声和敏感度之间的相互影响。

MIT系统的体积敏感度由敏感矩阵描述，可以通过奇异值分解对敏感矩阵进行分析，阵列成像质量的总体评估方法。Merwa和Scharfetter提出，使用从敏感矩阵导出的点扩散函数（point spread function，PSF）作为MIT图像分辨率和图像失真的总体评价方法。PSF已广泛用于显微镜和其他领域中，用以确定成像系统对点对象的响应，并对模糊或平滑程度进行量化。随后，该方法被用于比较不同探测线圈类型和不同线圈排列方向对MIT图像分辨率的影响。

对于生物医学MIT，根据式16.2，电导率的不确定性取决于系统中的相位噪声，但是在较高频率下，噪声水平可以高一些。通过数值仿真，Morris等提出，在10MHz下要分辨出生物组织简易模型中的内部电导特征，所需的相位测量精度为3m°；Zolgharni等发现，在对大脑周围的出血进行成像时，1m°的精度已足够（第16.5.4节）。这些数据反映MIT需要非常高的测量精度。3m°的相位差相当于仅仅1皮秒的时间差。在这段时间内，光传播的距离不到1mm。

表16-1列出了6个生物医学MIT系统的相位噪声和漂移数据。早期的MIT系统，即Moscow系统和Cardiff Mk1系统的相位噪声和相位漂移性能非常有限。后续研发的系统如Cardiff Mk2系统、西安系统、Philips系统和Bath系统，其精度有显著改进。这些系统之所以能够提高精度，得益于上市销售的元器件和仪器设备的不断改进，励磁

放大器的性能更强、探测器放大器更稳定，以及测量电子设备更快速和更精确。

　　为比较不同系统的性能，计算了每个系统的调整后的相位噪声，即测量积分时间为1ms的相位噪声；调整后的相位噪声等于原相位噪声除以测量积分时间的平方根（单位为ms）。漂移为漂移时间内所观察到的典型相位漂移。

表16-1　2000—2012年研发的6个生物医学MIT系统的相位噪声和漂移数据

年份	MIT系统	工作频率/MHz	调整后的相位噪声/m°	漂移/m°	漂移时间/min
2000	Moscow	20	560	—	—
2002	Cardiff Mk1	10	164	130	48
2009	Cardiff Mk2	10	7	8	60
2009	西安	5.8	8	6	60
2009	Philips	10	50	102	30
2012	Bath	10	10	25	300

　　目前仍然很难判断，已研发的各种MIT系统所达到的噪声水平是否能够满足生物医学MIT成像的要求。通过进一步改进励磁放大器、感测器件和测量系统的设计，很可能会获得优于1m°的相位精度。对于实际临床应用而言，要达到这种精度可能需要几小时到几天的测量时间，才能实现连续监测过程中的时间差分测量。对于组织特性的表征，还需要在更宽的频率范围内保持精度，以进行频率差分测量并获得谱数据。

16.8　传输延迟

　　截至目前，MIT的大多数理论模型都使用了Maxwell方程组的准静态近似，从而忽略了波传输的影响。对金属和铁磁材料进行成像时，传输延迟可能并不重要，因为涡流引起的次级信号较大。在生物医学MIT中，由于信号小得多，传输延迟就可能比较明显，并且以相位滞后的形式出现在探测线圈上，这可能会与涡流信号引起的相位滞后ϕ直接混淆（图16-1）。有研究者使用偶极辐射方程，估计了传输延迟的大小。得出的结论是，与总涡流信号相比，由波传输引起的相位变化较小，但在要求MIT对内部结构的成像细节具有更高的精度时，可能需要考虑这些影响。相关内容在MIT领域尚未得到广泛研究。

16.9 MIT阵列尺寸的变换

许多研究人员建议缩小MIT阵列以进行小动物研究或对标本进行谱测量。在此之前，应该注意的是，在EIT相关研究中，有几个小组已经构建了微型电极阵列（甚至有一些阵列的尺寸小于1mm），并成功地将其用于对人体毛发、非常细的导线、玻璃微球、植物物质或细胞培养物的生长进行成像或阻抗映射。此外，一项研究使用了一个仅3mm的单通道阵列，安装在探针尖上，已经在临床上用于宫颈癌、食管癌和膀胱癌的早期诊断。上述研究之所以能够获得成功，原因在于缩小EIT阵列的尺寸往往会增加信号的幅值，即便不能改善，至少可以获得足够的信噪比。

EIT数据通常包含一组四电极测量结果，通过与导电性被测物体表面接触的两个电极，向注入电流I；通过被测物体表面的另外两个电极，测得电极之间的一个电位差（电压）V（图16-9A）。V/I称为传输阻抗，是获得良好信噪比的重要参数，因为其决定了给定注入电流的电压输出。容易证明，如果将完整的3D配置情况（包括电极、被测物体边界及其内部电导率分布）通过线性变换因子s（$s < 1$）缩小，则传递阻抗将增加s^{-1}倍（图16-9B）。

在MIT中，所测数据本质上同样是传输阻抗，因为励磁线圈中有电流注入，且在感测线圈中对感应出的电动势（电压）进行测量（图16-9C）。如前所述，假设波长与被测物体的大小相比很长，可以使用Maxwell方程组的准静态近似。另一个假设为，与被测物体的大小相比，趋肤深度较大。

在3D情况下进行变换，导电性被测物体和线圈均以线性变换因子s缩小（图16-9D）。从表面上看，可能会认为传输阻抗的变换方式与EIT完全相同，但并非如此，因为EIT和MIT的基本方程是Maxwell方程组的不同特例。

对于MIT中的变换，可以通过式16.1的推导过程进行说明，应用对象为位于励磁线圈和感测线圈之间距离的中点处的一个导电薄圆盘（图16-10），对于该例可以求解出解析解。需要计算两种传输阻抗：由线圈之间的直接耦合产生的初级传输阻抗，以及由导电圆盘中感应涡流产生的次级传输阻抗。

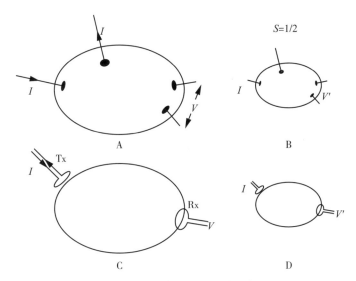

图16-9　四电极测量法的示意

注：A.电耦合测量：通过两个电极向导电性被测物体内注入电流I，由此在另外两个电极之间产生电位差V；B.以线性变换因子s将A中的测量配置缩小，由此所得的电位差变为V'；C、D.与电耦合类似的磁耦合测量：将电流注入励磁线圈Tx，然后在感测线圈Rx上感应产生电动势。

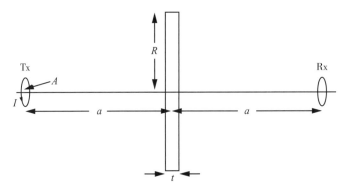

图16-10　计算电动势的示意

注：小励磁线圈（Tx）中有电流I，产生磁场，进而在小感测线圈（Rx）中感应产生电动势。导电圆盘（直径为R，厚度为t）置于线圈间的中点，与线圈同轴。每个线圈为一匝，面积为A。

感测线圈处的初级磁场为$B_0 = \mu_0 m/(16\pi a^3)$，其中$m$是励磁线圈的偶极矩。通过感测线圈的磁通为$\Phi = B_0 A$，感应产生的电动势为$V = -j\omega\Phi$。由于平面环的偶极矩是其面积和所通过电流的乘积，$m = IA$，初级传输阻抗为

$$Z_0 = \frac{V}{I} = -\frac{j\omega\mu_0 A^2}{16\pi a^3} \qquad （式16.4）$$

用素数符号表示变换后的尺寸，有$A' = s^2 A$，$a' = sa$，则$Z'_0 = sZ_0$。因此，初级传输阻抗通过线性变换因子得以缩小。

类似地，由次级磁场的表达式可以得出由圆盘中涡流产生的次级传输阻抗为

$$Z_e = -\frac{\omega\mu_0 A^2 t R^4}{16\pi\delta^2 a^2 \left(a^2 + R^2\right)^2} \quad \text{（式16.5）}$$

式中，$\delta = \sqrt{2/\omega\mu_0\mu_r\sigma}$ 为趋肤深度。对 R 和 t 也要进行变换：$t' = st$，$R' = sR$，因此，$Z_e' = s^3 Z_e$。涡流产生的次级传输阻抗通过线性变换因子的立方得以缩小。

次级传输阻抗通常与初级传输阻抗成比例（式16.1）。因为 Z_e 是实数而 Z_0 是虚数，所以该比例等于总检测信号的相移，$\phi = |Z_e/Z_0|$。经过变换，$\phi = s^2\phi$，因此，被测物体中涡流所导致的相移通过线性变换因子的平方得以缩小。在式16.1的相应项中，系数 P 在变换后同样缩小。

Scharfetter 等扩展了 Griffiths 等的推导，纳入了圆盘的磁极化对次级传输阻抗的影响

$$Z_m = -\frac{j\omega A^2 \mu_0 \left(\mu_r - 1\right) t R^2 \left(8a^2 - R^2\right)}{32\pi \left(a^2 + R^2\right)^4} \quad \text{（式16.6）}$$

经过变换，$Z_m' = sZ_m$，因此，与涡流的影响不同，磁极化造成的缩小仅为 s 倍。由于 Z_m 和 Z_0 一样是虚数，磁极化不会产生相移；为了方便起见，在计算比例时仍然保留 $\phi：\phi = Z_m/Z_0$。经过变换，ϕ 保持不变，式16.1中相应项的系数 Q 也不变。

表16-2总结了变换对传输阻抗的影响。只有在EIT中，尺寸减小（$s < 1$）会导致传输阻抗增加。在MIT中，传输阻抗始终随尺寸一致减小，特别是在涡流信号中，尺寸变换后传输阻抗减小 s^3 倍。同时，涡流信号中的次级跨阻抗相比初级跨阻抗也减小了 s^2 倍，这相当于发生了相移，可通过相位检测的方法进行测量。磁极化造成的传输阻抗减小不是很明显，为 s 倍，相对于初级传输阻抗，其比例不变（$\phi'/\phi = 1$）。由于其与初级传输阻抗同相，很难测量，相位检测方法不适用。

表16-2　以线性变换因子 s 表示的传输阻抗 z 的变化

	Z'/Z	ϕ'/ϕ
EIT	s^{-1}	—
MIT		
初级	s	—
次级 - 涡流	s^3	s^2
次级 - 磁极化	s	1

以上难点可能是有关MIT小型化文献报道非常少的原因。Matoorian 等报道了一种工作频率为200MHz的MIT阵列，只需几毫米大小的线圈，用于对牙齿龋齿进行成像，是否已经获得实际结果未见报道。Scharfetter 和 Gursoy 使用一个直径为60μm的线圈，

对具有不同水分含量皮肤的电导率变化的磁感应测量进行了建模。该小组认为，在1MHz的励磁频率下，可以实现49dB的信噪比，但没有发表实际研究结果。

可以增加励磁电流以补偿MIT小型化所导致的传输阻抗下降，但可能会导致小型化后的MIT系统内部过热。实际上，在发表的一些EIT相关报道中，考虑到这个问题，已经减小了驱动电流。上述推导还假设MIT中的传感器件是线圈。线圈敏感度与其面积成正比，经过小型化其会下降s^2倍。如果将来能够提供不同类型的磁场传感器件，其单位体积的敏感度比线圈更高，则可以在一定程度上解决传感器件敏感度下降的问题。Wickenbrock等使用原子磁力计作为传感器件对导电物体进行了磁感应测量，并提出这些具有高敏感度的器件有可能在小型化后用于MIT。

但是，增加励磁电流或使用敏感度更高的传感器件并不能解决关键问题，即变换后次级传输阻抗与初级传输阻抗之比Z_c/Z_0下降了s^2倍，使信号测量更加困难。一种补偿方法是使用提高频率，因为$Z_c/Z_0 \propto \omega$（式16.4、式16.5、式16.6）。使用比MIT常规工作频率（≤20MHz）更高的频率是可行的，因为线圈尺寸减小后，其自谐振频率会升高。

上文只讨论了MIT系统小型化（$s < 1$）的情况，但前述公式同样适用于大型化（$s > 1$）的情况，前提是成像区域的大小与趋肤深度和波长相比仍然很小。

在生物医学应用中，当使用动物模型进行研究时，MIT系统缩小后存在一个明显缺点：在许多已发表的论文中，通过啮齿动物和兔子模型研究了MIT和单通道磁感应谱在神经学中的应用。啮齿动物或兔子大脑的体积是人脑的百分之一，其MIT信号非常小，基于此类动物模型的研究结果可能是无效的。

16.10　多频测量：磁感应谱

对于MIT的生物医学应用，迫切需要发展多频MIT以分担EIT谱测量中与组织特征和差频成像有关的大量工作，同时又不存在连接电极所带来的缺点。

Scharfetter等在40～370kHz频段内（第16.5.4节）进行了多频磁感应测量，获得了土豆标本的电导率谱（图16-11）。随后，对浸没在生理盐水中的蔬菜进行了测量，频率最高为700kHz。关于硬件系统的详细介绍，参见文献［867，896］。在随后发表的一篇论文中，该小组将这种技术称为磁感应谱（magnetic induction spectroscopy，MIS），与基于多频电极的阻抗测量中的术语"电阻抗谱"（electrical impedance spectroscopy，EIS）相对应。

随后，Barai等介绍了一个单通道MIS系统的设计，可以测得土豆、黄瓜、西红柿、

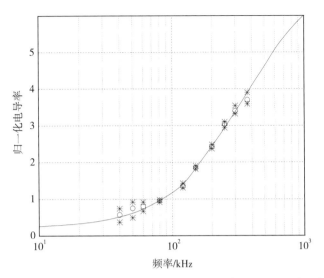

图16-11 通过感应测量得到的土豆的电导率谱（以圆圈表示），星号表示标准差±SD。作为比较，以实线表示使用针电极测得的电导率谱

香蕉、猪肝和酵母悬浮液的阻抗谱，测量频率为200kHz～20MHz。各个标本的MIS谱形状与其EIS谱形状非常吻合，200kHz时的测量精度为0.05S/m，20MHz时的测量精度上升至0.01S/m。该小组还利用由MIS谱在400kHz和20MHz处的电导率之比得出的"生物量密度估计量"，对酵母/生理盐水悬浮液中的酵母浓度进行估计，并跟踪香蕉的成熟情况（图16-12）。该研究的结论为，MIS能够以一种非接触的方式获得电阻抗数据，这一优势使其在生物工业过程和产品质量方面具有相当大的潜力。实际上，现在正在针对食品行业进行MIS系统的研发，将其用于肉类和水果的质量评估。

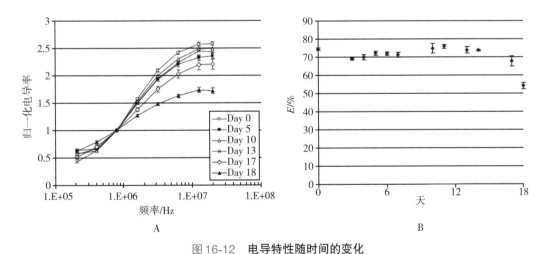

图16-12 电导特性随时间的变化

注：A.在19天时间内，感应测得的5根香蕉的电导率谱；B.生物量密度估计量E随时间的变化，图中的点代表5根香蕉的平均值，误差线表示±1SD。

　　研究人员已经对 EIS 技术进行了研究，将其用于宫颈上皮内瘤变的检测；该技术可能为宫颈涂片检查提供了一个低成本且易于应用的替代方案。但是，EIS 中的电极需要与宫颈接触良好，这在实际中并不能保证；而 MIS 则不需要与宫颈直接接触。Wang 等报道了一个单通道 MIS 探头，由一个由轴向梯度计构成，中间的芯体是铁氧体或空芯，周围包裹着圆柱形铁氧体。使用该探头在 50 ～ 300kHz 范围内分别对生理盐水和人体前臂及手部进行了测量，所得阻抗谱的精度分别为 0.05 ～ 0.09S/m（空芯）和 0.04 ～ 0.28S/m（铁氧体磁芯）。铁氧体磁芯保证了对标本表面检测的敏感度，这也是宫颈癌筛查的要求。但是，铁氧体的热稳定性限制了其检测精度。

　　Scharfetter 等报道了使用琼脂/生理盐水和土豆/生理盐水的测量数据重建出的图像（第 16.4 节），此后又报道了一个多频 MIT 成像系统。Watson 也介绍了一个多频 MIT 系统的研发过程。

　　EIT 的目标频率在约 2MHz 以下，在该频段内主要发生的是组织的 β 散射，且不同生理和病理所导致的变化最为显著。但对于某些应用场景，在明显更高的频率下，可能会获得不同类型组织和组织不同状态之间的有用差异。由于 MIT/MIS 中的信号与频率有关，在较高频率下可获得更高的信噪比，应用于生物医学（如检测和监测脑水肿和脑出血）的最佳频率范围仍有待确定。系统在更高频率下（如高于 10MHz 甚至超过 100MHz）工作时可能具有优势。

　　Gonzales 和 Rubinsky 对用于检测大面积和局部脑水肿的单通道感应测量进行了理论研究。结果表明，通过信号相移有可能检测出水肿和血肿形成，且在 10 ～ 100MHz 频段内的敏感度最高。随后，该小组对 54 名受试者进行了测量，其中 46 名为健康受试者，4 名为脑水肿患者，4 名为脑血肿患者。研究发现，系统在 26 ～ 39MHz 的频段内可以对健康受试者和脑损伤患者进行区分，而在 153 ～ 166MHz 的频段内可以对脑水肿和脑血肿患者进行区分。目前，该小组正在使用这一方法进行急性脑卒中检测和分类的临床试验，初步结果较为良好。

　　将该技术命名为"体积阻抗相移"（volumetric impedance phase shift，VIPS），而不是"磁感应谱"，可能更能准确地反映实际上存在的耦合方式。与其他已发表的 MIT 测量研究相比，文献所报道的研究中，在物理模型试验中测得的相移幅值非常大：励磁频率为 10MHz，测得 350ml 生理盐水标本的相移为 20°。如果对电导率和励磁频率进行变换，这一结果比其他小组测得的相移高一个数量级。在另一项研究中，向大鼠体内注射少量溶液，同样测得了较大相移：在 8.5MHz 频率下将 26.5ml 生理盐水注入大鼠腹腔，测得的相移为 1.4°。考虑到第 16.9 节所介绍的 MIT 变换特性，仅通过感应耦合不应该产生如此大的相移。在 Li 等的研究中，对典型脑容量小于 15ml 的兔子模型，使用一个类似的 VIPS 系统，同样测得了非常高的相移（未给出频率），为 13°。

上述两种VIPS系统中，励磁和感测线圈应该都没有采取屏蔽措施。如第16.3.2节所述，除非采取严格的措施确保有效的屏蔽和接地回路，否则电容耦合可能远远超过感应耦合。因此，VIPS系统很可能采用的是电、磁耦合的混合方式。线圈间的耦合可能以电容耦合为主，因此，对这类系统进行分析时应考虑线圈间耦合的复杂特性。从迄今已发表的研究结果来看，无论具体耦合方式如何，该技术都可能具有相当大的临床价值。

16.11 介电常数和磁导率的成像

在数年前就已经证明，通过MIT可以很容易对具有高磁导率的物体（如铁氧体）进行成像（见第16.5.1节）。

对于生物组织，由于信号相对于本身已经很小的电导率信号非常微弱，几乎没有有关介电常数和磁导率测量的研究报道。但是，相敏检测提供了方法，可以将虚部中的电导率信号与实部中的介电常数和磁导率信号分离，前提是硬件系统误差（如电场耦合）能够降低到足够低的水平。目前，已有研究小组开始尝试进行这样的测量。由于介电常数与频率的平方成正比，在高励磁频率下的信号可能更大，但由于所有生物组织的相对介电常数均随频率增加而下降，该信号的增大会被抵消。Watson等在10MHz下测得了水的相对介电常数和人体大腿的相对介电常数的平均值。

Scharfetter等对用于测量肝脏磁化率（$\chi_m = \mu_r - 1$）的感应传感器的稳定性和敏感度要求进行了评估，以检测肝铁过高。肝组织的磁化率非常小，正常值为-9×10^{-6}，过高时为$+5 \times 10^{-6}$。计算结果表明，需要非常窄的接收器带宽（< 1Hz）才能达到此类测量所需的信噪比。通过进一步的计算，发现对于水（$\chi_m \approx 10 \times 10^{-6}$，$\varepsilon_r = 80$）而言，在50kHz时介电常数对信号的影响比磁化率低4个数量级；但对于肝组织来说，其相对介电常数要高得多（$\approx 10^4$），因此会减小这种差异。在另一项研究中，将28kHz下的单通道实际测量（非成像）结果与建模相结合，结果显示，尽管可以通过感应测量的方式测得水的磁化率，但对于人体在体测量，介电常数的影响要大于磁化率，测量更加困难。该研究小组建议使用多频，利用式16.1中介电常数和磁导率项的不同频率依赖性，以提高测量精度。

也可以对磁导率进行成像，因为其信号相对于人体的自身磁性要大一些，可以使用磁性材料作为示踪剂。Forsman在膳食中加入了氧化铁颗粒（Fe_2O_3），通过磁力计检测系统观察到了胃肠运动（同样未进行成像）。根据该研究结果，十分有望在生物医学MIT中使用对比增强技术。

16.12 结语

自2000年代初MIT系统首次问世以来，全世界对MIT产生了相当大的兴趣，并有许多新的研究小组进入该领域。在国际性学术会议中，经常有关于MIT的报告，并且过程断层成像和生物医学成像领域之间的合作和协同作用越来越多。同时，可上市销售的MIT系统已经开始出现。

新型高精度高频电子设备的出现极大地促进了MIT硬件的发展，如直接数字波形合成器、最新一代的数字锁相放大器和数字转换器。这些技术的进步使自2008年以来研发的MIT系统的测量精度比之前的MIT系统（第16.7节）提高了近两个数量级。商用射频模拟组件和数字设备性能不断提高，预示着MIT的速度和精度将得到进一步显著提升。

迄今，仍然鲜有关于在体MIT成像的报道，这表明测量速度和精度并非限制MIT实际应用的唯一因素。与EIT面临的困境相同，MIT图像重建的病态性导致了低空间分辨率和图像伪影的问题。目前，图像重建算法已经有很大进展。使用真实解剖信息的3D数值建模已较为常见，通过该方法可以更好求解决正问题并计算敏感矩阵。然而，要获得实际有用的MIT图像，需要引入先验信息（如边界形状），适当使用频率差分测量。尽管在MIT中，线圈的空间位置固定，相对位置信息明确，但如果要避免重建图像中的明显伪影，必须准确知晓组织的边界形状及其相对线圈的位置，精度为毫米级（第16.5.4节）。

多年来，一种用于进行"虚拟组织活检"的小型磁感应探头的研发受到了关注，该探头类似于Gonzalez-Correa等报道的基于电极的探头，但采用了非电接触的方式。然而，随着线圈尺寸的减小（第16.9节），信号会明显减弱，上述探头可能并不具备现实可行性。实际上，只要减小线圈的尺寸（如在小动物研究中），就会对信噪比造成严重影响。

人体具有复杂性和差异性，而在临床上，获取足够准确的信息对于医生来说非常重要（如检测和监测脑水肿或脑出血时），因此，MIT离实际的临床应用仍然有相当的距离。一个可能很快就能应用于实际的是生物工业MIS，其测量对象往往比生物医学组织更加均匀，且结构更为简单，如加工过程中或储罐内的细胞悬浮液。目前认为，电阻抗谱能够提供有关生物量浓度和细胞结构的有用信息。有一种方法有望应用于多种工业场合，该方法中，传感器件与标本物理隔离，通过电绝缘容器和包装（如玻璃、陶瓷和塑料）采集上述信息。其中包括食品质量控制、厌氧消化和发酵过程监测、生物塑料生产，以及涉及极端环境的应用场景，如金属和玻璃生产。

　　尽管面临许多困难，但MIT在过去十年中取得了长足进步，尤其是在检测器件的研发方面。工业过程系统的发展促进了建模和仪器技术的进步，从而可能会推动生物医学MIT/MIS的发展。目前，有许多研究小组致力于图像重建算法的研究。在接下来的几年里，这些领域的发展令人拭目以待。

（作者：Stuart Watson　Huw Griffiths

翻译：张婷婷　刘亦凡　代　萌　杨　琳）

第17章 使用MRI的电阻抗断层成像

17.1 引言

电导率和介电常数是无源材料特性，其本身不会产生任何信号。当导电区域（如人体）被注入或诱导产生电流时，其电导率和介电常数分布将根据Maxwell方程组确定产生的磁场和电场分布。因此，不仅可以通过电场或电压，还可以通过激励电流产生的磁场对电导率和介电常数分布进行成像。可以使用MRI技术对人体内部的磁场进行无创测量。

在MRI中，对成像区域施加3种不同的磁场：直流主磁场、交流梯度场和射频场。当1个外源电流以和这3个磁场中任一磁场频率相同的频率产生一个磁场时，会对MRI扫描仪的相应磁场造成干扰。该干扰反过来又会对获取的MR信号造成变化或伪影。提取外源电流造成的磁场干扰后，可根据Maxwell方程组对区域内的电导率和介电常数分布进行重建成像。

当从外部通过一对电极向成像区域（如人体）注入小于几毫安的直流电流时，该区域内会产生一个直流磁场分布，最大值不超过几十纳特（nT）。定义域外的直流磁场随着与该定义域距离的增加而迅速减小。定义域内的弱直流磁场是由外部电流产生的，会对MRI扫描仪的直流主磁场造成干扰（许多临床用MRI扫描仪中的该磁场为3T）。通过获取的MR相位图像，可以对外源电流产生的区域内弱直流磁场进行测量。在MREIT中，通过至少两对表面电极，尽量沿正交方向向成像区域注入直流电流。获取的弱直流磁场数据用于重建内部直流电导率分布的图像。以脉冲形式注入电流，可以在低于几百赫兹的频率下进行低频电导率图像重建。

在MRI中，使用射频（radio frequency，RF）线圈以约128MHz的Larmor频率在3T时产生成像区域内的RF磁场。时变RF场感应产生区域内的电流分布，由电导率和介电常数分布决定。感应产生的RF电流产生次级RF磁场，对RF线圈施加的初级RF场产生扰动。采用B1映射技术，可以使用MRI扫描仪的同一RF线圈对磁场扰动进行测量。在磁共振电特性断层成像（magnetic resonance electrical properties tomography，MREPT）中，基于获取的B1映射数据，对Larmor频率下的电导率和介电常数分布进行图像重建。

在MRI扫描过程中，使用音频频段内的梯度场在成像区域内进行位置编码。另外，时变梯度场产生的内部电流也受到电导率和介电常数分布的影响。感应电流产生的次级磁场会在所施加的梯度场内产生扰动。此外，如果注入的电流与所施加梯度场的频率相同，则其产生的磁场也会在所施加梯度场内产生扰动。因此，理论上，梯度场可以用于电导率和介电常数的成像。然而，实际中并未实现通过梯度场对电导率和/或介电常数成像，本章亦不涉及此内容。

电解质的电导率由离子等电荷载子的浓度和迁移率决定。由于在电解质中水分子和离子共存于同一个分子环境中，离子迁移率与水分子扩散率之间相关。在生物组织（包括细胞、细胞外液和细胞外基质材料）中，水扩散率和离子迁移率可能变得各向异性。值得注意的是，MRI扫描仪可以沿多个选定方向对成像区域内的水扩散系数进行测量，因此，可以尝试使用水分子扩散率和离子迁移率之间的关系来重建电导率张量图像，使用或不使用Maxwell方程组均可。在这些方法中，假设电导率张量与水扩散张量成正比。使用已有的DWI方法获得水扩散张量图像后，可以确定每个像素点两个张量之间的变换系数。

在扩散张量磁共振电阻抗断层成像（diffusion tensor MREIT，DT-MREIT）中，水扩散和电导率张量之间的变换系数（与位置有关）是根据测得的内部磁通密度分布确定的，该磁通密度分布因外部注入的低频电流而产生。DT-MREIT技术需要进行2次单独的扫描，分别是MREIT和扩散张量成像（diffusion tensor imaging，DTI），其图像重建算法基于Maxwell方程组。DT-MREIT能够产生各向异性的低频电导率张量图像，而在MREIT中，使用常规MRI扫描仪重建电导率张量图像并不具有实际可行性。

在电导率张量成像（conductivity tensor imaging，CTI）技术中（译者注：CTI全称是MRCTI，主要的设备是MR scanner），无须使用电极和注入外部低频电流即可获得低频电导率张量图像。高频电导率被建模为细胞外和细胞内电导率值的加权和，而低频电导率仅被视为细胞外间隙的特性。CTI技术采用MREPT方法获得高频各向同性电导率图像，然后利用多b值DWI方法对细胞外和细胞内空间的影响进行区分。在CTI技术中，使用MREPT的部分基于Maxwell方程组。此外，该技术还基于以下两个关系：低频和高频电导率值之间的关系，以及水扩散和电导率张量之间的关系。使用临床用MRI扫描仪可以轻松实现CTI；无须额外硬件器件，CTI即可重建出低频电导率张量图像。

第17.2节介绍了导电区领域内的Maxwell方程组，以及对电导率和介电常数与磁场之间的关系进行总结，并在此基础上介绍了MREIT和MREPT的支配方程。第17.3节和第17.4节分别介绍了MREIT和MREPT两种测量技术、其图像重建算法和潜在临床应用。第17.5节对电导率与水扩散率之间的关系，以及高频和低频电导率值之间的关系进行了研究，从而推导出描述水扩散和电导率张量之间关系的基本公式。该公式所需假设，以及该假设的约束将一并进行讨论。第17.6节和第17.7节分别介绍了DT-MREIT和CTI两种测量技术、其图像重建算法和潜在临床应用。

使用MRI的阻抗成像技术可以生成具有高空间分辨率的电导率和/或介电常数图像，图像像素的大小约为1mm或更小。但是，其时间分辨率远低于EIT，因为使用MRTI扫描仪进行典型成像所需的时间可能为几分钟到几十分钟。对于本章介绍的基于MRI的阻抗成像方法，还有许多研究工作需要完成，包括脉冲序列设计、图像重建算法、实验验证及临床应用。随着更多成功的临床研究解决了一些诊断成像、治疗方案和生物电磁现象相关的正向建模的问题，其中一些方法将来可以用于常规的临床实践中。

17.2　电导率、介电常数及Maxwell方程组

将导电区域 Ω 内的导纳率 τ 表示为 $\tau = \sigma + i\omega\varepsilon$，其中 σ 和 ε 分别为角频率 ω 下的电导率和介电常数。生物组织的磁导率与自由空间的磁导率 μ_0 接近，设为常数 $\mu_0 = 4\pi \times 10^{-7} \text{N/A}^2$。假设通过外部注入直流/交流电或施加交流磁场后，区域 Ω 内存在电场和磁场。Ω 内的 σ 和 ε 的分布决定了 Ω 内的电压 u、电流密度 $\mathbf{J}$、电场 $\mathbf{E}$ 和磁场 $\mathbf{H}$ 的分布。它们之间的关系由 Maxwell 方程组表示。

本节采用 Seo 等的报道推导。无净自由电荷的 Ω 内的时谐 Maxwell 方程组可以表示为

$$\begin{cases} \nabla \cdot \mathbf{E} = 0, \\ \nabla \cdot (\mu_0 \mathbf{H}) = 0 \\ \nabla \times \mathbf{E} = -i\omega\mu_0\mathbf{H} \\ \nabla \times \mathbf{H} = \tau\mathbf{E} \end{cases} \quad （式17.1）$$

对 $\nabla \times \mathbf{H} = \tau\mathbf{E}$ 方程两端取旋度运算，有

$$\nabla \times \nabla \times \mathbf{H} = \nabla \times (\tau\mathbf{E}) = \nabla\tau \times \mathbf{E} + \tau\nabla \times \mathbf{E} = \nabla\tau \times \mathbf{E} - i\omega\mu_0\tau\mathbf{H} \quad （式17.2）$$

由向量恒等式 $\nabla \times \nabla \times \mathbf{H} = -\nabla^2\mathbf{H} + \nabla\nabla \cdot \mathbf{H}$ 及 $\nabla \cdot \mathbf{H} = 0$，有

$$-\nabla^2\mathbf{H} = \nabla\tau \times \mathbf{E} - i\omega\mu_0\tau\mathbf{H} \quad （式17.3）$$

式17.3可以重写为

$$-\nabla^2\mathbf{H} = \frac{\nabla\tau}{\tau} \times (\nabla \times \mathbf{H}) - i\omega\mu_0\tau\mathbf{H} \quad （式17.4）$$

该方程是MREIT和MREPT的支配方程。

由于 $\nabla \cdot \mathbf{H} = 0$，可以引入一个磁矢量势 $\mathbf{A}$

$$\mu_0 \mathbf{H} = \nabla \times \mathbf{A} \qquad （式17.5）$$

根据库伦规范（Coulomb gauge），有 $\nabla \cdot \mathbf{A} = 0$。使用Faraday定律，$\nabla \times (\mathbf{E} + \mathrm{i}\omega \mathbf{A}) = 0$，可以定义一个满足下列关系的标量电位 u

$$-\nabla u = \mathbf{E} + \mathrm{i}\omega \mathbf{A} \qquad （式17.6）$$

将式17.6的两边乘以 τ，则总电流密度 $\mathbf{J}_t$ 可以表示为

$$\mathbf{J}_t = -\tau \nabla u = \tau \mathbf{E} + \mathrm{i}\omega\tau \mathbf{A} = \mathbf{J} + \mathbf{J}_e \qquad （式17.7）$$

式中的 $\mathbf{J}_e$ 表示涡流。由于在区域 Ω 内 $\nabla \cdot \mathbf{J} = \nabla \cdot (\tau \mathbf{E}) = 0$ 且 $\nabla \cdot \mathbf{A} = 0$，有

$$\nabla \cdot (\tau \nabla u) = -\mathrm{i}\omega \nabla \cdot (\tau \mathbf{A}) = -\mathrm{i}\omega \nabla \tau \cdot \mathbf{A} \qquad （式17.8）$$

当频率低于1MHz的时候，法拉第电磁感应可以忽略不计，即 $\mathbf{A} \approx 0$ 时，有

$$\nabla \cdot (\tau \nabla u) = 0 \qquad （式17.9）$$

该方程是EIT的支配方程。

17.3 磁共振电阻抗断层成像（MREIT）

磁共振电阻抗断层成像是一种各向同性低频电导率成像方法，使用带有附加恒流源的MRI扫描仪。作为首个基于MRI的电导率成像方法，MREIT引发了对导电体（如人体）内部电导率分布的高分辨率静态成像的持续研究。在一些重要的临床实践中，通过外部施加的电流进行疾病治疗，如经颅直流电刺激（transcranial direct current stimulation，tDCS）、经颅交流电刺激（transcranial alternating current stimulation，tACS）、深部脑电刺激（deep brain stimulation，DBS）和电穿孔等。通过MREIT，可以直接看到体内的低频变量（如电导率、电流密度及电场）。

在该技术发展的早期阶段，通过旋转MRI扫描仪内的成像对象以测量感应磁通密度 $\mathbf{B}$ 的全部3个分量（B_x，B_y，B_z）是不切实际的。因此，需要在技术上有重大突破。在本节所介绍的谐波 B_z 算法的发明之后，仅使用测得的 B_z 数据即可进行等效各向同性低频电导率的图像重建，而无须旋转成像对象。MREIT的最新进展主要是采用更小幅的注入电流以对重建图像质量进行改善。要验证其作为一种用于诊断和制订治疗方案

的工具在临床上的实用性，还需要更多的临床研究。

17.3.1 MREIT的支配方程

框17.1介绍了MREIT的支配方程。需要注意的是，在式17.10中，**H**和σ具有复杂的非线性关系，因为**J**和u是σ的非线性函数，如式17.11所示。本节介绍了几种MREIT图像重建算法，通过式17.10和式17.11的支配方程，使用B_z的测量数据对σ进行重建。

框17.1　MREIT的支配方程

通过一对表面电极，向成像对象Ω（边界为$\partial\Omega$）内注入直流或低频电流。假设$\dfrac{\sigma}{\omega\varepsilon}\ll1$，Faraday感应可以忽略不计。

- 磁场**H**和传导电流密度**J** = σ**E**满足下列方程

$$\nabla^2\mathbf{H}=-\frac{\nabla\sigma}{\sigma}\times(\nabla\times\mathbf{H})=-\frac{\nabla\sigma}{\sigma}\times(\sigma\mathbf{E})=-\frac{\nabla\sigma}{\sigma}\times\mathbf{J} \quad（\text{式}17.10）$$

式中，σ为低频电导率，**E**为电场。

- 注入电流产生的Ω内的传导电流密度**J** = σ**E** = $-\sigma\nabla u$，并且满足

$$\begin{cases}\nabla\cdot(\sigma\nabla u)=0 & \text{在}\Omega\text{内}\\ -\sigma\nabla u\cdot\mathbf{n}=g & \text{在}\partial\Omega\text{上}\end{cases} \quad（\text{式}17.11）$$

式中，u为电压，**n**为$\partial\Omega$上的单位外法向量，g为注入电流产生的$\partial\Omega$上的电流密度。

17.3.2 MREIT的测量技术

本节将介绍测量磁通密度**B** = μ_0**H**的实用技术，约束条件为使用MRI扫描仪仅测量**B** = (B_x, B_y, B_z)的一个分量B_z，MRI扫描仪的主直流磁场方向为z方向。使用电流注入的MRI技术最初用于磁共振电流密度成像（magnetic resonance current density imaging，MRCDI）。使用一对表面电极将直流电注入成像区域Ω时，在Ω内会产生电流密度分布**J** = (J_x, J_y, J_z)及磁通密度分布**B** = (B_x, B_y, B_z)。z分量B_z与MRI扫描仪的主直流磁场方向一致，因此，会改变磁化的进动频率。根据获得的MR相位图像，可以提取每个像素的频率变化量。在MRCDI中，将成像对象旋转2次以重复注入电流并采集MR信号，从而测量B_x、B_y及B_z。测得磁通密度**B**的全部3个分量后，可以计算电流密度：**J** = $\dfrac{1}{\mu_0}\times$**B**。由于MRI受试者不可能在MRI扫描仪中转动，本节只讨论B_z的

测量。

图17-1A展示了在MRCDI和MREIT中使用电流注入的MRI技术的基本脉冲序列。通过向区域内注入幅值相同、极性相反的电流$I^\pm$，消除MRI扫描仪的系统相位伪影。电流脉冲的宽度T_c是第一个RF脉冲结束到所读取梯度起始的宽度。分别对应于$I^\pm$的感应磁通密度$\pm B_z$会导致自旋的进一步退相位化，因此，额外的相位会在T_c期间累积。根据使用脉冲序列的空间无关相移，相应的k空间信号$S^\pm(k_x, k_y)$可以表示为

$$S^\pm(k_x, k_y) = \int_{\mathbb{R}^2} \rho(x, y) e^{i\delta(x, y)} e^{\pm i\gamma T_c B_z(x, y)} e^{i2\pi(k_x x + k_y y)} dxdy \quad （式17.12）$$

式中，$\rho(x, y)$为质子密度，$\delta(x, y)$为系统相位伪影（如由主磁场非均匀性导致），$\gamma = 26.75 \times 10^7 \text{rad/T} \cdot \text{s}$是质子的旋磁比。根据

$$\rho^\pm(x, y) = \rho(x, y) e^{i\delta(x, y)} e^{\pm i\gamma T_c B_z(x, y)} \quad （式17.13）$$

磁通密度B_z的重建公式为

$$B_z(x, y) = \frac{1}{2\gamma T_c} \tan^{-1}\left(\frac{Im(\rho^+/\rho^-)(x, y)}{Re(\rho^+/\rho^-)(x, y)}\right) \quad （式17.14）$$

式中，$Im(\rho^+/\rho^-)$和$Re(\rho^+/\rho^-)$分别为ρ^+/ρ^-的虚部和实部。根据Scott等和Sadlier等的分析，所测B_z数据的噪声的标准差sd_{B_z}与T_C和MR磁矩图像$|\rho^\pm|$的信噪比Υ成反比，如下式所示

$$sd_{B_z} = \frac{1}{2\gamma T_c \Upsilon} \quad （式17.15）$$

注意，由于MR信号的T_2或T_2^*衰减，无法同时增加T_C和$|\rho^\pm|$或Υ。

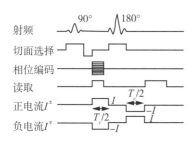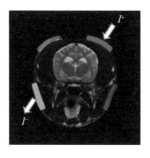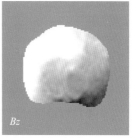

A B C

图17-1 在MRCDI和MREIT中使用电流注入的MRI技术的基本脉冲序列

注：A.MREIT的脉冲序列；B.通过一对表面电极，向电极间的成像区域注入电流；C.从获得的MR信号中提取感应磁通密度B_z。

有研究小组报道了一种注入电流的非线性编码（injection current nonlinear encoding，ICNE）方法，如图17-2A所示，可以延长电流脉冲的持续时间至所读取梯度的末端。通过将ICNE方法与多回波磁共振技术结合，ICNE多回波序列产生了多个具有不同相位信号的回波，这些回波受到不同持续时间电流脉冲的影响。通过ICNE多回波方法，从每个像素能够获取多个具有不同噪声特性的B_z数据，这些数据受到不同持续时间电流脉冲和T_2或T_2^*衰减的影响。图17-2B显示了基于梯度回波技术的ICNE多回波脉冲序列。使用具有N_E个回波的ICNE多回波方法，对于$i=1$，$\cdots$，N_E，所获取的第i个回波数据B_z^i具有不同的噪声水平。可以使用加权系数ω_i将测量得到的磁通密度数据B_z^i求和，从而计算B_z

$$B_z = \sum_{i=1}^{N_E} \omega_i B_z^i \qquad （式17.16）$$

通过对每个像素的噪声变化进行最小化，可以确定每个像素的最优加权系数

$$\omega_i(\mathbf{r}) = \frac{T_c^2 i e^{-2T_{ci}/T_2^*(\mathbf{r})}}{\sum_{j=1}^{N_E} T_c^2 j e^{-2T_{cj}/T_2^*(\mathbf{r})}}, \ i=1, \cdots, N_E \qquad （式17.17）$$

图17-3显示了一个圆柱体物理模型（直径13cm，高16cm）的MREIT数据采集过程。为了获得6个回波，采用了多自旋回波ICNE脉冲序列。该模型内有电导率为0.12S/m的生理盐水，还有2根电导率分别为1.79S/m和1.14S/m的圆柱形琼脂凝胶棒。图17-3A为每个回波时间T_{E^j}（$j=1$，$\cdots$，6）的磁矩图像。在每个回波时间内，重复注

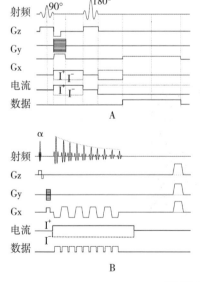

MREIT MR脉冲序列	
序列	破坏多梯度回波
TR/TE	35/1.88ms
励磁次数	10
回波间距（ES）	2.2ms
回波数	5～15
翻转角	6.65
层厚	2～5mm
矩阵大小	128×128
电流幅值	2～10mA

图17-2　注入电流的ICNE方法

注：A.ICNE脉冲序列；B.基于梯度回波技术的ICNE多回波脉冲序列；C.典型脉冲序列参数。

入相同的电流。图17-3B为|∇$B_{z j}$|的图像（$j=1$，…，6）。由于磁矩图像和注入电流脉冲的变化，每个回波的B_z图像的质量均不同。图17-3C为计算得到的用于优化电导率分布的加权系数。图17-3D为使用$B_{z j}$数据（$j=1$，…，6）重建出的电导率图。

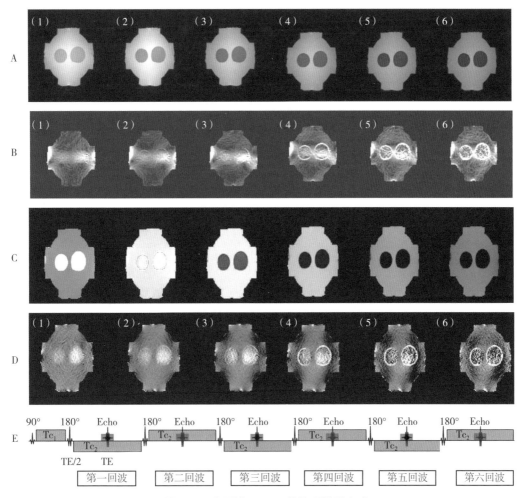

图17-3　多回波MREIT的物理模型实验

注：A.每个回波时间$T_{E j}$（$j=1$，…，6）的磁矩图像；B.每个回波时间$T_{E j}$（$j=1$，…，6）|∇$B_{z j}$|的图像；C.加权系数；D.每个回波时间$T_{E j}$（$j=1$，…，6）的电导率重建图像；E.多回波自旋MR脉冲序列。

17.3.3　MREIT的图像重建算法

在本节中，对基于式17.10和式17.11所描述支配方程的MREIT图像重建算法进行介绍，共3种，分别是谐波B_z算法、投影电流密度算法及直接谐波B_z算法。这3种算法仅使用B_z以逐像素的方式进行电导率图像重建，没有采用全局误差最小化方法（如最小二乘误差法）。还有其他类型的MREIT图像重建算法，如J–替换算法、敏感矩阵算法等。

17.3.3.1 谐波B_z算法

谐波B_z算法是首个使用一组测得的B_z数据生成等效各向同性低频电导率图像的方法，无须在MRI扫描仪内旋转成像对象。设Ω内的各向同性低频电导率分布为σ，则由式17.10所描述的支配方程可以推导出σ和B_z之间具有如下关系

$$\mu_0 \left(\frac{\partial \sigma}{\partial x} \frac{\partial u}{\partial y} - \frac{\partial \sigma}{\partial y} \frac{\partial u}{\partial x} \right) = \nabla^2 B_z \qquad （式17.18）$$

在沿正交方向（如水平和垂直方向）至少有两个独立注入电流的情况下，谐波B_z算法通过在第k次迭代中迭代求解如下更新公式，以对电导率σ进行重建

$$\mathbf{U}^k \mathbf{s}^{k+1} = \mathbf{b} \qquad （式17.19）$$

式中，

$$\mathbf{U}^k = \begin{pmatrix} \dfrac{\partial u_1^k}{\partial y} & -\dfrac{\partial u_1^k}{\partial x} \\ \dfrac{\partial u_2^k}{\partial y} & -\dfrac{\partial u_2^k}{\partial x} \\ \vdots & \vdots \\ \dfrac{\partial u_N^k}{\partial y} & -\dfrac{\partial u_N^k}{\partial x} \end{pmatrix}, \quad \mathbf{s}^{k+1} = \begin{pmatrix} \dfrac{\partial \sigma^{k+1}}{\partial x} \\ \dfrac{\partial \sigma^{k+1}}{\partial y} \end{pmatrix}, \quad \mathbf{b} = \frac{1}{\mu_0} \begin{pmatrix} \nabla^2 B_{z,1} \\ \nabla^2 B_{z,2} \\ \vdots \\ \nabla^2 B_{z,N} \end{pmatrix}$$

其中，$N \geq 2$，是注入电流数。为了求解式17.19，引入一个正则化参数λ，如下

$$\mathbf{s}^{k+1} = \left(\mathbf{U}^{k^T} \mathbf{U}^k + \frac{\lambda}{|\mathbf{U}^{k^T} \mathbf{U}^k|} \mathbf{I}_2 \right)^{-1} \mathbf{U}^{k^T} \mathbf{b} \qquad （式17.20）$$

式中，$\mathbf{I}_2$是一个2×2的单位矩阵。为了由$\tilde{\nabla} \sigma^{k+1} = \mathbf{s}^{k+1}$计算出$\sigma^{k+1}$，对$\sigma^{k+1}$求解下列泊松方程

$$\begin{cases} \tilde{\nabla}^2 \sigma^{k+1} = \tilde{\nabla} \cdot \mathbf{s}^{k+1} & \text{在} \Omega_t \text{内} \\ \sigma^{k+1} = \sigma_0 & \text{在} \partial\Omega_t \text{上} \end{cases} \qquad （式17.21）$$

其中，Ω_t表示成像切面，σ_0为其边界$\partial\Omega_t$上的已知电导率值。图17-4展示了使用谐波B_z算法获得的等效各向同性低频电导率重建图像，分别为尸体、动物在体成像和人在体成像。

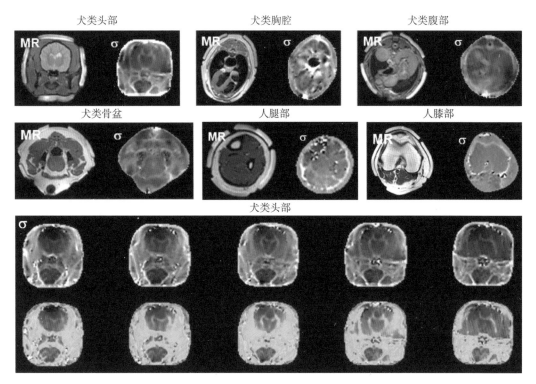

图 17-4 尸体、动物在体和人在体 MREIT 图像

17.3.3.2 投影电流密度算法

使用谐波 B_z 算法获得等效各向同性低频电导率的重建图像后，就可以通过求解式 17.11 所描述的支配方程，对电流密度 $\mathbf{J} = \sigma\mathbf{E} = -\sigma\nabla u$ 进行数值计算。但对于这种方法，计算出的电流密度受到谐波 B_z 算法中电导率为各向同性这一假设的影响。在投影电流密度算法中，不对成像区域中的电导率分布进行任何假设，直接使用测得的 B_z 数据进行电流密度图像重建。

投影电流密度 $\mathbf{J}^P$ 是一种最优电流密度，根据下式所描述的关系，可以使用测得的 B_z 数据重建出投影电流密度

$$\mathbf{J}^P = \mathbf{J}^0 + \left(\frac{\partial\psi}{\partial y}, \ -\frac{\partial\psi}{\partial x}, \ 0 \right) \qquad （式17.22）$$

式中，$\mathbf{J}^0$ 是由成像区域 Ω 内一个 3D 模型计算得出的电流密度，该区域的电导率分布假定为均匀，其注入电流与用于测量 B_z 数据的成像实验中所用的电流相同。通过求解下列方程以求解 α，进而计算 $\mathbf{J}^0 = -\nabla\alpha$

$$\begin{cases} \nabla^2 a = 0 & 在\ \Omega\ 内 \\ \nabla a \cdot \mathbf{n} = g & 在\ \partial\Omega\ 上 \end{cases} \qquad （式17.23）$$

可使用测得的 B_z 数据，通过求解如下 2D 泊松方程得出式 17.22 中的标量变量

$$\begin{cases} \tilde{\nabla}^2 \psi = \dfrac{1}{\mu_0} \nabla^2 B_z & \text{在 } \Omega_t \text{ 内} \\[2mm] \psi = 0 & \text{在 } \partial\Omega_t \text{ 上} \end{cases} \qquad (\text{式 } 17.24)$$

式中，$\tilde{\nabla}^2$ 为 2D Laplace 算子，Ω_t 为选定的成像切面。由于投影电流密度法对电导率分布没有限制，因此，重建出的投影电流密度 $\mathbf{J}^P$ 可后续用于各向同性或各向异性电导率的图像重建。

图 17-5 是对一个生物组织进行重建后的投影电流密度图像。采用 ICNE 多梯度回波脉冲序列获取 B_z 数据。成像参数如下：$T_R = 35\text{ms}$，回波间距 $E_s = 3.7\text{ms}$，回波数 $N_E = 15$，$NEX = 50$，翻转角 $= 6.65°$，$FOV = 260 \times 260\text{mm}^2$，图像矩阵 $= 128 \times 128$。需要注意的是，对于每次电流注入，可以对投影电流密度进行单独重建。

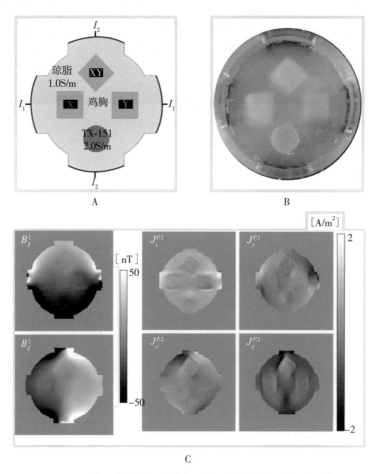

图 17-5　对一个生物组织进行重建后的投影电流密度图像

注：A、B.内有生物组织的物理模型；C.测得的 B_z^1 和 B_z^2 数据（分别由水平和垂直的注入电流产生），以及相应的投影电流密度 $\mathbf{J}^{P,1}$ 和 $\mathbf{J}^{P,2}$。

17.3.3.3 直接谐波 B_z 算法

投影电流密度 $\mathbf{J}^P$ 由背景电流密度 $\mathbf{J}^0$ 和2D谐波方程解的旋度组成。通过研究投影电流 $\mathbf{J}^P$ 与电导率分布之间的关系，直接谐波 B_z 算法无须迭代即可由所测的 B_z 数据重建出电导率图像。

从式17.18开始，电流密度 $\mathbf{J} = -\nabla u$ 满足如下关系

$$\tilde{\nabla} \times (J_x, J_y) = -\tilde{\nabla}\sigma \times \tilde{\nabla}u = \frac{\tilde{\nabla}\sigma}{\rho} \times (J_x, J_y) = \tilde{\nabla}\log\sigma \times (J_x, J_y) \quad (\text{式}17.25)$$

式中，$\tilde{\nabla} \times (J_x, J_y) = \dfrac{\partial J_y}{\partial x} - \dfrac{\partial J_x}{\partial y}$。与式17.25中的电流密度 $\mathbf{J}$ 不同，投影电流密度 $\mathbf{J}^P$ 满足如下方程

$$\tilde{\nabla}\log\sigma \times (J_x^P, J_y^P) \approx -\frac{1}{\mu_0}\nabla^2 B_z \quad (\text{式}17.26)$$

对于独立注入电流 I_i（$i = 1, \cdots, N$），由式17.26可得如下线性方程组

$$\begin{pmatrix} J_{y,1} & -J_{x,1} \\ J_{y,2} & -J_{x,2} \\ \vdots & \vdots \\ J_{y,N} & -J_{x,N} \end{pmatrix} \begin{pmatrix} \dfrac{\partial\log\sigma}{\partial x} \\ \dfrac{\partial\log\sigma}{\partial y} \end{pmatrix} = \begin{pmatrix} \dfrac{\partial J_{y,1}}{\partial x} - \dfrac{\partial J_{x,1}}{\partial y} \\ \dfrac{\partial J_{y,2}}{\partial x} - \dfrac{\partial J_{x,2}}{\partial y} \\ \vdots \\ \dfrac{\partial J_{y,N}}{\partial x} - \dfrac{\partial J_{x,N}}{\partial y} \end{pmatrix} \quad (\text{式}17.27)$$

在直接谐波 B_z 算法中，使用由所测 $B_{z,i}$ 数据计算得出的投影电流密度 $J_{x,i}^P$ 和 $J_{y,i}^P$ 分别替代 $J_{x,i}$ 和 $J_{y,i}$，以重建 $\log\sigma$ 或 σ 的图像。通过该方法可得到由式17.20和式17.21所描述的迭代方法的单步解。

17.3.4 MREIT的临床应用

尽管MREIT可用于诊断成像，但沿至少两个正交方向进行外部电流注入的要求限制了其在临床上的应用，主要原因有两点：一是在临床上不方便为MRI扫描仪加装相关硬件，二是MRI扫描期间的电极问题（译者注：MRI扫描里面不能有任何金属物品，所以在贴电极时需要用到特殊电极，这个过程不容易控制）。虽然注入电流的幅值可以降低至1mA以下，但其仍可能刺激受试者的神经和肌肉（与待成像区域有关）。近来，研发了一种新的无须使用电极的电导率张量成像（conductivity tensor imaging，CTI）方法，且对其进行了验证。因此，将MREIT的临床应用局限于一种情况，即出于治疗需要，已经进行了外部电流的注入（译者注：实际上，因为MRI不好贴电极，所以临床上不到迫不得已不愿意去使用；但如果有的患者在治疗过程中必须要贴电极，那

MREIT就可以用于临床了。所以临床应用仅限于患者治疗中必须用到电极的情况）。

17.3.4.1 经颅直流电刺激（tDCS）中的MREIT

tDCS是一种无创神经刺激方法，通过表面电极向大脑注入0.5～2mA的直流电流。tDCS的临床应用包括增强运动或记忆功能，治疗阿尔茨海默病、帕金森病、脑卒中、癫痫、疼痛综合征、强迫症（obsessive-compulsive disorder，OCD）、一般焦虑症（general anxiety disorder，GAD）、创伤后应激障碍（post-traumatic stress disorder，PTSD）和精神分裂症等疾病。外部注入电流引起的内部电流流动因人而异，因此，MREIT有望成为一种用于估计tDCS期间大脑内部电流密度分布的工具，具体步骤：①获取包括整个大脑在内的头部解剖学MR图像。②构建包括连接电极的头部模型，具有准确的解剖结构。③在tDCS期间，获取tDCS电流产生的B_z数据。对于系统性相位伪影的去除，可以使用单独获取的、没有电流注入情况下的测量数据。④使用B_z数据重建大脑中的投影电流密度图像。

图17-6展示了tDCS期间电流密度成像的示例。图17-6B中，使用3D解剖学MR图像构建了一个包括表面电极的真实3D头部模型。图17-6A为MR解剖冠状和矢状图像。通过对注入tDCS电流所产生的B_z数据进行测量，重建出投影电流密度$\mathbf{J}^p$（由式17.22描述）的图像。图17-6D显示了灰质和白质区域中的投影电流密度图像。在该示例中，使用了图17-6C中的仿真磁通密度数据B_z。

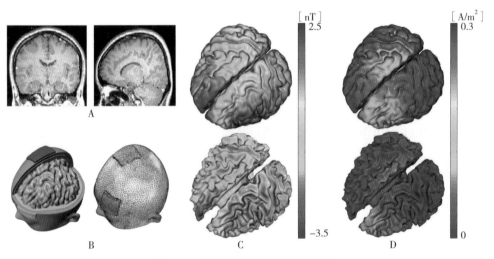

图17-6 tDCS期间的电流密度成像

17.3.4.2 深部脑电刺激（DBS）中的MREIT

DBS是一种有效且越来越受欢迎的治疗方法，用于多种运动障碍的治疗，包括肌张力障碍、震颤和帕金森病。目前，DBS以开环方式进行，没有反馈，并且刺激参数，如刺激电流的频率、强度和持续时间及电极位置是预先确定和固定不变的，而对于大脑中的实际电流密度分布并不清楚。

通过测量由DBS电流产生的B_z数据，MREIT可以在MRI扫描仪内对DBS治疗过程中的内部电流密度分布实现可视化。图17-7为一项动物实验的结果，实验中，将一个DBS电极插入狗的大脑。图17-7A展示了狗头部在7张MRI扫描图上的磁矩图像。每个切面的厚度为3mm，之间没有间隙；DBS电极放置于第2个和第3个成像切面中，DBS电流以双极和单极模式连续注入。图17-7B为双极模式下J_y^P和J_x^P的投影电流密度图像。注意，电流密度仅局限于放置DBS电极的第3个和第4个成像切面中（译者注：这里的第3个和第4个切面与上文中的第2个和第3个切面矛盾）。图17-7C为单极模式下J_y^P和J_x^P的投影电流密度图像。

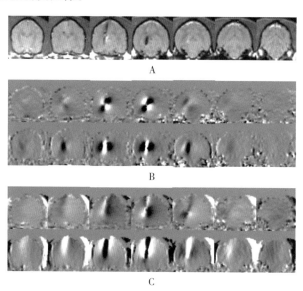

图17-7 DBS过程中的电流密度成像

注：A.7个成像切面上的磁矩图像。切片厚度为3mm，之间没有间隙；B.双极模式下J_y^P和J_x^P的投影电流密度图像；C.单极模式下J_y^P和J_x^P的投影电流密度图像。

17.3.5 MREIT的研究展望

MREIT是首个基于MRI的低频电导率成像方法，已经通过常规临床MRI扫描仪开展各类实验（包括电导率物理模型、动物和人类受试者），对其效用进行了验证。由测量所得的B_z数据，使用该技术可重建出等效各向同性的低频电导率图像及投影电流密度图像，而无须在MRI扫描仪内部旋转成像对象。但是，需要外部注入电流以产生MRI扫描仪所需的感应磁通密度B_z数据。

通过研发和优化电流源、脉冲序列、RF线圈和其他硬件组件，以及各种用于预处理、图像重建和后处理的算法，注入电流的幅值已经从数十mA下降到了小于1mA。然而，MREIT尚未用于临床环境，且缺乏临床相关研究。主要原因包括以下几点。

- 必须为MRI扫描仪增加一个电流源，并且应该与磁共振波谱仪同步控制。
- 必须在MRI扫描仪内部选定的成像区域周围连接多个带线缆的电极。
- 外部注入电流可能会刺激神经和肌肉，与所选定的成像区域有关。
- 对于重建出的等效各向同性低频电导率图像，无法对各向异性做出正确处理。

基于Maxwell方程组，MREIT的基本理论是清楚明确的，并且已经研发了软件工具以促进其临床应用研究。作为一种诊断成像工具，MREIT能够提供关于成像对象内部性质差异方面新的诊断信息；通过在实验和临床研究及商业化方面的不断努力，有望解决上述技术障碍。

对于采用低频电流刺激的临床应用，MREIT作为一种具有实用价值的工具，可以对外部刺激电流引起的内部电流密度分布进行定量可视化。此外，可以对投影电流密度方法进行进一步研发和优化，以用于上述临床应用。

17.4 磁共振电特性断层成像（MREPT）

MREPT在3T场强、128MHz的Larmor频率下，能够重建出电导率和介电常数的图像，如图17-8所示。使用MRI扫描仪的B1映射技术，不需要外部电流注入。可以在临床MRI扫描仪中轻松实现MREPT，就如同MRI扫描仪安装的一款软件一样，而不需要添加硬件组件和电极。

MREIT存在2个技术难点。一是获取高质量B1图这一常规技术问题。随着临床MRI扫描仪的性能提高，B1映射的质量也得到了改善。二是需要对图像重建所需的电导率和介电常数分布为分段常数的假设。近来，图像重建算法进展显著，因而这一要求得以放宽，对空间变化的导电度和介电常数图像，以及接近分段恒定区域的边缘都可以进行重建。

在3T场强、128MHz的Larmor频率下，生物组织的电导率并不能提供太多结构信息，因为细胞膜对这种高频电流几乎是透明的。出于同样的原因，组织在高于1MHz的高频率不会表现出各向异性。因此，MREPT的高频电导率和介电常数图像能够提供关于细胞外和细胞内空间中离子浓度和总液量（译者注：BIS里面的专业词汇；extracelluar/

intracelluar fluids，细胞外液和细胞内液的和）的信息。已经开展了许多有关MREPT的临床研究，预计未来会有更多的研究来证明其作为一种新的诊断成像工具的临床实用性。除临床应用外，MREPT还可以成为一种有用的技术工具，用于估计人体内特定吸收率（specific absorption rate，SAR）的分布，尤其是在使用高场MRI扫描仪时。

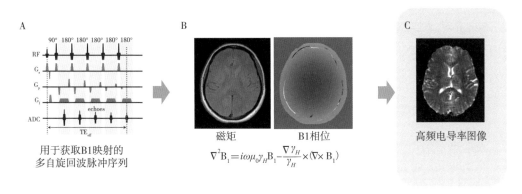

图 17-8　MREPT 重建

注：A.多自旋回波MREPT脉冲序列的示意图；B.MRI测量的磁矩与相位图像；C.利用b的测量值得到的重建电导率图像。

17.4.1　MREPT的支配方程

MREPT的支配方程如框17.2所述。

框17.2　MREPT 的支配方程

MRI扫描仪在3T场强下使用其发射RF线圈对成像区域 Ω 进行激励，所用频率在Larmor频率附近，如128MHz。扫描仪同样使用其接收RF线圈接收RF信号，信号中还包括由RF激励产生的内部电流密度分布的影响。

- Ω 内的磁场 **H** 和导纳率 $\tau = \sigma + i\omega\varepsilon$ 满足如下方程

$$\nabla^2\mathbf{H} = -\frac{\nabla\tau}{\tau}(\nabla\times\mathbf{H}) + i\omega\mu_0\tau\mathbf{H} \quad （式17.28）$$

使用MRI扫描仪B1场的 x 和 y 分量，正旋转场可表示为 $H^+ = \frac{1}{2}(H_x + iH_y)$。对于一个可测量的正旋转场，式17.28所表述的支配方程可表示为

$$\nabla^2 H^+ = \frac{1}{2}\big((1, i, 0)\times\nabla\times\mathbf{H}\big)\cdot\frac{\nabla\tau}{\tau} - i\omega\mu_0\tau\mathbf{H}^+ \quad （式17.29）$$

此处，在对式17.29右侧第一项进行求解时出现了难点。Katscher等首先尝试由单个收发RF线圈测得的H^+重建τ，该小组假定电导率和介电常数分布为分段恒定，即电导率和介电常数是局部均匀的。基于这一局部均匀性假设（$\nabla\tau = 0$），可由式17.29重建导纳率τ

$$\tau(\mathbf{r}) = \sigma(\mathbf{r}) + i\omega\varepsilon(\mathbf{r}) = \frac{\nabla^2 H^+(\mathbf{r})}{i\omega\mu_0(\mathbf{r})} \qquad （式17.30）$$

Seo等对式17.30所描述的重建公式进行了严格的数学误差分析。新近研发的算法使用来自多个RF线圈的发射及接收灵敏度分布的互补信息，显着降低了局部均匀性假设引起的误差。

17.4.2 MREPT的测量技术

为了重建MREPT电导率图像，通常使用常规的自旋回波脉冲序列来测量H^+的相位。如图17-9A所示，多自旋回波脉冲序列有助于增强弱相位信号并降低其噪声和伪影。通过多自旋回波脉冲序列，可以获取信号$\tilde{S}^k$（$k=1, \cdots, N_E$），N_E为回波数。在

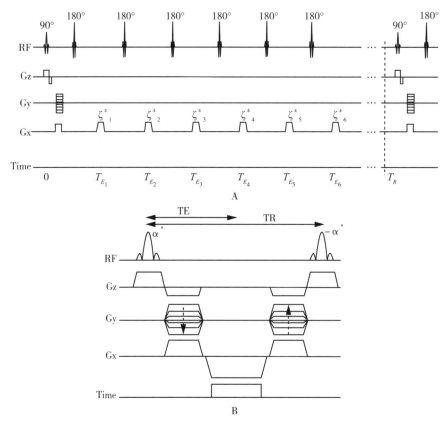

图17-9　用于测量B_1^+相位映射的脉冲序列

注：A.多自旋回波脉冲序列；B.bSSFP脉冲序列。

电导率图像重建中，可以降低处理后的收发器相位 $\phi_1^+ - \tilde{\phi}_1^-$ 中的噪声量。由于相位噪声与 $|\tilde{S}^k|$ 成反比，可以使用如下权重对第 k 个回波的测量相位进行平均

$$W_k = \frac{|\tilde{S}^k|^2}{\sum_{k=1}^{N_E} |\tilde{S}^k|^2} \qquad （式 17.31）$$

由于自旋回波脉冲序列受涡流效应影响且需要较长的采集时间，在实验研究中，也成功使用了梯度回波脉冲序列、UTE/ZTE 脉冲序列或平衡稳态自由进动（balanced steady-state free precession，bSSFP）脉冲序列。梯度回波脉冲序列有利于缩短扫描时间，但会受到非共振效应的影响。bSSFP 脉冲序列具有扫描时间短、信噪比高且能够自动补偿涡流效应的优势，因此，有望用于测量相位信号。然而，bSSFP 脉冲序列需要克服 B_0 的非均匀性和带状伪影所带来的问题。

使用 bSSFP 脉冲序列，将每个重复时间 T_R 期间的稳态总相位偏移表示为 $\phi_0(\Delta B, \vec{G}, T_R)$，是由静态和梯度场的非均匀性引起的共振偏移。磁化强度的稳态横向分量如下式所示

$$M_x = M_0(1-E_1) \frac{E_2 \sin \alpha \sin \phi_0(\Delta B, \vec{G}, T_R)}{d}$$

$$M_y = M_0(1-E_1) \frac{\sin \alpha \left(1-E_2 \cos \phi_0(\Delta B, \vec{G}, T_R)\right)}{d} \qquad （式 17.32）$$

式中，$E_1 = e^{-T_R/T_1}$，$E_2 = e^{-T_R/T_2^*}$，T_1 和 T_2^* 分别表示纵向和横向弛豫时间，M_0 为质子密度，且有

$$d := (1-E_1\cos\alpha)\left(1-E_2\cos\phi_0(\Delta B, \vec{G}, T_R)\right) - E_2(E_1-\cos\alpha)\left(E_2-\cos\phi_0(\Delta B, \vec{G}, T_R)\right)$$

在使用具有多个接收线圈 MRI 扫描仪的情况下，可以利用复数通道系数 c_l^k（$k=1, \cdots, N_C$）来自 N_C 个接收线圈的复数 MR 图像 $\mathbf{S}_l^k$（$k=1, \cdots, N_C$）进行平均

$$\tilde{S}^k = \sum_{l=1}^{N_C} c_l^k \mathbf{S}_l^k \qquad （式 17.33）$$

注意，式 17.33 中的 $\tilde{B}_1^- = \sum_{l=1}^{N_C} c_l^k \mathbf{B}_{1,l}^- = |\tilde{B}_1| e^{\tilde{\phi}_1^-}$ 是所有接收通道所接收的 B1 场之和。为了尽量满足 $\nabla|B_1| \approx 0$ 这一条件，应设

$$|\tilde{S}^k| = V_1 M_0^k \sin(V_2\mathbf{a}|\mathbf{B}_1^+|)|\tilde{B}_1| = 1 \qquad （式 17.34）$$

式中，V_1 和 V_2 是系统有关的常数，M_0^k 是由质子密度决定的量，$\mathbf{a}$ 是 RF 激励的标称翻转角。

为了确定满足式 17.34 的通道系数，可以对 c_l^k 求解如下最优化问题

$$\hat{c}_l^k = \mathrm{argmin}_{c_l^k} \sum_{\mathbf{r}\in\Omega} \left(\| \sum_{l=1}^{N_C} c_l^k \mathbf{S}_l^k(\mathbf{r}) - 1 \|^2 + \lambda \sum_{l=1}^{N_C} |c_l^k|^2 \right) \qquad （式 17.35）$$

式中，Ω 为感兴趣区域，λ 为正则化参数。使用由式 17.35 计算所得的 $\hat{c}_l^k$，$\tilde{\phi}_1^-$ 可计算如下

$$\phi_1^- = \arg\tilde{B}_1^- = \arg\sum_{l=1}^{N_C} \hat{c}_l^k \mathbf{B}_{1,l}^- \qquad （式 17.36）$$

并且，将 $\phi_1^+ + \phi_{1,j}^-$ 替换为 $\phi_1^+ + \tilde{\phi}_1^-$ 以重建高频电导率 σ。

17.4.3　MREPT 的图像重建算法

在 $\nabla \tau = 0$ 的均匀区域中，式 17.28 所描述的支配方程简化为 Helmholtz 方程 $\nabla^2 \mathbf{H} = i\omega\mu_0\tau\mathbf{H}$。可使用磁场的圆偏振分量 H^+，通过如下简化代数方程计算该均匀区域的导纳率

$$\tau(\mathbf{r}) = \sigma(\mathbf{r}) + i\omega\varepsilon(\mathbf{r}) = \frac{\nabla^2 H^+(\mathbf{r})}{i\omega\mu_0 H^+(\mathbf{r})} \qquad （式 17.37）$$

在局部均匀区域的边界处，式 17.37 所描述的重建公式不成立，因此，会产生边界伪影。

为了解决这一问题（边界伪影），基于对流-反应方程提出了一种新的图像重建公式，如下式所示

$$\beta^{\pm} \cdot \nabla \ln(\gamma_H) - \nabla^2 B_1^{\pm} + i\omega\mu_0\gamma_H B_1^{\pm} = 0 \qquad （式 17.38）$$

式中，$\beta^{\pm} = \left(\dfrac{\partial B_1^{\pm}}{\partial x} \mp i\dfrac{\partial B_1^{\pm}}{\partial y} + \dfrac{1}{2}\dfrac{\partial B_z}{\partial z},\ \pm i\dfrac{\partial B_1^{\pm}}{\partial x} + i\dfrac{\partial B_1^{\pm}}{\partial y} \pm i\dfrac{1}{2}\dfrac{\partial B_z}{\partial z},\ -\dfrac{1}{2}\dfrac{\partial B_z}{\partial x} \mp i\dfrac{1}{2}\dfrac{\partial B_z}{\partial y} + \dfrac{\partial B_1^{\pm}}{\partial z} \right)$。

则基于相位的公式变为

$$\left(\nabla \phi^{tr} \cdot \nabla \left(\frac{1}{\sigma_H} \right) \right) + \frac{\nabla^2 \phi^{tr}}{\sigma_H} - 2\omega\mu_0 = 0 \qquad （式 17.39）$$

式中，$\phi^{tr} = \phi^+ + \phi^-$。为了使式 17.39 所描述的方程稳定，可增加一个正则化项 $-c\nabla^2 \left(\dfrac{1}{\sigma_H} \right)$，如下式所示

$$-c\nabla^2 \left(\frac{1}{\sigma_H} \right) + \left(\nabla \phi^{tr} \cdot \nabla \left(\frac{1}{\sigma_H} \right) \right) + \frac{\nabla^2 \phi^{tr}}{\sigma_H} = 2\omega\mu_0 \qquad （式 17.40）$$

式中，c 为一个小的扩散系数。

17.4.4　MREPT 的临床应用

虽然目前尚无临床 MRI 扫描仪安装嵌入式 MREPT 软件，但已进行了许多 MTEPT 临床应用研究，预计将来会有更多。与 MREIT 相比，MREPT 具有一个重要优势，即不需要添加硬件组件（包括同步恒流源和电极）以注入外部电流。虽然 MREPT 仅能提供高频电导率和介电常数图像，而无法提供太多的结构信息，但可以方便地利用临床常规 MRI 扫描仪开展相关临床研究。MREPT 能够成为一种新的诊断成像工具，因为通过各种疾病的动物模型研究和精心设计的临床研究，MREPT 的临床实用性得到了进一步证明。

17.4.4.1 放射治疗引起的电导率变化成像

对生物组织施加的电离辐射通过改变电荷载子浓度和/或对细胞造成损伤而改变生物组织的电导率。对于放射疗法（radiation therapy，RT），MREPT可以成为监测其短期和长期效果的有用工具。在一项可行性研究中，Park等对放射暴露前后的小鼠大脑进行了测量，获得了T_2加权、扩散加权和MREPT电导率的重建图像。图17-10A、C分别显示放射暴露前后小鼠大脑的MR磁矩图像。放射暴露后，小鼠大脑的解剖MR和T_2图像没有发生明显的形态变化。图17-10B、D分别显示放射暴露前后小鼠大脑的电导率图像。放射后，脑组织的整体电导率值立即增加。灰质电导率值的增加相对于白质区域和丘脑区域来说较高。与其他MR对比方法相比，MREPT电导率图像对放射暴露

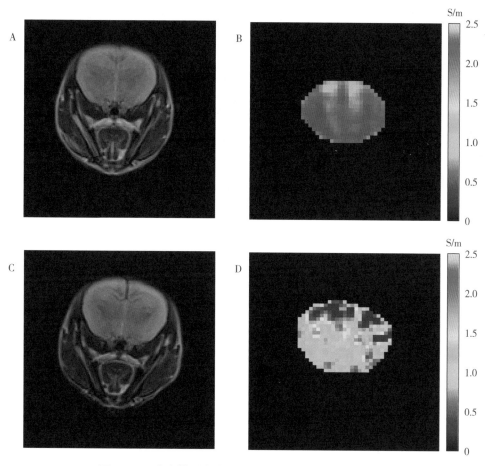

图17-10 小鼠模型在放射暴露前后的MREPT成像实验

的敏感度显著更高。将来需要进行临床研究，以评估MREPT作为一种新的成像方法在治疗期间和之后对RT疗效监测的效用。

17.4.4.2　缺血性脑卒中的电导率成像

有研究者尝试对缺血性脑卒中小鼠模型进行高频电导率成像。为了对缺血性脑卒中引起的组织结构和不均匀性变化进行评估，进行了基于相位的MREPT成像（图17-11）。研究发现，缺血性脑卒中区域的电导率值高于正常脑组织的电导率值。

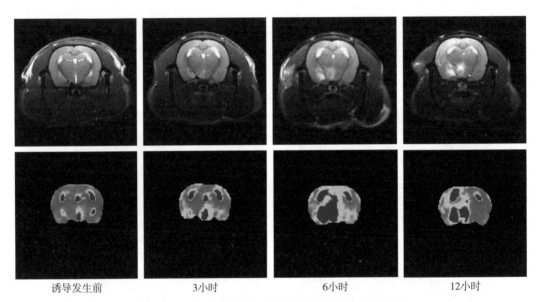

诱导发生前　　　　3小时　　　　6小时　　　　12小时

图17-11　缺血性脑卒中小鼠模型的MREPT成像实验

注：第一行为MR磁矩图像，第二行为高频电导率重建图像。

17.4.4.3　下肢的电导率成像

图17-12显示了人体下肢的在体MREPT图像，包括四个成像切面。第一行的MR磁矩图像显示了人体膝盖和小腿的解剖结构。第二行的颜色编码电导率图像显示了骨骼、肌肉、皮下脂肪组织和导电液体之间的电导率差异。膝盖的松质骨和小腿的皮质骨内部显示出相当均匀的导电分布。膝盖和小腿周围的皮下脂肪组织的电导率值略高于肌肉的电导率值，可能是由脂肪组织内的导电液体和血液所致。在膝盖和小腿的所有组织中，肌肉的电导率值最小。膝关节滑膜液、小腿的筋膜和肌间隔具有显著的电导率差异，这表明当这类具有导电性的体液发生变化时，可以使用MREPT电导率成像进行准确检测。

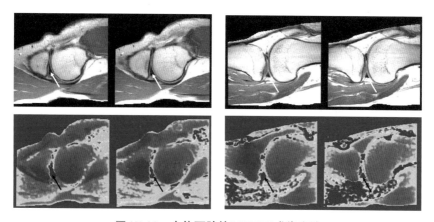

图17-12 人体下肢的MREPT成像实验

注:第一行为MR磁矩图像,第二行为经过颜色编码的高频电导率重建图像。

17.4.5 MREPT的研究展望

大多数基于相位的MREPT方法需要假设分段恒定的电导率分布,这会导致在重建的高频电导率图像中产生边界伪影。Gurler和Ider报道的方法没有假设局部均匀性,但是需要其他假设:$\sigma \ll \omega \varepsilon$,$\nabla |B_1^+| = 0$ 且 $\nabla |B_1^-| = 0$。式17.40中的扩散常数项 c 对B1相位信号的噪声水平非常敏感。未来需要改进MREPT图像的重建算法,以提高MREPT高频电导率图像的质量。主要目标是如何解决局部均匀性的假设,或者是如何在不依赖局部均匀性假设的情况下解决式17.28所描述的支配方程。在MREPT测量方法方面,一种新的多通道多回波方法有望提高测得的B1映射数据的质量。为了验证MREPT的临床效用,应针对几个重点临床应用领域,特别是肿瘤成像,通过3T临床MRI扫描仪开展多中心临床研究。

17.5 电导率的频率依赖性和方向依赖性

通过MREIT和MREPT,能够分别获得等效各向同性低频电导率图像和各向同性高频电导率图像。人体的大多数生理活动发生在低频段(< 10kHz)内,一些组织如白质和肌肉在低频下表现出各向异性。因此,人体的各向异性低频电导率图像很有意义。在介绍各向异性低频电导率图像的重建方法之前,本节首先介绍了组织电导率的频率依赖性和方向依赖性(另见第3.2节)。

17.5.1 电导率的频率依赖性

已发表的有关各种生物组织电导率的测量研究表明，其电导率随频率的增加而增加。虽然生物组织电导率的频率依赖性与散射特性相关，本节所讨论的频率依赖性仅限于如图17-13所示的简化模型。在这个模型中，假设细胞膜是一个绝缘薄膜，其漏电流可忽略不计。该薄膜对高频电流完全没有阻碍作用，而对直流或低频电流起阻断作用。因此，在图17-13A中，组织模型的宏观高频电导率 σ_H 可表示如下

$$\sigma_H = \alpha\sigma_e + (1-\alpha)\sigma_i \qquad （式17.41）$$

式中，α 为细胞外间隙的体积分数，σ_e 为细胞外间隙的电导率，σ_i 为细胞内空间的电导率。在直流或低频下，位移电流可以忽略不计，细胞表现为绝缘体，如图17-13B所示。由于实际上 $\sigma_i = 0$，低频电导率 σ_L 可表示如下

$$\sigma_L = \alpha\sigma_e \qquad （式17.42）$$

注意：$\sigma_H > \sigma_L$，且生物组织的典型电导率谱显示，随着频率增加，电导率值由 σ_L 逐渐增加至 σ_H。

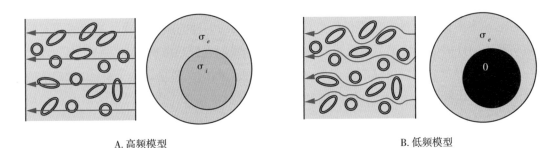

A. 高频模型   B. 低频模型

图17-13　生物组织的简化模型

17.5.2 电导率的方向依赖性

一些生物组织（如大脑白质和肌肉）在低频下表现出电导率的各向异性，而在高频（1MHz以上）下，各向异性消失。图17-14A显示了生物组织微观环境的简化模型，包括离子传导，分子（如水）的极化及跨膜层的电荷双层形成。注意，细胞内离子的活动受到限制，而细胞外离子在外加电场的作用下其活动受到阻碍。

图17-14B展示了图17-14A中模型的宏观视图，并假设存在两种不同的细胞结构。在低频下，细胞外离子无法穿透细胞膜，只能在细胞周围运动。细胞结构存在方向特

性，呈特定方向排列时，低频电导率也表现出方向性或各向异性（译者注：高频直接穿透细胞时无影响。但低频时，细胞对不同方向电流的阻挡不一样，所以导致各向的性质也不一样。参考图17-13B，换个电流方向，可能电导率是另一个值）。在高频下，由于离子运动与外加电场平行或反向平行，各向异性消失，细胞对高频交流电流无任何阻碍作用。

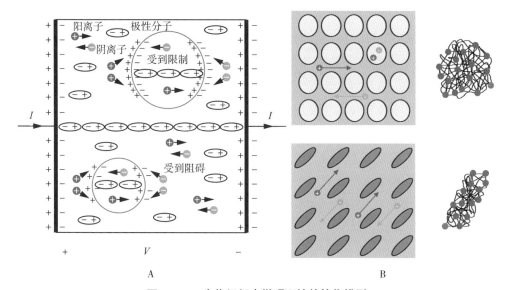

图17-14　生物组织中微观环境的简化模型

注：A.离子传导，分子极化和跨膜层的电荷双层形成；B.离子传导的方向性及受两种不同细胞结构影响的扩散过程。

对于具有复杂细胞结构的生物组织，其各向异性电导率可能具有许多方向性分量。在本章中，将生物组织的各向异性电导率表示为3×3正定矩阵的电导率张量。尽管将各向异性电导率表示为具有三个方向分量的张量对具有复杂细胞结构的组织来说可能过于简化，但这种方式较为实用，且可以通过数学方法对组织各向异性进行分析。

对于均匀电解质（不含细胞）中的粒子，考虑以下Einstein关系

$$m = \frac{1}{k_B T} d \qquad （式17.43）$$

式中，m为迁移率，d为扩散率，k_B为Boltzman常数，T为绝对温度。对于一个被细胞结构包围的粒子，可通过张量表示这种关系

$$\mathbf{M} = \frac{1}{k_B T} \mathbf{D} \qquad （式17.44）$$

式中，$\mathbf{M}$为迁移率张量，$\mathbf{D}$为扩散率张量。由于水分子和离子存在于同一微观环境中，

假设二者的方向特性相同

$$\mathbf{M}_{ion} \propto \mathbf{M}_{water}, \ \mathbf{D}_{ion} \propto \mathbf{D}_{water} \ \text{且} \ \mathbf{M}_{ion} \propto \mathbf{D}_{water} \qquad （式17.45）$$

这一假设在下一节中将发挥关键作用，在下一节中，将推导出电导率张量与水扩散之间的关系。

17.5.3 电导率张量和水扩散张量

MREIT和MREPT的电导率图像重建基于Maxwell方程组。为了克服MREIT和MREPT的局限性并获得各向异性电导率张量图像，首先研究水扩散的其他物理原理以获取一些附加信息。这种方法实际上比较有用，因为在临床MRI扫描仪中已经有大量的DWI方法可用。在本节中，将使用式17.45所描述的离子迁移与水扩散之间的关系建立水扩散率张量与电导率张量之间的相关关系。

表17-1和表17-2分别总结了本节介绍的电荷载子及物理量符号。均匀电解质的电导率可以表示为离子浓度和迁移率的乘积之和。一个体素的宏观高频电导率σ_H（式17.41）可以表示为

$$\sigma_H = \alpha \sigma_e + （1-\alpha） \sigma_i$$

$$= \alpha \sum_{j=1}^{M} q A_v z^{(j)} \gamma_e^{(j)} c_e^{(j)} m_e^{(j)} +$$

$$（1-\alpha） \sum_{j=1}^{N} q A_v z^{(j)} \gamma_i^{(j)} c_i^{(j)} m_i^{(j)} \qquad （式17.46）$$

式中，α为细胞外间隙的体积分数，第j个电荷载子的迁移率可以用第一电荷载子（$j=1$）表示为

$$m_e^{(j)} = k^{(j)} m_e^{(1)} \ \text{且} \ m_i^{(j)} = k^{(j)} m_i^{(1)} \qquad （式17.47）$$

式中，$k^{(j)}$是每个j的常数，$k^{(1)} = 1$。迁移率加权的有效浓度$\bar{c}_e$和$\bar{c}_i$可定义为

$$\bar{c}_e = \sum_{j=1}^{M} q A_v z^{(j)} \gamma_e^{(j)} c_e^{(j)} k^{(j)} \ \text{且} \ \bar{c}_i = \sum_{j=1}^{N} q A_v z^{(j)} \gamma_i^{(j)} c_i^{(j)} k^{(j)} \qquad （式17.48）$$

高频电导率表示如下

$$\sigma_H = \alpha \bar{c}_e m_e^{(1)} + （1-\alpha） \bar{c}_i m_i^{(1)} \qquad （式17.49）$$

由Einstein关系，有

$$m_e^{(1)} = \frac{1}{k_B T} d_e^{(1)} \ \text{且} \ m_i^{(1)} = \frac{1}{k_B T} d_i^{(1)} \qquad （式17.50）$$

式中，k_B为Boltzman常数，T为绝对温度。扩散系数$d_e^{(1)}$和$d_i^{(1)}$由粒子的Stoke半径和介质黏度决定。假设参考电荷载子和水分子存在于同一微观环境中，对于一个常数K，设

$$m_e^{(1)} = K d_e^w, \quad m_i^{(1)} = K d_i^w \qquad （式17.51）$$

这里，假设

$$\bar{c}_i = \beta \bar{c}_e \qquad （式17.52）$$

其中，β是一个与位置相关的常数。目前没有可用的方法对β进行估计，因此，可将β设为一个固定常数。对于人类脑组织，$\beta = 0.41$，这一数值是通过四种主要离子（Na^+、Cl^-、K^+和Ca^{2+}）的细胞内和细胞外离子浓度的参考值估计得出的。根据式17.49至式17.52，可表示为

$$\bar{c}_e = \frac{1}{K} \left(\frac{\sigma_H}{\alpha d_e^w + (1-\alpha) d_i^w \beta} \right) \qquad （式17.53）$$

该式与参考电荷载子的选择无关。由于低频传导电流仅在细胞外间隙流动，因此，对于一个假设的各向同性宏观体素，其低频电导率σ_L可表示为

$$\sigma_L = \alpha \bar{c}_e m_e^{(1)} = K \alpha \bar{c}_e d_e^w = \frac{\alpha \sigma_H}{\alpha d_e^w + (1-\alpha) d_i^w \beta} d_e^w = \eta d_e^w \qquad （式17.54）$$

式中，η是一个与位置相关的换算系数。

对于一个各向异性宏观体素，式17.54中的$m_e^{(1)}$可以替换为$\mathbf{M}_e^{(1)}$，从而得到低频电导率张量$\mathbf{C}$

$$\mathbf{C} = \alpha \bar{c}_e \mathbf{M}_e^{(1)} = \alpha \bar{c}_e \mathbf{D}_e^w = \frac{\alpha \sigma_H}{\alpha d_e^w + (1-\alpha) d_i^w \beta} \mathbf{D}_e^w = \eta \mathbf{D}_e^w \qquad （式17.55）$$

式中，假设$\mathbf{M}_e^{(1)} = K\mathbf{D}_e^w$，则平均扩散率值可以估计为

$$d_e^w = \frac{D_{e,11}^w + D_{e,22}^w + D_{e,33}^w}{3}, \quad d_i^w = \frac{D_{i,11}^w + D_{i,22}^w + D_{i,33}^w}{3} \qquad （式17.56）$$

其中，$d_{e,jj}^w$和$d_{i,jj}^w$（$j = 1, 2, 3$）分别表示$\mathbf{D}_e^w$和$\mathbf{D}_i^w$的对角分量。式17.54和式17.55为使用MRI进行无电极低频电导率成像提供了新的方法。

表17-1　生物组织中的电荷载子

(j)	1	2	3	4	$\cdots$	M或N
电荷载子	Na^+	K^+	Cl^-	Ca^{2+}	$\cdots$	$P^{\pm z(j)}$

注：P为我们分析的上一个电荷载子，其净电荷为$\pm qz^{(j)}$ C。

表 17-2 推导 CTI 方程（式 17.55）过程中使用的物理量符号

物理量	符号	单位
电子电荷的绝对值	q	1.6×10^{19} C
Avogadro 常数	A_v	6.02×10^{23} l/mol
细胞外和细胞内电导率	σ_e 和 σ_i	S/m
细胞外和细胞内活性指数	$\gamma_e^{(j)}$ 和 $\gamma_i^{(j)}$	$0 < \gamma_e^{(j)}, \gamma_i^{(j)} < 1$
细胞外和细胞内浓度	$c_e^{(j)}$ 和 $c_i^{(j)}$	mol/m³
细胞外和细胞内迁移率	$m_e^{(j)}$ 和 $m_i^{(j)}$	m²/Vs
细胞外和细胞内水扩散系数	d_e^w 和 d_i^w	m²/s
细胞外和细胞内迁移率张量	$\mathbf{M}_e^{(j)}$ 和 $\mathbf{M}_i^{(j)}$	m²/Vs
细胞外和细胞内水扩散张量	$\mathbf{D}_e^w$ 和 $\mathbf{D}_i^w$	m²/s
细胞外容积分数	α	$0 < \alpha < 1$
高频和低频电导率	σ_H 和 σ_L	S/m
电导率张量	$\mathbf{C}$	S/m

17.6 扩散张量磁共振电阻抗断层成像（DT-MREIT）

有研究者建议，采用 MREIT 的测量方法，使用 DT-MREIT 确定式 17.55 中的变换因子 η。在 DT-MREIT 中，通过与位置有关的变换因子 η，由所测得的扩散张量 $\mathbf{D}$ 中重建电导率张量 $\mathbf{C}$。DT-MREIT 通过所测得的 B_z 数据（由外部电流产生）确定变换因子 η，因此，需要对 MERIT 和 DWI 进行两次单独扫描。

17.6.1 DT-MREIT 的支配方程

框 17.3 介绍了 DT-MREIT 的支配方程。在式 17.59 中，$\mathbf{H}$ 和 $\mathbf{C}$ 之间存在复杂的非线性关系，因为 $\mathbf{J}$ 和 u 是 $\mathbf{C}$ 的非线性函数，如式 17.57 所示。这些支配方程表征了 DT-MREIT 的图像重建算法。

框 17.3 DT-MREIT 的支配方程

向成像区域 Ω 内注入直流或低频电流，其边界 $\partial\Omega$ 在一对表面电极之间。假设 $\sigma/\omega\varepsilon \ll 1$，且 Faraday 感应可以忽略不计。依次进行 DWI 和 MREIT 扫描，从而获取外加电流产生的扩散加权成像数据——B_z 数据。

续 框

- 在 Ω 内，外加电流产生的传导电流密度为 $\mathbf{J} = -\mathbf{C}\nabla u$，满足如下关系

$$\begin{cases} \nabla \cdot (\mathbf{C}\nabla u) = 0 & \text{在 } \Omega \text{ 内} \\ -\mathbf{C}\nabla u \cdot \mathbf{n} = g & \text{在 } \partial\Omega \text{ 上} \end{cases} \quad （式17.57）$$

式中，$\mathbf{C}$ 为低频各向异性电导率张量，u 为电压，$\partial\Omega$ 是 Ω 区域的边界，$\mathbf{n}$ 为 $\partial\Omega$ 上的单位外法向量，g 为外加电流产生的 $\partial\Omega$ 上的电流密度。

- 电导率张量 $\mathbf{C}$ 可表示为

$$\mathbf{C} = \eta\mathbf{D} \quad （式17.58）$$

式中，η 是一个与位置相关的变换因子，$\mathbf{D}$ 为水扩散张量。

- 磁场 $\mathbf{H}$ 及传导电流密度满足

$$\nabla^2\mathbf{H} = -\nabla\log\eta\times\mathbf{J} = \nabla\log\eta\times(\mathbf{C}\nabla u) \quad （式17.59）$$

17.6.2 DT-MREIT的测量技术

在DT-MREIT中，DWI和MREIT需要进行两次单独扫描。第17.3节已经介绍了MREIT数据采集方法，因此，本节仅介绍DWI的数据采集方法。图17-15显示了单次、自旋－回波、回波－平面（single-shot，spin-echo，echo-planar imaging，SS SE-EPI）的MR脉冲序列图，其中在180°脉冲的两侧施加了强扩散敏化梯度（diffusion-sensitizing gradients，DSGs）。DSGs所产生静止自旋的相位不会影响磁矩强度，因为在第一个梯度中的所有相位累积都会被第二个梯度反转。但是，由于自旋会扩散至第一个梯度和第二个梯度之间的不同位置，磁矩强度会发生降低。DWI的信号强度 ρ 由下式给出

$$\rho^j = \rho_0\exp(-b\mathbf{g}_j^{\mathrm{T}}\mathbf{D}\mathbf{g}_j), \quad j = 1, \cdots, N_d$$

式中，ρ_0 为在没有任何扩散敏化梯度情况下获得的信号，$\mathbf{g}_j$ 为第 j 个归一化扩散敏化梯度向量，b 表示 b 值，表达式如下

$$b = \gamma^2\delta^2 G^2\left(\Delta - \frac{\delta}{2}\right)$$

式中，δ 为所施加梯度的持续时间，Δ 为成对梯度脉冲之间的持续时间，G 为梯度脉冲的磁矩。ρ^j 相对于 ρ_0 的信号损失定义为由布朗运动引起的沿第 j 个方向上的表观扩散系数（apparent diffusion coefficient，ADC）。式17.58中的扩散张量 $\mathbf{D}$ 可以通过DWI数据

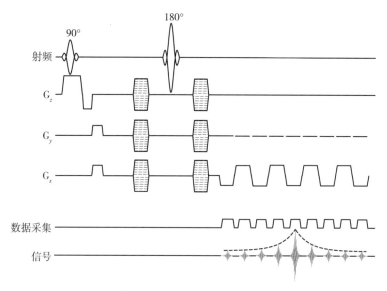

图17-15　DWI的单次、自旋−回波、回波−平面（SS SE-EPI）的MR脉冲序列图

（由三个以上具有不同方向的DSGs获得）获取。

17.6.3　DT-MREIT的图像重建算法

可以使用外加电流感应产生的B_z数据直接重建出投影电流密度$\mathbf{J}^P$。$\mathbf{J}^P$反映了生物组织的各向异性电导率特性。

使用计算出的扩散张量$\mathbf{D}$，投影电流$\mathbf{J}_i^P$满足如下关系

$$\nabla \times (\mathbf{D}^{-1}\mathbf{J}_i^P) = -\nabla \times (\eta \nabla u_i) = -\nabla \eta \times \nabla u_i \qquad （式17.60）$$

该式表明

$$\nabla \times (\mathbf{D}^{-1}\mathbf{J}_i^P) = -\frac{\nabla \eta}{\eta} \times (\eta \nabla u_i) = \nabla \log \eta \times (\mathbf{D}^{-1}\mathbf{J}_i^P) \qquad （式17.61）$$

由电场可得

$$\mathbf{E}_i = (E_{i,x},\ E_{i,y},\ E_{i,z}) = \mathbf{D}^{-1}\mathbf{J}_i^P \qquad （式17.62）$$

且恒等式式17.61可写为

$$\tilde{\nabla} \times (E_{i,x},\ E_{i,y}) = -\tilde{\nabla}\eta \times \tilde{\nabla}u_i = \tilde{\nabla}\log\eta \times (E_{i,x},\ E_{i,y}) \qquad （式17.63）$$

式中，$E_{i,x}$和$E_{i,y}$分别为$\mathbf{E}_i$的x和y分量。式17.63所描述的关系可离散为如下矩阵方程：

$$\mathbf{A}\mathbf{x} = \mathbf{b} \qquad\qquad （式17.64）$$

式中

$$\mathbf{A} = \begin{pmatrix} E_{1,\,x} & E_{1,\,y} \\ E_{2,\,x} & E_{2,\,y} \end{pmatrix}, \quad \mathbf{b} = \begin{pmatrix} -\widetilde{\nabla} \times (E_{1,x} & E_{1,y}) \\ -\widetilde{\nabla} \times (E_{2,x} & E_{2,y}) \end{pmatrix} \qquad （式17.65）$$

且未知变量 $\mathbf{x} = \left(\dfrac{\partial \log \eta_{ext}}{\partial x},\ \dfrac{\partial \log \eta_{ext}}{\partial y} \right)^{\mathrm{T}}$。通过求解式17.64，可以通过下式重建出

$\log\eta$

$$\log \eta (\mathbf{r}) = -\int_{\Omega_t} \widetilde{\nabla} \Phi_2 (\mathbf{r}-\mathbf{r}') \cdot \widetilde{\nabla} \log \eta (\mathbf{r}') \, d\mathbf{r}' +$$

$$\int_{\partial\Omega_t} \frac{\partial \Phi_2(\mathbf{r}-\mathbf{r}')}{\partial \mathbf{n}} \log \eta (\mathbf{r}') \, dl_{r'} \qquad （式17.66）$$

式中，$\Phi_2 (\mathbf{r}-\mathbf{r}') = \dfrac{1}{2\pi} \log|\mathbf{r}-\mathbf{r}'|$ 为Laplace方程的2D基本解。

根据估计的变化因子 η 和扩散张量 $\mathbf{D}$，低频电导率张量图像可近似重建为 $\mathbf{C} = \eta\mathbf{D}$（式17.58）。

17.6.4　DT-MREIT实验

在一项DT-MREIT的物理模型实验中，使用SS SE-EPI脉冲序列获得了DWI数据。在15个方向上施加了 b 值为 1000s/mm^2 的DSGs。成像参数如下：重复时间 $T_R = 3000\text{ms}$，回波时间 $T_E = 73\text{ms}$，切面厚度 $= 5\text{mm}$，励磁次数（number of excitations，NEX）$= 2$，视场（field of view，FOV）$= 180\times180\text{mm}^2$，采集矩阵大小 $= 64\times64$。图17-16的上方图像显示了在15个方向上施加梯度后所得的多 b 值扩散加权图像，以及使用颜色编码的各向异性分数（fractional anisotropy，FA）图。左侧彩色图像的成像对象为鸡胸肉，分别显示出沿 x 方向的扩散（红色）、沿中间方向的扩散（红色和绿色）和沿 y 方向的扩散（绿色）。图17-16的下方图像显示了 T_2 加权的MR磁矩图像，以及所测得的对应于横向和垂直注入电流的磁通密度图像。

图17-17展示了DT-MREIT图像重建的结果。图17-17A中的图像是 $b = 11\,000\text{s/mm}^2$ 的扩散张量图像。在3个鸡胸肉区域中，肌肉纤维的排列方向分别为 x、y 和 xy 方向，扩散张量图像在每个区域中显示出不同的各向异性扩散效应。圆柱形凝胶棒为各向同性。使用DT-MREIT图像重建算法重建出的低频电导率张量图像如图17-17B所示。

组织的重建电导率值表征了其各向异性特性，与肌肉纤维的排列方向有关。电导率值 σ_{11} 在左侧组织中较高，σ_{12} 在顶部中间组织中较高。图17-17C 显示了所选择的ROI（ROI-1，…，ROI-5）。图17-17D为变换因子 η 的图像。图17-17E是各个ROI中重建出

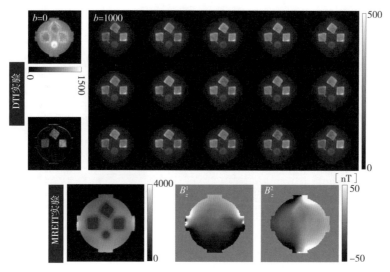

图 17-16　DT-MREIT 的生物模型实验

注：对于DWI，扩散梯度数为15，b值为1000s/mm²。使用颜色编码的分数各向异性图显示了3块鸡胸肉的不同各向异性。对于MREIT，获取了MR磁矩图像及B_z^1和B_z^2图像。

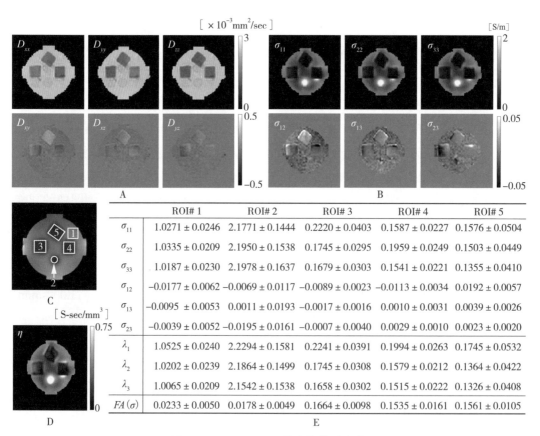

	ROI# 1	ROI# 2	ROI# 3	ROI# 4	ROI# 5
σ_{11}	1.0271 ± 0.0246	2.1771 ± 0.1444	0.2220 ± 0.0403	0.1587 ± 0.0227	0.1576 ± 0.0504
σ_{22}	1.0335 ± 0.0209	2.1950 ± 0.1538	0.1745 ± 0.0295	0.1959 ± 0.0249	0.1503 ± 0.0449
σ_{33}	1.0187 ± 0.0230	2.1978 ± 0.1637	0.1679 ± 0.0303	0.1541 ± 0.0221	0.1355 ± 0.0410
σ_{12}	-0.0177 ± 0.0062	-0.0069 ± 0.0117	-0.0089 ± 0.0023	-0.0113 ± 0.0034	0.0192 ± 0.0057
σ_{13}	-0.0095 ± 0.0053	0.0011 ± 0.0193	-0.0017 ± 0.0016	0.0010 ± 0.0031	0.0039 ± 0.0026
σ_{23}	-0.0039 ± 0.0052	-0.0195 ± 0.0161	-0.0007 ± 0.0040	0.0029 ± 0.0010	0.0023 ± 0.0020
λ_1	1.0525 ± 0.0240	2.2294 ± 0.1581	0.2241 ± 0.0391	0.1994 ± 0.0263	0.1745 ± 0.0532
λ_2	1.0202 ± 0.0239	2.1864 ± 0.1499	0.1745 ± 0.0308	0.1579 ± 0.0212	0.1364 ± 0.0422
λ_3	1.0065 ± 0.0209	2.1542 ± 0.1538	0.1658 ± 0.0302	0.1515 ± 0.0222	0.1326 ± 0.0408
$FA(\sigma)$	0.0233 ± 0.0050	0.0178 ± 0.0049	0.1664 ± 0.0098	0.1535 ± 0.0161	0.1561 ± 0.0105

图 17-17　DT-MREIT 的生物模型试验

的导电张量**C**的电导率值、特征值和FA值。生理盐水背景和琼脂凝胶区域的最大特征值分别为1.05S/m和2.22S/m，接近于真实值（分别为1S/m和2S/m）。对于各向异性的肌肉区域，最大特征值与最小特征值之比为1.38。

通过DT-MREIT能够获取各向异性物体（如人体）的横截面导电张量图像。该方法基于Maxwell方程组和$\mathbf{C} = \eta\mathbf{D}$这一假设。在临床上，该方法可用于注入电流以进行治疗的情况，如tDCS、DBS和电穿孔；此时，各向异性电导率、电流密度和电场的图像有助于此类治疗方法的设计和验证。

17.7　电导率张量成像（CTI）

如第17.5节所述，低频电导率张量图像除能够提供组织的浓度信息外，还可以通过电荷载子的迁移率（与方向相关）提供组织的结构信息。DT-MREIT可以产生电导率张量分布图像，但需要通过表面电极进行低频电流注入。因此，在DT-MREIT和MREIT中，应该使用与光谱仪同步的外部电流源，并在被测对象上安放多个电极。低频电导率张量成像使用临床常规没有添加任何硬件组件的MRI进行成像，文献［914］的作者提出了一种不使用电极的低频电导率张量成像方法，基于以下2个假设：

- 高频电导率可以提取关于电荷载子浓度的信息，且浓度与频率无关。
- 当与水分子存在于同一微观环境中时，电荷载子的迁移率与水分子的迁移率成正比。

该方法的思想是利用MREPT获得关于浓度的信息，同时利用DWI获得关于迁移率（与方向相关）的信息。

17.7.1　CTI的支配方程

框17.4介绍了MREIT的支配方程。注意，CTI的支配方程包括MREPT的支配方程，还包括第17.5节所述的电导率与水扩散率之间的关系。得到高频电导率σ_H后，CTI的关键参数就是细胞外容积分数α，细胞外水扩散系数d_e^w和细胞内水扩散系数d_i^w，这些参数应从获取的多b值DWI数据中提取。图17-18显示了从数据采集到图像重建的CTI过程。

框17.4　CTI的支配方程

对置于MRI扫描仪内的对象 Ω 进行两次单独扫描，分别是MREPT和多b值DWI。

- 由如下MREPT的支配方程，以及 $\tau_H = \sigma_H + i\omega\varepsilon_H$，对高频电导率 σ_H 进行重建

$$\nabla^2 \mathbf{H} = \frac{\nabla \tau_H}{\tau_H} \times (\nabla \times \mathbf{H}) + i\omega\mu_0\tau_H\mathbf{H} \qquad （式17.67）$$

- 通过如下关系对低频各向同性电导率进行重建

$$\sigma_L = \frac{\alpha\sigma_H}{\alpha d_e^w + (1-\alpha) d_i^w\beta} d_e^w = \eta d_e^w \qquad （式17.68）$$

式中，α 为细胞外容积分数，d_e^w 为细胞外水扩散系数，d_i^w 为细胞内水扩散系数，β 为细胞外间隙与细胞内空间的离子浓度之比，η 为与位置有关的变换因子。

- 根据如下关系，可以重建出低频各向异性电导率张量

$$\mathbf{C} = \frac{\alpha\sigma_H}{\alpha d_e^w + (1-\alpha) d_i^w\beta} \mathbf{D}_e^w = \eta\mathbf{D}_e^w \qquad （式17.69）$$

式中，$\mathbf{D}_e^w$ 为细胞外水扩散张量。

17.7.2　CTI的测量技术

CTI是一种无电极成像方法，使用的是常规临床MRI扫描仪而添加硬件组件，因此，其测量技术涉及常规MRI数据采集方法，包括RF线圈和脉冲序列。根据所使用MRI扫描仪的不同，实际可能会有许多不同的实现方法。本节介绍了几个CTI脉冲序列的示例。CTI需要进行两次单独的MRI扫描，依次获取B1图像和多b值DWI数据，因此，在每个示例中有一对脉冲序列。主要关注点是所获得的B1图像和多b值DWI数据的质量。在DWI扫描中，b值和梯度方向的选择对于成功提取细胞外间隙体积分数α、细胞外水扩散系数 d_e^w 和细胞内水扩散系数 d_i^w 至关重要。

如图17-19所示，在第一个示例中，使用一台9.4T、配备单通道线圈的研究MRI扫描仪（Agilent Technologies，美国）产生了CTI脉冲序列。使用如图17-19A所示的多回波、自旋-回波序列，可以进行MREPT扫描以获取B1图像，其各向同性体素分辨率为0.5mm。一组可用的成像参数如下：TR/TE = 2200/22ms，信号采集次数 = 5，视场（field-of-view，FOV）= 65×65mm²，切面厚度 = 0.5mm，翻转角 = 90°，图像矩阵大小 = 128×128。总扫描时间为23min，采集了6次回波。需要使用如图17-19B所示的SS SE-EPI序列单独进行多b值DWI扫描。一组可用的成像参数如下：TR/TE = 2000/70ms，信号采集次数 = 2，FOV = 65×65mm²，切面厚度 = 0.5mm，翻转角 = 90°，

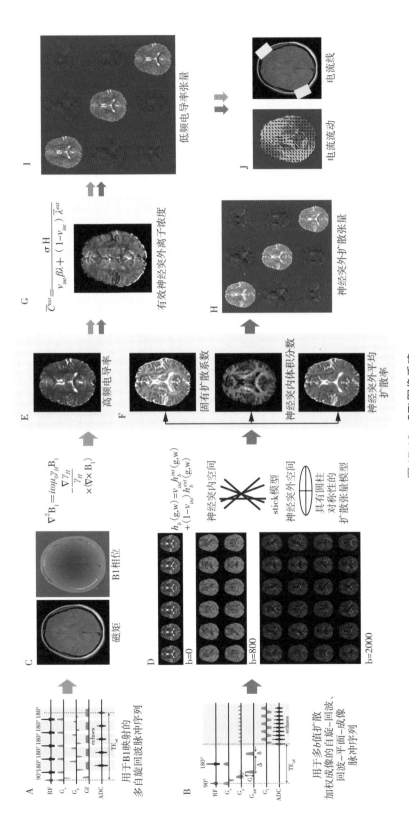

图17-18　CTI图像重建

注：A. 用于B1成像的脉冲序列；B. 用于多个b值DWI的脉冲序列；C. B1图像；D. 多b值DWI数据集；E. σ_H的图像；F. α、d^w_e和d^w_i的图像；G. η的图像；H. $\mathbf{D}^w_e$的图像；I. C的图像；J. 张量和电流线的图像。

图像矩阵大小＝128×128。扩散加权梯度的方向数为30，b值分别为50、150、300、500、700、1000、1400、1800、2200、2600、3000、3600、4000、4500和5000s/mm²。当 Δ ＝53.8ms且 δ ＝6ms时，所得的扩散时间（T_D）为（$\Delta-\delta/3$）＝51.8ms。

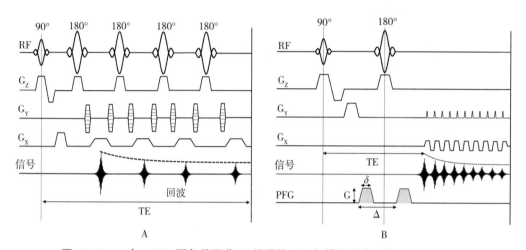

图17-19　一台9.4T、配备单通道RF线圈的MRI扫描仪所产生的CTI脉冲序列

注：A.用于B1成像的多回波、自旋－回波MR脉冲序列；B.用于多 b 值DWI的单次、自旋－回波、平面回波成像序列。

如图17-20所示，在第二个示例中，使用一台3T、配备16通道头部线圈的临床MRI扫描仪（Magnetom Skyra，Siemens Healthcare，德国）上产生了CTI脉冲序列。为了使用MREPT进行高频各向同性电导率图像重建，采用了多个重聚焦脉冲产生的多个自旋回波（multi-echo spin-echo，MSE）的脉冲序列以获取B1相位图。一组可用的成像参数如下：TR/TE＝1500/15ms，翻转角＝90°，带宽＝250Hz/Px，回波数＝6，切面数＝30，切面厚度＝4mm，采集矩阵＝128×128，FOV＝260×260mm²。像素大小为2×2×4mm³。使用交错多切面模式覆盖整个脑部的成像时间为19min。为了加快多 b 值DWI数据的采集，可以使用正交发射线圈和16通道接收头部线圈进行多波段平面回波成像（multi-band echo-planar imaging，EPI）。采用三波段RF励磁和轴向自旋回波EPI（spin-echo EPI，SE-EPI）读出，并在前后（anterior-posterior，AP）方向上进行相位编码（phase encoding，PE），多波段因子为3（MB＝3）。在12个方向上施加扩散梯度，12个 b 值分别为0、50、150、300、500、700、1000、1400、1800、2200、2600和3000s/mm²。采集参数如下：TR/TE＝2000/80ms，翻转角＝90°，切面数＝30，切面厚度＝4mm，采集矩阵＝128×128，FOV＝260×260mm²。该多 b 值DWI扫描耗时9min。

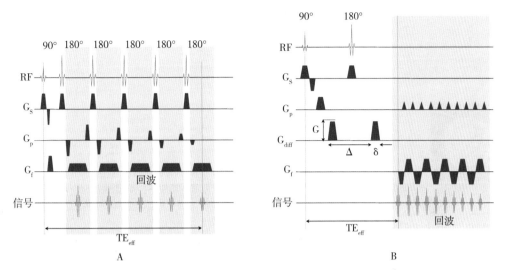

图17-20　一台3T、配备16通道头部线圈的临床MRI扫描仪所产生的CTI脉冲序列

注：A.用于B1成像的多回波、自旋－回波脉冲序列；B.用于多b值DWI的多波段、自旋－回波、平面回波成像序列。

图17-21为使用12个b值（0、50、100、300、600、800、1000、3000、4000、5000、6000、7000和8000s/mm^2）获取的DWI数据集。注意，信号强度因所选的ROI而异。在下一节中，将分析每个像素相对于b值的信号强度，以提取α、d_e^w和d_i^w的中间变量。b值较小时，获取的DWI数据可能会受到流动效应的影响。因此，需要对部分体积效应和流动效应对α、d_e^w和d_i^w的影响进行研究。在CTI中，b值和梯度方向的选择十分重要。可以设计新的脉冲序列并采用更好的多通道RF线圈，从而提高信噪比，同时减少伪影并缩短扫描时间。

17.7.3　CTI的图像重建算法

σ_H的图像重建算法已经在第17.4节中进行了介绍，本节将介绍提取d_e^w、d_i^w和α的方法。首先介绍β和$\mathbf{D}_e^w$的估计方法，然后展示两个CTI图像重建的示例，分别是电导率物理模型和人类受试者。

17.7.3.1　d_e^w、d_i^w和α的提取

DWI能够对一个体素中水分子布朗运动的影响进行测量，从而提供有关组织微观结构及其功能的定量信息。将梯度的第j个方向表示为单位向量$\mathbf{g}_j$，所获取的体素中的DWI信号$S_{b,j}$可表示为

$$S_{b,j} = S_0 e^{-bD_{b,j}} = S_0 e^{-b\mathbf{g}_j^T\mathbf{D}_b\mathbf{g}_j} \qquad （式17.70）$$

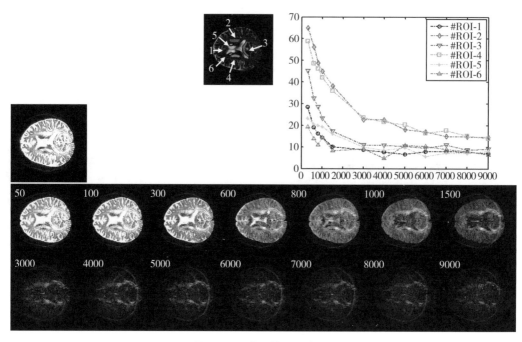

图 17-21　多 b 值 DWI 数据

式中，S_0 为无扩散梯度时的像素值，$D_{b,j}$ 为沿 $\mathbf{g}_j$ 方向的选定 b 值的扩散系数，$\mathbf{D}_b$ 为该 b 值处的 3×3 对称扩散张量。

对于每个 b 值，对所有梯度方向上的扩散加权图像进行平均后，可得图像 S_b，如下

$$S_b = \frac{1}{N_D}\sum_{j=1}^{N_D} S_0 e^{-b\mathbf{g}_j^T\mathbf{D}_b\mathbf{g}_j} \tag{式 17.71}$$

式中，N_D 为梯度方向数。使用 Taylor 级数展开，图像 S_b 在每个体素处表现出指数衰减特性，如下

$$S_b \approx S_0\left(1-\frac{b}{N_D}\sum_{j=1}^{N_D}\mathbf{g}_j^T\mathbf{D}_b\mathbf{g}_j\right) \approx S_0 e^{-\frac{b}{N_D}\sum_{j=1}^{N_D}\mathbf{g}_j^T\mathbf{D}_b\mathbf{g}_j} = S_0 e^{-b\overline{D}_b} \tag{式 17.72}$$

式中，$\overline{D}_b$ 为体素在选定 b 值处所有梯度方向上的平均扩散系数。

由于宏观体素包括细胞外和细胞内空间，每个体素的 S_b 是 b 值的函数，可以使用多指数衰减曲线进行拟合。为了估计 d_e^w、d_i^w 和 α，可以使用三隔室模型。细胞内空间是一个由细胞内水和固体成分组成的隔室。需要注意的是，细胞内水分子的有效平均扩散系数小于自由水扩散系数。细胞外间隙细分为 2 个隔室：自由水分子的细胞外液（extracellular water，ECW）和水分子和固体成分混合物的细胞外基质（extracellular matrix，ECM）。之后，对每个体素，使用下列方程对式 17.72 中的数据进行拟合

$$S_b = S_0 \cdot (v_{ecm}e^{-bd_{ecm}^w} + v_{ecw}e^{-bd_{ecw}^w} + v_i e^{-bd_i^w} + v_0) \tag{式 17.73}$$

式中，v_{ecm}、v_{ecw} 和 v_i 分别表示细胞外基质、细胞外液和细胞内隔室的体积，v_0 表示偏移值。d_{ecm}^w 和 d_{ecw}^w 分别是细胞外基质和细胞外液的水扩散系数。对于各向同性的细胞外自由水，设 $d_{ecm}^w = 3 \times 10^{-3} \text{mm}^2/\text{s}$。每个体素的细胞外间隙体积分数 α 估计为

$$\alpha = \frac{v_{ecm} + v_{ecw}}{v_{ecm} + v_{ecw} + v_i} \qquad (\text{式}17.74)$$

细胞外扩散系数 d_e^w 估计为

$$d_e^w = \frac{v_{ecm}}{v_{ecm} + v_{ecw}} d_{ecm}^w + \frac{v_{ecw}}{v_{ecm} + v_{ecw}} d_{ecw}^w \qquad (\text{式}17.75)$$

在将来的研究中，可以对上述方法进行改进。随着对生物组织中水扩散的了解越来越多，可能会有更好的方法对这些中间变量进行提取。近来，Jahng等（2021）使用神经示踪图中常用的基于模型的方法，对被低频主导的各向异性电导率张量图进行了可视化研究。

17.7.3.2　$\mathbf{D}_e^w$ 的估计

由式17.70，有

$$\frac{1}{b}\ln\left(\frac{S_{b,j}}{S_0}\right) = -\mathbf{g}_j^T \mathbf{D}_b \mathbf{g}_j \qquad (\text{式}17.76)$$

由于在 3×3 对称扩散张量 $\mathbf{D}_b$ 中有6个未知数，可以使用至少6个梯度方向以确定每个 b 值的 $\mathbf{D}_b$。但是，$\mathbf{D}_b$ 作为一个常规的水扩散张量，同时受到细胞外间隙和细胞内空间的影响。对式17.69中的 $\mathbf{D}_e^w$ 进行估计时，只需要明确细胞外间隙的影响。对于这个问题，虽然可以使用类似于式17.73所描述的模型，但使用三隔室模型以求解 $\mathbf{D}_e^w$ 是一个欠定问题。

可以采用如下含有13个未知数的模型

$$\frac{S_{b,j}}{S_0} = (1-\xi)\, e^{-b\mathbf{g}_j^T \mathbf{D}_F^w \mathbf{g}_j} + \xi e^{-b\mathbf{g}_j^T \mathbf{D}_S^w \mathbf{g}_j} \qquad (\text{式}17.77)$$

式中，$\mathbf{D}_F^w$ 和 $\mathbf{D}_S^w$ 分别为快速扩散张量和慢速扩散张量，ξ 为权重因子。在分离式17.77中的 $\mathbf{D}_F^w$ 和 $\mathbf{D}_S^w$ 之前，首先使用式17.72中的平均信号对 ξ 进行估计。b 值较大时，来自快速分量的信号可以忽略不计，式17.72中取两个较大的 b 值 b_1 和 b_2，则可通过下式计算权重因子 ξ：

$$\xi = \frac{1}{S_0}\left(S_{b_1} + b_1 \frac{S_{b_1} - S_{b_2}}{b_2 - b_1}\right) \qquad (\text{式}17.78)$$

例如，可以设 $b_1 = 4500\text{s}/\text{mm}^2$，$b_2 = 5000\text{s}/\text{mm}^2$。对一个较大的 b 值，式17.77可以简化为

$$S_{b,j} \approx \xi S_0 e^{-b\mathbf{g}_j^T \mathbf{D}_S^w \mathbf{g}_j} \qquad \text{（式 17.79）}$$

慢速扩散张量 $\mathbf{D}_S^w$ 具有 6 个未知数，在 $b = 4500\text{s/mm}^2$ 时有至少 6 个梯度方向的所测数据，可以列出至少 6 个方程式。使用加权最小二乘法，使用式（17.79）进行拟合。之后，使用具有至少 6 个梯度方向的所测数据，取 $b = 700\text{s/mm}^2$，通过下式获得快速扩散张量 $\mathbf{D}_F^w$

$$S_{b,j} - S_0 \xi e^{-b\mathbf{g}_j/\mathbf{D}_S^w \mathbf{g}_j} \approx (1-\xi) S_0 e^{-b\mathbf{g}_j^T \mathbf{D}_F^w \mathbf{g}_j} \qquad \text{（式 17.80）}$$

假设与细胞内空间相比，细胞外间隙中的水扩散受到的限制和阻碍较小，可以设细胞外扩散张量 $\mathbf{D}_e^w \approx \mathbf{D}_F^w$。为了对后续研究中 $\mathbf{D}_e^w$ 的估计方法进行改进，可以如前所述在神经示踪图中加入基于模型的方法。

17.7.3.3 β 的估计

根据式 17.52，β 可表示如下

$$\beta = \frac{\bar{c}_i}{\bar{c}_e} = \frac{\sum_{j=1}^N z^{(j)} \gamma_i^{(j)} c_i^{(j)} k^{(j)}}{\sum_{j=1}^M z^{(j)} \gamma_e^{(j)} c_e^{(j)} k^{(j)}} \qquad \text{（式 17.81）}$$

式中，$k^{(j)}$ 为第 j 个电荷载子与参考电荷载子（$j=1$）之间的迁移率之比。根据 Stokes-Einstein 关系，一个电荷载子的迁移率 m 与介质黏度 ς 和水合直径 d_h 有关，即 $m = \dfrac{1}{3\pi \varsigma d_h}$，因此，$k^{(j)}$ 可表示如下

$$k^{(j)} = \frac{m_e^{(j)}}{m_e^{(1)}} = \frac{m_i^{(j)}}{m_i^{(1)}} \frac{d_h^{(j)}}{d_h^{(1)}} \qquad \text{（式 17.82）}$$

将式 17.82 代入式 17.81，并假设 $\gamma_i^{(j)} \approx \gamma_e^{(j)}$，则 β 可表示如下

$$\beta = \frac{\sum_{j=1}^N z^{(j)} \dfrac{c_i^{(j)}}{d_h^{(j)}}}{\sum_{j=1}^M z^{(j)} \dfrac{c_e^{(j)}}{d_h^{(j)}}} \qquad \text{（式 17.83）}$$

考虑 Na^+、Cl^-、K^+ 和 Ca^{2+} 四种主要离子，将 Na^+、Cl^-、K^+ 和 Ca^{2+} 的 c_e 值分别设为 154、129、3.10 和 1.30mmol/l。Na^+、Cl^-、K^+ 和 Ca^{2+} 的 c_i 值分别为 19.67、3.30、89.93 和 1×10^{-3}mmol/l。水合直径分别为 $d_h^{Na^+} = 716\text{pm}$、$d_h^{Cl^-} = 664\text{pm}$、$d_h^{K^+} = 661\text{pm}$ 和 $d_h^{Ca^+} = 824\text{pm}$。由以上数值可计算出 β 值为 0.41。目前，无法对每个体素的 β 均进行计算，因此，该值可用于所有体素。

17.7.4 CTI成像实验

17.7.4.1 巨型囊泡悬浮液的电导率物理模型

要通过实验验证CTI方法，需要一个电导率物理模型，装有具有薄绝缘膜的细胞样材料。可以使用细胞样材料内部和外部电导率已知的电解质，对重建的电导率张量图像的误差进行估计。有研究小组采用巨型囊泡作为细胞样材料，使用空间分辨率为0.5mm的9.4T MRI扫描仪对装有巨型囊泡悬浮液的电导率物理模型进行了CTI实验。

图17-21A、B所示的电导率物理模型包括3个隔室，分别装有2种不同的电解质和巨型囊泡悬浮液。采用图17-19所示的脉冲序列，重建得到了图17-22C ～ F所示的物理模型CTI图像。重建出的高频电导率 σ_H 和低频电导率 C_{xx}、C_{yy} 和 C_{zz} 的值与使用阻抗分析仪测得的值之间具有良好的一致性。

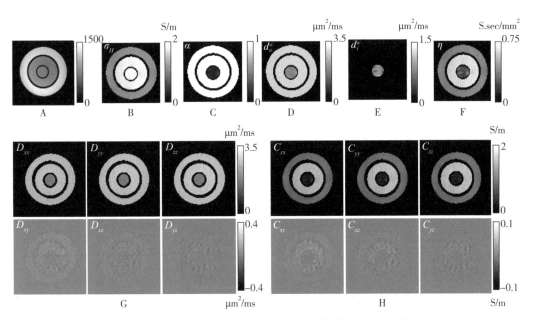

图17-22 **装有巨型囊泡悬浮液的物理模型的电导率图像**

注：A.T_2加权图像；B.σ_H 的图像；C.α 的图像；D.d_e^w 的图像；E.d_i^w 的图像；F.η 的图像；G、H.分别是水扩散张量和电导率张量的重建图像。

17.7.4.2 在体人体大脑

采用如图17-20所示的脉冲序列，使用3T临床MRI扫描仪对人体大脑进行了电导率张量成像。为了使人脑CTI的成像稳定，可以采用各种具有多个隔室的模型以确定稳定的微观结构参数，如 d_e^w、d_i^w 和 α。近来提出的基于球面平均技术的多隔室显微扩散成像（multi-compartment microscopic diffusion imaging based on the spherical mean technique，MC-SMT）是用于估计参数 d_e^w、d_n^w 和 α 的一种模型，该方法不假定神经突排列方向的分布，而对神经突内外空间的扩散系数和体积分数进行估计。在MC-SMT中，大脑区域被分成由单层或双层脂质膜包围的神经突内和神经突外区域；该模型能够克服式17.73所描述的三隔室模型的若干限制。

图17-23为使用MC-SMT技术对人体头部进行重建所得的CTI图像。重建出的 σ_H 和 C 值与来自所提取的组织样本的测量结果具有良好的一致性。与高频电导率图像相比，具有较低值的低频电导率图像反映了细胞外间隙中的离子浓度和与方向相关的迁移率。

图17-23A 显示了从所获取B1图的收发器相位重建得到的高频电导率 σ_H 的图像。

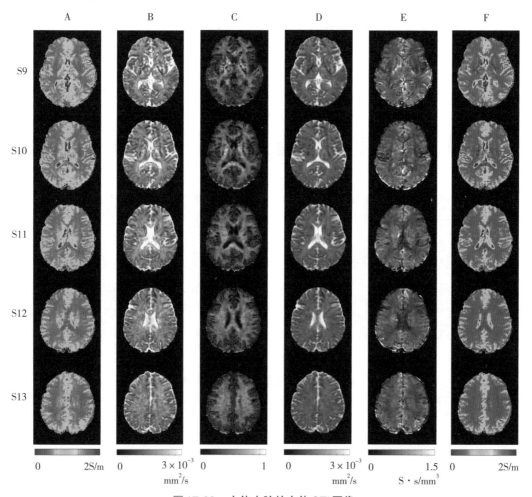

图17-23 人体大脑的在体CTI图像

注：A.高频电导率（σ_H）；B.固有扩散系数；C.细胞内体积分数（α）；D.细胞外平均扩散率（d_e^w）；E.有效细胞外离子浓度（$\bar{c}_e$）；F.5个不同成像切面（S9-S13）的低频平均电导率（σ_L）。

图17-23B ～ E分别显示了每个成像切面的固有扩散系数（λ）、细胞内体积分数（v_{int}）、细胞外平均扩散率（$\bar{\lambda}^{ext}$）和重建所得的细胞外离子浓度分布。图17-23F显示了从第9个到第13个（S9 ～ S13）成像切面的低频平均电导率（σ_k）。与高频电导率图像相比，低频电导率图像反映了细胞外间隙中的离子浓度和扩散系数，并显示出不同的电特性，尤其是在白质区域。图17-24A、B分别是扩散张量图和电导率张量图。

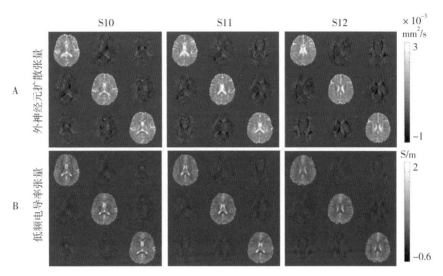

图17-24　3个成像切面（S10 ～ S12）的水扩散张量图像（$b = 800s/mm^2$）（A）和低频电导率张量图像（B）

17.7.5　CTI的临床应用

由于CTI可以通过现有临床MRI扫描仪轻松实现，且无须添加硬件组件，对于其临床应用而言，没有任何技术障碍。然而，必须通过各种验证研究以证明其在选定临床应用中的有效性。在后续研究中，需要进行大量动物实验和人体研究。本节将介绍CTI的3种潜在的临床应用：①生物电磁学的正向模型建模。②电刺激疗法的治疗方案。③诊断成像。

如图17-25A所示，使用图像分割方法从常规MRI图像构建了6个不同人体头部解剖模型。图17-25B ～ D绘制了整个大脑的CTI图像，可以与A中的解剖模型结合使用。通过该方法可以构建针对具体患者的头部模型，具有相关外形结构及电导率张量信息。图17-25E显示了两种不同视角的3D有限元网格，该网格可用于许多生物电磁学的正向模型建模研究。

图17-25E所示的针对具体患者的头部模型可用于制定电刺激疗法的治疗方案，如

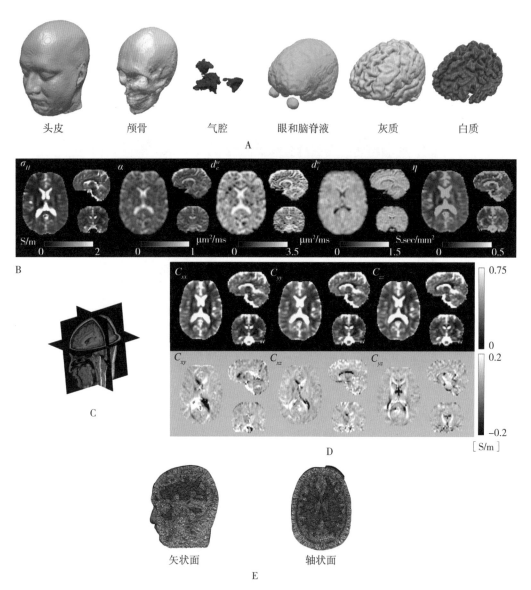

图 17-25　使用CTI重建图像及头部解剖模型的针对具体患者的头部模型

注：A.头部各个部分的解剖模型；B.σ_H、α、d_e^w、d_i^w和η的图像；C.切面位置；D.电导率张量图像；E.大量正向模型建模研究所采用的针对具体患者的有限元网格。

tDCS、tACS、DBS、电穿孔和射频消融。将ImA的直流电流注入两个电极ε_A和ε_C之间的头部区域,头部(以Ω表示,边界为$\partial\Omega$)内的电压u满足如下偏微分方程

$$\begin{cases} \nabla \cdot \mathbf{C} \nabla u = 0 & \text{在}\,\Omega\,\text{内} \\ \int_{\varepsilon_A} \mathbf{C}\dfrac{\partial u}{\partial \mathbf{n}} ds = I \\ u = 0 & \text{在}\,\varepsilon_C\,\text{上} \\ \mathbf{C}\dfrac{\partial u}{\partial \mathbf{n}} = 0 & \text{在}\,\partial\Omega\backslash(\varepsilon_A \cup \varepsilon_C)\,\text{上} \end{cases} \quad (\text{式}\,17.84)$$

式中,$\mathbf{n}$为边界$\partial\Omega$上的单位外法向量。

例如,可以使用有限元方法以数值方式计算电压u、电场∇u和电流密度$-\mathbf{C}\nabla u$。图17-26展示了使用tDCS常用的两种不同的电极组合所获取的人体大脑内部的电流密度和电场分布。

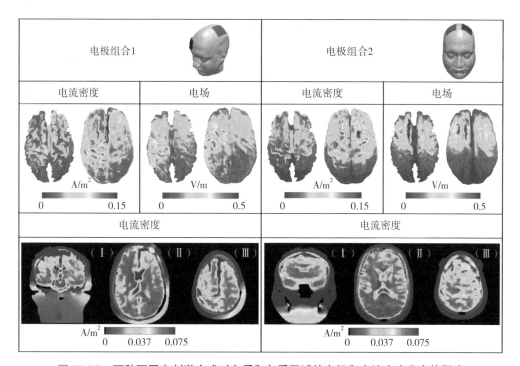

图17-26 两种不同电刺激方式对白质和灰质区域的电场和电流密度分布的影响

注:使用图17-25D中重建的电导率张量图像对场分布进行计算。(Ⅰ)所示图像为阳极位置处头部冠状切面中的电流密度分布;(Ⅱ)和(Ⅲ)所示图像为头部轴状切面中的电流密度分布,与颅骨的距离分别为75mm和25mm。

图17-27为犬类头部CTI图像。目前，正在利用不同动物模型开展研究，包括肿瘤、肝硬化、脓肿、炎症、缺血等，其目的在于探索CTI作为一种诊断成像工具的潜在临床应用。

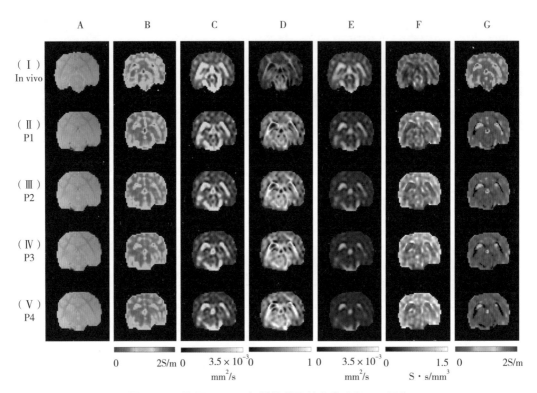

图17-27　使用3T MRI扫描仪获取的犬类头部CTI图像

注：A. MR磁矩图像；B.高频电导率（σ_H）；C.固有扩散率；D.细胞内体积分数（α）；E.细胞外平均扩散率（d_e^w）；F.有效细胞外离子浓度（$\bar{c}_e$）；G.低频平均电导率（σ_L）。

17.7.6　CTI的研究展望

与MREIT和DT-MREIT这两种低频电导率成像方法不同，CTI不需要外部注入电流。这使CTI能够轻松用于人体在体成像研究，且不会产生不良效果。CTI的使用不要求添加特殊的硬件组件，因此，可以基于常规临床MRI扫描仪进行诊断和确定治疗方案。

目前，还无法通过实验确定每个像素的β值。在未来的研究中，很有必要寻求一种方法，通过实验对每个像素的β值进行估计，以分别量化$\bar{c}_e$和$\bar{c}_i$。通过实验以足够精度确定d_e^w、d_i^w、α、β和$\mathbf{D}_e^w$的数值，或者假定其为常数，基于这些已知参数的个数，可以

将 **C** 的重建图像解读为电导率张量或电导率加权图像，即CTI或CWI。

CTI或CWI中的图像差异对比基于结构化组织中电荷载子微观运动的系综平均，因此，通过宏观CTI图像参数，可能会发掘出一种新方法，用于提取有关组织微结构及其功能的定量信息。对 σ_H、$\dfrac{d_e^w}{\chi d_e^w + (1-\chi) d_i^w \beta}$、$\dfrac{\mathbf{D}_e^w}{\chi d_e^w + (1-\chi) d_i^w \beta}$ 和 $\bar{c}_e$ 的图像，以及 **C** 的图像一起进行定量研究，将具有临床意义。未来的临床研究可以在以下领域开展：

- $\bar{c}_e$ 所反映的电荷载子的浓度变化，通过该参数可以检查肿瘤、肝硬化、炎症和出血的病理变化。

- $\dfrac{d_e^w}{\chi d_e^w + (1-\chi) d_i^w \beta}$ 或 $\dfrac{\mathbf{D}_e^w}{\chi d_e^w + (1-\chi) d_i^w \beta}$ 所反映的结构变化（如脱髓鞘、离子通道开放）及病理变化，该参数与之相关。

- α 和 σ_L 所反映的细胞大小和密度的变化，该参数可以提供有关细胞水肿的信息。

- 电导率张量图像可用于针对具体患者的模型，包括电磁源成像和电刺激技术，如tDCS、tACS、DBS，电穿孔和射频消融。

17.8 小结

对于使用MRI的电阻抗成像技术的研究已经进行了20多年。目前共有4种方法，总结于表17-3中。基于Maxwell方程组，通过理论分析、数值仿真和成像实验（包括电导率物理模型、动物和人体），已经对MREIT、DT-MREIT和MREPT的物理和数学架构进行了验证。MREIT和DT-MREIT的实现需要在MRI扫描仪内进行外部电流注入，在实际中可能会造成不便。同时，根据选定成像区域的不同，注入的电流可能会刺激神经和/或肌肉，从而限制了上述两种方法在临床上的应用。而MREPT作为一种无须外部电流注入的无电极方法，能够通过高频各向同性电导率图像获取大量有用信息，因而有望应用于临床。CTI同样是一种不使用外部电流注的无电极方法，能够重建出低频各向异性电导率张量图像。由于CTI将高频各向同性电导率重建为中间变量，因此，可以作为一种双频方法。但是，CTI基于电导率张量与水扩散张量之间关系的假设，需要通过更严格的实验研究进行进一步验证。除将其应用于临床，还可以探索其在电化学、生物学、食品科学和材料科学中的应用。

表 17-3　使用 MRI 的四种电阻抗成像方法的比较

项目	MREIT	MREPT	DT-MREIT	CTI
像素值	等效各向同性电导率	电导率和 介电常数	电导率张量	电导率张量
频率	< 1kHz	128MHz（磁场强度：3T）	< 1kHz	直流
电极	≥ 4	无	≥ 2	无
注入电流	≤ 2.5mA	无	≤ 2.5mA	无
成像差异信息	离子浓度 离子迁移率 受阻传导	离子浓度 离子迁移率 偶极子极化	离子浓度 离子迁移率 受阻传导 各向异性	离子浓度 离子迁移率 受阻传导 各向异性

（作者：Oh In Kwon　Eung Je Woo

翻译：张婷婷　刘亦凡　代　萌　杨　琳）

第18章　地球物理电阻率断层成像

18.1　引言

在地球物理学中，用于估计近地表阻抗的电测量技术最早是由Conrad Schlumberger于1911年在勘探矿产时研发的，此后广泛应用于地表下勘探。地电成像在世界范围内用于工业、咨询和学术界，并且是目前的研究热点。地球物理学中的术语在不断发展，最初称为垂直电测深（一维分层地球问题），现在称为电阻率断层成像（ERT）。在部分文献中，也使用电阻率成像（electrical resistivity imaging，ERI）作为ERT的替代专业名词。作为电导率（单位：S/m）的倒数，电阻率（单位：Ω·m）通常是研究地质现象时首选的单位。

需要注意的是，从数学上讲，生物医学EIT和地球物理学ERT求解的是同一方程组，即Calderón问题。但在一些具体应用中，两者还是存在一些重要区别。特别需要指出的是，ERT通常在低得多的频段（1Hz～10kHz）和较大距离（常见的电极阵列为50～100m）上进行，测量区域为开放区域（地球表面）或钻孔中，所测量的电阻率在邻近区域内可能相差几个数量级。在生物医学EIT中，通常采用时间差分EIT；而在地球物理ERT中，通常需要对实际的电阻率分布进行静态重建。此外，还有一些类似于EIT的检测类应用，目标为电阻率的变化。

18.2　一般应用

与生物医学EIT一样，直流地电阻率测量的基本电极组合包含连接到电阻率计的4个电极，其中2个进行电流激励（标记为A、B或C1、C2或C＋、C－），2个进行电位差测量（标记为M、N或P1、P2或P＋、P－）。一般情况下，多个电极（可达数百个）同时连接到电阻率计，用户自定义的测量方案会控制以何种电极组合方式、以何种顺序进行测量。对于每次电流注入，可以在不同的测量电极对上同时测量多个电位差（"多通道"采集）。电极通常为不锈钢棒或不锈钢板，按照规则的间隔布置，使用多芯线缆进行连接（图18-1）。电极之间的距离从几十厘米到几百米不等，具体取决于选定

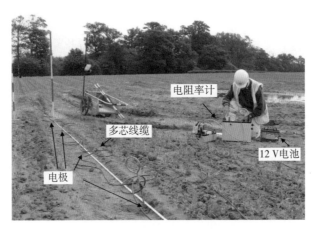

图 18-1　电阻率断层成像现场勘探

资料来源：BGS © UKRI 2019。

的勘探区域和勘探深度。

　　地球电阻率计大多采用开关直流信号或1Hz至几十Hz的低频交流信号，采用开关直流信号时，在几秒钟之内，电流完成正－零－负－零－正的变化。信号处理可以由电阻率计完成，也可以将完整波形记录以供后续分析。开关直流系统通常需要更多功率（约100W），而使用锁相或数字信号处理的低频交流系统通常效率更高效（约10W）。现场工作系统一般由汽车电池供电，施加的电压通常为几十到几百伏，流经激励电极的驱动电流为几十到几百毫安。施加电压与注入电流之比通常由电极的接触阻抗决定，该阻抗取决于电极的表面积、周围地质材料的电阻率及两者之间的电接触程度。使用表面积较大的电极可以降低接触电阻。在ERT的实际应用中，一般情况下电极尺寸远小于电极间距，因此，大多数地电求逆算法将电极视为点状。在接触电阻过高的情况下，通常的做法是对电极周围的区域进行处理以降低接触电阻，所使用的材料一般包括水、生理盐水、导电浆料或凝胶，而不是使用更大的电极。降低接触电阻可以提高信噪比，或者说可能有利于减少所需功率。一些系统可以由发电机供能，施加更高的电压，用于高电阻环境中。还可以使用物理上分离的电流和电位双极系统，以实现更大规模（几千米）的测量。

　　与生物医学中的应用不同，在地电勘探中，电极不太可能完全包围ROI。大多数勘探中，地面上的电极呈线状或网格状放置，或者在少数情况下，电极置于钻孔中，呈线状排列。必须准确记录这些电极的位置（可以使用GPS或其他测量技术，如胶带）。地电勘探通常包括使用一个或多个标准电极组合方式（图18-2）进行的一组测量，具有各种双极长度和间距。有时可以将电极部署在距离勘探区域足够远的地方，使其在实际上接近无穷远，从而可以使用单极-单极和单极-偶极测量方法。

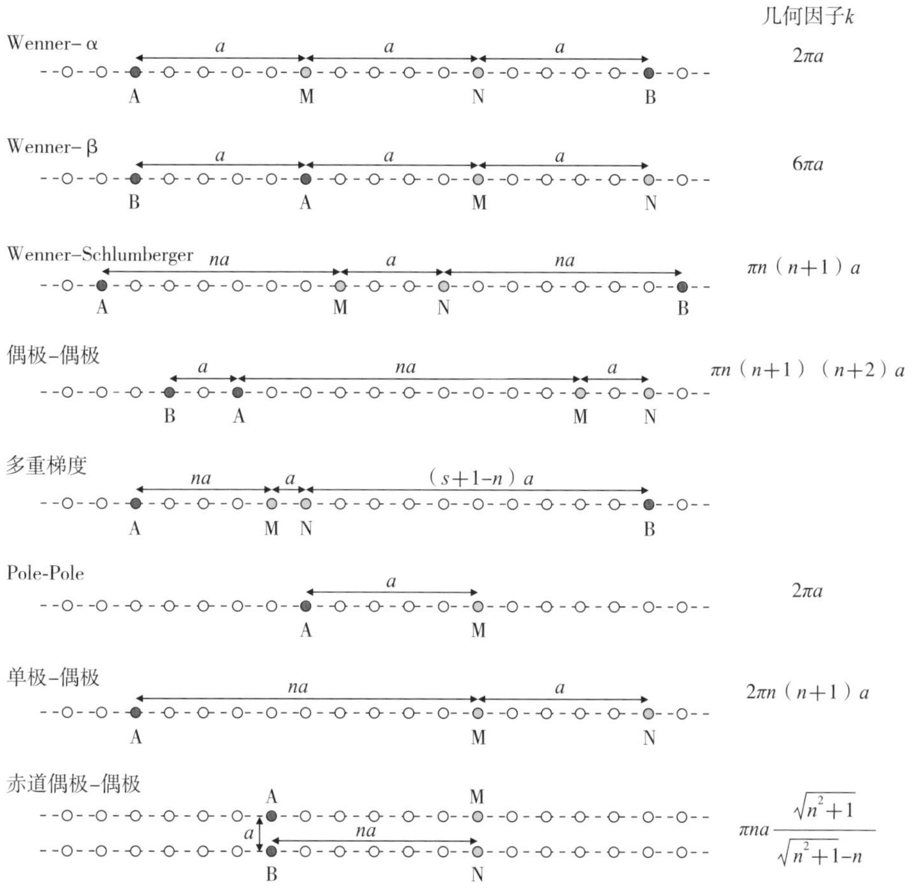
几何因子k
Wenner-α
a a a
A M N B
2πa
Wenner-β
a a a
B A M N
6πa
Wenner-Schlumberger
na a na
A M N B
πn（n+1）a
偶极-偶极
a na a
B A M N
πn（n+1）（n+2）a
多重梯度
na a （s+1-n）a
A M N B
Pole-Pole
a
A M
2πa
单极-偶极
na a
A M N
2πn（n+1）a
赤道偶极-偶极
A M
a na
B N
πna √(n²+1) / (√(n²+1)-n)

图18-2　几种常用的ERT勘探电极组合方式

注：激励（电流）电极（A、B）为蓝色，测量（电位）电极（M、N）为绿色。一般情况下，因子n和s是电极间距a的整数倍，≥1，分别表示双极的长度和间距。几何因子k如式18.2所示，存在一个简单表达式，与选定的电极组合方式相关。

资料来源：BGS © UKRI 2019。

为了对原始数据进行快速解读，测得的传输电阻R可以乘以一个几何因子k（图18-2最右列），所基于的假设为均匀平坦半空间，其具有表观电阻率ϱ_a。这样可以对地表下的电阻率范围和感兴趣结构的大致位置进行简单的检查。表观电阻率还可以使测量值归一化，则在重建时这些测量值的权重更加平均（参见第18.12节）。

对于位于半空间表面的电极，电流I在具有均匀电阻率ρ的介质中，距电极的径向距离r处产生一个径向电位$\phi=\rho I/2\pi r$。注意，当时$r=0$，电极处存在一个奇异点。激励电极A和B之间的电流流动所产生的偶极引起电位ϕ，在电极M和N处测得，分别表示为ϕ_M和ϕ_N。则ERT的表面测量值V就是这两个测量电极之间的电位差$\Delta\phi$

$$\phi_M=\frac{\rho I}{2\pi}\left(\frac{1}{AM}-\frac{1}{MB}\right)$$

$$\phi_N = \frac{\rho I}{2\pi} \left(\frac{1}{AN} - \frac{1}{NB} \right) \qquad \text{（式18.1）}$$

$$V = \Delta\phi = \frac{\rho I}{2\pi} \left(\frac{1}{AM} - \frac{1}{MB} - \frac{1}{AN} + \frac{1}{NB} \right)$$

其中，距离 AM、MB、AN、NB 是激励电极 A 或 B 与测量电极 M 或 N 之间的距离。该模型可用于任意成对电极的组合方式。对埋入地表的电极，可将其"镜像"电极放置于平坦表面上方的等距离处，以校正边界效应。

为了将表观电阻率 ρ_a 作为给定单次测量值条件下均匀电阻率 ρ 的估计值（$\rho \to \rho_a$），将式18.1重写如下

$$\rho_a = \frac{V}{I} k = Rk, \; k = \frac{2\pi}{\left(\frac{1}{AM} - \frac{1}{MB} - \frac{1}{AN} + \frac{1}{NB} \right)} \qquad \text{（式18.2）}$$

式中，$R = V/I$ 是测得的传输电阻，即测量得到的、由施加电流 I 所产生的电位差 V 与 I 之比。几何因子 k 描述了所用的电极组合方式。电阻率是"表观的"，因为介质中的不均匀性、尺寸有限的电极或不平坦的表面都会导致误差的产生。任意几何形状的几何因子 k 也可以作为一个归一化因子通过求取测量值获得。电阻率均匀分布，为 $1\,\Omega\,m$，在1A激励条件下，使用FEM计算正向模型 $\mathcal{F}$，则 $k = 1/\mathcal{F}$（1）。

要获得更多的定量解读信息，需要求解逆问题。如何对逆问题进行参数化，取决于地质环境、电极的放置方式和所进行测量的类型。最简单的情况是地下结构为水平分层，此时可以通过线状排列的电极进行Wenner测量（图18-2中的Wenner-α 和 Wenner-β），偶极的间距为 a，并且以同一个点为中心。这种测量方法被称为垂直电学探测，可以采用1D模型进行求逆，模型中电阻率的变化仅是深度的函数。在一种更为常见的方法中，探测线沿地下结构走向[①]的垂直方向放置。之后，可以假设电阻率随深度和沿电极线的距离发生变化，但在垂直方向上不变。因此，反向模型是2D参数化的（尽管该模型表示一个3D结构）。与生物医学EIT不同，电流流动被视为来自点电极的3D流动，由此所得的模型被称为2.5D解（见第18.10节）。最后，可以在2D表面网格上进行测量（见第18.3节）。通常情况下，电极数量不足以一次性放置于整个网格，因此，需要沿平行线进行多次线性探测。为了获得更好的3D求逆结果，最好使用一些沿垂直方向电极排列的线（称为关联线），以及沿对角线方向电极排列的线进行测量。如果可以同时放置多条平行的电极线，那么也可以使用真正的3D测量（如赤道偶极－偶

---

① 走向（罗盘航向）和倾角（最陡角度）定义了层状岩石的单位矢量方向，如通过断层或其他形变过程，相对于平坦水平层发生旋转的沉积层。

极测量方法）。

由于地球电阻率对多种地球科学家关注的特性很敏感，地电勘探得到了广泛使用。电阻率主要随岩石学（岩石类型）发生强烈变化，差别可达数个数量级（图18-3A）；同时，电阻率还取决于岩石的风化程度、裂缝情况、饱含流体的程度、饱和孔隙流体的离子含量、温度及存在的污染物。因此，地电勘探的结果通常通过岩石物理关系转化为感兴趣的其他地表下的特性（如水分含量），这种岩石物理关系将勘探结果与岩石及其所含流体的物理和化学特性联系起来。这些特性可以通过实验确定，方法是将所测电阻率作为代表性标本中目标参数的函数，并使用岩石物理模型拟合（图18-3B），如用于沙子、砾石和沉积岩的Archie定律，或存在显著黏土矿化的Waxman-Smits或Dual Water模型。

地电勘探结果（电阻率）与多种物理参数（如岩石学、孔隙度、水饱和度和渗透性）有关，因此，一般在获取勘探所在地的基本情况（或者基本情况已知）后，才开始进行地电勘探，否则很难对勘探结果进行解读，且结果容易受到质疑。常采用的基

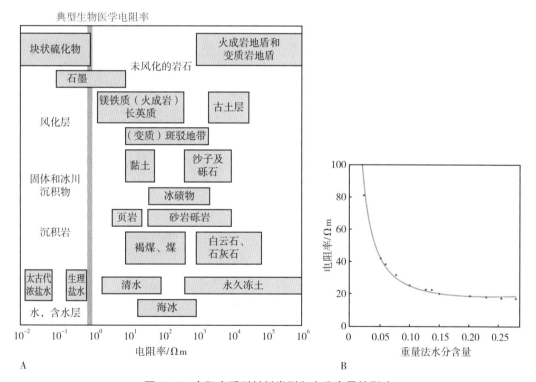

图18-3　电阻率受到材料类型和水分含量的影响

注：A.地表水、岩石和土壤的大致电阻率范围；B.多孔材料的电阻率和水分含量之间的岩石物理关系，显示了数据及拟合曲线。

资料来源：BGS © UKRI 2019。

本情况、先验信息和校准方法包括地质图和地面模型、地形测量、试验坑、钻孔记录、水位记录器（压电计）、点式传感器（测量局部电导率、含水量和温度）、倾斜传感器、加速度计、其他地球物理测量方法（如探地雷达、地震学信息、微重力），以及材料样本的实验室测试和校准结果，以建立电阻率与目标参数（如含水量）之间的岩石物理关系。

地电成像有许多不同的应用，包括地质测绘和地面模型研发，水文学和水文地质学（如海洋、河流、含水层），自然灾害的检测和缓解（如山体滑坡、天坑），岩土工程灾害（如边坡稳定性），空洞的检测和测绘（如洞穴、隧道、矿井），矿产勘查和资源评估，污染土地/棕地的调查（如垃圾填埋场、渗滤液羽流、地下水污染），以及考古学。过去十年左右的几篇综述详细介绍了相关方法和应用。

18.3 研究应用

有关地电方法的持续研究和研发工作已经在仪器设备和求逆算法方面取得了进展，使其应用领域迅速扩大，超出了标准的、广泛使用的 2D 电阻率测量。近来的一些进展包括在表面网格中越来越频繁使用大量电极进行全 3D 成像；用于过程监测的延时/4D 数据采集和求逆；对测量方法和电极位置进行优化，以获取最佳图像分辨率；使用地下电极以提高深度图像分辨率；对互补地球物理数据进行联合求逆；对于随时间变化的边界和电极位置变化的适应；以及用于高电阻环境的电容耦合电极。使用不同的 3D 反向模型（通常为有限元或有限体积）并将其参数化为六面体或四面体模型单元，通过表面电极网格测得数据，从而最终实现 3D 地电成像。如上一节所述，一般情况下使用由几十个电极组成的小型线性阵列收集此类数据，进行多次平行线性测量后，将数据组合以进行求逆。在这种情况下，平行测量的间距不应超过沿线电极间距的 3 倍，并且应该包含一些垂直的关联线，尤其是在平行测量的两端，以确保敏感度能够重叠。如果没有这些重叠区域，则每次测量实际上是独立的，这样会导致在测量电极线之间的区域所生成的图像中出现方向性伪影。如果能够同时放置若干条平行的电极线，或者在理想情况下放置电极网格，则可以避免上述情况，因为这样可以采集更常见的平面电极组合测量值，以及在不同排列方向上对齐的共线性测量值（图18-4）。

进行 3D 测量时，布置大量电极的阵列较为耗时，因此，通常以半固定的方式安装电极，尤其是需要对同一位置进行重复测量以监测变化时。在这种情况下，一般将阵列埋入地面以下几厘米处，从而可以保护电极和布线免于受损。如果地面干燥或多石，

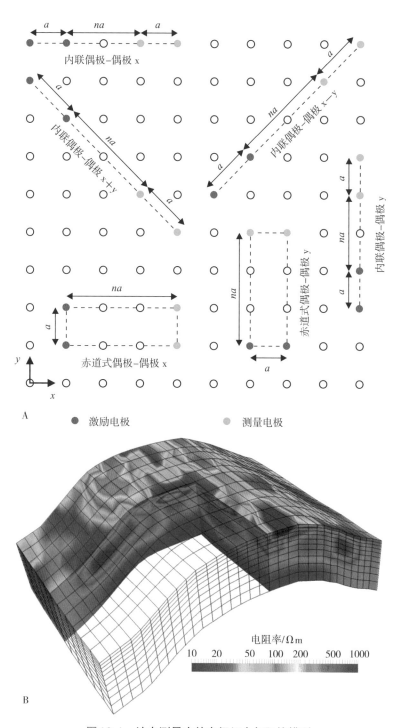

图 18-4　地电测量中的电极组合与阻扰模型

注：A.全3D测量类型，包括不同排列方向的内联偶极－偶极和赤道偶极－偶极电极组合；B.3D阻抗模型，由通过12×32电极网格获取的地电勘探结果生成的六面体单元构成。

资料来源：BGS © UKRI 2019。

则与地面的电接触可能较差，此时可以使用导电浆料、凝胶或灌浆来暂时降低电极周围的接触电阻。然后，电极阵列可以定期连接至测量电阻率计，或者永久连接至地球电学监测系统（数量日益增长）（图 18-5A）。这些系统重复进行数据收集，通过求逆获得随时间变化的电阻率模型（图 18-5B）。可以使用若干种时推求逆方法，包括直接对数据变化进行求逆，或者在当前模型和基线之间施加约束。这两种方法都要求特征明确的基线数据集和背景模型。还有一种方法是将所有数据集作为 4D 模型进行求逆，该 4D 模型在后续时间步长之间具有时间约束，类似于相邻模型单元之间的空间约束。该方法不侧重任何特定的时间步长，因此，不需要另外对基线数据和背景模型进行表征。

地面电阻率变化的最常见原因是地下水饱和度和质量的变化，因此，延时/4D ERT 在监测水文过程方面的应用已经得到快速发展，包括山体滑坡水文学、土地稳定性、堤坝完整性、CO_2 封存、垃圾填埋场、污染地面、核废料清理、泄漏检测、永久冻土、含水层开采、农业和土壤/植物科学、地热系统和示踪试验。有关以上及其他应用领域的详细介绍，可参见近来发表的综述论。

在地球物理监测中，地表温度会发生季节性变化，会直接影响离子迁移率，从而影响电阻率，在 25℃ 左右约为 2%/℃。对于生物医学 EIT 而言，测量对象体内温度不会发生大幅变化，这是因为人体拥有严密的热调节机制。当水结成冰时会形成晶体冰，而晶体冰会大幅增加电阻率。地下温度变化以时间延迟的正弦波形式发生，随着深度的增加而逐渐衰减，并通过从地下向上传导的稳定热量而平衡。热传导均匀模型，特别是当根据热深度阵列（如热敏电阻）验证过的模型，通常足以对长期监测数据中的季节性变化进行校正。

与生物医学 EIT 的局限性一样，在地球物理监测中，随着电极距离的增加，图像分辨率迅速降低。大多数地球物理应用中所使用的是表面电极，则随着深度的增加，分辨率会降低。过去 10～15 年，研究者们投入大量精力，尝试通过优化实验设计技术尽量提高模型中分辨率较差区域的分辨率，且在理想情况下无须增加测量时间。已经尝试了的几种方法，包括通过线性独立完整子集对总数据集进行重建，最大化 Jacobian 敏感矩阵元素的总和，最大化模型分辨率矩阵元素的总和，最小化点扩散函数的平均值，最大化正规矩阵的行列式（参见文献 [1150] 及其参考文献）。这其中，大部分研究小组聚焦于模型分辨率矩阵的相关方法，并已将其应用于 2D 和 3D 勘探设计，包括使用地下电极的研究（参见文献 [650] 及其参考文献）。使用该类方法进行实地勘探时，需要注意所用多通道仪器的类型和电极极化效应的影响。但这类方法已经证明了其有效性，能够生成具有可测量的、准确度更高的图像，尤其是在模型的底部、边缘和角落等分辨率较差的区域（图 18-6A）。类似的技术还被用于设计自适应测量方案，

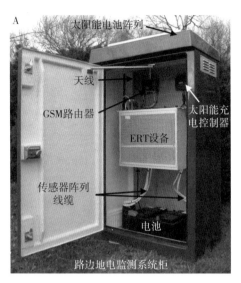

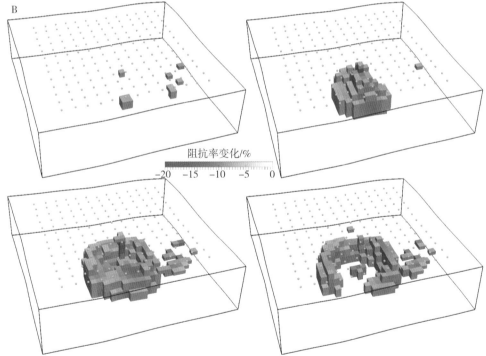

图18-5 地电监测系统

注：A.建成的地电监测系统，包括ERT设备、通信系统、电池、太阳能电池板及电极阵列连接；B.由仿真公用管道泄漏上方的网格阵列（绿色点）获得ERT监测数据，进行4D求逆后得到相对变化图像，展示了模型中电阻率变化＜−7.5%的区域。

资料来源：BGS © UKRI 2019。

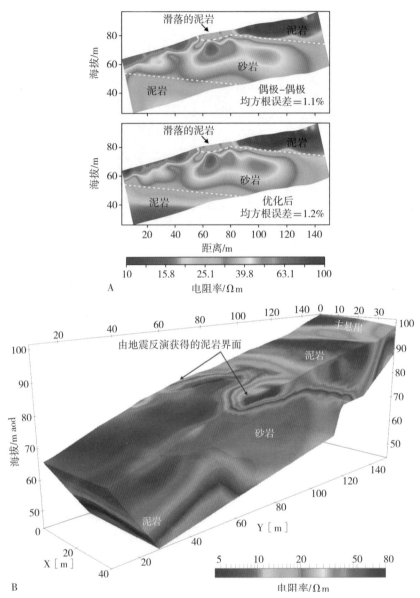

图 18-6   某滑坡的标准偶极-偶极勘探图像（A上）和优化后（A下）勘探图像的比较

注：两幅图像均显示了地质结构，但在优化后图像中，砂岩/泥岩界面的分辨率更好；B为同一滑坡的3D ERT图像，图中上部泥岩层和砂岩之间的界面结构由地震折射反演获得，并作为ERT求逆的先验结构信息。

资料来源：BGS © UKRI 2019。

以进行延时地电监测，以及对非标准2D和3D勘探中的任意排布电极的排布方式进行优化。

提高深度分辨率的另一种方法是在成像区域附近的地表以下植入电极，并使用全部类型的电极组合（地表、地下、地下到地表）进行测量。最常见的做法是在钻孔中安装电极；其他方法包括直接推入式电极（通常使用细杆将电极推入或轻轻敲入未固结沉积层中，深度不超过30m），或者将电极安装在地下空隙中（如在隧道壁上）。如图18-7所示，在对封闭含水层中的示踪剂进行测试时，利用钻孔间的电阻率测量结果，对流动和扩散情况进行研究。

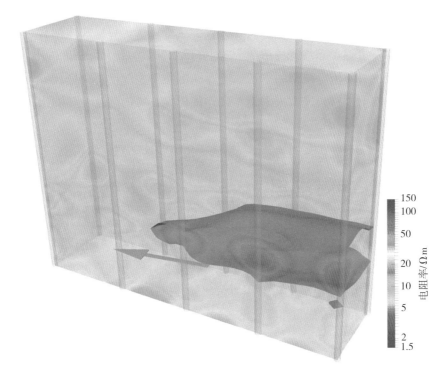

图18-7 等值面（蓝色）显示，由于在封闭含水层中注入导电性示踪剂，电阻率模型区域改变了＜-20%。每个钻孔（灰色圆柱体）包含16个等间距分布的电极，间隔深度为0.5m
资料来源：BGS © UKRI 2019。

通过对使用不同地球物理技术所得的数据集进行求逆，也可以提高求逆图像的准确度，因为这些数据集相对于地面下特征的分辨率和敏感度通常是互补的。根据所得的数据类型，采取了不同的方法。如果这些技术测量的目标属性相同，但具有不同敏感度的测量区域具有互补性，则可以直接一同对其进行求逆。在协同联合求逆的过程中，通过分别对数据进行求逆，得到不同的参数，但由此所得的信息（如结构）是交互的，参见图18-6B。在其他方法中，通过参数分布的空间结构（参见文献［205］及其参考文献）或者通过岩石物理关系［将地球物理参数与某些共同特性（如孔隙度）相关联］将求逆结果耦合起来（参见文献［454］及其参考文献、［726］及其参考文献）。

在ERT图像重建中，有一个较为特殊的技术难点可能导致伪影的产生，即电极安放处边界的变化。如果能够测量和记录这些变化，可以将其作为求逆过程的先验信息，并将其不利影响降至最低。例如，使用小于电极间距的长度变换对裂隙进行绘图，或者测量地面运动（如滑坡或收缩-膨胀）过程中电极的位移。需要特别指出的是，应用ERT对滑坡进行监测时，需要将电极位置作为待重建的模型参数，这种求逆方法类似于肺功能EIT中所采用的方法。

在某些应用场景下，如干燥、冰冻或铺砌的地面，电流接触阻抗可能非常高，以至于外加电流过小，无法获得可靠的信号。对于这种情况，可以使用配有非接地电偶极的电容耦合系统。这类系统通常在音频频段（10～20kHz）内以准静电状态运行，在该频段内可以进行直流电阻率的求逆。电容式电阻率系统已得到应用，可通过拖曳阵列在电阻性表面上进行快速数据采集，以评估传统石雕的强度及监测永久冻土中的冻融循环。

18.4　复电阻率和感应极化

在EIT的生物医学应用中，电压的正交分量通常非常小，低于仪器的分辨率。而在地球物理学中，某些材料的测量电压与施加电流之间的相位差可能很大（可高达几百毫弧度）。相位差是由于电荷的可逆积累引起的，可以在时域或频域中观察和测量其影响。在时域中，该技术被称为感应极化（induced polarization，IP），测量方法为对电流停止激励后的衰减残余电压进行积分，并使用初始直流电压进行归一化。由此得到了表观极化率的一个无量纲指标，以mV/V（或千分之一）为单位。在频率域中，当使用单一频率进行测量时，该技术称为复电阻率；当使某一频段进行测量时，称为频谱感应极化（spectral induced polarization，SIP）。IP技术最初应用于勘探行业，但近来已用于环境相关的工作中（文献［112］及其参考文献）。

理想情况下，应使用非极化电极和屏蔽线缆进行IP测量。而在许多实际情况下，使用与电阻率勘探相同的多芯线缆和不锈钢电极，就可以测得较为良好的数据。如果多芯线缆中存在明显的电容耦合（如接触阻抗较高时），可以将电流电极和电位电极连接至不同线缆，以提高数据质量。因此，IP勘探通常使用与电阻率勘探相同的设备进行，但由于信噪比很低，所以耗费时间更长。IP效应可由若干种机制引起，但主要是由于电极极化和膜极化。对于电极极化，电解质电流流经孔隙水时，受到导电矿物颗粒的阻碍（此时电流必须以电子形式流动），电荷发生积聚，进而引起电极极化。对于膜极化，主要是由于黏土矿物具有负表面电荷，可吸引正离子并阻碍电解质电流通过狭窄孔隙，因此，产生膜极化。地面的极化率可能由金属、金属矿石、黏土、垃圾填埋物和烃类等物质引起。

对于感应极化数据，类型不同，采用的求逆方法也不同。对于表观极化率的时域测量，通过表观电阻率对数据进行求逆，可获得地面的电阻率和极化率模型（图18-8）。如果记录了完整的电压波形，则可以提取经验谱模型的参数，如基于Cole-Cole的模型，这些模型不涉及地面下的物理过程。在频域中，通过直接对数据进行求逆，或者对其实部和虚部解耦，以获得复电阻率地面模型。如果可以获取多个频率下的数据（SIP），则可以使用频谱模型参数对所测得的散射数据进行拟合。

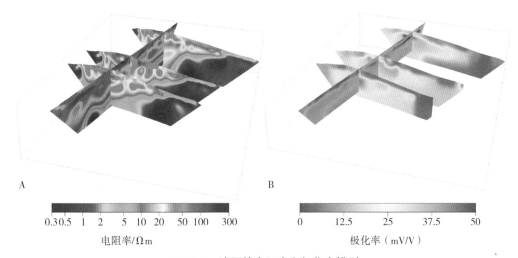

图18-8 地面的电阻率和极化率模型

注：A.沿海堤岸中心部分（含有生活垃圾）的电阻率图像；B.该中心部分中的生活垃圾具有高极化率特征。资料来源：BGS © UKRI 2019。

18.5 对数参数化

如果盲目尝试地球物理电阻率重建，可能会出现两个数值计算方面的问题。首先，会重建出非物理负电阻率，从而扭曲重建图像的附近区域。其次，电阻率往往跨越几个数量级，使很难在重建过程中使用有效的正则化。利用对数参数化，这两个问题都能够得到解决。进行对数转换后，可以实现无约束条件的重建，例如，使用迭代Gauss-Newton方法解决具有约束条件的问题。这种转换必须是单射的，即新旧参数空间中的值之间为一对一映射。

电阻率在地球物理相关应用中更为常见，但下文使用的是生物医学 EIT 中常见的电导率参数。为了将解限定为正值电导率（$\sigma > 0$），使用对数参数化 $\mathbf{p}$，如下所示

$$\mathbf{p} = g \ln \sigma \longleftrightarrow \sigma = \exp\left(\frac{\mathbf{p}}{g}\right), \ g > 0 \text{ 且 } 0 < \sigma < \infty \qquad （式 18.3）$$

自然对数 ln：$g = 1$，以 10 为底的对数 $\log_{10}$：$g = 1/\ln 10$。在 Gauss-Newton 迭代中，首先使用变换将电导率转换为对数参数空间，使用 Jacobian 矩阵更新参数，然后使用正向模型进行逆变换，目的是对数据拟合误差（线性搜索，停止条件）进行检查。

新对数参数空间的 Jacobian 矩阵根据链式法则计算，对于第 i 个测量值 $\mathbf{b}_i = V_i$ 和第 j 个电导率单元 σ_j，有

$$\mathbf{J}_{\mathbf{p},\,i,\,j} = \frac{\partial \mathbf{b}_i}{\partial \mathbf{p}_j} = \frac{\partial \mathbf{b}_i}{\partial \sigma_j} \frac{\partial \sigma_j}{\partial g \partial \ln \sigma_j}, \ \ \mathbf{J}_{\mathbf{p}} = \mathbf{J}_{\mathbf{p}} \frac{\text{diag}\,(\sigma)}{g} \qquad （式 18.4）$$

因此，在电导率 σ 处计算了 Jacobian 矩阵，同时通过电导率 σ 对原始 Jacobian 矩阵中的行进行了变换；并且如前文所述，通过 g 选择了变换类型。如果对电阻率 ρ 进行参数化，可以直接将 σ 替换为 ρ，得到求逆后的加权和正则化方法；或者通过 $\sigma = 1/\rho$ 这一转换，得到等效数值计算结果，以电阻率表示。

18.6 静态重建

静态重建是指使用一组测量结果进行重建，而不是基于时差或频差进行重建。本节中，仍然采用电导率 σ 表达相应方程，但在地球物理相关应用中，一般使用电阻率 ρ 进行相关表达。最常见的方法是使用在 Gauss-Newton 迭代更新，更新方程的左侧项 $\delta\sigma$ 与时差 EIT 中使用的 Gauss-Newton 单步解相同。另外，更新方程的右侧不同，该项在单步解中通常被省略，因为其值被设为 0。进行求解时，通过如下两个方程迭代计算 Jacobian 矩阵 $\mathbf{J}$、逆测量协方差 $\mathbf{W}$、使用超参数 λ 变换后的正则化 $\mathbf{Q}$、先验电导率估计 σ_*、测量值数据 $\mathbf{b} = \begin{bmatrix} V_1 & V_2 \cdots V_n \end{bmatrix}^T$、当前电导率估计 σ_n，以及在该电导率估计下的测量值数据的正向模型 $\mathcal{F}(\sigma_n)$

$$\delta\sigma = \left(\mathbf{J}^T\mathbf{W}\mathbf{J} + \lambda^2\mathbf{Q}\right)^{-1} \left(\mathbf{J}^T\mathbf{W}\left(\mathbf{b} - \mathcal{F}(\sigma_n)\right) + \lambda^2\mathbf{Q}\left(\sigma_n - \sigma_*\right)\right)$$

$$\sigma_{n+1} = \sigma_n + \alpha_n\delta\sigma) \qquad （式 18.5）$$

通常，将先验电导率估计设定为初始电导率估计（$\sigma_* = \sigma_0$）。更新方向 $\delta\sigma$ 给出了搜

索方向。可以使用线性搜索寻找一个"最优"的步长 $0 < \alpha_n < 1$，或者可以使用各种启发式方法，如 $\alpha_n = 1$。线性搜索的计算成本很高，因为需要对正向模型进行多次计算，但线性搜索可以显著提高收敛性和求解精度。

当电导率发生显著变化时，应在每个 σ_n 处重新计算Jacobian矩阵。成像区域中的电流密度随电导率变化而变化，从而导致局部敏感度 $\mathbf{J}$ 的变化。因此，使用任何时差方法对ERT数据集进行求解时，必须首先进行静态重建。在接近地表的区域，电导率变化范围较大，如果使用均匀电导率计算Jacobian矩阵，可能会出现严重错误。

可以看到，在静态重建中出现了正向模型 $\mathcal{F}(\sigma_n)$。其在时差EIT中通常在计算中被相互抵消，但在静态重建中发挥了关键作用。因此，模型误差（如电极布放、电极移动、边界或接触阻抗）是成功进行重建的关键因素。

与典型的EIT单步时差重建相比，静态解的计算成本要更高。大部分计算时间用于在每次迭代时重新计算更新项 $\delta\sigma$ 中的Jacobian矩阵，以及用于正向解的线性搜索 α。

满足"停止条件"时，迭代停止，停止条件可能是迭代次数上限，或者总拟合误差足够小，或者迭代进程变慢时。随着迭代的进行，有时会修正超参数，从而得到"信任区域"类型的迭代解。

在迭代开始时，需要一个初始电导率估计 σ_0。在大多数迭代算法中，初始估计的选择决定了可以得到何种解，因为算法在偏离初始估计时可能会陷入局部最小值。最常见的方法是取表观电阻率的平均值，该方法通过对具有均匀电阻率（$1\Omega m$）的正向模型 $\mathcal{F}(1) = 1/k$（k 为几何因子）进行变换，使

$$\rho_0 = \frac{1}{n}\sum_{i=1}^{n}\frac{V_i}{I_i}k_i \qquad (\text{式}18.6)$$

式中，单标量电阻率值 ρ_0 给出了电导率 σ_0 的最佳拟合均匀估计，由测量值 $b_i = V_i$ 可得电导率 $\sigma_0 = 1/\rho_0$。基于误差模型，可以去除异常表观电阻率或不对其进行加权，进而可以去除初始估计（参见第18.11节）。

18.7 时推求逆

ERT中的时推求逆与时差EIT不同，因为电导率变化可能是非线性的，因此，需要进行迭代更新：电导率的较大变化不再与外推线性化测量值的变化相匹配。对静态电导率的Gauss-Newton解（式18.5）进行修正，使测量数据和电导率分别表示相对于参考时间 $t = 0$ 的差 $\mathbf{b}_\Delta = \mathbf{b}_t - \mathbf{b}_{t=0}$ 和 $\sigma_\Delta = \sigma_t - \sigma_{t=0}$，参考时间 $t = 0$ 通常是静态重建的解。由该展开可得数据拟合误差 $\mathbf{d}$ 的延时Gauss-Newton迭代公式，$\mathbf{d}$ 的计算方法如下

$$\mathbf{d} = \left(\mathbf{b}_t - \mathbf{b}_{t=0} \right) - \left(\mathcal{F}(\sigma_t) - \mathcal{F}(\sigma_{t=0}) \right) = \mathbf{b}_\Delta - \left(\mathcal{F}(\sigma_{t=0} + \sigma_{\Delta,n}) - \mathcal{F}(\sigma_{t=0}) \right)$$

$$\delta\sigma_\Delta = \left(\mathbf{J}^T\mathbf{W}\mathbf{J} + \lambda^2\mathbf{Q} \right)^{-1} \left(\mathbf{J}^T\mathbf{W}\mathbf{d} + \lambda^2\mathbf{Q}(\sigma_{\Delta,n} - \sigma_{\Delta,*}) \right)$$

$$\sigma_{\Delta,n+1} = \sigma_{\Delta,n} + \alpha_n\delta\sigma_\Delta \text{)} \qquad \text{（式18.7）}$$

并且，与时差EIT相同，一般假设初始电导率没有变化（ $\sigma_{\Delta,*} = \sigma_{\Delta,n} = 0$ ）。使用相同的静态重建编程代码，可以计算延时解（具有微小改动），因为电导率变化完全与数据拟合误差项 $\mathbf{d}$ 相关。另一种方法是通过多次Gauss-Newton更新（式18.7）的Kronecker扩展，同时对时间变化进行正则化。

如果假设不使用线性搜索（ $\alpha_{n=1}$ ）、迭代次数为1次、初始估计为"无变化"，则上述公式简化为时差EIT方程，其解为单步Gauss-Newton解

$$\sigma_\Delta = \left(\mathbf{J}^T\mathbf{W}\mathbf{J} + \lambda^2\mathbf{Q} \right)^{-1}\mathbf{J}^T\mathbf{W}(\mathbf{b}_t - \mathbf{b}_{t=0}) \qquad \text{（式18.8）}$$

但在电导率存在较大变化的情况下，这一简化通常是不合适的。而在生物医学EIT中，由于细胞内液和细胞外液的存在，以及身体对盐度的调节，体内的电导率一般处于相对较窄的范围内，上述假设是较为合理的。

18.8　电极模型的使用

在地电勘探中，与电极间距相比，电极尺寸往往较小，因此，一般可以将其模拟为点源。有文献报道，对于电极棒而言，在电极长度不超过电极间距20%的情况下，可以使用点电极模型（point electrode model，PEM）。相反，在大多数生物医学应用中，必须使用考虑电极尺寸的完整电极模型（CEM）。在某些情况下需要使用较大的电极，如为了减少接触电阻（通常为高阻性环境；或者在实验室内进行研究时，点状电极太小而无法保证良好的电化学接触）。此时必须考虑电极尺寸（大小有限）。如果电极外形简单，如环形或椭球形，可以通过解析方法来计算其影响。对于更一般的情况，已经研发了针对正问题和逆问题的3D有限元方程的CEM，而2.5D问题尚未得到妥善解决。对于感应极化/复电阻率，一般而言，CEM对于图像重建十分重要，因为电极接触可能会严重影响测量结果。如果接触阻抗很小，可以采取更简单的方法，如在建模时，将电极建作为高导电区域中的点源，或者作为扩展的良导体。此外，有少数研究使用CEM技术对现场和实验数据进行分析。

18.9 对开放区域进行建模

EIT分别应用于生物医学和地球科学时的主要区别在于，前者在有边界的表面上（患者）进行测量，而后者往往应用于开放区域（即现场测量，尽管实验室实验和样本勘探为有边界测量）。开放区域通常包括应用Neumann边界条件的地面和无穷远处的地下边界。对于该边界，早期的处理方法将Robin条件

$$\frac{\partial \phi}{\partial \mathbf{n}} + \alpha \phi = 0 \qquad\qquad （式18.9）$$

应用于附近的人工地下边界（具有外法向量 $\mathbf{n}$），使电位 ϕ 在距离电极 r 处具有 $1/r$ 的特性。对于地面的激励电极，参数 $\alpha = (\mathbf{n} \cdot \mathbf{r})/r^2$，其中 $r = \|\mathbf{r}\|$；对于埋入地下的激励电极，$\alpha = (r'^3 \mathbf{n} \cdot \mathbf{r} + r^3 \mathbf{n} \cdot \mathbf{r}') / [r^2 r'^2 (r + r')]$，其中 $\mathbf{r}$ 为电极到边界单元的矢量，$\mathbf{r}'$ 为地面上方的电极镜像到边界的向量，且 $r' = \|\mathbf{r}'\|$。对于 $\mathbf{r}$ 和 $\mathbf{n}$ 之间的夹角 θ，参数 α 与 $\cos\theta = (\mathbf{n} \cdot \mathbf{r})/r$ 部分相关。上述计算公式利用了ERT的解析半空间模型（式18.1）。

当边界远离源，且源之间相互靠近（以避免为每个激励电极对更新边界条件）时，通常为全部电极源的位置设定单一边界条件即可，方法为取电极位置的平均值。在许多具有明显地形起伏的地球物理环境中，平坦地表的整体变化足够小，因而可用上述近似。例如，许多山坡在数百米范围内（进行ERT勘探的典型距离）的倾斜角度大致相同（但坡度很大）。旋转模型区域以匹配该平均坡度，可以消除边界条件中的大部分地形误差。

随着计算机性能的提升，另一种方法越来越普遍，即通过使用逐步增大的模型单元，将人工地下边界移动至距离电极足够远的地方；随后通过简单应用Dirichlet或Neumann边界条件，就可以作为边界（实际上处于无穷远处）的近似。近来，有研究者使用无限元施加远边界条件，提高了地电电阻率问题的有限元方程精度，同时降低了计算量。

18.10 针对2.5D的计算

二维半（2.5D）解是在3D中求解的正问题，其中，假设1D的电导率在正无穷到负无穷之间是均匀的，使用共线电极阵列（电极位于同一条直线上）。在实际的阻抗成

像系统中，即使在该方向上电导率分布是均匀的，电极在某一特定方向上并不具有无限长度。电极的尺寸有限，这意味着除非电极延伸到边界并在第三个维度中产生均匀的电流分布，否则无法通过2D模型得到3D解的正确近似。

在2.5D方法中，使用2D FEM，在其中一个维度上应用Fourier变换，并对空间频率进行积分以获得校正，同时求解其他两个维度的FEM。

尽管在地球物理学中，电阻率 $\rho = 1/\sigma$ 更为常见，但与前文一样，本节使用电导率对2.5D方法进行描述。通过下标表示变量和偏导数的维度，如一个3D电势 ϕ_{xyz} 是由施加于3D电导率分布 σ_{xyz} 边界处的电流引起的。当1D内的 z 具有恒定电导率时，对于常数 σ_z，其偏导数 $\partial\sigma_{xyz}/\partial z = 0$，同时将 σ_{xyz} 表示为 σ_{xy}。对于该电导率，在 z 维度上的电势会发生变化。

对于一个 xy 平面对称的电势［因此，该电势是一个偶函数：$\phi(z) = \phi(-z)$］，采用余弦变换，在 z 维度通过Fourier变换把电势 ϕ_{xyz} 转换为空间频域中的 $\tilde{\phi}_{xy\tilde{k}}$。变换及其逆变换表示为

$$\tilde{\phi}_{xy\tilde{k}} = \int_0^\infty \phi_{xyz}\cos(\tilde{k}z)\,dz \longleftrightarrow \phi_{xyz} = \frac{2}{\pi}\int_0^\infty \tilde{\phi}_{xy\tilde{k}}\cos(\tilde{k}z)\,d\tilde{k} \qquad （式18.10）$$

对于一个标量波数 $\tilde{k}$ 和空间频域中的稳态电流密度（$\tilde{Q}\delta_{xy} = \frac{I\partial\rho}{2\partial t}\delta_{xy}\subseteq\frac{I}{2A}$，文献［238］使用了一个近似的恒流分流电极，面积为 A，流经的电流为 I），当 z 维度上电导率均匀时，电导率-电势关系的Fourier变换为

$$-\nabla\cdot(\sigma_{xy}\nabla\phi_{xyk}) = \frac{\partial\rho}{\partial t}\delta_{xyz} \to -\nabla\cdot(\sigma_{xy}\nabla\tilde{\phi}_{xy\tilde{k}}) + \tilde{k}^2\sigma_{xy}\nabla\tilde{\phi}_{xy\tilde{k}} = \tilde{Q}\delta_{xy}$$

$$（式18.11）$$

所得结果为，在 z 维度上是分流模型，而在 xy 维度上是FEM电极模型（PEM、CEM等）。

式18.11在常规空间和Fourier空间中具有相同的一般形式，只不过空间频率域取代了 z 维度，并且还有一个额外的耗散项，该项依赖于空间波数的平方（$\tilde{k}^2$），这是一种高效的实现方式。使用许多 $\tilde{k}$ 生成矩阵时，只有 $\tilde{k}$ 值发生变化，因此，相对于2D解来说，额外的2.5D计算成本很低。

在许多 $\tilde{k}$ 值下的电势是正向解，通过Fourier逆变换得到，然后通常使用自适应数值积分方法（积分上限为一个适合的 $\tilde{k}$ 值）对这些求逆后的解进行积分。第一个解 $\tilde{k}=0$ 是2D解。$\tilde{k}$ 值的和足够大时，解将收敛至3D解。

如图18-9所示，2D和3D或2.5D解之间的差异可能很大，在2D中，距离较远的双

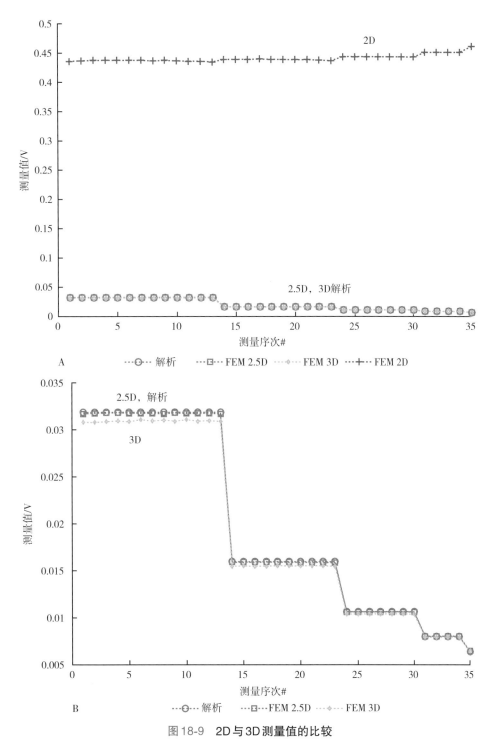

图18-9　2D与3D测量值的比较

注：使用Wenner激励方式的CEM电极半空间模型（16电极），2D和2.5D仿真使用2D模型（半空间、共线电极阵列、等间距电极），3D仿真使用等效3D模型，解析模型使用2D模型的外形。A.2D测量值与3D测量值及半空间（PEM）解析模型存在显著不同；B.3D、2.5D和解析模型的测量值基本一致。

极的仿真测量误差高达其真实值的71.5倍。2D和2.5D仿真使用相同的2D模型（半空间、共线电极阵列、等间距电极），而3D仿真使用3D模型。这两种模型都是16电极CEM半空间模型，所用线性电极排布方式相同（间距为5m，直径为0.1m），且具有均匀导电率（$\sigma = 1$）。在图18-9中，解析解（式18.1）使用2D模型外形，并对位于CEM电极位置中心的PEM电极进行估计。

解析解、2.5D解和3D解之间的一致性说明，FEM模型的可扩展性使其可以对半空间进行近似，而不会引入明显的截断误差。解析解、2.5D解和3D解之间的差异是由所建模型中电极形状的差异引起的。这里不进一步探讨解析解与3D解之间的误差来源，但原则上可以明确排除一些可能性，如PEM与CEM之间的差别、网格密度或电极形状之间的差异。

18.11 数据质量的评估

ERT数据的误差有多重来源，包括系统误差和随机误差。在实际操作中应尽量减少这些误差并对数据质量进行估计，从而去除异常值并在求逆时对数据进行加权。系统误差的来源包括电极位置的不确定性（如误识别、测量不准确或地面移动），电极极化效应，线缆或电极损坏，线缆之间的串扰。全球导航卫星系统接收器已经能够对电极位置进行高精度测量，因此，在地面勘探中，电极位置的不确定性已经不再成为一个问题，但钻孔电极的位置可能更难以准确确定。对于电极误识别的检查，可以通过测量短偏移Wenner或偶极－偶极电极组合方式的序列进行，这类电极组合方式往往会在交换电极线缆后产生负电压。对于地面移动，可对电极位置的测量值或估计进行更新。当电极在通过电流后不久用于测量电位时，会发生电极极化误差，但如果注意测量顺序，则可以来降低这一问题的影响。在用于长期监测的设施中，线缆和电极损坏是一个问题。对于这种情况，往往使用保护层将电极和线缆包裹，或将其埋入浅层地表（图18-10A），但损坏仍然可能无法避免，可能的原因包括地面移动、动物啃咬（图18-10B、C）或人为活动。

导致随机误差的原因包括由地球磁场波动引起的地电流；由矿体（相当于电池）等天然地下源产生的自电位效应，以及由地下水流动引起的流动电位；供电线路等人为的电磁噪声源。为了减小这些误差，对于切换直流系统，可以通过减去缓慢变化的背景值并对快速变化进行平均；对于低频交流系统，可以进行滤波。通过尽量降低电极之间的接触电阻，可以最大限度地提高信噪比；而在监测设施中，接触电阻会由于腐蚀和结垢导致的电极表面变化而随时间增加，并且天气状况导致接触电阻增加（更

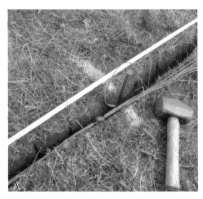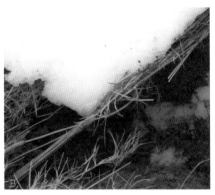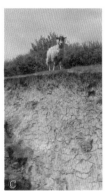

图18-10　电极和线缆的保护和受损

注：A.在山体滑坡监测现场埋设电极和线缆；B.线缆断裂；C.动物和地面移动都可能会对ERT监测设施造成损坏。

资料来源：BGS © UKRI 2019。

干燥、更坚硬的地面条件）也会使数据质量变差。

数据质量的常见评估方法如下：利用堆叠误差（在数据采集过程中的若干个周期内，重复进行测量获得）、重复误差（由重复进行同一勘探获得）和互易误差（使用互易后的电极组合方式进行同一勘探，即交换激励和测量电极后获得）。堆叠误差通常小于重复误差或互易误差，因为在堆叠周期中，地面条件发生变化的时间少于重复进行整个勘探的时间（这一时间可达数小时，因为激励频率较低，电极数量较大）。与重复误差相比，通常情况下更希望获得互易误差，因为交换电极还会改变某些因素，如电极位置、注入电流的幅值、所测电压的大小及电极极化的程度，这些因素有助于识别某些类型的系统误差。每个电极的误差分布可以作为一项有用指标对有问题的电极进行识别，通过接触电阻分布也可以完成这一工作。为了在求逆之前去除质量较差的数据，可以挑选出有问题的电极，并对下列参数的范围进行设置：误差估计，表观电阻率的大小和极性，几何因子、返回电压、接触电阻的大小；对位置误差的敏感度。

去除可疑数据之后，可以尝试通过构建误差模型以改进单次测量结果的误差估计。当勘探的重复或互易次数较少（只有2次）时，此时若基于其差异进行估计，所得结果可能较差。为了获得较好的估计，可使用如下方法：假设误差是转移电阻的函数，在对数尺度上进行数据分箱，使用低阶多项式或其他简单函数对平均数据进行拟合（图18-11）。假设测量精度随传递电阻平滑变化，并且通过误差估计分箱，可以获得足够的数据以建立统计学意义。基于这种拟合，所得误差估计的鲁棒性更好，因而能够在导电率重建过程中选择更合适的测量权重。通过这种方法，往往会得到更可靠的逆向模型，其伪影更少；近来还有研究将这种方法用于时推监测数据的处理及不良电极相关性的解释。

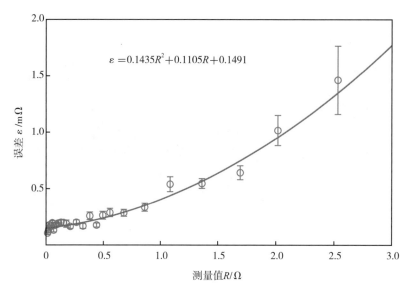

$$\varepsilon = 0.1435R^2 + 0.1105R + 0.1491$$

图 18-11　以对数刻度分箱的传递电阻平均测量值和互易误差估计，以及拟合二次误差模型
资料来源：BGS © UKRI 2019。

18.12　数据加权

表观电阻率 $\rho = \rho_a$ 是通过 ERT 测量数据转换得到的，不代表重建图像单位。表观电阻率转换是通过几何因子 k 对测量结果 $\mathbf{b}$ 进行归一化的方法，本质上是一种对数据重新加权的方法，从而测量值相对于均匀模型的大小在求逆过程中均被等同对待。如果没有这种或类似的校正，由于较小的测量值对重建图像的整体测量拟合误差的影响极小，会被忽略。与对数参数化方法类似（参见第18.5节），表观电阻率（式18.2）可以被表示为重建过程中的加权矩阵，该矩阵修正了第 i 个测量值 $\mathbf{b}_i = V_i$ 和第 j 个电导率单元 σ_j 的数据拟合误差和 Jacobian 矩阵项

$$\rho_i = \frac{V_i}{I_i}k \qquad\qquad \rho = \mathbf{G}_\rho\mathbf{b}$$

$$\mathbf{J}_{\rho, i, j} = \frac{\partial \rho_i}{\partial \sigma_j} = \frac{\partial \rho_i \partial \mathbf{b}_i}{\partial \mathbf{b}_i \partial \sigma_j} \qquad \mathbf{J}_\rho = \mathbf{G}_\rho\mathbf{J}_\sigma \qquad （式18.12）$$

其中，测得的传输电阻 V_i/I_i 按照几何因子 k_i 进行变换，可以表示为对角测量归一化矩阵 $G_{\rho, (i, i)} = k_i/I_i$。使用链式法则后，通过同一归一化矩阵 $\mathbf{G}_\rho$ 对电导率 Jacobian 矩阵 $\mathbf{J}_\sigma$ 进行修正。

在 ERT 重建中，当测量结果与均匀模型相差数个数量级时，就会使用表观电阻率

的对数（lnρ）。例如，在冻融循环期间，由于液态地下水（电阻率很低）结成冰（电阻率很高），测量结果可能出现上述情况。当电极位置有微小误差且测量值较小时，表观电阻率可能变为负值，则对数变换无法用于某些数据集。

表观电阻率的转换导致 $\mathbf{G}_\rho$ 与电导率Jacobian矩阵 $\mathbf{J}_\sigma$ 和测量结果 $\mathbf{b}$ 进行右矩阵乘法运算。对于时差Gauss-Newton更新，逆测量协方差矩阵 $\mathbf{W}$ 通过表观电阻率时差测量值 $\Delta\mathbf{b}_\rho$，对于电导率变换 $\Delta\sigma$、表观电阻率Jacobian矩阵 $\mathbf{J}_\rho$、正则化 $\mathbf{Q}$（超参数为λ），所起到的作用与如下所示的表观电阻率测量转换相同

$$\Delta\sigma = (\mathbf{J}_\rho^T\mathbf{J}_\rho + \lambda^2\mathbf{Q})^{-1}\mathbf{J}_\rho^T(\Delta\mathbf{b}_\rho) = (\mathbf{J}_\sigma^T\mathbf{G}_\rho^2\mathbf{J}_\sigma + \lambda^2\mathbf{Q})^{-1}\mathbf{J}_\sigma^T\mathbf{G}_\rho^2(\Delta\mathbf{b}) \quad (式18.13)$$

$$= (\mathbf{J}_\sigma^T\mathbf{W}\mathbf{J}_\sigma + \lambda^2\mathbf{Q})^{-1}\mathbf{J}_\sigma^T\mathbf{W}\Delta\mathbf{b}, \ \mathbf{W} = \mathbf{G}_\rho^2 \quad (式18.14)$$

通常，逆测量协方差矩阵 $\mathbf{W}$ 通过一个估计的噪声方差对重建中的测量值进行加权。如果使用一个均匀噪声估计 $\mathbf{W}=\mathbf{I}$ 进行表观电阻率重建，则使用表观电阻率完全等价于 $\mathbf{W}=\mathbf{G}_\rho^2$。由此可以看出，表观电阻率是一种将数据加权应用于测量值的客观方法，可能会根据已有的测量误差估计进行修正。

18.13 现有硬件

表18-1列出了部分现有的ERT硬件设备。表中列出了目前世界各地常见的商用ERT系统的一些关键特征，包括名称和"来源"，即销售和支持该系统的公司或组织。一些系统的电极数量有两个，分别是"独立"（indep）和支持在电极线缆之间切换设施的"最大"（max）电极数量（通常通过外部切换盒）：一个支持最多256个电极的2线缆系统写作"256indep（512max）"。通道数"# chan"表示系统能够同时进行的测量数量。支持切换直流（±DC）和交流（正弦波）激励的系统，以及能够测量感应极化（IP）和自生电势（SP）的系统用·标注。此外，还列出了典型的系统供能要求和工作频率，其中一些系统可以在高功率或低功率模式下工作。对于尚未公开发表的信息，以问号"?"标记。

表 18-1 ERT硬件设备

系统	制造商	电极	通道数	±DC	AC	IP	SP	电源/W	频率/Hz
ALERT	BGS[1]	独立256 最大512	10	·		·	·	200	0.5～2
PRIME	BGS	独立1024	7		·	·	·	10	0.1～200
GEOMON	GSA[2]	不限	>1?	·		·	·	?[†]	?
4D GeoTom/ A_ERT	Geolog[3]	100	4		·	·	·	10	0.5～25
WGDM-9/ WERT-120	Langeo	120	?	·			·	7.2k	0.017～1
SuperSting	AGI	224	8		·	·	·	200	0.07～5
ZETA	Zonge Intl	独立30 最大7680	?	?	?	?	?	?	?
Terrameter	ABEM	独立81 最大16384	12	·		·	·	250	<300
IRIS	Syscal	120	10	·		·	·	250/1.2k	0.125～4
4PL	Lippmann	100	1	·		·	·	10	0.26～30
DAS-1	MPT	独立64 最大16384	8	·	·		·	250	<225[*]
IRIS	FullWaver	2电极	1通道	·		·	·	10k	<50
Flashres	ZZRI	独立64	61	·				250	0.1～1
Geotection	HGI	∞	180	·			·	960	0.05～5
OhmMapper	Geometrics	?	?	?	?	?	?	?	?
V-FullWaver	II	?	?	?	?	?	?	?	?

注：BGS，英国地质调查局（British Geological Survey）；GSA，奥地利地质调查局（Geological Survey of Austria）；MPT，多相技术（Multi Phase Technologies）；ZZRI，ZZ电阻率成像（ZZ Resistivity Imaging）；II，Iris 仪器（Iris Instruments）。

[†] 太阳能：235W，燃料电池：25W；[*] 直流：0.016～13.5，交流：<225；?：未发表；

[1]：[595]；[2]：[1013]；[3]：[468]；∞：无限多电极（多路复用，每路180个）。

18.14 现有软件

表18-2列出了部分现有ERT的软件。大量用于ERT重建的软件反映了一个成熟的（专业化的）市场，其中有很多商用产品。最常见的商业软件可能是Res2DInv和Res3DInv（Geotomo），但很难判断那些用于学术研究，哪些为商用产品。所有软件都支持点电极模型（point electrode model，PEM），但并没有在表中标明。

表 18-2　ERT 软件

名称	作者	许可证	2.5D	3D	IP	CEM
BERT/pyGIMLI	Günther，Rücker	GPLv3＋	·	·	·	·
E4D	Johnson/PNNL	BSD		·	·	
R2/R3t	Binley	csf	·	·		
cR2	Binley	csf	·	·		
Res2D/3DInv	Loke/GeoTomo	$	·	·	·	
ZondRes2dp/3d	Zonge Intl.	$	·	·	·	
EarthImager2D/3D	AGI USA	$	·	·	·	
ERTLab	MPT	$			·	
Aarhus Workbench	HG-AU	$		·		
VOXI	Geosoft	$			·	
DCIP2D/3D	UBC-GIF	a/$	·	·	·	
DC_2D/3DPro	Kim/KIGAM	a/$	·	·		
ResInvM3D	Pidlisecky	SEG		·		
IP4DI	Karaoulis	BSD	·	·	·	
ELRIS2d	Acka	©	·			
EIDORS	Adler	GPLv2/3	·	·	·	
SimPEG	Cockett	MIT	·	·	·	
V-fullWaver	Iris Instruments	?	?	?	?	?

注：$：商用；©：可追溯来源，保留版权；a：研究用；csf：闭源/免费软件；GPLv3＋：GPL v3 及 Apache v2；SEG：SEG 开源；PNNL：美国能源部太平洋西北国家实验室；MPT：多相技术；HG-AU：奥胡斯大学水文地球物理小组；UBC-GIF：英属哥伦比亚大学地球物理反演研究小组；KIGAM：韩国地球科学矿产资源研究院。

18.15　讨论

总体而言，地球物理 ERT 和生物医学 EIT 之间的相似性大于其差异性。由于 ERT 和 EIT 需要解决相同的数学问题，二者均面临相似的电阻率/电导率重建问题。ERT 具有悠久的历史，但其重建算法和硬件改进的许多重大进展都是由更广泛的技术进步推动的：速度更快、性能更优的计算机使数值技术得到应用，电子元器件的性能也得到了提升。ERT 的悠久历史意味着其在全球商用领域得到了认可：该技术是地球物理现场勘探中广泛采用的电气工具。EIT 同样从这些推动技术中受益，并且可能即将大量上市销售。

在EIT和ERT这两个领域存在许多平行研究的例子，但用于描述生物医学和地球物理EIT/ERT问题及其解的语言差异很大，以至于跨学科研究，甚至发现相关的研究，都较为困难。此外，二者相关文献的无法全部获取，限制了发现性研究的开展，原因在于许多研究机构只能访问生物医学或地球物理图书馆的期刊之一。近来，这一情况有所改善。

EIT和ERT的技术语言在细节上有所不同，包括相关数学公式，并且将其转换为一种熟悉的构架可能较为困难。尽管存在技术语言屏障，但在研究地球物理技术的过程中，仍有很多机会将这些技术应用于生物医学问题；同时，开辟新的研究途径，或者展望新的应用领域。

致谢

本章相关内容（由Wilkinson撰写）的发表获得了英国地质调查局执行主任的许可，特此表示感谢。

（作者：Alistair Boyle　Paul Wilkinson

翻译：王　超　招展奇　陶　峰）

第19章 工业过程断层成像

19.1 引言

本章将探讨EIT和MIT在生物医学领域与工业过程监测中应用的差异。有关电阻率成像（或至少是电学勘探）的首次尝试可能是1912年在诺曼底克勒夫库尔城堡内，Sclumberger兄弟在其母亲的铜浴缸中开展的电阻率实验。然而，直到生物医学EIT被普遍接受，从20世纪80年代开始，Barber和Brown等才认真研究低频电流的使用；从20世纪90年代开始，该技术才在混合和过滤等工业过程中作为一种度装有导电液体容器的非侵入监测手段。早期的大部分研究工作是由Manchester理工大学（UMIST）的Maurice Beck带领团队完成的。针对这种技术，该小组提出了"电阻断层成像"（electrical resistance tomography，ERT）这一术语，与地球物理学中使用的"电阻率断层成像"（electrical resistivity tomography）相比略有不同（见第18章）。该技术紧密遵循了生物医学EIT研究人员在研究容器（物理模型）时使用的方法，其典型的电极组合是围绕一个圆柱形容器的16个圆形或矩形金属电极环。一对电极注入电流进行激励，在其余电极上测量电压幅值。对比生物医学应用中需要将黏性电极粘在皮肤上，工业过程监测可在刚性罐体上规则地安装电极。

ERT的目标是对导电液体的电导率差异进行成像，针对介电对象（如气动输送机中的颗粒）还研发了一种相关技术，即ECT。在该技术中，使用较大的电极以使电容最大化，通常需要在容器外周设置屏蔽。向一个电极注入MHz级别的脉冲进行激励，通过其他接地电极测量位移电流。从数学角度来看，除是使用电压激励、电流测量外，重建介电常数分布与重建电导率分布非常相似。由于待成像的目标差异通常很小，可以使用线性近似，但所用电极的数量通常少于16个。

用于描述断层成像方法的术语各不相同。例如，X线、中子、伽玛射线或微波断层成像都是指通过物体的波或粒子。电阻/电阻抗/电容断层成像是指在外部进行的测量，而电阻率/介电常数/电导率断层成像是指被成像的物理参数。也可以尝试通过一组具有交变磁场的线圈对物体进行激励，然后测量对物体的响应磁场，从而实现电导率、介电常数和磁导率进行成像。在物体尺寸明显小于波长的情况下，可以将线圈视为被感应耦合的线圈，而不是射频发射和接收线圈。通常将之称为MIT，按照惯例，是对磁感应的测量（见第16章）。其潜在优势在于线圈无须与被测物体接触，实际上比ECT具有更大的间隙。与ECT一样，MIT也存在测量线圈外物体引起变化的问题。该技术在定位和表征高电导率物体方面特别有效。

电学成像方法的优点在于，虽然空间分辨率非常低，但时间分辨率很高，并可以在具有相同工业环境条件的工业设施或实验室测试装置中实地开展。虽然也可以使用其他方法（如伽马射线断层成像），但会增加辐射危害，使已经存在危险的环境更加危险。电学成像方法的硬件成本也相对较低。通常，工业过程成像的目标比医学成像更加直接。例如，检测不良状态以提示进行维护，测量流量或混合/分离量作为反馈，以改变过程输入或控制。这些做法通常能够使过程更高效、节省资金或提高产出质量，从而直接降低成本或增加利润。

一些国际会议相关的文献记录了工业过程断层成像技术的进展。从1992年到1995年，欧洲的研究工作通过"欧洲过程断层成像协调行动"这一组织进行协调。随后，工程基金会于1995年和1997年组织了两次国际会议，名称为工业过程断层成像前沿。1999年，首届工业过程断层成像世界大会在英国巴克斯顿举行，之后在德国汉诺威（2001年）、加拿大班夫（2003年）、日本会津（2005年）、南非开普敦（2012年）、韩国济州（2014年）、德国德累斯顿（2015年）、巴西伊瓜苏瀑布（2016年）和英国巴斯（2018年）均举行了会议。在2004年出版的本书第1版中，Trevor York撰写了一章综述，回顾了工业过程断层成像中的电磁方法。此外，还可以参考早期综述文章《工业应用中的电学断层成像的现状》。在Williams和Beck的著作中，也有关于过程断层成像的介绍。本章的目标在于突显这些技术在生物医学和工业应用之间的对比和共性，并说明在目前如何使用这些技术。

19.2　数据采集

电学断层成像系统包括传感器、测量系统、开关系统、信号调制、模数转换、通信和用于控制和数据处理的计算机系统，数据处理包括求逆、分析和图像显示算法。在许多应用中，最好对多个参数进行测量。例如，在石油管道中，连续流动的可能是石油，此时应使用电容断层成像；当连续流动的液体为水，则应使用电阻断层成像。为了充分利用这种方法，需要对来自不同传感器的信号进行同步，因此，针对多模态仪器开展了相关研究。事实上，在医学、地球物理学和工业成像中，一个共同趋势是综合多个物理量的测量结果。

通常，电极以环状布放于待测区域外围。对于电容和电感系统，电极通常位于容器外壁，不会接触容器中的被测介质，是非接触和非侵入的。而对于电阻测量，电极通常是接触式的，但对被测介质也不具有侵入性。然而，对于具有导电外壁的容器，在任何情况下电极必须位于容器内部。显然在许多应用场景中，尤其是批处理过程，可以将电极放置在容器的上方、下方及圆周周围。因此，可以考虑使用更为丰富的电极组合方式，从而获得更高质量的结果。

传感器信号通过多路复用器传送至测量系统，通常使用固态开关来实现。需要特别注意与这些开关相关的寄生现象，其会影响开关速度和噪声，因此，必须选择适当的器件。对于经过放大和缓冲的初始信号，通常会使用可编程增益和偏置以适应各种信号，并在模拟硬件中进行解复用和滤波。各种模态电学断层成像系统的特点如表19-1所示。

表 19-1　各种电学断层成像技术的比较

方法	测量方式	被测物理量	测量物质特性	典型测量物质
ECT	电容盘	电容（C）	$\varepsilon_r,\ 10^0\text{-}10^{12}$ $\sigma < 10^{-1}\text{S/m}$	油 去离子化的水 非金属 粉末 多聚物 可燃气体
ERT	电极阵列	电阻/阻抗（R/Z）	$\sigma,\ 10^{-1} \sim 10^7\text{S/m}$ $\varepsilon_r < 10^2$	水/生理盐水 生物组织 地质材料 半导体
EMT	线圈阵列	自/互感（L/M）	$\sigma,\ 10^2 \sim 10^7\text{S/m}$ $\mu_r < 10^4$	金属 某些矿物质 磁性物质 离子化的水

电学断层成像技术在工艺设计和验证、在线监测和控制方面均有应用，能够提高产品质量和工艺效率，并通过缩减时间和减少废料从而提高利润。同时，该类技术对环境问题和降低工厂操作人员的接触危害具有重要影响。在其相关研究的早期，典型应用场景包括两相流、流化床、混合和环境监测。

19.2.1　电阻断层成像（ERT）

ERT测量与本书所介绍的EIT相对应。早期的ERT系统受医学领域相关进展（尤其是Sheffield外加电位断层成像系统）的影响较大，电极相对较小并与导电材料接触。在一般工业应用中，使用正弦波电流源（频率为几十kHz）连接至一对电极，然后测量其他电极对之间产生的电位差。对于这种邻近驱动方式，敏感度在容器外壁附近很高，但在容器中心部位较低。另外，还可以采取其他激励方式，如在相对的电极进行电流激励。UMIST所研发的ERT系统已被工业断层成像系统有限公司（http：//www.itoms.com）开发为商品设备。

19.2.2　电容断层成像（ECT）

通过测量容器边界的电流，可以确定介电常数分布。对于电容测量，电极必须具有较大的表面积才能提供足够大的信号。电极通常位于容器外部，因而该技术是非接触式的。与ERT不同，ECT通常会通过激励电极施加交流电压信号，然后测量其余电极上的电流。为了获得足够的灵敏度，典型激励频率约为1MHz。各种ECT系统之间的主要区别在于使用的激励是正弦波还是方波脉冲（通常称为"充电-放电"）。使用正弦波时，测量结果易于分析，通过幅值或相位均可，但代价是信号生成和解调的复杂性增加。

ECT的最大难点是需要检测到飞法（10^{-15}F）量级的变化，而容器同时存在静态电容，通常是该量级的10倍，此外还有量级为100pF的杂散电容。因此，必须对电极和线缆进行严密屏蔽，并且要特别注意印刷电路板的布局。"驱动"保护试图将激励信号限制在单一平面上，也能够发挥作用。过程断层成像有限公司（Process Tomography Ltd，PTL）基于UMIST开发的充电-放电系统，生产了相应的电容断层成像系统。

19.2.3　磁感应断层成像（MIT）

MIT又称电磁断层成像（EMT），在第16章中已经详细介绍过。EMT通过在边界处测量互感以确定磁导率或电导率的分布，使用时变磁场对ROI进行研究。非导电磁性材料，如铁氧体，会增加测得的信号；具有高电导率的非磁性材料（如有色金属）会降低测得的信号；而具有低电导率的物质（如生理盐水）只会使信号的正交分量产生微小变化。对于该类物质，激励频率提高会使测量信号增强，因此，常使用1～20MHz频段。由于集肤效应，对于高电导率物质的激励频率不超过最高约100kHz。

MIT与其他电学成像方法的一个主要区别是对于传感器阵列的使用。

● 线圈使用。线圈的使用为阵列排布的设计提供了极大的灵活性。例如，可以将线圈叠加放置，使励磁和感测元件的位置几乎相同；进行合并测量，以消除背景信号。在某些系统中，使用两个正交励磁线圈建立平行场，通过改变线圈中的激励信号幅值产生旋转场（图19-1）。

● 屏蔽。与电屏蔽相比，一般认为磁屏蔽更加困难。如果外部环境已确定，则不

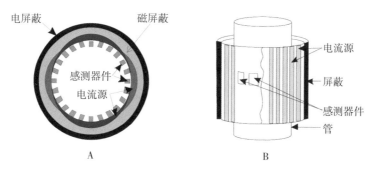

图19-1 MIT（或EMT）系统示意

注：A.平行场系统；B.带状电流源系统。

需要进行屏蔽，因为外部的导电或磁性物体所产生的影响是恒定的，通常可以在校准过程中减去。否则，需要进行磁屏蔽，通常使用具有高磁导率的材料，能够为所研究的场提供低磁阻返回路径。

19.2.4 电阻抗断层成像（EIT）

如上所述，大多数用于工业的电学断层成像系统为单一模式，通过测量电阻、电容或电感，以获取电阻率、介电常数或磁导率分布的信息。为了优化上述每种物理量的测量，对电路的要求完全不同，因此，比较麻烦。但已经有商用系统可以通过四电极测量法对幅值和相位进行测量以确定复阻抗，从而可以用于其他领域，因此，应考虑将这种方法用于电学断层成像。

19.2.5 本安系统

许多工业过程的环境比较危险。例如，使用溶剂可能会造成爆炸。在这种情况下，为了发挥电学断层成像的优势，必须使用经过认证的安全设备。York等报道了全球首个经认证的本安（Intrinsically Safe，I.S.）电学断层成像系统的设计。该系统是一个研究项目的成果，该项目旨在监测农化产品在压力过滤过程中的变化过程（如第19.3.3节所述），也可以应用于其他可能涉及断层成像的应用领域。

在过程行业中，许多有机溶剂和产品很常见，其在空气或其他气体混合物中易燃。为了使电气设备能够在这种环境中工作，专门开辟了一门学科，作为工程学的一个分支，对风险进行分类并降低火灾风险。在欧洲和其他工业化国家，法律规定必须开辟这门学科。有很多种方法可以确保易燃环境与重要能源的隔离，但就电学断层成像的本质而言，该方法需要将能量注入可能的易燃环境。

IS认证对仪器设备的制造要求为，在正常工作或发生最严重故障的情况下，注入易燃环境的最大电能必须小于可燃气体混合物（仪器设备放置于其中）的最小点火能量。为了简化问题，仅将无源电子元器件置于压力过滤器内部，其内具有危险环境（称为"0区"）。换言之，只有电极和连接线位于危险区域内。所有有源电子元器件和电源都位于屏障的安全一侧。通过限制电极的尺寸、连接线的最大电容和电感，可以将危险区域内的设备定义为"简易设备"，并允许每个电极连接最多50m的同轴电缆。对于本安系统，需要定义危险区域和非危险区域之间的边界。在York等报道的系统中，所有接口模块和控制计算机都远程安装在工厂开关室中，开关室距离过滤器约50m，属于安全区域。

19.3　电学断层成像的早期工业应用

已有综述总结了电学断层成像的早期应用。表19-2中，列出了一些相关报道。本章以下各节介绍了电学断层成像在一些应用领域的发展，各不相同。本节并未进行详细介绍，目的在于引导读者了解早期的相关工作。入选本节的标准包括实现工业效益的进展、不同的成像方法、感应技术的难点问题和正在进行的研究工作。

表19-2　电学断层成像的相关应用

工业过程	成像模态	研发状态
珠子铣削	ECT	工业测试
水力旋流监测	ERT	工业测试
压力过滤监测	ERT	工业测试
气动输送	ECT	工业测试
密度流量计	ECT	工业测试
尼龙聚合	ERT	工业测试
在钢铁生产中，开始结晶	EMT	工业测试
核废料场表征	ERT	现场测试
废料储存池	ERT	现场测试
地表下电阻率	ERT	现场测试
埋地管道泄漏	ERT	现场测试
火焰监测	ECT	实验室测试
流化床	ECT	实验室测试
多相流	ERT	实验室测试
气泡柱动力学	ECT, ERT	实验室测试
气动输送	ECT	实验室测试

续　表

工业过程	成像模态	研发状态
搅拌容器中的混合	ERT	实验室测试
泡沫密度分布	ERT，ECT	实验室测试
料腿中的粉流	ECT	实验室测试
带式输送机	ECT	实验室测试
高炉—炉底壁厚	ERT	实验室测试
粉尘爆炸	ECT	实验室测试
固体火箭推进剂	ECT	实验室测试
金属凝固	EMT	理论研究
浆料挤出	ERT	实验室测试
钢水的流动	EMT	工业测试
气动输送	ECT	实验室测试
湿气成像	ECT	实验室测试
研磨液输送	ERT	实验室测试

19.3.1　ERT在制药工艺中的应用

Ricard等评估了ERT对制药工业的适用性。制作了一个玻璃反应装置（位于葛兰素史克公司），容积为3.5L、直径为150mm，在4个平面上装有64个电极，如图19-2所示。

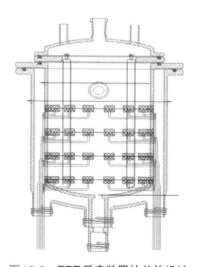

图19-2　ERT反应装置的总体设计

铂电极沉积在液体层中，具有高耐腐蚀性，其热膨胀系数与反应装置壁相匹配。采用工业断层成像系统有限公司生产的P2000 ERT系统获取测量值和重建图像。

上述64电极ERT系统采用邻近激励，实际上有1264个非侵入式电导率探头，因此，在测量示踪剂分布时，获得的数据密度远高于插入电导率探头这一常规方法。

将混合时间实验获得的示踪剂分布图像与计算流体动力学（computational fluid dynamics，CFD）结果进行比较，如图19-3所示。可以看到，示踪剂在反应装置内溶解之前，覆盖了大部分表面；示踪剂到达搅拌器后，会形成一个搅拌均匀的区域。待混合的最后一层位于搅拌均匀的搅拌器区域和表面之间。结果表明，在挡板附近添加材料，并且液体高度等于叶轮直径时，这种情况的成像结果较好。

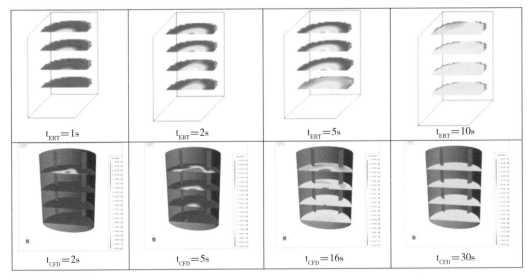

图19-3　选定时间步长下ERT图像与CFD示踪剂图之间的比较

该研究的结论表明，ERT有望对混合过程的效果进行线上控制，评估混合过程的效率，优化反应装置的几何结构。在该研究中，成功对药物混合过程进行了建模与分析。与现有技术相比，ERT能够提供更好的混合时间信息以表征容器特性，并且能够为CFD验证提供有价值的数据。该研究小组计划通过研究多相固/液系统，对更加复杂的工业过程进行探索。

19.3.2　对通过浸没式浇注喷嘴的钢水流动剖面进行成像

连铸是一种将钢水成型为半成品方坯、圆坯和板坯的工艺。在碱性氧气炼钢（basic oxygen steelmaking，BOS）或电弧炉炼钢（electric arc furnace，EAF）过程中产生的液态钢经过二次炼钢后，通过一个耐火护罩由钢包倒入中间包中。中间包既起到了液态钢的储存作用，又起到了去除氧化物杂质的作用。初级凝固发生于水冷铜模中，表面涂抹铸造粉末以防止再氧化，并在铸坯通过模具时作为润滑剂。从模具中退出时，铸坯由固态外壳包围着液态内核。通过一系列支撑辊和水喷雾，连续将铸坯拉出并进行均匀冷却和凝固。最终，使用割炬将冷却固化的铸坯将切割成所需的块状以便移除和进一步加工。

在连铸中，通过浇注嘴控制钢水的输送对于确保弯月面的稳定，以及在模具内建立最佳流动模式非常关键。这些因素会影响铸造钢产品的表面质量和清洁度。了解流动状态有助于改进铸造机的工作条件。该研究小组介绍了将EMT应用于通过浸没式浇注嘴对钢水流动剖面进行成像的方法。

由于断层成像能够测量实际情况下的流动情况，在上述领域中的应用十分重要，但钢铁生产厂家对成像并不感兴趣。为了能够在工业过程中得到全面应用，需要一个更简单的系统，具有更少的线圈及GO/NO-GO输出。在实际情况下，一个关键问题是传感器不能完全封闭喷嘴，因为如果出现问题，必须能够快速将其取出。

19.3.3 ERT在生产大批量压力过滤器中的应用

压力过滤是化工行业中常用的一种通用工艺流程，用于快速、经济高效地将固相从研磨液中分离和干燥。现有的仪器技术不足以同时提供用于实现闭环控制的判断信息和测量变量。因此，只能进行次优工艺设置以适应最不理想的条件。由此产生的影响较为广泛，至少会造成压力过滤周期延长，也就意味着资产利用效率低下。此外，在处理不稳定的中间产品时可能会有产量损失，在高温干燥过程中能量利用不佳，或者洗涤溶剂的过度使用会对环境造成额外影响。

为了解决这些问题，有关ERT的研究正在开展，目的在于获取过滤和干燥终点的实时信息、滤饼的缺陷及溶剂对母液的置换情况。由于过滤器所在的环境具备发生爆炸的可能性，必须使用本安设备（见第19.2.5节）。

图19-4为先正达公司工厂内的压力过滤器装置，36m³，位于英国哈斯菲尔德。

根据位于照片左侧的门，可以很容易了解到该装置的规模。该装置采用金属结构，配有非导电性过滤布。由于该装置的最初设计并未考虑ERT电极的安装，很快出现了一系列技术难点：

● 电极形状：根据工厂管理人员的要求，不对该装置的壁进行加工改造，因为可能会对该装置的压力额定值造成影响，所以采取了另一种办法，即将24个电极以平面排布方式安装在过滤布上方。

● 电极设计：为了将电极置于过滤布上方，需要对电极组件进行特别设计，从而在对过滤布进行常规更换时，可以轻松拆卸电极；并且电极应足够小，不会对装置的

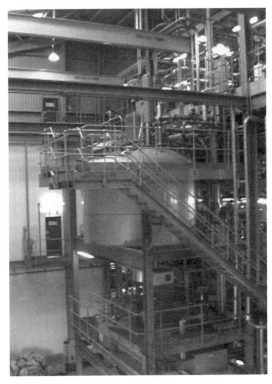

图19-4　压力过滤器装置，36m³

正常运行造成影响。

● 建造材料：与化工行业的大多数工艺类似，对建造材料经过了精心选择以防止侵蚀和腐蚀。该装置主要采用镍合金 Hastelloy-C276 制成，网状部分由聚丙烯制成。这些材料与用于制作 O 型圈弹性体的聚四氟乙烯（PTFE）、聚偏氟乙烯（PVDF）和氟橡胶，专门用于电极组件。

● 线缆布线：该装置没有额外法兰可供24个电极的线缆穿过。对于如此大的装置，最佳解决方案是将24根线缆通过2个直径为1cm的空气平衡端口布线。

● 安装限制：由于该装置为生产设备，只能在固定年度维护期间的有限时段内进入装置进行电极安装。因此，每年仅有4天时间可进行电极安装。另外，根据安全程序规定，为了确保装置内的氧气足够，每次只允许两人进入。

结果表明，断层扫描的测量结果清楚地追踪了研磨液、醋酸和水洗效果的变化过程。断层扫描测量滞后于液位测量，这可能是由液体通过滤饼的时间所致。

3年多来，结果均可重复，并且电极对过程不造成影响。一个主要难点是获取3D图像，其受到装置中金属吸收大量电流的阻碍。

19.3.4　一种新型流动断层成像分析系统

Hunt等报道了一种流动分析系统——Tomoflow R100 ECT，该系统利用双平面断层扫描数据，对复杂两相流中的速度和浓度结构的细节进行成像。初步结果是使用ECT获得的，但也可以使用其他模态成像。

同时使用双平面传感器和保护电极，创建了沿流动轴向分离的两个图像"平面"。每个"平面"实际上是一个有限长度的圆柱体，由812个像素组成（位于32×32正方形上）。对于八电极系统，横截面流动被分为13个区域，每个区域大约包含62个像素。结果显示，如果流动结构在传感器长度上是连贯的，则存在一个峰值，其包含关于该流动的时域统计信息——主要是对流和散射。一个最简单的假设为，互相关图的峰值时延对应于流动结构在两个平面之间的传输时间。

如图19-5所示，在一次典型测试中，数据采集速度为每秒200帧，图中显示了13个区域的中心区域的浓度和速度随时间的变化。虚线表示第一个平面中的浓度，浅灰色表示第二个平面中的浓度，黑线表示速度。

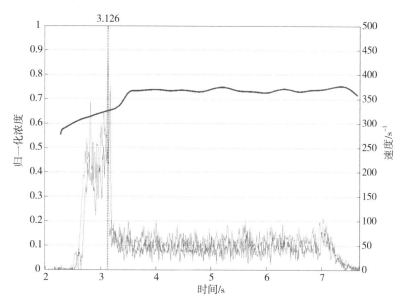

图19-5　中心区域的浓度（左侧刻度）和速度（右侧刻度）随时间的变化

这项工作展示了制作一种用于吹送和重力输送固体物料的流量计的可行性。目前仍存在一些技术难点，如校准方法和材料水分含量的不同，但这些问题有望在不久的将来得到解决。要制造这种综合性流量计并上市销售，所面临的主要障碍是获得3～5年的投资，用于支持一个大规模项目以推出该产品，包括工程设计、电子集成、制造路线、市场营销、分销和售后。其技术风险较小，但商业风险难以评估，因为目前市场上并没有这样的流量计。

19.3.5 ECT在测量气力输送系统中气体/固体流动特性中的应用

通过管道进行气力输送（即利用空气输送粉状物质，如面粉、煤、石灰、塑料颗粒、粉状化学品等）可以追溯到19世纪中叶。在"稀相"（或"稀薄相"）输送中，颗粒通常以悬浮物的形式输送，其中的固体浓度通常低于10%。对于"浓相"输送，在管道的一个或多个横截面上填充颗粒。以往的研究表明，固体输送的主要机制是由流动不稳定性引起的"栓"和"柱"。Jaworski和Dyakowski报道了使用双平面ECT研究气动输送的研究，提供了高速视频和压力测量结果。

在图19-6中，一组六张照片展示了水平管道中连续2个气栓的通过过程，可以清楚看到与这些气栓有关的一些参数，如气栓的高度、密度及前端和尾端的斜率。图19-7是一组时间序列的横截面层析图像，对应于图19-6中显示的栓状流。前7幅图像显示了管道从半填充到完全填充的过渡，对应于气栓前端的通过。类似地，最后4幅图显示了气栓尾端通过测量平面的情况。

使用双平面系统可以重建气栓的形状，如图19-7所示。在每一帧中，选取位于穿过中心的垂直线上的像素并进行组合，可得到段塞的纵向横截面，如图19-8所示。这类图像存在一些难点问题，包括横截面图像的空间分辨率有限，电极长度方向上固体浓度的平均化，以及相之间的边界模糊。

根据断层成像数据计算所得的固体质量流量比，比通过称量所得的结果低20%～30%。该研究小组指出了几个需要进一步研究的问题。

● 电极为有限长度，因此，在计算流动结构的速度时，所应采用的电极距离不明确。

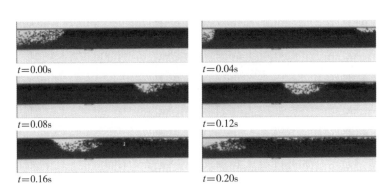

图19-6　水平管道中栓状流的视频截图

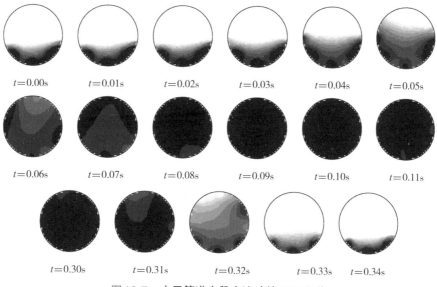

图19-7 水平管道中段塞流动的ECT图像

注：t＝0.12s至t＝0.29s的图像因全黑不再显示。

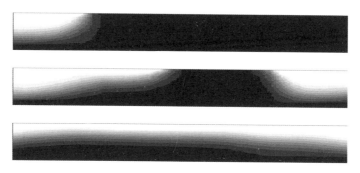

图19-8 水平栓状流的轴向重建图像

- 为了提高准确性，应逐个像素进行互相关分析，而不是对整个横截面进行互相关分析。
- 该技术可能不适用于接近阻塞系统的流型。在这种情况下，几乎静止材料的长柱会将传感器完全填充，导致互相关技术无效。
- 为了更准确地估计固体质量流量，需要使用描述材料密度与介电常数之间关系的改进模型。

19.4 电学断层成像的最新工业应用

以往的综述总结了电学断层成像在一些领域中的应用，本节以下各部分介绍了不同领域的相关进展，在这些领域中电学断层成像得到了成功应用。本节并未进行详细介绍，而是通过最新文献引导读者了解相关工作。入选本节的标准包括实现工业效益的进展、不同的成像方法、感应技术的难点问题和正在进行的研究工作。

19.4.1 ERT 在批料混合测量中的应用

ERT 成功应用多年的一个领域是对使用批料容器进行混合的监测。一般情况下，这些系统需要在多个平面上使用标准的 16 电极环状排列（作为一个平面），但在一些工业规模系统中已经使用线性探头，因为这样可以减少对现有设备的改装。本部分将介绍几个间歇混合容器中的不同应用示例，其中需要重点考虑的指标包括混合时间、化学浓度、相位位置/浓度。

混合时间通常用于定量评估搅拌槽的混合性能。电导率探头已被用于测量反应装置内不同局部探头所在位置处的混合时间。将所有这些局部测量值组合，可以得到整个容器的混合时间。

使用邻近驱动且不进行重复测量时，标准的 16 电极平面实际上相当于 104 个非侵入式电导率探头。因此，与常规的插入式电导率探头方法相比，在测量示踪剂分布时可以获得更高的数据密度。

在大多数与工业相关的半间歇反应中，由于向反应装置中加入液体，反应物的物位会发生变化，进而改变了所测得的流体体积。Rogers 等在一个直径为 0.91m 的装置中，通过添加示踪剂，研究了物料的物位变化，实现了混合时间的测量。在实验过程中，装置中的液面高度变化约为 16.7%。该研究小组将测量结果与初始静态参考值进行了比较，并使用了一种新的自适应参考技术，该技术采用移动有限元模型，考虑了流体体积的变化，如图 19-9 所示。当同时出现两种变化时，通过该技术能够有效重建出正确的电导率分布。

在一项最新研究中，使用 ERT 测量结果准确计算了直径 0.2m 容器中几种化学成分的浓度。将反应方程与机器学习算法相结合，根据 pH 和浓度进行重建，而不是根据逆问题对电导率进行重建。因此，可以密切监测流体的不同区域，并且对于反应系统的控制非常有用。

除这些单相混合添加物外，还可以对多相溶解过程进行追踪。Rogers 等研究了在

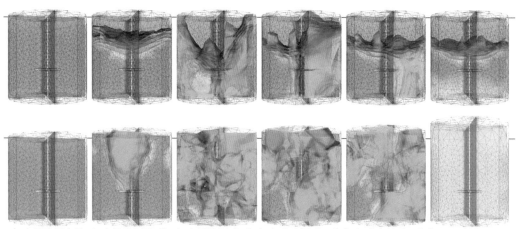

加入示踪剂之前　加入示踪剂后4秒　加入示踪剂后8秒　加入示踪剂后14秒　加入示踪剂后20秒　加入示踪剂后110秒
　　　　　　　　（混合后24秒）　（混合后28秒）　（混合后34秒）　（混合后40秒）　（混合后130秒）

电导率（S/m）

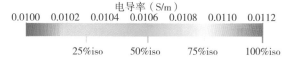

0.0100　0.0102　0.0104　0.0106　0.0108　0.0110　0.0112

25%iso　　　50%iso　　　75%iso　　　100%iso

图19-9　添加示踪剂后的时序重建

注：向反应装置内添加的反应物（0.01S/m，与反应装置内原有反应物的电导率相同）中，包含少量高电导率盐溶液示踪剂（11.5S/m，体积为反应装置体积的0.02%），因此，反应物液面高度发生了变化，与之对应，电导率分布随时间发生了变化。第一行：以参考为初始液面高度的重建图像；第二行：使用自适应参考（考虑溶液体积变化）后的重建图像。

直径为0.15～0.91m的容器中添加表面活性剂（黏度为20～30Pa·s）的过程，如图19-10所示。可以看到，在表面活性剂球所在的点，电导率急剧上升。在10s左右，甚至可以看到单个大块分解为两个较小的块。毫米大小的小块与大块分离后，导致大块周围区域的电导率较高；但这些小块过小，ERT无法直接对其进行重建。

在60秒左右，搅拌器将表面活性剂破碎成仅有毫米大小的高电导率小块；大约150秒后，电导率升高的速度减慢，对应于表面活性剂溶解的后期阶段，此时较小的表面活性剂碎片正在缓慢溶解。由于小块的溶解时间比混合时间慢得多，在后期阶段，该溶解均匀地增加了整个容器的整体电导率。

Jamshed等监测了通过搅拌容器的起泡气体的分布，并测量了这些多相系统的混合时间。所用容器的直径为0.61m和0.91m，电极阵列为环状16电极平面，具有较高的气相分率（最高达40%）。通过ERT测量获得气持率的变化与另一项研究中的结果高度吻合，该研究中，所用容器较小，直径为0.08m，其气相分率也要低得多。

Forte等在直径为0.14m的容器中进行了ERT测量，该容器内既有气体，也有固体添加物。虽然该研究使用的是一个16电极线性探头，但测得的气体分数结果也与其他同领域研究的结果一致。图19-11为通过ERT测得的气体分布，其中，气体浓度由通过

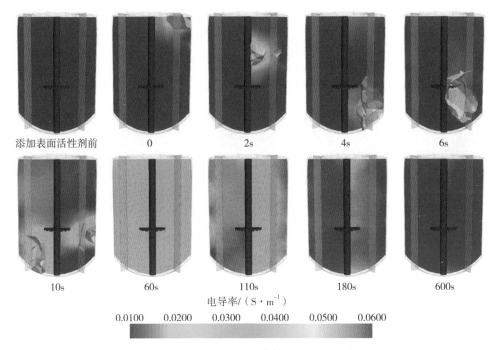

电导率/（S·m⁻¹）

0.0100 0.0200 0.0300 0.0400 0.0500 0.0600

图19-10 添加表面活性剂后的时序重建

注：在直径0.91m的容器中装水（电导率为0.01S/m），向其中添加具有极高电导率的表面活性剂球（直径为0.17m）之后，电导率分布随时间发生变化。白色等值面近似代表表面活性剂块的表面（基于容器中电导率梯度的法线），之后该表面活性剂块分解为直径为毫米大小的小块，并缓慢溶解。

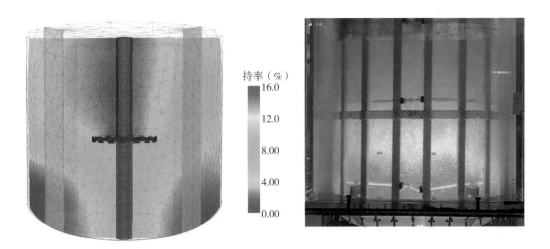

图19-11 使用由Maxwell方程计算得到的电导率计算局部气体浓度的测量值，其结果与观察到的分布情况的比较

注：ERT测得的体积平均气体分数（持率）为5.9%，而直接在容器中测得的整体值为6%。

Maxwell方程重建得到的电导率计算得出。

19.4.2　ERT在管道内流体测量中的应用

　　工业上使用管道和管道系统将流体（液体或气体）从一个位置传送到另一个位置，通常这些系统是不透明的，如果能够获取其内部流动特征和状况的多维信息，将在过程设计、监测和控制方面具有重大优势。因此，有大量与该领域相关的ERT文献报道。在研究中使用了各种不同的管道配置方式，包括垂直、水平或倾斜管道，其中大部分管道（直径为0.02～0.15m）使用标准的环状16电极平面，如图19-12所示。

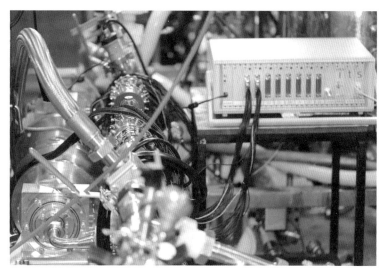

图19-12　使用环形16电极平面进行管道内流体测量的典型配置

　　在管道流动中，一个常见的多相系统是气液流动，测量时，流动模式以一定范围的气体和液体分数表示。通常使用两个或更多的环形ERT电极平面，如在文献［236］中，使用互相关测量使垂直管道中的气泡运动可视化。ERT还被用于查看管道中的固液流动，方式与气液流动非常相似。Giguere等研究了多个重建算法，以确定对管道中沉降固体界面及固体浓度进行成像的最优算法。该研究小组发现，使用广义迭代算法可以取得良好效果，并且通过ERT能够获得定量浓度测量值。另一项最新研究也证实了这一点。

　　近来，ERT的上述应用已经实现商用化。CombiMeter系统用于测量密度，由来自Krohne Altometer的电磁流量计和ITS（工业断层成像系统有限公司）的ERT系统组成。使用该系统在CEMEX公司的集料挖泥船Sand Falcon号的管道（直径为0.7m）中进行了测试，所得结果与常规使用的放射类检测的结果相差1%～3%。

  Forte 等研究了使用 Kenics KM 静态混合器在直径为 0.025m 的管道中的混合情况，并将 ERT 与平面激光诱导荧光成像的结果进行了比较。研究结论为，虽然 ERT 的分辨率较低，但仍然能够对混合程度进行很好地测量。

  有研究小组已经证明，可以通过 ERT 测量管道中的速度分布：利用流体的流变学特性（即黏度和电导率随剪切速率的变化）直接测量管道内的速度分布。图 19-13 展示了一个示例，图中的电导率变化可用于计算剪切速率的径向变化，从而通过积分得到速度分布，进而得到流量。尽管该技术表明，在没有示踪剂、仅使用结构变化的情况下可以应用 ERT，但有研究者认为，该技术可能没有实用价值，因为流体电导率随管道中位置的变化与温度引起的变化具有相同的数量级，所以校准至关重要。

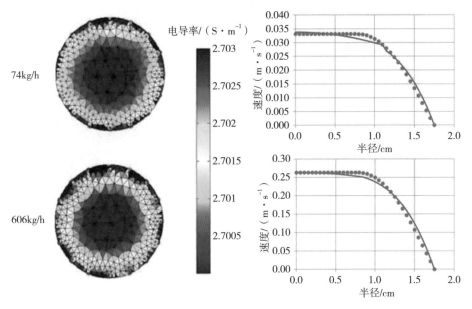

图 19-13 管道中流体的电导率随流速的变化而变化

注：该变化是由管道中的径向位置引起的剪切速率变化引起的。因此，可将电导率分布重建为径向速度分布，从而重建出流体流速。红点是根据 ERT 测量值计算得出的点，曲线是根据流体流变学的直接测量结果获得的理论速度分布。

  在另一项与此类似的研究中，向管道中注入少量热示踪剂并对电导率变化进行了跟踪。该研究的关键突破是组合使用了圆形传感器和不同尺寸的线性传感器。线性传感器具有不同的宽度，可以"看到"管道内的不同距离，而通过圆形传感器可以检测整个管道的直径。因此，可以确定速度分布，从而得到流体的流变学性质。近来，该系统已经发展为商业化的流传感流变仪（Stream Sensing Rheometer）。

19.4.3 ERT在管道内污垢清洗中的应用

ERT使用的一个较新领域，也是取得良好效果的一个领域是清洗过程监测。在一项研究中，首次使用该技术研究了牛奶污垢的清除情况。在该研究中，仅使用了两块电极板，测量了污垢清除后的电阻。Henningsson等使用标准的环形平面电极阵列研究了酸奶的清洗情况。该小组成功监测到酸奶的清除情况，并将剩余量与仿真结果进行了比较。该研究中使用的传感器满足卫生要求，可以在直径为0.06m的食品加工线上使用。

Hou等和Wang等均对直径为0.038m的管道中洗发水的清洗情况进行了研究，使用了标准的环形16电极平面电极阵列。使用多个平面电极阵列时，可以对管道某个部分或连接处（如T型连接）进行监测。通过ERT平面阵列测得的清洗时间与通过特制透明管道的目测清洗时间吻合良好。

Ren等报道了一种新的ERT电极系统设计，专门用于检查表面沉积物。该研究小组在管道表面使用一组8个线性电极，排布于4个平面，观察牛奶污垢的清除情况。除在每个平面上进行测量外，还在平面之间进行测量，以尽可能多地获取管道壁（甚至平面之间）的情况。所得结果与通过观察窗口看到的情况（即剩余污垢），以及表面已清除污垢的测量结果（通过监测清洗水中的污垢浓度得到）具有良好的一致性。该电极系统对残留在管道壁上的少量污垢也很敏感，可以测得少于初始量0.05%的污垢。图19-14展示了一个四平面线性电极系统，ERT使用其中两个平面对剩余的污垢量进行监测。

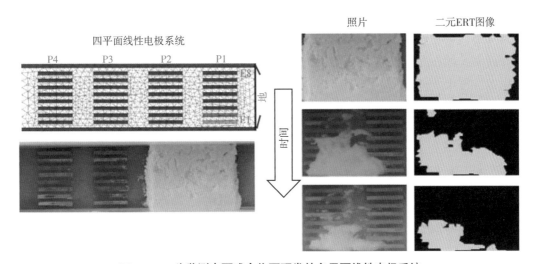

图19-14 为监测表面残余物而研发的多平面线性电极系统

注：ERT二值化图像（即每个像素表示或者有沉积物或者没有沉积物）与同一表面区域的目测结果十分吻合。

19.5 小结

近年来，电学断层成像系统从高校研究走向工业应用。简易的传感器和紧凑的电子硬件特别适合于现场测量，以进行在线过程监控与控制。电阻断层成像和电容断层成像的设备已经实现上市销售，而真正的阻抗断层成像系统也已经出现。与X射线断层成像或磁共振成像相比，其成本较低；而且通过合理使用芯片技术，成本会在大规模生产中进一步降低。在原型机系统中，已成功解决了许多难点问题，如金属壁、高温和高压、反应性化学品和进入测量现场所受到的限制等。对于那些熟悉核硬场系统的工作者来说，电学断层成像的图像分辨率仍然不够，但正在进行相关研究，有望通过数学方法极大提升图像分辨率。但是，测量值的数量有限，因此，除非有重大技术进展，否则仍然难以解决这个问题。多模态系统的出现使得来自各种传感器（不一定是电极）的同步测量成为可能，并且数据融合方法的相关研究将有助于这些系统的研发。本章并未介绍微型断层成像系统，但随着传感器研发工作的进展，有可能会在该领域发挥至关重要的作用。

电学断层成像技术的发展已经进入第三个十年，有必要探究为何该技术没有大量应用于工业领域。尽管与X射线或磁共振成像相比，电学断层成像的重建图像相对较粗糙，但这并不被认为是一个限制性因素。对于许多工业过程，低分辨率就已经能够提供足够且宝贵的信息。实际上，正如上文介绍的一些研究所述，图像对于工业过程系统的操作人员来说往往是不需要的。通过断层成像技术所得的测量值能够获取某材料物理参数的分布，进而能够获得某单一参数（如空隙率、质量流量、混合时间）且质量更佳，对于他们而言就已足够。同样，在极端情况下可能需要每秒成千上万帧的成像速率（如在内燃机中对火焰传播情况进行监测），但在更多情况下的要求并不高，使用现有技术就可以轻易满足。工厂没有应用电学断层成像技术，一个重要原因是该技术可能对正常生产过程造成干扰。如上文所述，一直以来应用于压力过滤装置生产中的电学断层成像技术可以说是最为先进的，并且已经成功地解决了许多技术难点，但是，这也是在经过各方的通力合作之后，才最终得以实现。

（作者：Thomas Rodgers　William Lionheart　Trevor York

翻译：王　超　李　军　陆　彧）

第20章 设备、发展历史及相关会议

20.1 EIT相关会议

距离生物医学阻抗图像的首次发表已经过去了40多年，其间，EIT生物医学应用的相关会议一直都是EIT研究的重要一环。表20-1列出了历次相关会议的信息及部分会议文章（Proc）或相关期刊特刊（Issue）的链接。

表20-1 EIT生物医学应用相关会议

年份	会议信息	Proc	Issue
2021	爱尔兰，爱尔兰国立大学（线上会议） （第21届EIT生物医学应用国际大会）	—	—
2019	英国，伦敦大学学院 （第20届EIT生物医学应用国际大会）	Z：2691704	P：41（6）
2018	英国，爱丁堡大学 （第19届EIT生物医学应用国际大会）	Z：1210246	P：40（focus）
2017	美国，达特茅斯学院 （第18届EIT生物医学应用国际大会）	Z：601555	P：39（focus）
2016	瑞典，斯德哥尔摩 （第16届国际电生物阻抗大会，第17届EIT生物医学应用国际大会）	Z：55753	P：38（6）
2015	瑞士，纳沙泰尔 （第16届EIT生物医学应用国际大会）	Z：17752	P：37（6）
2014	加拿大，加纳诺克 （第16届EIT生物医学应用国际大会）	Z：17749	P：36（6）
2013	德国，海利根施塔特 （第15届国际电生物阻抗大会，第14届EIT生物医学应用国际大会）	[1]	P：35（6）
2012	中国，天津 （第13届EIT生物医学应用国际大会）	Z：18168	P：34（6）
2011	英国，巴斯大学 （第12届EIT生物医学应用国际大会）		P：33（5）
2010	美国，盖恩斯维尔 （第14届国际电生物阻抗大会，第11届EIT生物医学应用国际大会）		P：32（7）

续　表

年份	会议信息	Proc	Issue
2009	英国，曼彻斯特 （第10届EIT生物医学应用国际大会）		P: 31（8）
2008	美国，达特茅斯学院 （第9届EIT生物医学应用国际大会）		P: 30（6）
2007	奥地利，格拉茨 （第13届国际电生物阻抗大会，第8届EIT生物医学应用国际大会）		P: 29（6）
2006	韩国，首尔 （第7届EIT生物医学应用国际大会）		P: 28（7）
2005	英国，伦敦 （第6届EIT生物医学应用国际大会）		P: 27（5）
2004	波兰，格但斯克 （第12届国际电生物阻抗大会，第5届EIT生物医学应用国际大会）		P: 26（2）
2003	英国，曼彻斯特 （第4届EIT生物医学应用国际大会）	Z: 17924	P: 25（1）
2002	美国，Pingree公园 ［第1届木乃伊（Mummy Range）电阻抗成像系列研讨会］		P: 24（2）
2001	英国，伦敦 （第3届EIT生物医学应用国际大会）		P: 23（1）
2000	英国，伦敦 （第2届EIT生物医学应用国际大会）		P: 22（1）
1999	英国，伦敦 （第1届EIT生物医学应用国际大会）		P: 21（1）
1998	西班牙，巴塞罗那 （第10届国际电生物阻抗大会）		2
1995	德国，海德堡 （第7届欧洲EIT研讨会）		P: 17（4A）
1994	土耳其，安卡拉 （第6届欧洲EIT研讨会）		P: 16（3A）
1993	西班牙，巴塞罗那 （第5届欧洲EIT研讨会）		P: 15（2A）
1992	英国，伦敦皇家学会 （EIT生物医学应用欧盟EC会议）		3
1991	英国，约克 （第4届欧洲EIT研讨会）		P: 13（A）
1990	丹麦，哥本哈根 （第3届欧洲EIT研讨会）		—

续　表

年份	会议信息	Proc	Issue
1987	法国，里昂 （第2届欧洲EIT研讨会）		P：9（4A）
1986	英国，谢菲尔德 （第1届欧洲EIT研讨会）		P：8（4A）

注：

Z：# 表示：Zenodo DOI：10.5281/zenodo.#

P：#（#）表示：*Physiological Measurement* 的卷（册）

[1] IOP Conference series 434（1）

[2] Ann NY Acad Sci 873（1），1999

[3] DH Holder，"Clinical and Physiological Applications of Electrical Impedance Tomography"，CRC Press，1993

[译者注：2022年第22届EIT国际大会在韩国首尔举办（线上线下组合）；2023年第23届EIT国际大会在德国亚琛举办（线下）；2024年第24届EIT国际大会在相隔12年后重新回到中国，在杭州举办（线下）。]

20.2　EIT 发展历史

最早发表的阻抗图像应该是由 Henderson 和 Webster 分别在1976年和1978年报道的阻抗图像。该研究小组利用胸部一侧的100个电极矩形阵列，通过另一侧的一个大电极接地，获得了组织的透射图像，并认为图像中的低电导率区域对应于肺部。不久之后，Benabid 等在1978年报道了一种用于对脑肿瘤进行成像的阻抗断层成像系统。该研究小组报道了一台阻抗扫描仪原型机，其两个平行电极阵列浸没于盛有生理盐水的水槽中，能够检测出电极阵列之间的阻抗变化。

随后在 Sheffield 大学医学物理系，Brian Brown 和 David Barber 及其同事们研发了首个临床阻抗断层成像系统，当时称为应用电位断层成像（applied potential tomography，APT）。该小组制造了一款商用原型机，即 Sheffield Mark 1 系统，该系统被广泛用于临床研究，如今许多机构仍在使用。其测量方式为，通过环绕放置于测量对象表面的环形16电极阵列进行多次阻抗测量。

该研究小组于1982年和1984年发表了第一批断层成像的图像（手臂），其中电阻升高的区域大致对应骨骼和脂肪。随着 EIT 的发展，陆续报道了胃排空、心动周期和肺通气周期的图像。Sheffield EIT 系统的优势包括每秒能够获得10帧图像，具备便携性，相对于超声、CT 和 MRI 来说相对便宜。

大概在同一时期，牛津的一个研究小组报道，可以使用 EIT 对新生儿的大脑进行成像。该小组研发了一个临床 EIT 系统并对两个新生儿进行成像，获得了初步的 EIT 图像。该系统使用环绕头部放置的16个电极，但与Sheffield系统不同的是，该系统中激励电流通过电极环内处于对向位置的一对电极施加。这种电流激励方式使进入脑部的电流达到最大，因而EIT系统对脑阻抗变化的敏感度最高。

20世纪90年代，哥廷根大学的一个研究小组在德国航天局（Deutsches Zentrum für Luft- und Raumfahrt，DLR）的资助下，研发了一个最初用于微重力环境的系统——Goe MF Ⅱ系统。此后，制造了至少200个这样的系统并交付给Carefusion和Draeger Medical公司，随后转交给临床研究人员。因此，2010年之前的许多临床和预临床EIT研究都是使用Goe MF Ⅱ系统完成的。

自20世纪80年代中后期EIT引起研究者的兴趣以来，大约有30个研究小组研发了自己的EIT系统和重建软件，另外大约有20个研究小组在EIT研发和临床应用方面发表了论文。对EIT的应用，已由最初的广泛涉猎到现在的集中于肺通气、心脏功能、胃排空、脑功能和病理学的成像，以及乳腺癌筛查等主要领域。在这些领域已经完成了有说服力的试点研究及原理证明研究。1999年，美国食品药品监督管理局（Food and Drug Administration，FDA）批准了一种用于检测乳腺癌的阻抗扫描方法。2010—2020年，至少有3家公司所生产的EIT系统可上市销售，并获得了作为临床使用医疗设备的批准文书，这3家公司是Draeger Medical、Swisstom（后来更名为SenTec）和Timpel。在撰写本书时，已经有少数临床团队将EIT技术作为一种常规手段使用，并且这一数字正在增长。

20.3 EIT硬件设备

本节将介绍已研发的EIT系统，相关信息来自公开发表的文献或者相关研究小组或公司。但有部分EIT系统的研究小组/公司并未提供相关信息，因此，在本书中没有提及。

20.3.1 商用EIT系统

本节内容由各个EIT供应商提供。

20.3.1.1 Draeger Medical系统

PulmoVista 500系统（图20-1）由德国吕贝克的Drägerwerk公司（Drägerwerk AG & Co. KGaA）研发和制造，于2011年推出。该系统是首个可上市销售的商用EIT设备，在临床上用于区域呼吸情况的持续监测。

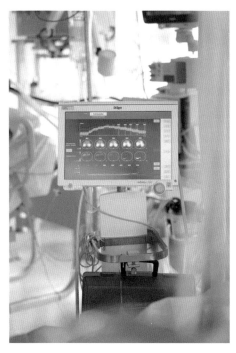

图20-1　Draeger PulmoVista 500 系统

截至目前，已经发表了100多项使用PulmoVista 500开展的临床研究。这些研究纳入了共约2500名患者，患有各种肺部疾病。在各类治疗干预期间使用PulmoVista 500，对患者的区域通气分布、呼气末肺容积及其随时间的变化等进行了评估。

首批研究结果发表于2013—2015年，研究内容包括：使用高流量鼻导管和改变体位对呼气末肺容积的影响，PEEP和压力支持对通气分布的影响，潮气量对通气不均匀性的影响，EIT指导PEEP滴定的可行性，肺复张对ARDS患者的生理效应，以及叹息对急性呼吸衰竭患者的局部肺应力和通气不均匀性的影响。

PulmoVista 500系统的电气设计原则基于哥廷根EIT小组的Goe-MFⅡ系统和Dräger的EIT Evaluation Kit 2（第9版本原型机）。但是，PulmoVista 500进行了改进，具有同时进行串行和并行的16通道测量的能力，从而能够进行最高帧率为50帧/秒的测量，与最常见的并行EIT系统类似。

供电电流的工作频率及测量频率自动设置在80～130kHz范围内，具体数值选取最低电磁背景噪声的频率值。根据所选的帧率，供电电流的脉冲长度在2.5～12.5ms之间变化。为了获得尽可能高的信噪比，根据IEC标准，将供电电流的幅值范围动态地设置在最大患者辅助电流的80%～100%范围内，具体数值取决于所设定的供电电流的工作频率。当频率＞100kHz时，电流的最大幅值不超过9mA（有效值）。

重建图像通过基于有限元法的线性Newton-Raphson重建算法获得，该算法将一帧

208个电压转换为椭圆形EIT图像。

PulmoVista 500配有16电极硅橡胶电极带，有9种不同尺寸可供选择，涵盖从新生儿到肥胖患者的各类人群。可测对象的最小胸围为36cm，对应于约3.5kg的体重，而最大电极带可测量的患者胸围为150cm，对应于超过200kg的体重。测量时，可重复使用的电极带与一根线缆相连（分离后可进行有效清洁及消毒），由二者组成的患者接口通过主线缆连接到系统的EIT模块。

为了计算区域顺应性，结合呼吸机的参数对趋势化的EIT参数进行解读，PulmoVista 500提供了一种串行MEDIBUS接口，可以导入约20种类型的呼吸机和麻醉机的数据。

随着越来越多的先进设备将食管和跨肺压监测纳入呼吸监测中，PulmoVista 500也通过USB提供了与PressurePod的连接，可以导入气道、食管和胃压力波形。然后可以通过气道压力和食管压力来计算跨肺压——实际使肺组织扩张的压力。

通过EIT图像和阻抗波形，PulmoVista 500能够计算并显示各种数值参数（参见第10章），包括：区域潮气量变化，可量化区域通气分布；呼气末肺阻抗的区域变化，代表区域肺容积变化；呼吸系统顺应性的区域变化；肺泡过度膨胀和肺泡塌陷的估算，用于评估PEEP滴定；区域通气延迟，用于评估肺的周期性开合、钟摆呼吸和区域吸气动力学的跨肺压和各种衍生参数。

20.3.1.2 Sentec系统

SenTec EIT是由瑞士Sentec公司研发并销售的胸部EIT产品。目前带有CE标志的EIT系统是LuMon™系统，其前身是BB²系统（该系统最初由Swisstom公司研发，该公司于2018年被SenTec公司收购）。SenTec EIT还提供Pioneer Set，这是一个主要用于兽医研究的研究平台。

LuMon™系统包括一台LuMon监测仪，其重量小于4kg，显示屏尺寸为12.1英寸（图20-2A），通过连接器与两种电极带相连（图20-2B、C），分别适用于成人/儿童和新生儿/婴儿；通过专用接触剂，可以增强电极带与皮肤之间的接触。LuMon系统有两种型号：一种适用于成人/儿童，另一种适用于新生儿/婴儿；每种型号都配置有专用软件，但两种型号的技术基础相同。电极带上有32个电极，嵌于结构化织物中；电极带的设计考虑了对正常呼吸可能产生的影响，如沿着肋骨放置电极以避免对胸廓活动产生影响。肋骨结构与年龄有关，因此，对新生儿进行测量时，电极带沿横向平面放置，而对成人进行测量时，电极带沿斜向平面放置。为了避免交叉感染，每个电极带供单个患者使用，并具有无黏合剂的纺织物材质电极带/皮肤界面，这对于具有敏感皮肤的测量对象（如早产新生儿）尤为重要。系统的供电电流很小（幅值：$0.7 \sim 3.7\text{mA}$

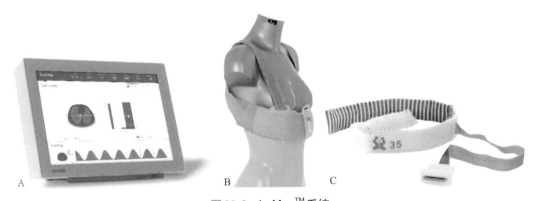

图 20-2　LuMon™ 系统

注：A.LuMon 监测仪；B.适用于成人/儿童的电极带；C.适用于新生儿/婴儿的电极带。

有效值，频率：200kHz±10%），进行图像重建时的时间分辨率为每秒约50帧。

该系统的重建算法基于 GREIT，其特点是进行数据处理时，利用了 CT 解剖数据生成的胸部和肺部模型。因此，可以在测量中纳入患者的个体特征，如体重、身高、性别、下胸围等，从而进行建模。重建算法和所得图像仅关注肺部轮廓内的数值，这样不仅可以更好地对所得图像进行解读、使图像能够反映具体测量对象的肺部特征，还利于引入新的指标或概念，如"静默空间"（Silent Spaces），该指标表示肺内通气不佳或无通气的区域。系统将一个传感器嵌入电极带或连接器，可以连续检测患者的体位（包括俯卧位、仰卧位、侧卧位或倾斜位），从而有助于评估重力对呼吸力学和通气分布的影响。通过这种方式，增加了重建图像的可解读性。此外，还会对皮肤和电极之间的接触情况进行持续监测以推断测量结果的可靠程度，如果电极接触不良（最多6个），还可以自动进行补偿以确保信号的质量。显示屏上提供了多个功能，包括：整体动态图像，能够实时显示胸部阻抗变化；体积描计图，表示肺阻抗随时间变化的波形图；呼吸频率，根据体积描计图检测到的最近几次呼吸计算得到；呼气末肺阻抗、吸气末肺阻抗和通气情况的趋势图，分别表示呼气末、吸气末和平均肺容积；伸展图像，表示潮气量分布；静默空间，分为重力依赖和非重力依赖两种类型；通气中心，在显示该功能时考虑了患者的体位与重力的相对关系；不同的分析模式，或者是基于呼吸的（breath-based，BB），或者是基于时间的（time-based，TB-Ⅰ及TB-Ⅱ），用于评估上述各种功能。

有多项关于 SenTec EIT 的研究，包括系统验证和临床应用，其中纳入了大量患者，包括新生儿。通过系统验证性研究证实了使用具有解剖结构模型的优势，检测目标物体的能力，容积和阻抗之间的线性关系，静默空间在评估肺复张中的有效性。另外，临床应用包括：检测麻醉后的通气不良，评估在机器人辅助手术中使用 PEEP 的效果，评估针对新生儿的表面活性剂治疗法和检测新生儿的并发症。

20.3.1.3　Sciospec系统

Sciospec系统能够通过两种形式实现EIT，包括标准仪器和定制系统。标准仪器的通道数量范围为8～256。按缺省配置，这些系统的伪差分电流源所能产生的激励信号最大为10mA，紧密同步的数据采集模块可以实现对所有通道的真正同时采样，超低泄漏的舌簧继电器注入矩阵可以选择任意通道的组合以进行正向和负向注入。一些模块还支持快速切换的半导体开关作为替代注入矩阵，可以实现更高的帧率，但会增加寄生效应。这些系统都能够进行多频（单正弦扫频）测量，以任何电极组合方式注入电流——如在在平面EIT中具有网格结构的测量对象所使用的标准环状排列方式，以及自定义电极组合方式。积分时间可以在最佳信号质量或最大帧率之间进行调整。例如，对于32个测量电极，每帧进行16次注入，使用低寄生舌簧继电器开关的最高速度可达73fps，而使用更快的半导体开关的最高速度可达280fps。所有设备都使用单端电位测量，且其中的大多数还可以通过两个电极进行差分测量，包括通过软件选择不同的电极对（图20-3）。

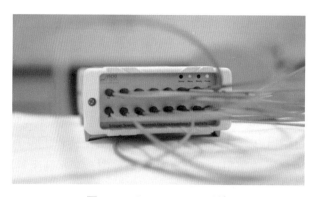

图20-3　Sciospec EIT 系统

前端连接通过多种线缆连接器实现，包括香蕉插头、小型DSUB或标准同轴线缆（MCX是标准选项）。Sciospec系统还具有卡缘连接器选项，可通过定制的连接卡（如传感器载体或定制的线缆组）实现高度灵活的连接。

Sciospec系统的通信方式包括以太网、高速USB、隔离式全速USB（具有WiFi和蓝牙选项）。另外，可集成医用级隔离模块，通过UART、SPI、并行接口，以及通过同步端口实现的快速硬件同步，使用低电平GPIO对设备进行控制。Sciospec-COM-Interface API可在这些接口上使用，可利用Java、C、LabView、Matlab等语言实现对设备的完全控制，还包括用于基于PC的控制和数据分析的标准软件，包括标准设置下的图像重建。此外，还提供了用于EIDORS集成的示例代码。

Sciospec EIT产品系列还包括医用级电源、电气安全交流耦合前端、EIT实验物理模型、EIT实验水槽、线缆、传感器适配器、温度控制和IO模块等。对于更高级的非标准配置，Sciospec可提供定制化服务，所有EIT技术也可作为OEM模块，用于集成到特定应用系统中。

20.3.2 研究用EIT系统

20.3.2.1 Sheffield Mark 2系统

世界上首个EIT系统建造于Sheffield大学。名称为Mark 1和Mark 2的两个系统采用APT技术，使用16个电极，工作频率为单一频率。Mark 2系统具有重要意义，因为其包含了许多未来串行系统中使用的功能。Mark 2系统采用相邻电流激励，数据采集频率为以25帧/秒。正弦激励信号为数字信号，频率为20.83kHz，采用12位DAC和时钟频率为1MHz的48条目的ROM查找表产生。施加的电流使用类似于图4-12所示的浮载电压-电流转换器产生，并使用直插式阻和仪器放大器直接对其进行测量，以考虑对电极载荷阻抗变化引所起的施加电流的相位和幅度变化。通过两个1—16的多路复用器（Analog Devices DG506），在给定时间将电流导向某一对电极，所使用的电流幅值为5mA（峰峰值）。

测量电压时，在相邻电极之间进行差分电压测量。电极电压通过一组16个仪表放大器（Burr-Brown INA110）进行交流耦合，实现对所有差分电压的并行测量。仪器放大器的输出经过变压器耦合，至可编程增益放大器（programmable-gain amplifiers，PGA），增益为1～256（以2的幂递增）。PGA输出电压由同步的相敏电压计进行处理。由于杂散电容对测量电压虚部的准确性影响更大，仅使用测量电压的实部进行图像重建。

在电压测量电路中，使用了共模反馈电路以降低仪表放大器的共模电压。由于所有差分电压是同时测量的，无法使所有电压测量值的共模电压最小化，而是该电路减小了从所有仪器放大器所见的共模电压。用于该电路的一对电极远离用于采集成像数据的电极，其中，一个电极用于测量共模电压，另一个电极则产生一个补偿电压，作用是将共模电压降低至零。为了避免振荡问题，反馈回路的增益保持在较低水平（32dB）。

20.3.2.2 哥廷根 GoeMF Ⅱ 系统

基于 Goe-MF 系统的 Goe-MF Ⅱ 系统由哥廷根 EIT 研究小组研发，Goe-MF 系统最初用于 EIT 的微重力应用研究，受到德国航天局（DLR）的资助。这两个系统均使用邻近激励电流驱动和 16 路复用电极，与经典的 Sheffield Mark 1 系统所用模式相同；工作频率为 5 ~ 500kHz。通过低电容同轴电缆（RG179，63pF/m）将电极连接至 16 通道多路复用器（4 个 MAX307），此外还复用了电流馈电的驱动屏蔽和测量电极线缆的屏蔽。Goe-MF 系统采用早期的数字化技术和数字 I/Q 解调来处理输入信号，但需要具备医疗级电气安全的计算机设备来进行控制和测量。因此，在 Goe-MF Ⅱ 系统中，将所有安全栅集成于信号链的模拟端，方法为将浮动电流源的驱动电压与经过差分输入放大器级后的模拟信号进行变压器耦合。为了实现输入信号的耦合，使用内部变压器芯的同轴磁屏蔽（由外层为镍铁导磁合金的同轴磁屏蔽包裹）。在使用椭圆滤波器（LTC 1560）进行滤波之前，由可变增益放大器（AD 603）调整总增益。此外，还实现了用于辅助信号的附加隔离模拟输入和触发输入。为设备供能的环形变压器具有分段绕组，以确保患者端和线路电源之间的低杂散电容。

电流源由 14 位 DAC 40 模块的电压输出驱动，而多路复用器的滤波信号由 A4D1 模块以 10MHz 采样率和 14 位分辨率进行数字化处理。这两个模块都安装在 SBC62 DSP 板（Innovative Integration）上，该板配备有 TMS320 数字信号处理器，拥有 1600 MIPS 的计算能力及用于控制的附加 FPGA。所有的数字信号处理均在 SBC62 中进行，解调数据通过 USB 传输到外部计算机用于进一步的图像重建和控制。此配置的最大帧率为 44Hz，软件已经实现了所测电压的频谱视图，以将注入电流的频率限制在环境电噪声较小的频段。

Goe-MF Ⅱ 系统与之前由 Carefusion 提供的 EIT 系统完全相同（译者注：Carefusion 从哥廷根小组购入 EIT 系统后没有经过再开发便提供给临床研究人员，所以系统和哥廷根系统完全相同）。此外，Draeger Medical 公司还推出了用于科学研究的配套硬件，并将其命名为 "Draeger Evaluation Kit Ⅰ"。Goe-MF Ⅱ 系统当时通过 Carefusion 获得了 CE 认证，并获 DLR 批准，作为用于空间应用的实验室设备。DLR 还资助了另一项研究，研发了一个多平面系统，使用三个同步 Goe-MF Ⅱ 系统的硬件同时对三个电极平面的数据进行采集。通过这种方式，可以评估胸部阻抗分布在头 - 足轴方向的变化（如在抛物线飞行期间）。

20.3.2.3 巴黎综合理工学院 de Montréal 系统

巴黎综合理工学院于 1985 年开始进行 EIT 相关研究，尝试利用来自心脏的电导率变化数据来提升心电图逆问题模型的准确性。在接下来的十年中，制作了三个16通道EIT系统用于探索性研究。在第三个EIT系统中，为每个ECG电极引入了智能主动电极（smart active electrodes，SAE）的概念，包括一个电流源、一个自举跟随器、一个微控制器及模拟门，以菊花链形式互连。为了对躺卧或仰卧的受试者进行测量，开发了一个模块（扫描头），置于单个PCB板上的SAE菊花链（长度为N）中。对于$N = 16$-32，设计了不同的扫描头。从1996年到2012年，共研发了五代EIT系统及相关组件与方法。

- SigmaTome Ⅰ和SigmaTome Ⅱ系统：用于临床环境下的肺功能监测。第二代采用表面贴装元件和更快的通信方式。

- 用于3D成像的扫描头多路复用器：将四个16通道扫描头连接到一个基站，使用四行16个电极采集数据帧。

- 感应电流EIT和外加电流EIT组合系统：用于将感应电流EIT与传统EIT进行比较。该系统包括一个SigmaTome系统、一台PC、一个接口模块、一个线圈驱动模块、一个线圈阵列和一个物理模型。

- 用于优化EIT系统的测试工具和方法：一种设计EIT物理模型的方法，在后续版本中，引入了有源元件以改变接触阻抗。基于这些工具，该研究小组开发了针对EIT硬件的建模和优化方法，并研究了系统硬件缺陷。

- SigmaTome DF和SigmaTome MF：分别是一个使用宽带前端电子器件的16通道双频率系统，以及一个使用专用处理器的16通道、8载波系统，主要用于电信基础设施，具有非常高的集成密度和处理速度。

- 用于同时获得脑电图和EIT数据的系统前端设计：设计了一个24电极扫描头，使用该扫描头可以同时测量EIT和脑电图信号。

20.3.2.4　俄罗斯科学院乳腺成像系统

该研究小组研制了多个用于胸部和乳腺成像的系列设备。需要特别指出的是乳腺成像系统，其使用了一个大型平面电极阵列，而不是其他系统所用的环状电极阵列（8～32个）。对于通气或心脏成像系统，帧率十分重要，但对于乳腺成像系统而言，成像速度并非第一要求，原因在于其成像目标是静态的乳腺组织阻抗。该系统使用单一源和电压计，支持以环形、平面排列的256个电极；采集单幅图像所需数据的时间约为20秒；采用由DAC驱动的三运放电压−电流转换器作为单一源。通过一个1～256的多路复用器将电流注入阵列中的一个电极，另一个远程电极置于受试者的手腕上，从而完成电路闭合。该系统能够产生最高110kHz的激励信号，使用高频激励会获得与患者的更好耦合，但杂散电容会使损耗更大。因此，通常使用50kHz的激励频率和

0.5mA的电流幅值。在电流源输出端使用了电压阈值检测器，以便检测与患者接触不良的电极。

系统测量阵列中所有非载流电极与置于受试者另一手腕上的第二个远程电极之间的差分电压。使用一个256～1的多路复用器，一次只将一个电极连接至仪表放大器的输入端，另一个输入端始终连接至远程电极。为了重建图像，对于每次电流激励，都需要进行255次电压测量；当全部256个电极与患者连通时，总共进行了65 280次电压测量。仪表放大器具有可编程增益，根据电极与激励电极之间的物理距离进行调整，增益随距离的增加而增加。电极通过多路复用器与仪表放大器直流耦合，因此，在放大器输入端会有电极/受试者界面产生的直流电位。该系统采用补偿系统，由DAC将偏移调整馈送至仪表放大器以对该接触电位进行补偿。在对外加电流产生的交流电压进行测量之前，对每个电极进行上述校正过程。仪表放大器的输出经过低通滤波后，由14位ADC采样和量化；同时，采用数字同步检测，仅对电极电压的实部进行测量。

20.3.2.5　CRADL系统

有研究小组正在研发有源电极串行EIT系统，作为新生儿肺连续局部分析设备（continuous regional analysis device for neonate lung，CRADL）项目的一部分。这些系统用于婴儿肺功能的连续监测，代表了串行EIT系统的最新技术。CRADL v2.0系统有16个电极，每个电极使用完全集成的ASIC（采用0.35μm高压CMOS技术设计）实现。有源电极置于具有电极相互连接接口的可穿戴电极带中，电极带连接至中央集线器，该中央集线器的功能为生成波形、测量电压和控制操作。

每个有源电极集成电路（integrated circuit，IC）包括1个用于电压缓冲的仪表放大器（instrumentation amplifier，IA），1个全差分电流驱动器和5个模拟开关。一个给定有源电极IC上的IA输入包括该电极上的电压（－）及相邻电极上的电压（＋）。IA输出端有一个开关，可以将输出电压或"地"连接至16路输入求和器。通过设置这16个IC的开关，求和器的输出可以是任意一对选定电极之间的差分电压。向所有IC输入一个差分模拟正弦波，通过每个IC上的模拟开关都可以将该IC连接至所需电极上的差分电流驱动器的输入端。当所需电极上的开关接合时，电流驱动器的正输出被发送到该电极，而负输出则被发送到一条总线，该总线与所有其他有源电极IC相连接。当所需电极上的模拟开关接合时，该电极会有负电流流入。通过这种方式，可以对任何一对电极进行正负电流激励。电流驱动器本身采用差分跨导放大器和OTA构建，并且具有来自电流检测电阻的反馈。使用了共模反馈，以尽量减小正负载流电极之间的共模电压。这些IC还包括微电子机械系统（micro-electro-mechanical systems，MEMS）传感器，用于检测胸腔形状和电极方向的变化。在进行图像重建时，可以利用该变化信息进行边界形状校正。

中央集线器使用查找表生成单载波正弦波（后跟一个12位、32MSps的DAC），并将模拟载波分配到各个有源电极IC。可产生正弦波的频率有125kHz、250kHz、500kHz和1MHz。上述16路输入求和器的输出作为中央集线器的输入，经可编程增益IA放大后，使用12位、32MSps的ADC进行数字化处理。通过数字解调，可重建实部和虚部电压。中央集线器中的数字处理使用Xilinx Artix 7 FPGA完成，整个系统的帧率最高为122fps。使用并联RC负载进行测试，信噪比在125kHz下为54.3dB，而在1MHz下为48.8dB。

20.3.2.6　伦斯勒理工学院ACT 3系统

该研究小组研制了一系列自适应电流断层成像（adaptive current tomograph，ACT）系统，主要用于胸腔成像。ACT 3系统是一个32通道、多电流源系统，能够以大约20张图像/秒的速度生成电导率和介电常数的实时图像。该系统是完全并行的，有32个电流源和32个电压计。由于外加电流的总和不完全为零，使用接地电极（第33个）为剩余共模电流提供接地，将其置于远离测量电极的位置。

使用PROM查找表生成一个28.8kHz的10位数字正弦参考波，通过背板输入每个通道。之后，可使用四象限MDAC，由该数字正弦波产生一个按幅值变换的模拟正弦波，该MDAC由两个双极性二象限MDAC（Analog Devices DAC10）和一个16位音频DAC（Analog Devices AD1856）构建。这种配置虽然在硬件上成本高昂，但可以提供16位的幅值控制，所产生的模拟正弦波不会存在与幅值相关的相移。通过Howland型电流源进行电压−电流转换，该电流源使用仪表放大器（Analog Devices AMP05）实现；电流源电路包含一个数字电位计（Dallas Semiconductor DS1867），可调节源的输出阻抗；为了消除电容，在电流源输出端并联了一个NIC负电容电路，该电路含有一个数字电位计以实现自动调节。

使用32个相敏电压计，对所有电极上的单端电压的实部和虚部进行测量。每个电极上的电压由12位ADC（Analog Devices AD678）进行采样和量化，并由基于Analog Devices ADSP-2100数字信号处理器的数字匹配滤波电压计进行处理，从而得到实部和虚部电压值。在多个周期内，每个周期采样5次电压波形，周期数取决于所需的精度/成像速率平衡。在约20幅图像/秒的成像速率下，每次测量采集160个样本，有效精度达到15位。如果每次采集640个样本，则精度为16位，成像速率约为7幅图像/秒。

ACT 3系统包含一个自动校准系统，用于对电流源和NIC中的数字电位计进行调节，以优化输出阻抗。该校准系统还确定了外加电流幅值和电压计的校准常数。此外，需要经常对电流源进行校准，以使共模电流值维持在较低水平。

20.3.2.7　庆熙大学Mark2.5系统

来自庆熙大学（Kyung Hee University，KHU）的研究小组已经研制了多个串行和并行EIT设备。KHU Mark2.5系统是KHU Mark2系统的改进版本，增加了自动自校准、外部仪器设备（如患者的监护仪和呼吸机）的接口信号，以及改良的系统软件。这些系统的一个重要特征是使用了开关，使其能够以混合串行-并行模式运行，在该模式下，电极数量多于源数量。当源数量为16个时，这些系统可以在16个电极的全并行模式或者32个或更多电极的串行-并行模式下工作。此外，这些系统可以同时使用多个载波，实现多个频率下的同时数据采集以进行谱成像或频差成像。

在阻抗测量模块（impedance measurement module，IMM）实现了单个源的电路系统。通过一个FPGA（Altera EP3C10F256C8N）控制IMM函数，并驱动一个双16位DAC（Analog Devices AD9783）以产生激励信号。每个DAC可以产生最多3个不同频率的正弦信号（频率之比为1、5和10），通过在电压-电流转换器（电流源）之前对DAC输出进行求和，最多可以同时施加6个频率的信号。此外，使用两个10位DAC提供直流补偿，以去除电流源输出的残余直流分量。在一个支路中，使用Howland电流源和Dallas DS 1267数字电位计其输出阻抗进行调整。通过一个T型开关（Maxim MAX4545），可以将四个GIC电路中的一个与Howland电流源的输出并联，以抑制输出电容。每个GIC均在设备全频范围（10 ～ 500kHz）内的某个频段内工作，通过数字电位计在该范围内进行微调。

电极电压在经过差分放大器、带通滤波器和可变增益放大器处理后，再使用一个12位、65MSps的ADC（Analog Devices AD9235）进行采样。通过差分放大器，可以测量一对电极之间的电压差。对于单频激励，将ADC设置为在每个正弦激励的周期内采集1000个样本。将样本馈送至FPGA，由FPGA进行数字匹配滤波以重建实部和虚部电压。可以调整匹配滤波的总积分时间，以获得所需的信噪比，但是在帧率会下降。该系统的最大帧率为每秒100帧。

通过自动校准程序对Howland电流源和GIC电路的数字电位器进行调整，以尽量提高输出阻抗。在该过程中，使用下垂法测量输出阻抗。虽然Howland电流源和GIC的调整分别主要影响输出电阻和输出电容，但这些调整不是正交的，需要进行2D搜索才能找到最佳设置。该系统内置了阻性负载和开关，以实现对电流源、电压计和输出阻抗的自动校准。

20.3.2.8　达特茅斯宽频带高频系统

该研究小组研制了若干个用于乳腺癌检测的多源系统，涉及电流源和电压源。文献报道的系统有64个电极，工作频率范围为10kHz～12.5MHz。该系统使用外加电压，采用准有源电极设计；电子元器件位于电极附近，以尽量减小杂散电容效应。采用8个楔形测量模块电路板（每个电路板实现了64个电极中4个电极的前端），以环状排布，作为成像目标的乳房位于中心位置，从而无须使用线缆。

每个测量模块都配有两个ADSP-21065L数字信号处理器（digital signal processor，DSP），每个DSP为一对通道提供数字控制、信号生成和处理，并与系统控制器进行接口连接。每个通道的正弦波由一个存储在FPGA中的256个条目的深度波表生成。一个FPGA为一对通道提供波形。数字值被发送到一个14位电流输出DAC（Analog Devices AD9754），然后通过一个放大器（Analog Devices AD8061）将差分DAC输出转换为单端电压。之后，通过电流检测电阻和直流阻塞电容器将该电压施加到电极上。使用1MSps的差分ADC（Analog Devices AD7677AST）对电阻两侧的电压进行采样和量化。数字值由DSP读取，DSP对256个样本进行数字匹配滤波以获得外加电压和电流的实部和虚部值。该系统以单频运行、为每幅图像提供15个空间模式时，帧率为每秒182.5帧。为了增加精度，在测量电压和电流时可以使用多个256样本块进行匹配滤波，但会导致帧率相应下降。

控制模块通过串行外设接口（serial peripheral interface，SPI）以33Mbps的速率与测量模块中的DSP进行通信。该模块的作用是维护系统的时序，包括同步各个通道上的信号发生器。

在该系统中，除在机械设计方面注意尽量减小杂散电容和时序差外，还使用了一套广泛的校准程序。通过校准测量值，可以确定如下参数：ADC值转换为电压的转换因子、电流检测电阻的阻值、直流阻塞电容器的电容值，以及杂散和寄生阻抗的阻抗值。

（作者：不详

翻译：李　军　陆　彧　张婷婷）

参 考 文 献

［1］ Drager Manufacturer Brochure. https：//www. draeger. com/en_uk/Products/PulmoVista-500.［online］.

［2］ Swisstom BB^2 Product Information. http：//www. swisstom. com/wp-content/uploads/BB2_Brochure_2ST100-12_Rev. 000_EIT_inside. pdf.［online］.

［3］ Timpel Enlight：Technology. http：//www. timpel. com. br/?#AboutUs.［online］.

［4］ *Proc. of* 1st European Concerted Action on Process Tomography（ECAPT）Workshop, 1992.

［5］ *Proc. of* 2nd European Concerted Action on Process Tomography Workshop, 1993.

［6］ *Proc. of* 3rd European Concerted Action on Process Tomography Workshop, March 1994.

［7］ *Proc. of* 4th European Concerted Action on Process Tomography Workshop, April 1995.

［8］ J. -F. P. Abascal, S. R. Arridge, R. H. Bayford, and D. S. Holder. Comparison of methods for optimal choice of the regularization parameter for linear electrical impedance tomography of brain function. *Physiological measurement*, 29（11）：1319, 2008.

［9］ O. A. Abdel-Rehim, J. L. Davidson, L. A. Marsh, M. D. O'Toole, and A. J. Peyton. Magnetic polarizability tensor spectroscopy for low metal anti-personnel mine surrogates. *IEEE Sensors Journal*, 16（10）：3775-3783, May 2016.

［10］ S. Abdul, B. Brown, P. Milnes, and J. Tidy. The use of electrical impedance spectroscopy in the detection of cervical intraepithelial neoplasia. *International Journal of Gynecologic Cancer*, 16（5）：1823-1832, 2006.

［11］ R. A. Adams. Sobolev Spaces. Academic Press, 1975.

［12］ W. Adey, R. Kado, and J. Didio. Impedance measurements in brain tissue of animals using microvolt signals. *Experimental neurology*, 5（1）：47-66, 1962.

［13］ A. Adler. Accounting for erroneous electrode data in electrical impedance tomography. Physiological measurement, 25（1）：227, 2004.

［14］ A. Adler. Eidors version 3. 10. *In Proc 17th Int conf Biomedical Applications of* EIT（EIT 2019）, page 63, July 2019.

［15］ A. Adler, M. Albaghdadi, U. Siddiqui, K. B. Worms, U. Gordon, N. Racheli, and K. -H. Kuck. Detection of leak from left atrial appendage occlusion using dielectric imaging. *IEEE Transactions on Biomedical Engineering*, 2020.

［16］ A. Adler, M. B. Amato, J. H. Arnold, R. Bayford, M. Bodenstein, S. H. Böhm, B. H. Brown, I. Frerichs, O. Stenqvist, N. Weiler, et al. Whither lung eit：where are we, where do we want to go and what do we need to get there? *Physiological measurement*, 33（5）：679, 2012.

［17］ A. Adler, R. Amyot, R. Guardo, J. H. T. Bates, and Y. Berthiaume. Monitoring changes in lung air and liquid volumes with electrical impedance tomography. *Journal of Applied Physiology*, 83（5）：1762-1767, Nov. 1997.

［18］ A. Adler, J. H. Arnold, R. Bayford, A. Borsic, B. Brown, P. Dixon, T. J. C. Faes, I.

Frerichs, H. Gagnon, Y. Gärber, B. Grychtol, G. Hahn, W. R. B. Lionheart, A. Malik, R. P. Patterson, J. Stocks, A. Tizzard, N. Weiler, and G. K. Wolf. GREIT: a unified approach to 2d linear EIT reconstruction of lung images. *Physiological Measurement*, 30（6）: S35-S55, June 2009.

[19] A. Adler and A. Boyle. Electrical impedance tomography: Tissue properties to image measures. *IEEE Transactions on Biomedical Engineering*, 64（11）: 2494-2504, 2017.

[20] A. Adler, J. X. Brunner, D. Ferrario, and J. Sol`a i Caros. Method and apparatus for the non-invasive measurement of pulse transit times（ptt）, 05 2013.

[21] A. Adler, M. Faulkner, K. Aristovich, S. Hannan, J. Avery, and D. S. Holder. Cerebral perfusion imaging using EIT. In *Proc 17th Int conf Biomedical Applications of EIT*（EIT 2017）, page 44, June 2017.

[22] A. Adler, R. Gaburro, and W. Lionheart. Electrical Impedance Tomography. *Springer Science & Business Media*, 2016.

[23] A. Adler, P. O. Gaggero, and Y. Maimaitijiang. Adjacent stimulation and measurement patterns considered harmful. *Physiological measurement*, 32（7）: 731, 2011.

[24] A. Adler, B. Grychtol, and R. Bayford. Why is eit so hard, and what are we doing about it. *Physiological measurement*, 36（6）: 1067-1073, 2015.

[25] A. Adler and R. Guardo. A neural network image reconstruction technique for electrical impedance tomography. *IEEE Transactions on Medical Imaging*, 13（4）: 594-600, 1994.

[26] A. Adler and R. Guardo. Electrical impedance tomography: regularized imaging and contrast detection. *IEEE transactions on medical imaging*, 15（2）: 170-179, 1996.

[27] A. Adler, R. Guardo, and Y. Berthiaume. Impedance imaging of lung ventilation: do we need to account for chest expansion? *IEEE transactions on Biomedical Engineering*, 43（4）: 414-420, 1996.

[28] A. Adler and W. R. B. Lionheart. Uses and abuses of EIDORS: an extensible software base for EIT. *Physiological Measurement*, 27（5）: S25-S42, apr 2006.

[29] A. Adler and W. R. B. Lionheart. Minimizing eit image artefacts from mesh variability in finite element models. *Physiological measurement*, 32（7）: 823, 2011.

[30] A. Adler, M. Proença, F. Braun, J. X. Brunner, and J. Solà. Origins of cardiosynchronous signals in EIT. In A. Boyle, R. Halter, E. Murphy, and A. Adler, editors, *Proceedings of the 18th International Conference on Biomedical Applications of Electrical Impedance Tomography*, page 73, 06 2017.

[31] A. Adler, N. Shinozuka, Y. Berthiaume, R. Guardo, and J. H. T. Bates. Electrical impedance tomography can monitor dynamic hyperinflation in dogs. *Journal of Applied Physiology*, 84（2）: 726-732, Feb. 1998.

[32] M. Akhtari, H. Bryant, A. Mamelak, E. Flynn, L. Heller, J. Shih, M. Mandelkem, A. Matlachov, D. Ranken, E. Best, M. DiMauro, R. Lee, and W. Sutherling. *Brain Topography*, 14（3）: 151-167, 2002.

[33] M. Akhtari, H. Bryant, A. Mamelak, L. Heller, J. Shih, M. Mandelkern, A. Matlachov, D. Ranken, E. Best, and W. Sutherling. *Brain Topography*, 13（1）: 29-42, 2000.

[34] S. Al-Zeibak and N. H. Saunders. A feasibility study of in vivo electromagnetic imaging. *Physics*

in Medicine and Biology, 38（1）: 151-160, Jan. 1993.

［35］N. A. Aladjalova. *Slow electrical processes in the brain*. Elsevier, 1964.

［36］F. Alberini, D. Bezchi, I. Mannino, A. Paglianti, and G. Montante. Towards real time monitoring of reacting species and ph coupling electrical resistance tomography and machine learning methodologies. *Chemical Engineering Research and Design*, 2021.

［37］G. Alessandrini. Stable determination of conductivity by boundary measurements. *Applicable Analysis*, 27（1-3）: 153-172, 1988.

［38］G. Alessandrini and J. Isakov V. Powell. Local uniqueness of the inverse conductivity problem with one measurement. *Trans Amer Math Soc*, 347: 3031-3041, 1995.

［39］L. Allaud and M. Martin. Schlumberger: The History of a Technique. John Wiley & Sons, 1977.

［40］C. M. V. Allen, G. E. Lindskog, and H. G. Richter. Collateral respiration. transfer of air collaterally between pulmonary lobules. *Journal of Clinical Investigation*, 10（3）: 559-590, Aug. 1931.

［41］M. Alsaker, S. J. Hamilton, and A. Hauptmann. A direct D-bar method for partial boundary data electrical impedance tomography with a priori information. *Inverse Probl. Imaging*, 11（3）: 427-454, 2017.

［42］M. Alsaker and J. Mueller. A D-bar algorithm with a priori information for 2-dimensional electrical impedance tomography. *SIAM J. Imaging Sci*, 9（4）: 1619-1654, 2016.

［43］M. Alsaker and J. Mueller. EIT images of human inspiration and expiration using a D-bar method with spatial priors. *Journal of the Applied Computational Electromagnetics Society*（*ACES*）,34（2）: 325-330, 2019.

［44］M. Alsaker, J. Mueller, and R. Murthy. Dynamic optimized priors for D-bar reconstructions of human ventilation using electrical impedance tomography,. *Journal of Computational and Applied Mathematics*, 362: 276-294, 2019.

［45］M. Alsaker and J. L. Mueller. Use of an optimized spatial prior in D-bar reconstructions of EIT tank data. *Inverse Problems and Imaging*, 12（4）: 883-901, 2018.

［46］T. D. Ambrisko, J. Schramel, K. Hopster, S. K¨astner, and Y. Moens. Assessment of distribution of ventilation and regional lung compliance by electrical impedance tomography in anaesthetized horses undergoing alveolar recruitment manoeuvres. *Veterinary Anaesthesia and Analgesia*, 44（2）: 264-272, Mar. 2017.

［47］T. D. Ambrisko, J. P. Schramel, A. Adler, O. Kutasi, Z. Makra, and Y. P. S. Moens. Assessment of distribution of ventilation by electrical impedance tomography in standing horses. *Physiological Measurement*, 37（2）: 175-186, Dec. 2016.

［48］T. D. Ambrisko, J. P. Schramel, U. Auer, and Y. P. S. Moens. Impact of four different recumbencies on the distribution of ventilation in conscious or anaesthetized spontaneously breathing beagle dogs: An electrical impedance tomography study. *PLOS ONE*, 12（9）: e0183340, Sept. 2017.

［49］A. M. Ambrosio, T. P. Carvalho-Kamakura, K. K. Ida, B. Varela, F. S. Andrade, L. L. Facó, and D. T. Fantoni. Ventilation distribution assessed with electrical impedance tomography and the influence of tidal volume, recruitment and positive end-expiratory pressure in isoflurane-anesthetized dogs. *Veterinary Anaesthesia and Analgesia*, 44（2）: 254-263, Mar. 2017.

[50] H. Ammari, O. Kwon, K. J. Seo, and E. J. W. EJ. T-scan electrical impedance imaging system for anomaly detection, ppreprint（submitted to siam j）. *Math Anal*, 2003, 2003.

[51] J. W. Anast, G. L. Andriole, T. A. Bismar, Y. Yan, and P. A. Humphrey. Relating biopsy and clinical variables to radical prostatectomy findings：can insignificant and advanced prostate cancer be predicted in a screening population? *Urology*, 64（3）：544-550, 2004.

[52] M. S. Andersen. Optimization methods for tomography. In P. C. Hansen, J. S. Jørgensen, and W. R. B. Lionheart, editors, *Computed Tomography*：*Algorithms*, *Insight and Just Enough Theory*, chapter 13. SIAM, Philadelphia, 2021.

[53] N. C. Andreasen, R. Rajarethinam, T. Cizadlo, S. Arndt, V. W. Swayze, L. A. Flashman, D. S. O'Leary, J. C. Ehrhardt, and W. T. C. Yuh. Automatic atlas-based volume estimation of human brain regions from MR images. *Journal of Computer Assisted Tomography*, 20（1）：98-106, Jan. 1996.

[54] M. Arad, S. Zlochiver, T. Davidson, Y. Shoenfeld, A. Adunsky, and S. Abboud. The detection of pleural effusion using a parametric EIT technique. *Physiological Measurement*, 30（4）：421-428, 03 2009.

[55] G. E. Archie. The electrical resistivity log as an aid in determining some reservoir characteristics. *Transactions of the American Institue of Mining*, *Metallurgical*, *and Patroleum Engineers*, 146（1）：54-62, 1942.

[56] K. Aristovich, M. Donegá, C. Blochet, J. Avery, S. Hannan, D. J. Chew, and D. Holder. Imaging fast neural traffic at fascicular level with electrical impedance tomography：proof of principle in rat sciatic nerve. *Journal of neural engineering*, 15（5）：056025, 2018.

[57] K. Y. Aristovich, G. S. dos Santos, B. C. Packham, and D. S. Holder. A method for reconstructing tomographic images of evoked neural activity with electrical impedance tomography using intracranial planar arrays. *Physiological measurement*, 35（6）：1095, 2014.

[58] K. Y. Aristovich, B. C. Packham, H. Koo, G. S. dos Santos, A. McEvoy, and D. S. Holder. Imaging fast electrical activity in the brain with electrical impedance tomography. *NeuroImage*, 124：204-213, Jan. 2016.

[59] A. Arko, R. C. Waterfall, M. S. Beck, T. Dyakowski, P. Sutcliffe, and M. Byars. Development of electrical capacitance tomography for solids mass flow measurement and control of pneumatic conveying systems. In Proc. *1st World Congress on Industrial Process Tomography*, pages 140-146, Apr. 1999.

[60] S. Arridge. Optical tomography in medical imaging. *Inverse Problems*, 15：R41-93, 1999.

[61] S. Arridge, P. Maass, O. Öktem, and C. -B. Schönlieb. Solving inverse problems using data-driven models. *Acta Numerica*, 28：1-174, 2019.

[62] S. R. Arridge and M. Schweiger. A gradient-based optimisation scheme for optical tomography. *Optics Express*, 2：213-226, 1998.

[63] Y. Asfaw and A. Adler. Automatic detection of detached and erroneous electrodes in electrical impedance tomography. *Physiological measurement*, 26（2）：S175, 2005.

[64] M. Assenheimer, O. Laver-Moskovitz, D. Malonek, D. Manor, U. Nahaliel, R. Nitzan, and A. Saad. The t-scantm technology：electrical impedance as a diagnostic tool for breast cancer detection. *Physiological measurement*, 22（1）：1, 2001.

［65］K. Astala, J. Mueller, L. Päivärinta, A. Perämäki, and S. Siltanen. Direct electrical imped-ance tomography for nonsmooth conductivities. *Inverse Problems and Imaging*, 5（3）: 531-549, 2011.

［66］K. Astala, J. Mueller, L. Päivärinta, and S. Siltanen. Numerical computation of complex ge-ometrical optics solutions to the conductivity equation. *Applied and Computational Harmonic Analy-sis*, 29（1）: 391-403, 2010.

［67］K. Astala and L. Päivärinta. A boundary integral equation for Calderón's inverse conductivity prob-lem. In Proc. 7th Internat. *Conference on Harmonic Analysis*, *Collectanea Mathematica*, 2006.

［68］K. Astala and L. Päivärinta. Calderón's inverse conductivity problem in the plane. *Annals of Math-ematics*, pages 265-299, 2006.

［69］K. Astala and L. Päivärinta. Calderón's inverse conductivity problem in the plane. *Annals of Math-ematics*, 163（1）: 265-299, 2006.

［70］K. Astala, L. Päivärinta, J. M. Reyes, and S. Siltanen. Nonlinear fourier analysis for dis-continuous conductivities: Computational results. *Journal of Computational Physics*, 276: 74-91, 2014.

［71］R. Aster, B. Borchers, and C. Thurber. *Parameter Estimation and Inverse Problems*. Academic Press, 2004.

［72］U. Auer, J. P. Schramel, Y. P. Moens, M. Mosing, and C. Braun. Monitoring changes in distribution of pulmonary ventilation by functional electrical impedance tomography in anaesthetized ponies. *Veterinary Anaesthesia and Analgesia*, 46（2）: 200-208, Mar. 2019.

［73］J. Avery, K. Aristovich, B. Low, and D. Holder. Reproducible 3d printed head tanks for elec-trical impedance tomography with realistic shape and conductivity distribution. *Physiological meas-urement*, 38（6）: 1116, 2017.

［74］J. Avery, T. Dowrick, M. Faulkner, N. Goren, and D. Holder. A versatile and reproducible multi-frequency electrical impedance tomography system. *Sensors*, 17（2）: 280, 2017.

［75］J. Avery, T. Dowrick, A. Witkowska-Wrobel, M. Faulkner, K. Aristovich, and D. Hold-er. Simultaneous EIT and EEG using frequency division multiplexing. *Physiological measurement*, 40（3）: 034007, 2019.

［76］S. B. Ayati, K. Bouazza-Marouf, and D. Kerr. In vitro localisation of intracranial haematoma using electrical impedance tomography semi-array. *Medical engineering & physics*, 37（1）: 34-41, 2015.

［77］C. A. B. The femlab reference manual. 2000.

［78］A. P. Bagshaw, A. D. Liston, R. H. Bayford, A. Tizzard, A. P. Gibson, A. T. Tidswell, M. K. Sparkes, H. Dehghani, C. D. Binnie, and D. S. Holder. Electrical impedance tomography of human brain function using reconstruction algorithms based on the finite element method. *NeuroIm-age*, 20（2）: 752-764, 2003.

［79］M. F. Bakker, S. V. de Lange, R. M. Pijnappel, R. M. Mann, P. H. Peeters, E. M. Monninkhof, M. J. Emaus, C. E. Loo, R. H. Bisschops, M. B. Lobbes, et al. Supple-mental mri screening for women with extremely dense breast tissue. *New England Journal of Medi-cine*, 381（22）: 2091-2102, 2019.

［80］A. Barai, S. Watson, H. Griffiths, and R. Patz. Magnetic induction spectroscopy: non-contact measurement of the electrical conductivity spectra of biological samples. *Measurement Science and Technology*, 23（8）: 085501, June 2012.

[81] C. B. Barber, D. P. Dobkin, and H. Huhdanpaa. The quickhull algorithm for convex hulls. *ACM Trans Math Software*, 22: 469-483, 1996.

[82] D. Barber and B. Brown. Recent developments in applied potential tomography-apt. *in Information Processing in Medical Imaging, ed S L Bacharach（Amsterdam: Nijhoff）*, pages 106-121, 1986.

[83] D. C. Barber and B. H. Brown. Applied potential tomography. Journal of Physics E: *Scientific Instruments*, 17（9）: 723, 1984.

[84] D. C. Barber, B. H. Brown, and I. L. Freeston. Imaging spatial distributions of resistivity using applied potential tomography—apt. In *Information Processing in Medical Imaging*, pages 446-462. Springer, 1984.

[85] D. C. Barber and A. D. Seagar. Fast reconstruction of resistance images, clin. *Phys. Physiol. Meas*, 8（4）: 47-54, 1987.

[86] B. Barceló, E. Fabes, and J. K. Seo. The inverse conductivity problem with one measurement: uniqueness for convex polyhedra. *Proceedings of the American Mathematical Society*, 122（1）: 183-189, 1994.

[87] T. Barceló, D. Faraco, and A. Ruiz. Stability of Calderón inverse conductivity problem in the plane. *Journal de Mathématiques Pures et Appliqués*, 88（6）: 522-556, 2007.

[88] R. Barker. Signal contribution sections and their use in resistivity studies. *Geophys. J. Int.*, 59（1）: 123-129, 1979.

[89] R. Barrett, M. Berry, and T. F. Chan. *Templates for the Solution of Linear Systems: Building Blocks for Iterative Methods*. Society for Industrial and Applied Mathematics, 1994.

[90] M. Bauer, A. Opitz, J. Filser, H. Jansen, R. H. Meffert, C. T. Germer, N. Roewer, R. M. Muellenbach, and M. Kredel. Perioperative redistribution of regional ventilation and pulmonary function: a prospective observational study in two cohorts of patients at risk for postoperative pulmonary complications. *BMC Anesthesiology*, 19（1）, July 2019.

[91] S. Baumann, D. Wozny, S. Kelly, and F. Meno. The electrical conductivity of human cerebrospinal fluid at body temperature. *IEEE Transactions on Biomedical Engineering*, 44（3）: 220-223, Mar. 1997.

[92] R. H. Bayford, A. Gibson, A. Tizzard, A. T. Tidswell, and D. S. Holder. Solving the forward problem for the human head using ideas（integrated design engineering analysis software）a finite element modelling tool. *Physiological Measurements*, 22: 55-63, 2001.

[93] T. Becher, M. Dargvainis, D. Hassel, N. Weiler, I. Alkatout, H. Ohnesorge, and I. Frerichs. Residual alveolar overdistension and collapse at electrical impedance tomography-guided positive end-expiratory pressure in patients with and without ards. volume 7（Suppl 3）, page 000931.

[94] T. Becher, M. Kott, D. Schädler, B. Vogt, T. Meinel, N. Weiler, and I. Frerichs. Influence of tidal volume on ventilation inhomogeneity assessed by electrical impedance tomography during controlled mechanical ventilation. *Physiological Measurement*, 36（6）: 1137-1146, May 2015.

[95] T. Becher, T. Meinel, D. Bläser, G. Zick, N. Weiler, and I. Frerichs. Assessment of tidal recruitment and overdistension by regional analysis of respiratory system compliance at different tidal

volumes. In *Proc 15th Int conf Biomedical Applications of EIT*（*EIT 2014*）, page 71, 04 2014.

[96] T. Becher, B. Vogt, M. Kott, D. Schädler, N. Weiler, and I. Frerichs. Functional regions of interest in electrical impedance tomography: A secondary analysis of two clinical studies. *PLOS ONE*, 11: 1-16, 03 2016.

[97] T. Becher, A. Wendler, C. Eimer, N. Weiler, and I. Frerichs. Changes in electrical impedance tomography findings of ICU patients during rapid infusion of a fluid bolus: A prospective observational study. *American Journal of Respiratory and Critical Care Medicine*, 199（12）: 1572-1575, June 2019.

[98] M. Beck, T. Dyakowski, and R. Williams. Process tomography - the state of the art. *Transactions of the Institute of Measurement and Control*, 20（4）: 163-177, Oct. 1998.

[99] L. Beff, T. Günther, B. Vandoorne, V. Couvreur, and M. Javraux. Three-dimensional monitoring of soil water content in a maize field using electrical resistivity tomography. *Hydrology and Earth System Sciences*, 17（2）: 595-609, 2013.

[100] A. Benabid, L. Balme, J. Persat, M. Belleville, J. Chirossel, M. Buyle-Bodin, J. de Rougemont, and C. Poupot. Electrical impedance brain scanner: principles and preliminary results of simulation. *T. -I. -T. journal of life sciences*, 8（1-2）: 59, 1978.

[101] A. L. Benabid, S. Chabardes, J. Mitrofanis, and P. Pollak. Deep brain stimulation of the subthalamic nucleus for the treatment of parkinson's disease. *The Lancet Neurology*, 8（1）: 67-81, 2009.

[102] A. L. Benabid, P. Pollak, D. Gao, D. Hoffmann, P. Limousin, E. Gay, I. Payen, and A. Benazzouz. Chronic electrical stimulation of the ventralis intermedius nucleus of the thalamus as a treatment of movement disorders. *Journal of neurosurgery*, 84（2）: 203-214, 1996.

[103] M. A. Bennett, S. P. Luke, X. Jia, R. M. West, and R. A. Williams. Analysis and flow regime identification of bubble column dynamics. In Proc. *1st World Congress on Industrial Process Tomography*, pages 54-61, Apr. 1999.

[104] E. Beretta and E. Francini. Lipschitz stability for the electrical impedance tomography problem: the complex case. ArXiv: 1008. 4046 [math. AP] Aug. 2010.

[105] M. Bertero and P. Boccacci. Introduction to Inverse Problems in Imaging. IOP Publishing Ltd, London, 1998.

[106] T. B. Bevers, M. Helvie, E. Bonaccio, K. E. Calhoun, M. B. Daly, W. B. Farrar, J. E. Garber, R. Gray, C. C. Greenberg, R. Greenup, et al. Breast cancer screening and diagnosis, version 3. 2018, nccn clinical practice guidelines in oncology. *Journal of the National Comprehensive Cancer Network*, 16（11）: 1362-1389, 2018.

[107] J. Bickenbach, M. Czaplik, M. Polier, G. Marx, N. Marx, and M. Dreher. Electrical impedance tomography for predicting failure of spontaneous breathing trials in patients with prolonged weaning. *Critical Care*, 21（1）, July 2017.

[108] J. Bikowski. *Electrical Impedance Tomography Reconstructions in Two and Three Dimensions; from Calderón to Direct Methods*. PhD thesis, Colorado State University, Fort Collins, CO, 2008.

[109] J. Bikowski, K. Knudsen, and J. L. Mueller. Direct numerical reconstruction of conductivities in three dimensions using scattering transforms. *Inverse Problems*, 27: 19pp, 2011.

[110] J. Bikowski and J. Mueller. 2D EIT reconstructions using Calderón's method. *Inverse Problems and Imaging*, 2（1）: 43-61, 2008.

[111] Z. Bing and S. Greenhalgh. Finite element three dimensional direct current resistivity modelling: accuracy and efficiency considerations. *Geophys. J. Int.*, 145（3）: 679-688, 2001.

[112] A. Binley. Tools and techniques: Electrical methods. In Treatise on Geophysics, volume 11, pages 233-259. Elsevier, Oxford, UK, 2 edition, 2015.

[113] A. Binley, W. Daily, and A. Ramirez. Detecting leaks from waste storage ponds using electrical tomographic methods. In *Proc. 1st World Congress on Industrial Process Tomography*, pages 6-13, Apr. 1999.

[114] A. Binley, S. Hubbard, J. Huisman, D. Revil, Robinson, K. Singha, and L. Slater. The emergence of hydrogeophysics for improved understanding of subsurface processes over multiple scales. *Water Resources Research*, 51（6）: 3837-3866, 2015.

[115] R. Binns, A. R. A. Lyons, A. J. Peyton, and W. D. N. Pritchard. Imaging molten steel flow profiles. *Measurement Science and Technology*, 12（8）: 1132-1138, July 2001.

[116] Ö. Birgül, B. M. Eyüboğlu, and Y. Z. Ider. Current constrained voltage scaled reconstruction (CCVSR) algorithm for MR-EIT and its performance with different probing current patterns. *Physics in Medicine & Biology*, 48（5）: 653, 2003.

[117] Y. Bissesseur and A. J. Peyton. Image reconstruction for electromagnetic inductance tomography employing a parameterized finite-element-based forward model. In H. McCann and D. M. Scott, editors, *Process Imaging for Automatic Control*, volume 4188, pages 261-272. SPIE, Feb. 2001.

[118] Y. Bissesseur and A. J. Peyton. A forward model for planar array emt imaging of cylindrical conductors embedded in a non-conducting medium. In *Proc. 2nd International Symposium Process Tomography*, pages 17-24, Sept. 2002.

[119] B. Blad, B. Persson, and K. Lindström. Quantitative assessment of impedance tomography for temperature measurements in hyperthermia. *International journal of hyperthermia*, 8（1）: 33-43, 1992.

[120] P. Blankman, D. Hasan, G. Erik, and D. Gommers. Detection of 'best' positive end-expiratory pressure derived from electrical impedance tomography parameters during a decremental positive end-expiratory pressure trial. *Critical Care*, 18（3）: R95, 2014.

[121] P. Blankman, D. Hasan, M. S. van Mourik, and D. Gommers. Ventilation distribution measured with EIT at varying levels of pressure support and neurally adjusted ventilatory assist in patients with ALI. *Intensive Care Medicine*, 39（6）: 1057-1062, Apr. 2013.

[122] M. Blome, H. Maurer, and K. Schmidt. Advances in three-dimensional geoelectric forward solver techniques. *Geophys. J. Int.*, 176（3）: 740-752, 2009.

[123] M. Bodenstein, M. David, and K. Markstaller. Principles of electrical impedance tomography and its clinical application. *Critical care medicine*, 37（2）: 713-724, 2009.

[124] J. Bond, J. C. Cullivan, N. Climpson, I. Faulkes, X. Jia, J. A. Kostuch, D. Payton, M. Wang, S. J. Wang, R. M. West, and R. A. Williams. Industrial monitoring of hydro-cyclone operation using electrical resistance tomography. In *Proc. 1st World Congress on Industrial Process Tomography*, pages 102-107, Apr. 1999.

[125] G. Bonneau, G. Tremblay, P. Savard, R. Guardo, A. R. LeBlanc, R. Cardinal, P. L. Page, and R. A. Nadeau. An integrated system for intraoperative cardiac activation mapping. *IEEE transactions on biomedical engineering*, （6）: 415-423, 1987.

[126] K. Boone, A. Lewis, and D. Holder. Imaging of cortical spreading depression by EIT: implications for localization of epileptic foci. *Physiological measurement*, 15 （2A）: A189, 1994.

[127] L. Borcea. A nonlinear multigrid for imaging electrical conductivity and permittivity at low frequency. *Inverse Problems*, 17: 329-359, 2001.

[128] F. Bordi, C. Cametti, and A. Di Biasio. Passive electrical properties of biological cell membranes determined from maxwell?wagner conductivity dispersion measurements. *Journal of electroanalytical chemistry and interfacial electrochemistry*, 276 （2）: 135-144, 1989.

[129] A. R. Borges, J. E. de Oliveira, J. Velez, C. Tavares, F. Linhares, and A. J. Peyton. Development of electromagnetic tomography （emt） for industrial applications. part 2: Image reconstruction and software framework. In *Proc. 1st World Congress on Industrial Process Tomography*, pages 219-225, Apr. 1999.

[130] J. B. Borges, G. Hedenstierna, J. S. Bergman, M. B. P. Amato, J. Avenel, and S. Montmerle-Borgdorff. First-time imaging of effects of inspired oxygen concentration on regional lung volumes and breathing pattern during hypergravity. *European Journal of Applied Physiology*, 115 （2）: 353-363, Oct. 2015.

[131] J. B. Borges, F. Suarez-Sipmann, S. H. Bohm, G. Tusman, A. Melo, E. Maripuu, M. Sandström, M. Park, E. L. V. Costa, G. Hedenstierna, and M. Amato. Regional lung perfusion estimated by electrical impedance tomography in a piglet model of lung collapse. *Journal of applied physiology （Bethesda, Md.: 1985）*, 112 （1）: 225-236, 2012.

[132] A. Borsic. *Regularization Methods for Imaging from Electrical Measurements*. PhD thesis, Oxford Brookes University, 2002.

[133] A. Borsic and A. Adler. A primal-dual interior-point framework for using the L1 or L2 norm on the data and regularization terms of inverse problems. *Inverse Problems*, 28 （9）: 095011, 2012.

[134] A. Borsic, B. M. Graham, A. Adler, and W. R. B. Lionheart. In vivo impedance imaging with total variation regularization. *IEEE Transactions on Medical Imaging*, 29 （1）: 44-54, 2010.

[135] A. Borsic, R. Halter, Y. Wan, A. Hartov, and K. Paulsen. Electrical impedance tomography reconstruction for three-dimensional imaging of the prostate. *Physiological measurement*, 31 （8）: S1, 2010.

[136] A. Borsic, L. Wrb, and C. N. McLeod. Generation of anisotropic-smoothness regularization filters for EIT. *IEEE Transactions of Medical Imaging*, 21: 596-603, 2002.

[137] A. Bouchedda, M. Chouteau, A. Binley, and B. Giroux. 2-D joint structural inversion of cross-hole electrical resistance and ground penetrating radar data. J. *Applied Geophys.*, 78 （0）: 52-67, 2012.

[138] J. Bourne, editor. *Critical Reviews in Biomedical Engineering*, volume 24. 1996.

[139] G. Boverman, D. Isaacson, T. -J. Kao, Saulnier, G. J., and J. C. Newell. Methods for direct image reconstruction for EIT in two and three dimensions. In *Proceedings of the 2008 Electrical Impedance Tomography Conference*, Dartmouth College, in Hanover, New Hampshire, USA, June 16 to 18 2008.

［140］G. Boverman, T. -J. Kao, R. Kulkarni, B. S. Kim, D. Isaacson, G. J. Saulnier, and J. C. Newell. Robust linearized image reconstruction for multifrequency EIT of the breast. *IEEE Transactions on Medical Imaging*, 27（10）: 1439-1448, Oct. 2008.

［141］A. Boyle. *Geophysical applications of electrical impedance tomography*. PhD thesis, Carleton University, Ottawa, Canada, 2016.

［142］A. Boyle and A. Adler. Integrating circuit simulation with eit fem models. In *Proc 17th Int conf Biomedical Applications of EIT（EIT 2018）*, page 20, June 2018.

［143］A. Boyle, K. Aristovich, and A. Adler. Beneficial techniques for spatio-temporal imaging in electrical impedance tomography. *Physiological measurement*, 41（6）: 064003, 2020.

［144］A. Boyle, P. B. Wilkinson, J. E. Chambers, P. I. Meldrum, S. Uhlemann, and A. Adler. Jointly reconstructing ground motion and resistivity for ERT-based slope stability monitoring. *Geophys. J. Int.*, 212（2）: 1167-1182, Feb. 2018.

［145］O. Brabant, A. Wallace, P. Buss, and M. Mosing. Construction of a finite element model in two large species for EIT application. In *Science Week of the Australian and New Zealand College of Veterinary Scientists*, 2018.

［146］R. Bragos, J. Rosell, and P. Riu. A wide-band AC-coupled current source for electrical impedance tomography. *Physiological Measurement*, 15: A91-A99, 1994.

［147］F. Braun, M. Proença, A. Adler, T. Riedel, J. -P. Thiran, and J. Solà. Accuracy and reliability of noninvasive stroke volume monitoring via ecg-gated 3d electrical impedance tomography in healthy volunteers. *PLOS ONE*, 13（1）: 1-19, 01 2018.

［148］F. Braun, M. Proença, M. Rapin, M. Lemay, A. Adler, B. Grychtol, J. Solà, and J. -P. Thiran. Aortic blood pressure measured via EIT: investigation of different measurement settings. *Physiological Measurement*, 36（6）: 1147-1159, may 2015.

［149］F. Braun, M. Proença, J. Solà J. -P. Thiran, and A. Adler. A versatile noise performance metric for electrical impedance tomography algorithms. *IEEE Transactions on Biomedical Engineering*, 64（10）: 2321-2330, 2017.

［150］F. Braun, M. Proença, M. Lemay, and A. Adler. Distribution of pulmonary pulse arrival in the healthy human lung. In A. W. -W. Alistair Boyle, Kirill Aristovich and D. Holder, editors, *Proceedings of the 20th International Conference on Biomedical Applications of Electrical Impedance Tomography*, page 64, 06 2019.

［151］F. Braun, M. Proença, M. Sage, J. -P. Praud, M. Lemay, A. Adler, and Étienne Fortin-Pellerin. EIT measurement of pulmonary artery pressure in neonatal lambs. In A. W. -W. Alistair Boyle, Kirill Aristovich and D. Holder, editors, *Proceedings of the 20th International Conference on Biomedical Applications of Electrical Impedance Tomography*, page 33, 06 2019.

［152］F. Braun, M. Proença, A. Wendler, J. Solà, M. Lemay, J. -P. Thiran, N. Weiler, I. Frerichs, and T. Becher. Noninvasive measurement of stroke volume changes in critically ill patients by means of electrical impedance tomography. *Journal of Clinical Monitoring and Computing*, 34, 10 2020.

［153］W. R. Breckon. *Image Reconstruction in Electrical Impedance Tomography*, *Ph*. PhD thesis, D. Thesis, Oxford Polytechnic, 1990.

［154］W. R. Breckon and M. K. Pidcock. Mathematical aspects of impedance imaging. *Clinical*

Physics and Physiological Measurement, 8（4A）: 77-84, nov 1987.

[155] W. R. Breckon and M. K. Pidcock. Data errors and reconstruction algorithms in electrical impedance tomography. *Clin. Phys. Physiol. Meas*, 9（4）: 105-109, 1988.

[156] L. Brochard, A. Slutsky, and A. Pesenti. Mechanical ventilation to minimize progression of lung injury in acute respiratory failure. *American Journal of Respiratory and Critical Care Medicine*, 195（4）: 438-442, Feb. 2017.

[157] B. Brown. Electrical impedance tomography（EIT）: a review. *Journal of Medical Engineering & Technology*, 27（3）: 97-108, 2003.

[158] B. Brown, A. Leathard, A. Sinton, F. McArdle, R. Smith, and D. Barber. Blood flow imaging using electrical impedance tomography. *Clin Phys Physiol Meas.*, 13（Suppl A）: 175-179, 1993.

[159] B. H. Brown, D. C. Barber, and A. D. Seagar. Applied potential tomography: possible clinical applications. *Clinical Physics and Physiological Measurement*, 6（2）: 109-121, May 1985.

[160] B. H. Brown, R. Flewelling, H. Griffiths, N. D. Harris, A. D. Leathard, L. Lu, A. H. Morice, G. R. Neufeld, P. Nopp, and W. Wang. EITS changes following oleic acid induced lung water. *Physiological Measurement*, 17（4A）: A117-A130, Nov. 1996.

[161] B. H. Brown and A. D. Seagar. The sheffield data collection system. Clinical Physics and *Physiological Measurement*, 8（4A）: 91-97, nov 1987.

[162] B. H. Brown, J. A. Tidy, K. Boston, A. D. Blackett, R. H. Smallwood, and F. Sharp. Relation between tissue structure and imposed electrical current flow in cervical neoplasia. *The Lancet*, 355（9207）: 892-895, Mar. 2000.

[163] R. M. Brown and G. Uhlmann. Uniqueness in the inverse conductivity problem for nonsmooth conductivities in two dimensions. *Communications in Partial Differential Equations*, 22（5）: 1009-1027, 1997.

[164] M. Br" uhl. Explicit characterization of inclusions in electrical impedance tomography, siam j. *Math Anal*, 32: 1327-1341, 2001.

[165] P. Brunner, R. Merwa, A. Missner, J. Rosell, K. Hollaus, and H. Scharfetter. Reconstruction of the shape of conductivity spectra using differential multi-frequency magnetic induction tomography. *Physiological measurement*, 27（5）: S237-S248, 2006.

[166] A. R. Brunoni, M. A. Nitsche, N. Bolognini, M. Bikson, T. Wagner, L. Merabet, D. J. Edwards, A. Valero-Cabre, A. Rotenberg, A. Pascual-Leone, et al. Clinical research with transcranial direct current stimulation（tdcs）: challenges and future directions. *Brain stimulation*, 5（3）: 175-195, 2012.

[167] S. Buehler, K. H. Wodack, S. H. Böhm, A. D. Waldmann, M. F. Graessler, S. Nishimoto, F. Thürk, E. Kaniusas, D. A. Reuter, and C. Trepte. Detection of the aorta in electrical impedance tomography images without the use of contrast agent. In A. Boyle, R. Halter, E. Murphy, and A. Adler, editors, *Proceedings of the 18th International Conference on Biomedical Applications of Electrical Impedance Tomography*, page 18, 06 2017.

[168] A. Bunse-Gerstner and R. St" over. On a conjugate gradient-type method for solving complex symmetric linear systems. *Linear Algebra Appl.*, 287: 105-123, 1999.

［169］S. Bureau, D. Bertrand, B. Jallais, P. Reling, B. Dekdouk, L. Marsh, M. O'Toole, D. W. Armitage, A. J. Peyton, and J. Alvarez-Garcia. Fruitgrading: Development of a fruit sorting technology based on internal quality parameters. *In 16th International Conference on Near Infrared Spectroscopy*, 2013.

［170］J. Bureš, O. Burešová, and J. Křivánek. *The mechanism and applications of Leao's spreading depression of electroencephalographic activity*. Academic Press, 1974.

［171］M. Byars. Developments in electrical capacitance tomography. In *Proc. World Congress on Industrial Process Tomography*, pages 542-549. Hannover, 2001.

［172］A. -P. Calderón. On an inverse boundary value problem. *In Seminar on Numerical Analysis and its Applications to Continuum Physics (Rio de Janeiro, 1980)*, pages 65-73. Soc. Brasil. Mat. , Rio de Janeiro, 1980.

［173］D. Calvetti, S. Nakkireddy, and E. Somersalo. Approximation of continuous EIT data from electrode measurements with bayesian methods. *Inverse Problems*, 35（4）: 045012, 2019.

［174］D. Calvetti, L. Reichel, and A. Shuibi. Enriched krylov subspace methods for ill-posed problems. *Linear Algebra Appl.*, 362: 257-273, 2003.

［175］I. M. V. Caminiti, F. Ferraioli, A. Formisano, and R. Martone. Adaptive ablation treatment based on impedance imaging. *IEEE transactions on magnetics*, 46（8）: 3329-3332, 2010.

［176］A. Campbell and D. Land. Dielectric properties of female human breast tissue measured in vitro at 3. 2 GHz. *Physics in Medicine & Biology*, 37（1）: 193, 1992.

［177］V. Candiani and M. Santacesaria. Neural networks for classification of strokes in electrical impedance tomography on a 3d head model. *arXiv preprint arXiv*: 2011. 02852, 2020.

［178］L. Cao, H. Li, D. Fu, X. Liu, H. Ma, C. Xu, X. Dong, B. Yang, and F. Fu. Real-time imaging of infarction deterioration after ischemic stroke in rats using electrical impedance tomography. *Physiological Measurement*, 41（1）: 015004, 2020.

［179］M. Capps and J. L. Mueller. Reconstruction of organ boundaries with deep learning in the d-bar method for electrical impedance tomography. *in press*, 2019.

［180］R. Casañas, H. Scharfetter, A. Altes, A. Remacha, P. Sarda, J. Sierra, R. Merwa, K. Hollaus, and J. Rosell. Measurement of liver iron overload by magnetic induction using a planar gradiometer: preliminary human results. *Physiological Measurement*, 25（1）: 315-323, Feb. 2004.

［181］L. R. Casanova, A. Silva, and A. Borges. A quantitative algorithm for parameter estimation in magnetic induction tomography. In *Proc. 3rd World Congress on Industrial Process Tomography*, 2003.

［182］O. Casas, R. Bragos, P. J. Riu, J. Rosell, M. Tresanchez, M. Warren, A. Rodriguez-Sinovas, A. Carreno, and J. Cinca. In vivo and in situ ischemic tissue characterization using electrical impedance spectroscopya. *Annals of the New York Academy of Sciences*, 873（1 ELECTRICAL BI）: 51-58, Apr. 1999.

［183］J. E. Chambers, D. Gunn, P. B. Wilkinson, P. Meldrum, E. Haslam, S. Holyoake, M. Kirkham, O. Kuras, A. Merritt, and J. Wragg. 4D electrical resistivity tomography monitoring of soil moisture dynamics in an operational railway embankment. *Near Surface Geophysics*, 12（1）: 61-72, Feb. 2014.

[184] A. C. Charles and S. M. Baca. Cortical spreading depression and migraine. *Nature Reviews Neurology*, 9（11）: 637, 2013.

[185] S. Chaudhary, R. Mishra, A. Swarup, and J. M. Thomas. Dielectric properties of normal & malignant human breast tissues at radiowave & microwave frequencies. *Indian journal of biochemistry & biophysics*, 21（1）: 76-79, 1984.

[186] M. Chauhan, A. Indahlastari, A. K. Kasinadhuni, M. Schar, T. H. Mareci, and R. J. Sadleir. Low-frequency conductivity tensor imaging of the human head in vivo using DT-MREIT: First study. *IEEE Transactions on Medical Imaging*, 37（4）: 966-976, Apr. 2018.

[187] X. D. Chen, D. X. Li, S. X. Lin, and N. Özkan. On-line fouling/cleaning detection by measuring electric resistance—-equipment development and application to milk fouling detection and chemical cleaning monitoring. *Journal of food engineering*, 61（2）: 181-189, 2004.

[188] Y. Chen, C. C. Wong, T. S. Pui, R. Nadipalli, R. Weerasekera, J. Chandran, H. Yu, and A. R. Rahman. Cmos high density electrical impedance biosensor array for tumor cell detection. *Sensors and Actuators B: Chemical*, 173: 903-907, 2012.

[189] Y. Chen, M. Yan, D. Chen, M. Hamsch, H. Liu, H. Jin, M. Vauhkonen, C. H. Igney, J. Kahlert, and Y. Wang. Imaging hemorrhagic stroke with magnetic induction tomography: realistic simulation and evaluation. *Physiological Measurement*, 31（6）: 809-827, May 2010.

[190] M. Cheney and D. Isaacson. Distinguishability in impedance imaging, IEEE Trans Biomed Eng, pages 852-860. Eng, 39, 1992.

[191] M. Cheney, D. Isaacson, J. C. Newell, S. Simske, and J. Goble. Noser: An algorithm for solving the inverse conductivity problem. *Int. J. Imaging Systems & Technology*, 2: 66-75, 1990.

[192] K. -S. Cheng, S. J. Simske, D. Isaacson, J. C. Newell, and D. G. Gisser. Errors due to measuring voltage on current-carrying electrodes in electric current computed tomography. *IEEE transactions on biomedical engineering*, 37（1）: 60-65, 1990.

[193] V. Cherepenin, Y. Gulyaev, A. Korjenevsky, S. Sapetsky, and T. Tuykin. An electrical impedance tomography system for gynecological application git with a tiny electrode array. *Physiological measurement*, 33（5）: 849, 2012.

[194] V. Cherepenin, A. Karpov, A. Korjenevsky, V. Kornienko, A. Mazaletskaya, D. Mazourov, and D. Meister. A 3d electrical impedance tomography（EIT）system for breast cancer detection. *Physiological measurement*, 22（1）: 9, 2001.

[195] V. A. Cherepenin, A. Y. Karpov, A. V. Korjenevsky, V. N. Kornienko, Y. S. Kultiasov, A. Mazaletskaya, and D. Mazourov. Preliminary static EIT images of the thorax in health and disease. *Physiological Measurement*, 23: 33-41, 2002.

[196] V. A. Cherepenin, A. Y. Karpov, A. V. Korjenevsky, V. N. Kornienko, Y. S. Kultiasov, M. B. Ochapkin, O. V. Trochanova, and J. D. Meister. Three-dimensional EIT imaging of breast tissues: system design and clinical testing. *IEEE Transactions on Medical Imaging*, 21（6）: 662-667, 2002.

[197] Y. Chiu, P. Arand, S. Shroff, T. Feldman, and J. Carroll. Determination of pulse wave velocities with computerized algorithms. *American heart journal*, 121（5）: 1460—1470, May 1991.

［198］J. J. Cilliers, M. Wang, and S. J. Neethling. Measuring flowing foam density distributions using ert. In Proc. *1st World Congress on Industrial Process Tomography*, pages 108-112, Apr. 1999.

［199］G. Cinnella, S. Grasso, P. Raimondo, D. D'Antini, L. Mirabella, M. Rauseo, and M. Dambrosio. Physiological effects of the open lung approach in patients with early, mild, diffuse acute respiratory distress syndrome. *Anesthesiology*, 123（5）: 1113-1121, Nov. 2015.

［200］S. Ciulli, S. Ispas, M. K. Pidcock, and A. Stroian. On a mixed neumann-robin boundary value problem in electrical impedance tomography. *Z Angewandte Math Mech*, 80: 681-696, 2000.

［201］C. A. Clark, M. Hedehus, and M. E. Moseley. In vivo mapping of the fast and slow diffusion tensors in human brain. *Magnetic Resonance in Medicine: An Official Journal of the International Society for Magnetic Resonance in Medicine*, 47（4）: 623-628, 2002.

［202］M. Clay and T. Ferree. Weighted regularization in electrical impedance tomography with applications to acute cerebral stroke. *IEEE Transactions on Medical Imaging*, 21（6）: 629-637, June 2002.

［203］K. S. Cole and H. J. Curtis. Electric impedance of the squid giant axon during activity. *The Journal of general physiology*, 22（5）: 649-670, 1939.

［204］Y. Colin de Verdi`ere, I. Gitler, and D. Vertigan. R′eseaux ′electriques planaires ii, comment. *Math. Helv.*, 71: 144-167, 1996.

［205］D. Colombo and D. Rovetta. Coupling strategies in multiparameter geophysical joint inversion. *Geophys. J. Int.*, 215（2）: 1171-1184, 2018.

［206］D. Colton and R. Kress. *Inverse Acoustic and Electromagnetic Scattering Theory*. Springer, Berlin, 2nd edition, 1998.

［207］J. Conway. Electrical impedance tomography for thermal monitoring of hyperthermia treatment: an assessment using in vitro and in vivo measurements. *Clinical Physics and Physiological Measurement*, 8（4A）: 141, 1987.

［208］J. Conway, M. Hawley, Y. Mangnall, H. Amasha, and G. Van Rhoon. Experimental assessment of electrical impedance imaging for hyperthermia monitoring. *Clinical Physics and Physiological Measurement*, 13（A）: 185, 1992.

［209］H. F. Cook. A comparison of the dielectric behaviour of pure water and human blood at microwave frequencies. *British Journal of Applied Physics*, 3（8）: 249-255, Aug. 1952.

［210］R. D. Cook, G. J. Saulnier, D. G. Gisser, J. C. Goble, J. C. Newell, and D. Isaacson. ACT3: A highspeed, high-precision electrical impedance tomograph. *IEEE Transactions on Biomedical Engineering*, 41（8）: 713-722, August 1994.

［211］H. Cornean, K. Knudsen, and S. Siltanen. Towards a d-bar reconstruction method for three-dimensional EIT. *Journal of Inverse and Ill-Posed Problems*, 14（2）: 111-134, 2006.

［212］E. L. Costa, R. G. Lima, and M. B. Amato. Electrical impedance tomography. Yearbook of Intensive Care and Emergency Medicine, pages 394-404, 2009.

［213］E. L. V. Costa, J. B. Borges, A. Melo, F. Suarez-Sipmann, C. Toufen, S. H. Bohm, and M. B. P. Amato. Bedside estimation of recruitable alveolar collapse and hyperdistension by electrical impedance tomography. *Intensive Care Medicine*, 35（6）: 1132-1137, Mar. 2009.

［214］N. Coulombe, H. Gagnon, F. Marquis, Y. Skrobik, and R. Guardo. A parametric model of the relationship between EIT and total lung volume. *Physiological Measurement*, 26（4）: 401-411, apr 2005.

［215］N. Coulter Jr and J. Pappenheimer. Development of turbulence in flowing blood. *American Journal of Physiology-Legacy Content*, 159（2）: 401-408, 1949.

［216］J. D. Crowley and T. A. Rabson. Contactless method of measuring resistivity. *Review of Scientific Instruments*, 47（6）: 712-715, June 1976.

［217］E. B. Curtis and J. A. Morrow. Inverse problems for electrical networks. *Series on Applied Mathematics-*, 13, 2000.

［218］D. M. D and P. Rolfe. Aspects of instrumentation design for impedance imaging. *Clin. Phys. Physiol. Meas.*, 9: 5-14, 1988.

［219］T. Dahlin and V. Leroux. Improvement in time-domain induced polarization data quality with multi-electrode systems by separating current and potential cables. *Near Surface Geophysics*, 10（6）: 545-565, Apr. 2012.

［220］M. Dai, B. Li, S. Hu, C. Xu, B. Yang, J. Li, F. Fu, Z. Fei, and X. Dong. In vivo imaging of twist drill drainage for subdural hematoma: A clinical feasibility study on electrical impedance tomography for measuring intracranial bleeding in humans. *PLoS ONE*, 8（1）: e55020, Jan. 2013.

［221］M. Dai, L. Wang, C. Xu, L. Li, G. Gao, and X. Dong. Real-time imaging of subarachnoid hemorrhage in piglets with electrical impedance tomography. *Physiological Measurement*, 31（9）: 1229, 2010.

［222］W. Daily and A. Ramirez. Environmental process tomography in the united states. *The Chemical Engineering Journal and the Biochemical Engineering Journal*, 56（3）: 159-165, Feb. 1995.

［223］W. Daily and A. Ramirez. The role of electrical resistance tomography in the us nuclear waste site characterization program. In *Proc. 1st World Congress on Industrial Process Tomography*, pages 2-5, Apr. 1999.

［224］OPA860 wide bandwidth operational transconductance amplifier and buffer. *Texas Instruments*, 2008.

［225］M. de Hoop, M. Lassas, M. Santacesaria, S. Siltanen, and J. P. Tamminen. Positive-energy d-bar method for acoustic tomography: a computational study. *Inverse Problems*, 32（2）: 025003, 2016.

［226］C. Deans, L. Marmugi, and F. Renzoni. Sub-picotesla widely tunable atomic magnetometer operating at room-temperature in unshielded environments. *Review of Scientific Instruments*, 89（8）: 083111, Aug. 2018.

［227］J. Deceuster, O. Kaufmann, and M. V. Camp. Automated identification of changes in electrode contact properties for long-term permanent ERT monitoring experiments. *Geophysics*, 78（2）: E79-E94, 2013.

［228］J. M. Deibele, H. Luepschen, and S. Leonhardt. Dynamic separation of pulmonary and cardiac changes in electrical impedance tomography. *Physiological Measurement*, 29（6）: S1-S14, jun 2008.

［229］F. Delbary, P. C. Hansen, and K. Knudsen. Electrical impedance tomography: 3D reconstructions using scattering transforms. *Applicable Analysis*, 91（4）：737-755, 2012.

［230］F. Delbary and K. Knudsen. Full numerical implementation of the scattering transform algorithm for the 3d calderón problem. *Inverse Problems and Imaging*, 8：991, 2014.

［231］F. Delbary, H. P. C., and K. Knudsen. A direct numerical reconstruction algorithm for the 3D Calderón problem. *In Journal of Physics：Conference Series*, volume 290, page 0120003. IOP Publishing, 2011.

［232］R. Deloughry, M. Young, E. Pickup, and L. Barratt. Variable density flowmeter for loading road tankers using process tomography. In H. McCann and D. M. Scott, editors, *Process Imaging for Automatic Control*. SPIE, Feb. 2001.

［233］E. Demidenko, A. Hartov, and K. Paulsen. Statistical estimation of resistance/conductance by electrical impedance tomography measurements. *IEEE transactions on medical imaging*, 23（7）：829-838, 2004.

［234］E. Demidenko, A. Hartov, N. Soni, and K. Paulsen. *On optimal current patters for electrical impedance tomography*. submitted to IEEE Trans Medical Imaging, 2004.

［235］E. Demidenko, A. Hartov, N. Soni, and K. D. Paulsen. On optimal current patterns for electrical impedance tomography. *IEEE Transactions on Biomedical Engineering*, 52（2）：238-248, February 2005.

［236］X. Deng, F. Dong, L. Xu, X. Liu, and L. Xu. The design of a dual-plane ert system for cross correlation measurement of bubbly gas/liquid pipe flow. *Measurement Science and Technology*, 12（8）：1024, 2001.

［237］C. W. Denyer, F. J. Lidgey, C. N. McLeod, and Q. S. Zhu. Current source calibration simplifies high-accuracy current source measurement. *Innov. Tech. Biol. Med.*, 15：48-55, 1994.

［238］A. Dey and H. Morrison. Resistivity modelling for arbitrarily shaped two-dimensional structures. *Geophys. Prospect.*, 27（1）：106-136, 1979.

［239］I. Dietzel, U. Heinemann, G. Hofmeier, and H. Lux. Stimulus-induced changes in extracellular na + and cl- concentration in relation to changes in the size of the extracellular space. *Experimental brain research*, 46（1）：73-84, 1982.

［240］D. C. Dobson and F. Santosa. An image enhancement technique for electrical impedance tomography. *Inverse Problems*, 10：1994, 1994.

［241］M. Dodd and J. Mueller. A real-time d-bar algorithm for 2-d electrical impedance tomography data. *Inverse Problems and Imaging*, 8（4）：1013-1031, 2014.

［242］Y. Dong. Regularization techniques for tomography problems. In P. C. Hansen, J. S. Jørgensen, and W. R. B. Lionheart, editors, Computed Tomography：*Algorithms, Insight and Just Enough Theory*, chapter 12. SIAM, Philadelphia, 2021.

［243］O. Dorn, M. El, and C. M. Rappaport. A shape reconstruction method for electromagnetic tomography using adjoint fields and level sets. *Inverse Problems*, 16：1119-1156, 2000.

［244］O. Dorn and D. Lesselier. Level set methods for structural inversion and image reconstruction. In *Handbook of Mathematical Methods in Imaging*. 2015.

［245］T. Dowrick, C. Blochet, and D. Holder. In vivo bioimpedance measurement of healthy and ischaemic rat brain：implications for stroke imaging using electrical impedance tomography. *Physio-*

logical Measurement，36（6）：1273-1282，May 2015.

[246] T. Dowrick, C. Blochet, and D. Holder. In vivobioimpedance changes during haemorrhagic and ischaemic stroke in rats: towards 3d stroke imaging using electrical impedance tomography. *Physiological Measurement*，37（6）：765-784，May 2016.

[247] T. Dowrick and D. Holder. Phase division multiplexed EIT for enhanced temporal resolution. *Physiological Measurement*，39（3）：034005，2018.

[248] E. Dunne, M. O'Halloran, D. Craven, P. Puri, P. Frehill, S. Loughney, and E. Porter. Detection of vesicoureteral reflux using electrical impedance tomography. *IEEE Transactions on Biomedical Engineering*，66（8）：2279-2286，2018.

[249] T. Dyakowski, T. York, M. Mikos, D. Vlaev, R. Mann, G. Follows, A. Boxman, and M. Wilson. Imaging nylon polymerisation processes by applying electrical tomography. *Chemical Engineering Journal*，77（1-2）：105-109，Apr. 2000.

[250] Y. T.（ed）. *Proceedings of the 1st World Congress on Industrial Process Tomography*. VCIPT, Leeds，1999.

[251] J. F. Edd and B. Rubinsky. Detecting cryoablation with eit and the benefit of including ice front imaging data. *Physiological measurement*，27（5）：S175，2006.

[252] P. M. Edic, G. J. Saulnier, J. C. Newell, and D. Isaacson. A real-time electrical impedance tomograph. *IEEE Trans. Biomed. Eng.*，42（9）：849-859，1995.

[253] R. Eichardt, C. H. Igney, J. Kahlert, M. Hamsch, M. Vauhkonen, and J. Haueisen. Sensitivity comparisons of cylindrical and hemi-spherical coil setups for magnetic induction tomography. In IFMBE Proceedings, pages 269-272. *Springer Berlin Heidelberg*，2009.

[254] Z. Elazar, R. Kado, and W. Adey. Impedance changes during epileptic seizures. *Epilepsia*，7（4）：291- 307，1966.

[255] M. Elenkov, F. Thürk, A. Waldmann, K. Wodack, D. Reuter, S. Böhm, and E. Kaniusas. Localisation of pixels representing the aorta in electrical impedance tomography images based on time and frequency domain features. In N. P. Alistair Boyle and J. Jia, editors, *Proceedings of the 19th International Conference on Biomedical Applications of Electrical Impedance Tomography*, page 27，06 2018.

[256] G. Elke, M. K. Fuld, A. F. Halaweish, B. Grychtol, N. Weiler, E. A. Hoffman, and I. Frerichs. Quantification of ventilation distribution in regional lung injury by electrical impedance tomography and xenon computed tomography. *Physiological Measurement*，34（10）：1303-1318，Sept. 2013.

[257] J. G. Elmore, M. B. Barton, V. M. Moceri, S. Polk, P. J. Arena, and S. W. Fletcher. Ten-year risk of false positive screening mammograms and clinical breast examinations. *New England Journal of Medicine*，338（16）：1089-1096，1998.

[258] H. W. Engl, M. Hanke, and A. Neubauer. Regularization of inverse problems. *Kluwer*, Dordrecht，1996，1996.

[259] N. Eronia, T. Mauri, E. Maffezzini, S. Gatti, A. Bronco, L. Alban, F. Binda, T. Sasso, C. Marenghi, G. Grasselli, G. Foti, A. Pesenti, and G. Bellani. Bedside selection of positive end-expiratory pressure by electrical impedance tomography in hypoxemic patients: a feasibility study. *Annals of Intensive Care*，7（1），July 2017.

［260］B. M. Eyüboğlu. Magnetic resonance electrical impedance tomography. *Wiley Encyclopedia of Biomedical Engineering*, 2006.

［261］B. M. Eyüboğlu and T. C. Pilkington. Comment on distinguishability in electrical-impedance imaging, IEEE Trans Biomed Eng, pages 1328-1330. Eng, 40, 1993.

［262］B. M. Eyüboğlu, B. H. Brown, and D. C. Barber. In vivo imaging of cardiac related impedance changes. *IEEE Engineering in Medicine and Biology Magazine*, 8（1）: 39-45, March 1989.

［263］L. Fabrizi, A. McEwan, T. Oh, E. Woo, and D. Holder. A comparison of two EIT systems suitable for imaging impedance changes in epilepsy. *Physiological measurement*, 30（6）: S103, 2009.

［264］L. Fabrizi, A. McEwan, T. Oh, E. Woo, and D. Holder. An electrode addressing protocol for imaging brain function with electrical impedance tomography using a 16-channel semi-parallel system. *Physiological measurement*, 30（6）: S85, 2009.

［265］L. Fabrizi, M. Sparkes, L. Horesh, J. P. -J. Abascal, A. McEwan, R. Bayford, R. El-wes, C. D. Binnie, and D. S. Holder. Factors limiting the application of electrical impedance tomography for identification of regional conductivity changes using scalp electrodes during epileptic seizures in humans. *Physiological measurement*, 27（5）: S163, 2006.

［266］L. D. Faddeev. Increasing solutions of the Schrödinger equation. *Soviet Physics Doklady*, 10: 1033-1035, 1966.

［267］T. J. C. Faes, H. A. van der Meij, J. C. de Munck, and R. M. Heethaar. The electric resistivity of human tissues（100hz-10MHz）: a meta-analysis of review studies. *Physiological Measurement*, 20（4）: R1-R10, Nov. 1999.

［268］A. Fagerberg, O. Stenqvist, and A. Åneman. Electrical impedance tomography applied to assess matching of pulmonary ventilation and perfusion in a porcine experimental model. *Critical Care*, 13（2）: R34, Mar 2009.

［269］A. Fagerberg, O. Stenqvist, and A. Åneman. Monitoring pulmonary perfusion by electrical impedance tomography: an evaluation in a pig model. *Acta Anaesthesiologica Scandinavica*, 53（2）: 152-158, 2009.

［270］M. Faulkner, S. Hannan, K. Aristovich, J. Avery, and D. Holder. Characterising the frequency response of impedance changes during evoked physiological activity in the rat brain. *Physiological measurement*, 39（3）: 034007, 2018.

［271］M. Faulkner, S. Hannan, K. Aristovich, J. Avery, and D. Holder. Feasibility of imaging evoked activity throughout the rat brain using electrical impedance tomography. *NeuroImage*, 178: 1-10, 2018.

［272］U. FDA. T-scan 2000, 1999.

［273］E. C. Fear, S. C. Hagness, P. M. Meaney, M. Okoniewski, and M. A. Stuchly. Enhancing breast tumor detection with near-field imaging. *IEEE Microwave magazine*, 3（1）: 48-56, 2002.

［274］J. R. Feldkamp. Single-coil magnetic induction tomographic three-dimensional imaging. *Journal of Medical Imaging*, 2（1）: 013502, Mar. 2015.

［275］J. R. Feldkamp and S. Quirk. Optically tracked, single-coil, scanning magnetic induction tomography. *Journal of Medical Imaging*, 4（2）: 023504, June 2017.

［276］M. Fernández-Corazza, S. Turovets, P. Luu, N. Price, C. H. Muravchik, and D. Tucker. Skull modeling effects in conductivity estimates using parametric electrical impedance tomography. *IEEE Transactions on Biomedical Engineering*, 65（8）: 1785-1797, 2018.

［277］F. Ferraioli, A. Formisano, and R. Martone. Effective exploitation of prior information in electrical impedance tomography for thermal monitoring of hyperthermia treatments. *IEEE Transactions on Magnetics*, 45（3）: 1554-1557, 2009.

［278］D. Ferrario, A. Adler, J. Solà, S. Böhm, and M. Bodenstein. Unsupervised localization of heart and lung regions in EIT images: a validation study. In *Proc 12th Int conf Biomedical Applications of EIT（EIT 2011）*, pages 185-188, 05 2011.

［279］D. Ferrario, B. Grychtol, A. Adler, J. Sola, S. H. Bohm, and M. Bodenstein. Toward morphological thoracic EIT: Major signal sources correspond to respective organ locations in CT. *IEEE Transactions on Biomedical Engineering*, 59（11）: 3000-3008, Nov. 2012.

［280］R. Fletcher and. Reeves C. Function minimization by conjugate gradients. *Computer J.*, 7: 149-154, 1964.

［281］G. B. Folland. *Introduction to Partial Differential Equations*. Univ Press, Princeton, second edition, 1995.

［282］M. Forsman. Intragastric movement assessment by measuring magnetic field decay of magnetised tracer particles in a solid meal. *Medical & Biological Engineering & Computing*, 38（2）: 169-174, Mar. 2000.

［283］G. Forte, A. Albano, M. J. Simmons, H. E. Stitt, E. Brunazzi, and F. Alberini. Assessing blending of non-newtonian fluids in static mixers by planar laser-induced fluorescence and electrical resistance tomography. *Chemical Engineering & Technology*, 42（8）: 1602-1610, 2019.

［284］G. Forte, F. Alberini, M. J. Simmons, and E. H. Stitt. Measuring gas hold-up in gas-liquid/gas-solid-liquid stirred tanks with an electrical resistance tomography linear probe. *AIChE Journal*, 65（6）: e16586, 2019.

［285］K. R. Foster and H. P. Schwan. Dielectric properties of tissues - a review. In C. Polk and E. Postow, editors, *CRC Handbook of Biological Effects of Electromagnetic Fields*, pages 27-98. CRC Press, Boca Raton, FL, 1996.

［286］C. Fox and G. Nicholls. Sampling conductivity images via mcmc. In K. Mardia, R. Ackroyd, and C. Gill, editors, *The Art and Science of Bayesian Image Analysis*, pages 91-100. Leeds Annual Statistics Research Workshop, University of Leeds, 1997.

［287］M. A. Franceschini, K. T. Moesta, S. Fantini, G. Gaida, E. Gratton, H. Jess, W. W. Mantulin, M. Seeber, P. M. Schlag, and M. Kaschke. Frequency-domain techniques enhance optical mammography: initial clinical results. *Proceedings of the National Academy of Sciences*, 94（12）: 6468-6473, 1997.

［288］G. Franchineau, N. Bréchot, G. Lebreton, G. Hekimian, A. Nieszkowska, J. -L. Trouillet, P. Leprince, J. Chastre, C. -E. Luyt, A. Combes, and M. Schmidt. Bedside contribution of electrical impedance tomography to setting positive end-expiratory pressure for extracorporeal membrane oxygenation-treated patients with severe acute respiratory distress syndrome. *American*

Journal of Respiratory and Critical Care Medicine, 196（4）: 447-457, Aug. 2017.

[289] E. Francini. Recovering a complex coefficient in a planar domain from Dirichlet-to-Neumann map. *Inverse Problems*, 16: 107-119, 2000.

[290] S. Franco. *Design with Operational Amplifiers and Analog Integrated Circuits*. McGraw-Hill, 2014.

[291] I. L. Freeston and R. C. Tozer. Impedance imaging using induced currents. *Physiological Measurement*, 16（3A）: A257-A266, Aug. 1995.

[292] D. Freimark, M. Arad, R. Sokolover, S. Zlochiver, and S. Abboud. Monitoring lung fluid content in CHF patients under intravenous diuretics treatment using bio-impedance measurements. *Physiological Measurement*, 28（7）: S269-S277, June 2007.

[293] I. Frerichs, M. B. P. Amato, A. H. van Kaam, D. G. Tingay, Z. Zhao, B. Grychtol, M. Bodenstein, H. Gagnon, S. H. Böhm, E. Teschner, O. Stenqvist, T. Mauri, V. Torsani, L. Camporota, A. Schibler, G. K. Wolf, D. Gommers, S. Leonhardt, and A. A. and. Chest electrical impedance tomography examination, data analysis, terminology, clinical use and recommendations: consensus statement of the TRanslational EIT developmeNt stuDy group. *Thorax*, 72（1）: 83-93, Sept. 2017.

[294] I. Frerichs and T. Becher. Chest electrical impedance tomography measures in neonatology and paediatrics—a survey on clinical usefulness. *Physiological Measurement*, 40（5）: 054001, June 2019.

[295] I. Frerichs, T. Becher, and N. Weiler. Electrical impedance tomography imaging of the cardiopulmonary system. *Current opinion in critical care*, 20（3）: 323-332, 2014.

[296] I. Frerichs, M. Bodenstein, T. Dudykevych, J. Hinz, G. Hahn, and G. Hellige. Effect of lower body neg ative pressure and gravity on regional lung ventilation determined by EIT. *Physiological Measurement*, 26（2）: S27-S37, Mar. 2005.

[297] I. Frerichs, P. Braun, T. Dudykevych, G. Hahn, D. Gen´ee, and G. Hellige. Distribution of ventilation in young and elderly adults determined by electrical impedance tomography. *Respiratory Physiology & Neurobiology*, 143（1）: 63-75, Oct. 2004.

[298] I. Frerichs, T. Dudykevych, J. Hinz, M. Bodenstein, G. Hahn, and G. Hellige. Gravity effects on regional lung ventilation determined by functional EIT during parabolic flights. *Journal of Applied Physiology*, 91（1）: 39-50, July 2001.

[299] I. Frerichs, G. Hahn, W. Golisch, M. Kurpitz, H. Burchardi, and G. Hellige. Monitoring perioperative changes in distribution of pulmonary ventilation by functional electrical impedance tomography. *Acta Anaesthesiologica Scandinavica*, 42（6）: 721-726, July 1998.

[300] I. Frerichs, G. Hahn, and G. Hellige. Gravity-dependent phenomena in lung ventilation determined by functional EIT. *Physiological Measurement*, 17（4A）: A149-A157, Nov. 1996.

[301] I. Frerichs, J. Hinz, P. Herrmann, G. Weisser, G. Hahn, T. Dudykevych, M. Quintel, and G. Hellige. Detection of local lung air content by electrical impedance tomography compared with electron beam CT. *Journal of Applied Physiology*, 93（2）: 660-666, Aug. 2002.

[302] I. Frerichs, J. Hinz, P. Herrmann, G. Weisser, G. Hahn, M. Quintel, and G. Hellige. Regional lung perfusion as determined by electrical impedance tomography in comparison with electron beam ct imaging. *IEEE transactions on medical imaging*, 21（6）: 646-652, 2002.

［303］I. Frerichs, S. Pulletz, G. Elke, B. Gawelczyk, A. Frerichs, and N. Weiler. Patient examinations using electrical impedance tomography—sources of interference in the intensive care unit. *Physiological Measurement*, 32（12）: L1-L10, Oct. 2011.

［304］I. Frerichs, S. Pulletz, G. Elke, F. Reifferscheid, D. Schadler, J. Scholz, and N. Weiler. Assessment of changes in distribution of lung perfusion by electrical impedance tomography. *Respiration; international review of thoracic diseases*, 77（3）: 282-291, 2009.

［305］I. Frerichs, H. Schiffmann, G. Hahn, and G. Hellige. Non-invasive radiation-free monitoring of regional lung ventilation in critically ill infants. *Intensive Care Medicine*, 27（8）: 1385-1394, July 2001.

［306］I. Frerichs, H. Schiffmann, R. Oehler, T. Dudykevych, G. Hahn, J. Hinz, and G. Hellige. Distribution of lung ventilation in spontaneously breathing neonates lying in different body positions. *Intensive Care Medicine*, 29（5）: 787-794, May 2003.

［307］I. Frerichs, B. Vogt, J. Wacker, R. Paradiso, F. Braun, M. Rapin, L. Caldani, O. Ch′etelat, and N. Weiler. Multimodal remote chest monitoring system with wearable sensors: a validation study in healthy subjects. *Physiological Measurement*, 41（1）: 015006, Feb. 2020.

［308］I. Frerichs, Z. Zhao, and T. Becher. Simple electrical impedance tomography measures for the assessment of ventilation distribution. *American Journal of Respiratory and Critical Care Medicine*, 201（3）: 386-388, Feb. 2020.

［309］I. Frerichs, Z. Zhao, T. Becher, P. Zabel, N. Weiler, and B. Vogt. Regional lung function determined by electrical impedance tomography during bronchodilator reversibility testing in patients with asthma. *Physiological Measurement*, 37（6）: 698-712, May 2016.

［310］W. Freygang Jr and W. M. Landau. Some relations between resistivity and electrical activity in the cerebral cortex of the cat. *Journal of Cellular and Comparative Physiology*, 45（3）: 377-392, 1955.

［311］H. Fricke. A mathematical treatment of the electric conductivity and capacity of disperse systems i. the electric conductivity of a suspension of homogeneous spheroids. *Physical Review*, 24（5）: 575-587, Nov. 1924.

［312］H. Fricke. The theory of electrolytic polarization. *The London, Edinburgh, and Dublin Philosophical Magazine and Journal of Science*, 14（90）: 310-318, Aug. 1932.

［313］H. Fricke. The complex conductivity of a suspension of stratified particles of spherical or cylindrical form. *The Journal of Physical Chemistry*, 59（2）: 168-170, Feb. 1955.

［314］H. Fricke and S. Morse. The electric resistance and capacity of blood for frequencies between 800 and 4½million cycles. *Journal of General Physiology*, 9（2）: 153-167, Nov. 1925.

［315］H. Fricke and S. Morse. An experimental study of the electrical conductivity of disperse systems. i. cream. *Physical Review*, 25（3）: 361-367, Mar. 1925.

［316］F. Fu, B. Li, M. Dai, S. -J. Hu, X. Li, C. -H. Xu, B. Wang, B. Yang, M. -X. Tang, X. -Z. Dong, Z. Fei, and X. -T. Shi. Use of electrical impedance tomography to monitor regional cerebral edema during clinical dehydration treatment. *PLoS ONE*, 9（12）: e113202, Dec. 2014.

［317］A. J. Gabor, A. G. Brooks, R. P. Scobey, and G. H. Parsons. Intracranial pressure during epileptic seizures. *Electroencephalography and clinical neurophysiology*, 57（6）: 497-506,

1984.

[318] C. Gabriel. Compilation of the dielectric properties of body tissues at RF and microwave frequencies. *Technical report*, Jan. 1996.

[319] C. Gabriel, T. Y. A. Chan, and E. H. Grant. Admittance models for open ended coaxial probes and their place in dielectric spectroscopy. *Physics in Medicine and Biology*, 39（12）: 2183-2200, Dec. 1994.

[320] C. Gabriel, S. Gabriel, and y. E. Corthout. The dielectric properties of biological tissues: I. literature survey. *Physics in Medicine and Biology*, 41（11）: 2231-2249, 1996.

[321] C. Gabriel, A. Peyman, and E. H. Grant. Electrical conductivity of tissue at frequencies below 1MHz. *Physics in medicine & biology*, 54（16）: 4863, 2009.

[322] S. Gabriel, R. Lau, and C. Gabriel. The dielectric properties of biological tissues: Ii. measurements in the frequency range 10hz to 20ghz. *Physics in medicine & biology*, 41（11）: 2251, 1996.

[323] S. Gabriel, R. Lau, and C. Gabriel. The dielectric properties of biological tissues: Iii. parametric models for the dielectric spectrum of tissues. *Physics in Medicine & Biology*, 41（11）: 2271, 1996.

[324] P. Gaggero, A. Adler, and B. Grychtol. Using real data to train GREIT improves image quality. In *Proc 15th Int conf Biomedical Applications of EIT（EIT 2014）*, page 39, Apr. 2014.

[325] P. O. Gaggero, A. Adler, J. Brunner, and P. Seitz. Electrical impedance tomography system based on active electrodes. *Physiological Measurement*, 33: 831-847, 2012.

[326] H. Gagnon, M. Cousineau, A. Adler, and A. E. Hartinger. A resistive mesh phantom for assessing the performance of eit systems. *IEEE transactions on biomedical engineering*, 57（9）: 2257-2266, 2010.

[327] F. Gamache Jr, G. Dold, and R. Myers. Changes in cortical impedance and eeg activity induced by profound hypotension. *American Journal of Physiology-Legacy Content*, 228（6）: 1914-1920, 1975.

[328] J. Gance, J. Malet, R. Supper, P. Sailhac, D. Ottowitz, and B. Jochum. Permanent electrical resistivity measurements for monitoring water circulation in clayey landslides. *J. Applied Geophys.*, 126: 98-115, 2016.

[329] J. Gance, P. Sailhac, and J. Malet. Corrections of surface fissure effect on apparent resistivity measurements. *Geophys. J. Int.*, 200（2）: 1118-1135, 2015.

[330] N. Gao, S. Zhu, and B. He. Estimation of electrical conductivity distribution within the human head from magnetic flux density measurement. *Physics in Medicine & Biology*, 50（11）: 2675, 2005.

[331] D. Garmatter and B. Harrach. Magnetic resonance electrical impedance tomography（MREIT）: Convergence and reduced basis approach. *SIAM Journal on Imaging Sciences*, 11（1）: 863-887, 2018.

[332] M. Gasulla, J. Jordana, and R. Pallás-Areny. 2d and 3d subsurface resistivity imaging using a constrained least-squares algorithm. In *Proc. 1st World Congress on Industrial Process Tomography*, pages 20-27, Apr. 1999.

[333] R. L. Gaw. *The effect of red blood cell orientation on the electrical impedance of pulsatile blood with*

implications for impedance cardiography. PhD thesis, Queensland University of Technology, 2010.

[334] L. A. Geddes. *Electrodes and the measurement of bioelectric events*. Wiley-Interscience, New York, USA, 1972.

[335] L. A. Geddes and L. E. Baker. The specific resistance of biological material—a compendium of data for the biomedical engineer and physiologist. *Medical and biological engineering*, 5 (3): 271-293, 1967.

[336] N. Gencer, Y. Ider, and S. Williamson. Electrical impedance tomography: induced-current imaging achieved with a multiple coil system. *IEEE Transactions on Biomedical Engineering*, 43 (2): 139-149, 1996.

[337] N. Gencer and M. Tek. Electrical conductivity imaging via contactless measurements. *IEEE Transactions on Medical Imaging*, 18 (7): 617-627, July 1999.

[338] A. George and J. Liu. The evolution of the minimum degree ordering algorithm. *SIAM Review*, 31: 1-19, 1989.

[339] A. K. Gerke and G. A. Schmidt. Physiology of heart-lung interactions. In S. P. Bhatt, editor, Cardiac Considerations in Chronic Lung Disease, pages 149-160. *Humana Press*, 2020.

[340] D. B Geselowitz. An application of eletrocardiographic lead theory to impendence plethysomography. *IEEE Transactions on biomedical Engineering*, (1): 38-41, 1971.

[341] M. Gharibi and L. Bentley. Resolution of 3-D electrical resistivity images from inversions of 2-D orthogonal lines. *Journal of Environmental and Engineering Geophysics*, 10 (4): 339-343, 2005.

[342] S. -M. Gho, J. Shin, M. -O. Kim, and D. -H. Kim. Simultaneous quantitative mapping of conductivity and susceptibility using a double-echo ultrashort echo time sequence: Example using a hematoma evolution study. *Magnetic resonance in medicine*, 76 (1): 214-221, 2016.

[343] A. P. Gibson, J. Riley, M. Schweiger, J. C. Hebden, S. R. Arridge, and D. T. Delpy. A method for generating patient-specific finite element meshes for head modelling, phys. *In Med*, pages 481-495. Biol. 48, 2003.

[344] R. Gigu`ere, L. Fradette, D. Mignon, and P. Tanguy. Ert algorithms for quantitative concentration measurement of multiphase flows. *Chemical Engineering Journal*, 141 (1-3): 305-317, 2008.

[345] O. Gilad, A. Ghosh, D. Oh, and D. S. Holder. A method for recording resistance changes non-invasively during neuronal depolarization with a view to imaging brain activity with electrical impedance tomography. *Journal of neuroscience methods*, 180 (1): 87-96, 2009.

[346] O. Gilad and D. Holder. Impedance changes recorded with scalp electrodes during visual evoked responses: Implications for electrical impedance tomography of fast neural activity. *NeuroImage*, 47 (2): 514-522, Aug. 2009.

[347] O. Gilad, L. Horesh, and D. Holder. A modelling study to inform specification and optimal electrode placement for imaging of neuronal depolarization during visual evoked responses by electrical and magnetic detection impedance tomography. *Physiological measurement*, 30 (6): S201, 2009.

[348] O. Gilad, L. Horesh, and D. S. Holder. Design of electrodes and current limits for low frequency electrical impedance tomography of the brain. *Medical & biological engineering & comput-*

ing, 45（7）: 621-633, 2007.

［349］D. G. Gisser, D. Isaacson, and J. C. Newell. Current topics in impedance imaging. *Clin. Phys. Physiol. Meas*, 8: 39-46, 1987.

［350］D. G. Gisser, D. Isaacson, and J. C. Newell. Electric current computed-tomography and eigenvalues, *SIAM J. Appl. Math*, 50: 1623-1634, 1990.

［351］Y. A. Glickman, O. Filo, U. Nachaliel, S. Lenington, S. Amin-Spector, and R. Ginor. Novel eis postprocessing algorithm for breast cancer diagnosis. *IEEE transactions on medical imaging*, 21（6）: 710-712, 2002.

［352］M. E. Glidewell and K. T. Ng. Anatomically constrained electrical impedance tomography for three-dimensional anisotropic bodies, *IEEE Trans Med Imaging*, pages 572-580. Imaging, 16, 1997.

［353］S. Gloning, K. Pieper, M. Zoellner, and A. Meyer-Lindenberg. Electrical impedance tomography for lung ventilation monitoring of the dog. *Tierärztliche Praxis Ausgabe K: Kleintiere* / Heimtiere, 45（01）: 15-21, 2017.

［354］P. Glover. Geophysical properties of the near surface earth: Electrical properties. In *Treatise on Geophysics*, volume 11, pages 89-137. Elsevier, Oxford, UK, 2 edition, 2015.

［355］J. Goble. *The three-dimensional inverse problem in electric current computed tomography*. PhD thesis, Rensselaer Polytechnic Institute, NY, USA, 1990.

［356］J. Goble and D. Isaacson. Fast reconstruction algorithms for three-dimensional electrical impedance tomography. In Proc. *IEEE-EMBS Conf*, pages 100-101. 12（1）, 1990.

［357］C. Göksu, L. G. Hanson, H. R. Siebner, P. Ehses, K. Scheffler, and A. Thielscher. Human in-vivo brain magnetic resonance current density imaging（mrcdi）. *NeuroImage*, 171: 26-39, 2018.

［358］G. H. Golub and C. F. Van Loan. *Matrix Computations*. Johns Hopkins University Press, 1996.

［359］S. Goncalve, J. C. de Munck, J. P. A. Verbunt, R. M. Heethaar, and F. H. L. da Silva. In vivo measurement of the brain and skull resistivities using an eit-based method and the combined analysis of SEF/SEP data. *IEEE Transactions on Biomedical Engineering*, 50（9）: 1124-1127, 2003.

［360］S. Goncalves, J. de Munck, J. Verbunt, F. Bijma, R. Heethaar, and F. L. da Silva. In vivo measurement of the brain and skull resistivities using an eit-based method and realistic models for the head. *IEEE Transactions on Biomedical Engineering*, 50（6）: 754-767, June 2003.

［361］S. Gonçalves, J. C. de Munck, R. M. Heethaar, F. H. L. da Silva, and B. W. van Dijk. The application of electrical impedance tomography to reduce systematic errors in the EEG inverse problem - a simulation study. *Physiological Measurement*, 21（3）: 379-393, Aug. 2000.

［362］L. Gong, K. Q. Zhang, and R. Unbehauen. 3-d anisotropic electrical impedance imaging. *IEEE Trans Magnetics*, 33: 2120-2122, 1997.

［363］C. A. Gonzalez, L. Horowitz, and B. Rubinsky. In vivo inductive phase shift measurements to detect intraperitoneal fluid. *IEEE Transactions on Biomedical Engineering*, 54（5）: 953-956, 2007.

［364］C. A. González and B. Rubinsky. The detection of brain oedema with frequency-dependent phase shift electromagnetic induction. *Physiological Measurement*, 27（6）: 539-552, Apr. 2006.

[365] C. A. González and B. Rubinsky. A theoretical study on magnetic induction frequency dependence of phase shift in oedema and haematoma. *Physiological Measurement*, 27（9）: 829-838, July 2006.

[366] C. A. González, J. A. Valencia, A. Mora, F. Gonzalez, B. Velasco, M. A. Porras, J. Salgado, S. M. Polo, N. Hevia-Montiel, S. Cordero, and B. Rubinsky. Volumetric electromagnetic phase-shift spectroscopy of brain edema and hematoma. *PLoS ONE*, 8（5）: e63223, May 2013.

[367] G. González, J. Huttunen, V. Kolehmainen, A. Sepp¨anen, and M. Vauhkonen. Experimental evaluation of 3d electrical impedance tomography with total variation prior. *Inverse Problems in Science and Engineering*, 24（8）: 1411-1431, 2016.

[368] C. A. González-Correa, B. H. Brown, R. H. Smallwood, D. C. Walker, and K. D. Bardhan. Electrical bioimpedance readings increase with higher pressure applied to the measuring probe. *Physiological Measurement*, 26（2）: S39-S47, Mar. 2005.

[369] N. Goren. *Clinical Applications of Electrical Impedance Tomography in Stroke and TBI Patients*. PhD thesis, University College London, London, UK, 2020.

[370] N. Goren, J. Avery, T. Dowrick, E. Mackle, A. Witkowska-Wrobel, D. Werring, and D. Holder. Multi-frequency electrical impedance tomography and neuroimaging data in stroke patients. *Scientific data*, 5: 180112, 2018.

[371] D. Goss, R. O. Mackin, E. Crescenzo, H. S. Tapp, and A. J. Peyton. Development of electromagnetic inductance tomography（emt）hardware for determining human body composition. In *Proc. 3rd World Congress on Industrial Process Tomography*, pages 377-383, 2003.

[372] D. Goss, R. O. Mackin, E. Crescenzo, H. S. Tapp, and A. J. Peyton. Understanding the coupling mechanisms in high frequency emt. In *Proc. 3rd World Congress on Industrial Process Tomography*, pages 354-369, 2003.

[373] W. Gough. Wave propagation faster than light. *European Journal of Physics*, 23（1）: 17-19, Dec. 2001.

[374] W. Gough. Circuit for the measurement of small phase delays in MIT. *Physiological Measurement*, 24（2）: 501-507, Apr. 2003.

[375] W. Gough, H. Griffiths, and A. Morris. Wave propagation delays in magnetic induction tomography. In *Proc of 3rd EPSRC Engineering Network Meeting on Biomedical Applications of EIT*, Apr. 2001.

[376] B. Graham and A. Adler. Objective selection of hyperparameter for eit. *Physiological measurement*, 27（5）: S65, 2006.

[377] B. Graham and A. Adler. Electrode placement configurations for 3d eit. *Physiological measurement*, 28（7）: S29, 2007.

[378] C. A. Grant, T. Pham, J. Hough, T. Riedel, C. Stocker, and A. Schibler. Measurement of ventilation and cardiac related impedance changes with electrical impedance tomography. *Critical Care*, 15（1）: R37, 2011.

[379] A. Greenleaf, M. Lassas, M. Santacesaria, S. Siltanen, and G. Uhlmann. Propagation and recovery of singularities in the inverse conductivity problem. *Anal. PDE*, 11（8）: 1901-1943,

2018.

[380] B. D. Grieve, Q. Smit, R. Mann, and T. A. York. The application of electrical resistance tomography to a large volume production pressure filter. In *Proc 2nd World Congress on Process Tomography*, pages 175-182, Aug. 2001.

[381] H. Griffiths. A cole phantom for EIT. *Physiological measurement*, 16（3A）: A29, 1995.

[382] H. Griffiths. Magnetic induction tomography. *Measurement Science and Technology*, 12（8）: 1126-1131, July 2001.

[383] H. Griffiths and A. Ahmed. A dual-frequency applied potential tomography technique: computer simulations. *Clinical Physics and Physiological Measurement*, 8（4A）: 103, 1987.

[384] H. Griffiths, W. Gough, S. Watson, and R. J. Williams. Residual capacitive coupling and the measurement of permittivity in magnetic induction tomography. *Physiological Measurement*, 28（7）: S301- S311, June 2007.

[385] H. Griffiths, W. R. Stewart, and W. Gough. Magnetic induction tomography: A measuring system for biological tissues. *Annals of the New York Academy of Sciences*, 873（1 ELECTRICAL BI）: 335-345, Apr. 1999.

[386] H. Griffiths, M. G. Tucker, J. Sage, and W. G. Herrenden-Harker. An electrical imped-ance tomography microscope. *Physiological Measurement*, 17（4A）: A15-A24, Nov. 1996.

[387] S. Grimnes and O. G. Martinsen. History of bioimpedance and bioelectricity. In *Bioimpedance and Bioelectricity Basics*, pages 313-319. Elsevier, 2000.

[388] B. Grychtol and A. Adler. Fem electrode refinement for electrical impedance tomography. In *2013 35th Annual International Conference of the IEEE Engineering in Medicine and Biology Society（EMBC）*, pages 6429-6432. IEEE, 2013.

[389] B. Grychtol, G. Elke, P. Meybohm, N. Weiler, I. Frerichs, and A. Adler. Functional validation and comparison framework for eit lung imaging. *PLoS One*, 9（8）: e103045, 2014.

[390] B. Grychtol, B. Müller, and A. Adler. 3d eit image reconstruction with greit. *Physiological measurement*, 37（6）: 785, 2016.

[391] B. Grychtol, J. P. Schramel, F. Braun, T. Riedel, U. Auer, M. Mosing, C. Braun, A. D. Waldmann, S. H. Böhm, and A. Adler. Thoracic EIT in 3d: experiences and recommenda-tions. *Physiological Measurement*, 40（7）: 074006, Aug. 2019.

[392] R. Guardo, C. Boulay, B. Murray, and M. Bertrand. An experimental study in electrical impedance tomography using backprojection reconstruction. *IEEE transactions on biomedical engi-neering*, 38（7）: 617-627, 1991.

[393] R. Guardo, J. Jehanne-Lacasse, A. Moumbe, and H. Gagnon. System front-end design for concurrent acquisition of electroencephalograms and eit data. In *Journal of Physics: Conference Se-ries*, volume 224, page 012012. IOP Publishing, 2010.

[394] M. Guermandi, R. Cardu, E. F. Scarselli, and R. Guerrieri. Active electrode ic for eeg and electrical impedance tomography with continuous monitoring of contact impedance. *IEEE transac-tions on biomedical circuits and systems*, 9（1）: 21-33, 2014.

[395] N. Gurler and Y. Z. Ider. Gradient-based electrical conductivity imaging using MR phase. *Mag-netic resonance in medicine*, 77（1）: 137-150, 2017.

[396] D. Gursoy, Y. Mamatjan, A. Adler, and H. Scharfetter. Enhancing impedance imaging

through multimodal tomography. *IEEE Transactions on Biomedical Engineering*, 58（11）: 3215-3224, Nov. 2011.

［397］D. Gürsoy and H. Scharfetter. The effect of receiver coil orientations on the imaging performance of magnetic induction tomography. *Measurement Science and Technology*, 20（10）: 105505, Sept. 2009.

［398］D. Gürsoy and H. Scharfetter. Anisotropic conductivity tensor imaging using magnetic induction tomography. *Physiological Measurement*, 31（8）: S135-S145, July 2010.

［399］E. Haber and U. M. Ascher. Preconditioned all-at-once methods for large, sparse parameter estimation problems. *Inverse Problems*, 17: 1847-1864, 2001.

［400］D. Haemmerich, O. R. Ozkan, J. Z. Tsai, S. T. Staelin, S. Tungjitkusolmun, D. M. Mahvi, and J. G. Webster. Changes in electrical resistivity of swine liver after occlusion and postmortem. *Medical & Biological Engineering & Computing*, 40（1）: 29-33, Jan. 2002.

［401］G. Hahn, I. Frerichs, M. Kleyer, and G. Hellige. Local mechanics of the lung tissue determined by functional EIT. *Physiological Measurement*, 17（4A）: A159-A166, Nov. 1996.

［402］G. Hahn, A. Just, T. Dudykevych, I. Frerichs, J. Hinz, M. Quintel, and G. Hellige. Imaging pathologic pulmonary air and fluid accumulation by functional and absolute EIT. *Physiological Measurement*, 27（5）: S187-S198, Apr. 2006.

［403］G. Hahn, I. Sipinkova, F. Baisch, and G. Hellige. Changes in the thoracic impedance distribution under different ventilatory conditions. *Physiological Measurement*, 16（3A）: A161-A173, Aug. 1995.

［404］R. Halter, A. Hartov, J. Heaney, K. Paulsen, and A. Schned. Electrical impedance spectroscopy of the human prostate. *IEEE Transactions on Biomedical Engineering*, 54（7）: 1321-1327, July 2007.

［405］R. Halter, A. Hartov, and K. D. Paulsen. Design and implementation of a high frequency electrical impedance tomography system. *Physiological measurement*, 25（1）: 379, 2004.

［406］R. J. Halter, A. Hartov, and K. D. Paulsen. A broadband high-frequency electrical impedance tomography system for breast imaging. *IEEE Transactions on biomedical engineering*, 55（2）: 650-659, 2008.

［407］R. J. Halter, A. Hartov, K. D. Paulsen, A. Schned, and J. Heaney. Genetic and least squares algorithms for estimating spectral eis parameters of prostatic tissues. *Physiological measurement*, 29（6）: S111, 2008.

［408］R. J. Halter, A. Hartov, S. P. Poplack, W. A. Wells, K. M. Rosenkranz, R. J. Barth, P. A. Kaufman, K. D. Paulsen, et al. Real-time electrical impedance variations in women with and without breast cancer. *IEEE transactions on medical imaging*, 34（1）: 38-48, 2014.

［409］R. J. Halter, A. Mahara, E. Hyams, and J. Pettus. Towards surgical margin assessment with microendoscopic electrical impedance sensing. In *Proc Annual Meeting of the Biomedical Engineering Society（BMES）*, Oct. 2017.

［410］R. J. Halter, A. Schned, J. Heaney, A. Hartov, and K. D. Paulsen. Electrical properties of prostatic tissues: I. single frequency admittivity properties. *the Journal of Urology*, 182（4）: 1600-1607, 2009.

［411］R. J. Halter, A. Schned, J. Heaney, A. Hartov, and K. D. Paulsen. Electrical properties of prostatic tissues：Ii. spectral admittivity properties. *The Journal of urology*，182（4）：1608-1613，2009.

［412］R. J. Halter, A. Schned, J. Heaney, A. Hartov, S. Schutz, and K. D. Paulsen. Electrical impedance spectroscopy of benign and malignant prostatic tissues. *The Journal of urology*，179（4）：1580-1586，2008.

［413］R. J. Halter, A. R. Schned, J. A. Heaney, and A. Hartov. Passive bioelectrical properties for assessing high-and low-grade prostate adenocarcinoma. *The Prostate*，71（16）：1759-1767，2011.

［414］R. J. Halter, T. Zhou, P. M. Meaney, A. Hartov, R. J. Barth Jr, K. M. Rosenkranz, W. A. Wells, C. A. Kogel, A. Borsic, E. J. Rizzo, et al. The correlation of in vivo and ex vivo tissue dielectric properties to validate electromagnetic breast imaging：initial clinical experience. *Physiological measurement*，30（6）：S121，2009.

［415］S. Hamilton and A. Hauptmann. Deep d-bar：Real time electrical impedance tomography imaging with deep neural networks. *IEEE Transactions on Medical Imaging*，37：2367-2377，2018.

［416］S. Hamilton, C. Herrera, J. L. Mueller, and A. VonHerrmann. A direct D-bar reconstruction algorithm for recovering a complex conductivity in 2-D. *Inverse Problems*，28：095005，2012.

［417］S. Hamilton, M. Lassas, and S. Siltanen. A direct reconstruction method for anisotropic electrical impedance tomography. *Inverse Problems*，30：075007，2014.

［418］S. Hamilton, J. Mueller, and M. Alsaker. Incorporating a spatial prior into nonlinear d-bar EIT imaging for complex admittivities. *IEEE T. Med. Imaging*，36（2）：457-466，2017.

［419］S. Hamilton and S. Siltanen. Nonlinear inversion from partial EIT data：Computational experiments. *Contemporary Mathematics*，615，2014.

［420］S. J. Hamilton, W. R. B. Lionheart, and A. Adler. Comparing d-bar and common regularization-based methods for electrical impedance tomography. *Physiological Measurement*，40（4）：044004，apr 2019.

［421］S. J. Hamilton and J. L. Mueller. Direct EIT reconstructions of complex admittivities on a chest-shaped domain in 2-D. *IEEE Transactions on Medical Imaging*，32（4）：757-769，2013.

［422］S. J. Hamilton, J. L. Mueller, and T. Santos. Robust computation of 2D EIT absolute images with D-bar methods. *Physiological Measurement*，39：064005，2018.

［423］S. J. Hamilton, J. M. Reyes, S. Siltanen, and X. Zhang. A hybrid segmentation and d-bar method for Electrical Impedance Tomography. *SIAM J. on Imaging Sciences*，9（2）：770-793，2016.

［424］E. Hammer, E. Abro, E. Cimpan, and G. Yan. High-frequency magnetic field probe for determination of interface levels in separation tanks. In H. McCann and D. M. Scott, editors, *Process Imaging for Automatic Control*，volume 4188，pages 294-299. SPIE, Feb. 2001.

［425］E. Hammer and G. Fossdal. A new water-in-oil monitor cased on high frequency magnetic field excitation. In *Proc. 2nd International Symposium Process Tomography*，pages 9-16，Sept. 2002.

［426］E. Hammer, F. Pettersen, and A. Nødseth. Numerical simulation of eddy current losses in high frequency magnetic field water fraction meters. In *Proc. 3rd World Congress on Industrial Process Tomography*，pages 347-351，2003.

［427］M. Hanke. *Conjugate gradient type methods for ill-posed problems*. Pitmannresearch notes in mathematics, Longman, Harlow Essex, 1995.

[428] M. Hanke. On real-time algorithms for the location search of discontinuous conductivities with one measurement. *Inverse Problems*, 24 (4): 045005, 2008.

[429] S. Hannan, M. Faulkner, K. Aristovich, J. Avery, and D. Holder. Frequency-dependent characterization of impedance changes during epileptiform activity in a rat model of epilepsy. *Physiological measurement*, 39 (8): 085003, 2018.

[430] S. Hannan, M. Faulkner, K. Aristovich, J. Avery, and D. Holder. Investigating the safety of fast neural electrical impedance tomography in the rat brain. *Physiological measurement*, 40 (3): 034003, 2019.

[431] S. Hannan, M. Faulkner, K. Aristovich, J. Avery, M. C. Walker, and D. S. Holder. In vivo imaging of deep neural activity from the cortical surface during hippocampal epileptiform events in the rat brain using electrical impedance tomography. *NeuroImage*, 209: 116525, 2020.

[432] S. Hannan, D. S. Holder, K. Aristovich, M. Faulkner, J. Avery, and M. C. Walker. *Imagine slow brain activity during necortical and hippocampal epileptiform events with electrical impendance tomography*, 42: 014001, 2021.

[433] A. J. Hansen. Effect of anoxia on ion distribution in the brain. *Physiological reviews*, 65 (1): 101-148, 1985.

[434] A. J. HANSEN and C. E. OLSEN. Brain extracellular space during spreading depression and ischemia. *Acta Physiologica Scandinavica*, 108 (4): 355-365, 1980.

[435] P. C. Hansen. *Rank-deficient and discrete ill-posed problems: numerical aspects of linear inversion*. SIAM, Philadelphia, 1998.

[436] P. C. Hansen. *Discrete inverse problems: insight and algorithms*. SIAM, 2010.

[437] P. C. Hansen, J. S. Jørgensen, and W. R. B. Lionheart. Computed tomography: Algorithms, insight and just enough theory. SIAM, Philadelphia, 2021.

[438] B. Harrach. Uniqueness and lipschitz stability in electrical impedance tomography with finitely many electrodes. *Inverse problems*, 35 (2): 024005, 2019.

[439] B. Harrach and M. Ullrich. Monotonicity-based shape reconstruction in electrical impedance tomography. *SIAM Journal on Mathematical Analysis*, 45 (6): 3382-3403, 2013.

[440] A. E. Hartinger, H. Gagnon, and R. Guardo. A method for modelling and optimizing an electrical impedance tomography system. *Physiological measurement*, 27 (5): S51, 2006.

[441] A. E. Hartinger, H. Gagnon, and R. Guardo. Accounting for hardware imperfections in eit image reconstruction algorithms. *Physiological measurement*, 28 (7): S13, 2007.

[442] A. E. Hartinger, R. Guardo, A. Adler, and H. Gagnon. Real-time management of faulty electrodes in electrical impedance tomography. *IEEE Transactions on Biomedical Engineering*, 56 (2): 369-377, 2008.

[443] A. Hartov, P. LePivert, N. Soni, and K. Paulsen. Using multiple-electrode impedance measurements to monitor cryosurgery. *Medical physics*, 29 (12): 2806-2814, 2002.

[444] A. Hartov, R. A. Mazzarese, F. R. Reiss, T. E. Kerner, K. S. Osterman, D. B. Williams, and K. D. Paulsen. A multichannel continuously selectable multifrequency electrical impedance spectroscopy measurement system. *IEEE transactions on biomedical engineering*, 47 (1): 49-58, 2000.

[445] R. C. Hartwell and L. N. Sutton. Mannitol, intracranial pressure, and vasogenic edema. *Neurosurgery*, 32 (3): 444-450, Mar. 1993.

[446] A. Hauptmann. Approximation of full-boundary data from partial-boundary electrode measurements. *Inverse Problems*, 33 (12): 125017, 22, 2017.

[447] A. Hauptmann, M. Santacesaria, and S. Siltanen. Direct inversion from partial-boundary data in electrical impedance tomography. *Inverse Problems*, 33 (2): 025009, 26, 2017.

[448] K. Hayley, A. Pidlisecky, and L. Bentley. Simultaneous time-lapse electrical resistivity inversion. *J. Applied Geophys.*, 75 (2): 401-411, 2011.

[449] W. M. Haynes, D. R. Lide, and T. J. Bruno. *CRC Handbook of Chemistry and Physics*. CRC Press, Boca Raton, FL, USA, 2014.

[450] H. He, Y. Chi, Y. Long, S. Yuan, I. Frerichs, K. Möller, F. Fu, and Z. Zhao. Influence of overdistension/recruitment induced by high positive end-expiratory pressure on ventilation-perfusion matching assessed by electrical impedance tomography with saline bolus. *Critical Care*, 24 (1): 1-11, Sept. 2020.

[451] H. He, Y. Chi, Y. Long, S. Yuan, R. Zhang, I. Frerichs, K. Möller, F. Fu, and Z. Zhao. Bedside evaluation of pulmonary embolism by saline contrast electrical impedance tomography method: a prospective observational study. *American Journal of Respiratory and Critical Care Medicine*, 202 (10): 1464-1468, 2020.

[452] H. He, Y. Long, I. Frerichs, and Z. Zhao. Detection of acute pulmonary embolism by electrical impedance tomography and saline bolus injection. *American Journal of Respiratory and Critical Care Medicine*, 202 (6): 881-882, 2020.

[453] L. M. Heikkinen, T. Vilhunen, R. M. West, and M. Vauhkonen. Simultaneous reconstruction of electrode contact impedances and internal electrical properties: Ii. *Laboratory experiments Meas*, 13: 1855-1861, 2002.

[454] B. Heincke, M. Jegen, M. Moorkamp, R. Hobbs, and J. Chen. An adaptive coupling strategy for joint inversions that use petrophysical information as constraints. *J. Applied Geophys.*, 136: 279-297, 2017.

[455] S. J. H. Heines, U. Strauch, M. C. G. van de Poll, P. M. H. J. Roekaerts, and D. C. J. J. Bergmans. Clinical implementation of electric impedance tomography in the treatment of ARDS: a single centre experience. *Journal of Clinical Monitoring and Computing*, 33 (2): 291-300, May 2018.

[456] J. Heinitz and O. Minet. Dielectric properties of female breast tumors. In *Proc 9th Int Conference on Electrical Bio-Impedance*, pages 356-359.

[457] S. Heinrich, H. Schiffmann, A. Frerichs, A. Klockgether-Radke, and I. Frerichs. Body and head position effects on regional lung ventilation in infants: an electrical impedance tomography study. *Intensive Care Medicine*, 32 (9), June 2006.

[458] R. Henderson, J. Webster, and D. Swanson. A thoracic electrical impedance camera. In *Proc 29th Annual Conference on Engineering in Medicine and Biology*, 1976.

[459] R. P. Henderson and J. G. Webster. An impedance camera for spatially specific measurements of the thorax. *IEEE Transactions on Biomedical Engineering*, (3): 250-254, 1978.

[460] G. M. Henkin and M. Santacesaria. On an inverse problem for anisotropic conductivity in the

plane. *Inverse Problems*, 26: 095011, 2010.

[461] M. Henningsson, M. Regner, K. Östergren, C. Tr¨ag°ardh, and P. Dejmek. CFD simulation and ERT visualization of the displacement of yoghurt by water on industrial scale. *Journal of Food Engineering*, 80 (1): 166-175, 2007.

[462] C. N. L. Herrera, M. F. M. Vallejo, J. L. Mueller, and R. Lima. Direct 2-D reconstructions of conductivity and permittivity from EIT data on a human chest. *IEEE Transactions on Medical Imaging*, 34 (1): 1-8, 2015.

[463] N. Herteman, M. Mosing, K. Blaszczyk, C. Graubner, S. Lanz, and V. Gerber. Distribution of ventilation in equine pulmonary diseases measured by electrical impedance tomography: A case-series. In *Congress of the American College of Veterinary Internal Medicine*, 2019.

[464] N. Herteman, M. Mosing, K. Blaszczyk, C. Graubner, S. Lanz, and V. Gerber. Effect of exercise on electrical impedance tomography derived flow variables in horses with equine asthma. In *Congress of the American College of Veterinary Internal Medicine*, 2019.

[465] F. Hettlich and W. Rundell. The determination of a discontinuity in a conductivity from a single boundary measurement. *Inverse Problems*, 14: 67-82, 1998.

[466] N. J. Higham. *Accuracy and stability of numerical algorithms*. SIAM, Philadelphia, 1996.

[467] S. Higson, P. Drake, D. W. Stamp, A. Peyton, R. Binns, A. Lyons, and W. Lionheart. Development of a sensor for visualisation of steel flow in the continuous casting nozzle. In *Proc 21st Int. ATS Steelmaking Conf*, Dec. 2002.

[468] C. Hilbich, C. Fuss, and C. Hauck. Automated time-lapse ERT for improved process analysis and monitoring of frozen ground. *Permafrost and Periglacial Processes*, 22 (4): 306-319, Oct. 2011.

[469] J. Hinz, G. Hahn, P. Neumann, M. Sydow, P. Mohrenweiser, G. Hellige, and H. Burchardi. End-expiratory lung impedance change enables bedside monitoring of end-expiratory lung volume change. *Intensive Care Medicine*, 29 (1): 37-43, Jan. 2003.

[470] R. Höber. Messungen der inneren leitfähigkeit von zellen. *Pflüger 's Archiv für die Gesamte Physiologie des Menschen und der Tiere*, 150 (1-2): 15-45, Feb. 1913.

[471] A. L. Hodgkin and A. F. Huxley. A quantitative description of membrane current and its application to conduction and excitation in nerve. *The Journal of Physiology*, 117 (4): 500-544, Aug. 1952.

[472] R. Hoekema, G. Wieneke, F. Leijten, C. van Veelen, P. van Rijen, G. Huiskamp, J. Ansems, and A. van Huffelen. *Brain Topography*, 16 (1): 29-38, 2003.

[473] A. E. Hoerl. Application of ridge analysis to regression problems. *Chemical Engineering Progress*, 58: 54-59, 1962.

[474] A. Hoetink, T. Faes, K. Visser, and R. Heethaar. On the flow dependency of the electrical conductivity of blood. *IEEE Transactions on Biomedical Engineering*, 51 (7): 1251-1261, July 2004.

[475] D. Holder. Feasibility of developing a method of imaging neuronal activity in the human brain: a theoretical review. *Medical and Biological Engineering and Computing*, 25 (1): 2, 1987.

[476] D. Holder. Impedance changes during evoked nervous activity in human subjects: implications for the application of applied potential tomography (apt) to imaging neuronal discharge. *Clinical Phys-*

ics and Physiological Measurement, 10（3）: 267, 1989.

[477] D. Holder. Detection of cerebral ischaemia in the anaesthetised rat by impedance measurement with scalp electrodes: implications for non-invasive imaging of stroke by electrical impedance tomography. *Clinical Physics and Physiological Measurement*, 13（1）: 63, 1992.

[478] D. Holder. Electrical impedance tomography with cortical or scalp electrodes during global cerebral ischaemia in the anaesthetised rat. *Clinical Physics and Physiological Measurement*, 13（1）: 87, 1992.

[479] D. Holder. *Clinical and physiological applications of electrical impedance tomography*. CRC Press, 1993.

[480] D. Holder, C. Binnie, and C. Polkey. Cerebral impedance changes during seizures in human subjects: implications for non-invasive focus detection by electrical impedance tomography（EIT）. *Brain Topography*, 5: 331, 1993.

[481] D. Holder, Y. Hanquan, and A. Rao. Some practical biological phantoms for calibrating multi-frequency electrical impedance tomography. *Physiological measurement*, 17（4A）: A167, 1996.

[482] D. Holder and A. Khan. Use of polyacrylamide gels in a saline-filled tank to determine the linearity of the sheffield mark 1 electrical impedance tomography（EIT）system in measuring impedance disturbances. *Physiological measurement*, 15（2A）: A45, 1994.

[483] D. Holder, A. Rao, and Y. Hanquan. Imaging of physiologically evoked responses by electrical impedance tomography with cortical electrodes in the anaesthetized rabbit. *Physiological measurement*, 17（4A）: A179, 1996.

[484] D. S. Holder. *Electrical impedance tomography: methods, history and applications*. CRC Press, 2004.

[485] K. Hollaus, C. Magele, R. Merwa, and H. Scharfetter. Fast calculation of the sensitivity matrix in magnetic induction tomography by tetrahedral edge finite elements and the reciprocity theorem. *Physiological Measurement*, 25（1）: 159-168, Feb. 2004.

[486] H. Hong, J. Lee, J. Bae, and H. J. Yoo. A 10. 4mW electrical impedance tomography SoC for portable real-time lung ventilation monitoring system. *IEEE Journal of Solid State Circuits*, 50（11）: 2501-2512, 2015.

[487] L. Horesh, S. Arridge, and D. Holder. Some novel approaches large scale algorithms for multi-frequency electrical impedance tomography of the human head, 2006.

[488] R. Hou, P. J. Martin, H. J. Uppal, and A. J. Kowalski. An investigation on using electrical resistance tomography（ert）to monitor the removal of a non-newtonian soil by water from a cleaning-in-place（cip）circuit containing different pipe geometries. *Chemical Engineering Research and Design*, 111: 332-341, 2016.

[489] Y. Y. Hou, M. Wang, R. Holt, and R. A. Williams. A study of the mixing characteristics of a liquid magnetically stabilised fluidised bed using electrical resistance tomography. In *Proc 2nd World Congress on Process Tomography*, pages 315-323, 2001.

[490] J. Hough, A. Trojman, and A. Schibler. Effect of time and body position on ventilation in premature infants. *Pediatric Research*, 80（4）: 499-504, May 2016.

[491] B. S. Hoyle, X. Jia, F. J. W. Podd, H. I. Schlaberg, H. S. Tan, M. Wang, R. M. West, R. A. Williams, and T. A. York. Design and application of a multi-modal process to-

mography system. *Measurement Science and Technology*, 12（8）: 1157-1165, July 2001.

[492] P. Hua, E. Woo, J. Webster, and W. Tompkins. Finite element modeling of electrode-skin contact impedance in electrical impedance tomography. *IEEE Transactions on Biomedical Engineering*, 40（4）: 335-343, Apr. 1993.

[493] J. -J. Huang, Y. -H. Hung, J. -J. Wang, and B. -S. Lin. Design of wearable and wireless electrical impedance tomography system. *Measurement*, 78: 9-17, 2016.

[494] A. Hunt, J. D. Pendleton, and R. B. White. A novel tomographic flow analysis system. In *Proc. 3rd World Congress on Industrial Process Tomography*, Sept. 2003.

[495] N. Hyvönen, L. Päivärinta, and J. P. Tamminen. Enhancing D-bar reconstructions for electrical impedance tomography with conformal maps. *Inverse Probl. Imaging*, 12（2）: 373-400, 2018.

[496] Y. Z. Ider and S. Onart. Algebraic reconstruction for 3D magnetic resonance-electrical impedance tomography（MREIT）using one component of magnetic flux density. *Physiological measurement*, 25（1）: 281, 2004.

[497] C. H. Igney, S. Watson, R. J. Williams, H. Griffiths, and O. Dössel. Design and performance of a planar-array MIT system with normal sensor alignment. *Physiological Measurement*, 26（2）: S263-S278, Mar. 2005.

[498] T. Ingeman-Nielsen, S. Tomaškovičová, and T. Dahlin. Effect of electrode shape on grounding resistances — part 1: The focus-one protocol. *Geophysics*, 81（1）: 1JF-Z7, 2016.

[499] D. Ingerman and J. A. Morrow. On a characterization of the kernel of the dirichlet-to-neumann map for a planar region, *SIAM J. Math. Anal*, 29: 106-115, 1998.

[500] D. Isaacson. Distinguishability of conductivities by electric current computed tomography. *IEEE Transactions on Medical Imaging*, MI-5: 92-95, 1986.

[501] D. Isaacson, J. Mueller, J. Newell, and S. Siltanen. Imaging cardiac activity by the D-bar method for electrical impedance tomography. *Physiological Measurement*, 27: S43-S50, 2006.

[502] D. Isaacson, J. L. Mueller, J. C. Newell, and S. Siltanen. Reconstructions of chest phantoms by the D-bar method for electrical impedance tomography. *IEEE Transactions on Medical Imaging*, 23: 821-828, 2004.

[503] V. Isakov. *Inverse Problems for Partial Differential Equations*. Springer, 1997, 1997.

[504] Medical electrical equipment - part 1: General requirements for basic safety and essential performance. Standard, International Organization for Standardization, Geneva, CH, Dec. 2012.

[505] J. J. Sikora, S. S. R. Arridge, R. R. H. Bayford, and L. Horesh. The application of hybrid bem/fem methods to solve electrical impedance tomography forward problem for the human head. *In P. X. Icebi and V. Eit, editors*, Gdansk June 2004, Editors Antoni Nowakowski et al, pages 20-24. 503-506, 2004.

[506] J. L. Jahn, E. L. Giovannucci, and M. J. Stampfer. The high prevalence of undiagnosed prostate cancer at autopsy: implications for epidemiology and treatment of prostate cancer in the prostate-specific antigen-era. *International journal of cancer*, 137（12）: 2795-2802, 2015.

[507] G. -H. Jahng, M. B. Lee, H. J. Kim, E. J. Woo, and O. -I. Kwon. Low-frequency dominant electrical conductivity imaging of in vivo human brain using high-frequency conductivity at larmor-frequency and spherical mean diffusivity without external injection current. *NeuroImage*,

225：117466，2020.

［508］A. Jamshed, M. Cooke, Z. Ren, and T. L. Rodgers. Gas-liquid mixing in dual agitated vessels in the heterogeneous regime. *Chemical Engineering Research and Design*, 133：55-69, 2018.

［509］A. Jamshed, M. Cooke, and T. L. Rodgers. Effect of zoning on mixing and mass transfer in dual agitated gassed vessels. *Chemical Engineering Research and Design*, 142：237-244, 2019.

［510］G. Y. Jang, Y. J. Jeong, T. Zhang, T. I. Oh, R. -E. Ko, C. R. Chung, G. Y. Suh, and E. J. Woo. Non-invasive, simultaneous, and continuous measurements of stroke volume and tidal volume using EIT：feasibility study of animal experiments. *Scientific Reports*, 10（1）, July 2020.

［511］A. Javaherian, M. Soleimani, K. Moeller, A. Movafeghi, and R. Faghihi. An accelerated version of alternating direction method of multipliers for tv minimization in eit. *Applied Mathematical Modelling*, 40（21-22）：8985-9000, 2016.

［512］A. J. Jaworski and T. Dyakowski. Application of electrical capacitance tomography for measurement of gas-solids flow characteristics in a pneumatic conveying system. *Measurement Science and Technology*, 12（8）：1109-1119, July 2001.

［513］M. Jehl, K. Aristovich, M. Faulkner, and D. Holder. Are patient specific meshes required for EIT head imaging? *Physiological Measurement*, 37（6）：879, 2016.

［514］M. Jehl, J. Avery, E. Malone, D. Holder, and T. Betcke. Correcting electrode modelling errors in EIT on realistic 3d head models. *Physiological Measurement*, 36（12）：2423, 2015.

［515］M. Jehl and D. Holder. Correction of electrode modelling errors in multi-frequency EIT imaging. *Physiological Measurement*, 37（6）：893, 2016.

［516］D. Jiang, Y. Wu, and A. Demosthenous. Hand gesture recognition using three-dimensional electrical impedance tomography. *IEEE Transactions on Circuits and Systems II：Express Briefs*, 67（9）：1554-1558, 2020.

［517］Y. Jiang and M. Soleimani. Capacitively coupled electrical impedance tomography for brain imaging. *IEEE transactions on medical imaging*, 38（9）：2104-2113, 2019.

［518］Jin Keun Seo, Ohin Kwon, H. Ammari, and Eung Je Woo. A mathematical model for breast cancer lesion estimation：electrical impedance technique using ts2000 commercial system. *IEEE Transactions on Biomedical Engineering*, 51（11）：1898-1906, 2004.

［519］T. Johnson and J. Thomle. 3-D decoupled inversion of complex conductivity data in the real number domain. *Geophys. J. Int.*, 212（1）：284-296, 2018.

［520］J. Jordana, M. Gasulla, and R. Pallàs-Areny. Electrical resistance tomography to detect leaks from buried pipes. *Measurement Science and Technology*, 12（8）：1061-1068, July 2001.

［521］J. Jossinet. Variability of impedivity in normal and pathological breast tissue. *Medical and biological engineering and computing*, 34（5）：346-350, 1996.

［522］J. Jossinet. The impedivity of freshly excised human breast tissue. *Physiological Measurement*, 19（1）：61-75, Feb. 1998.

［523］J. Jossinet, A. Lobel, C. Michoudet, and M. Schmitt. Quantitative technique for bio-electrical spectroscopy. *Journal of biomedical engineering*, 7（4）：289-294, 1985.

［524］J. Jossinet and M. Schmitt. A review of parameters for the bioelectrical characterization of breast tissue. *Annals of the New York Academy of Sciences*, 873：30-41, Apr. 1999.

［525］M. Joy，G. Scott，and M. Henkelman. In vivo detection of applied electric currents by magnetic resonance imaging. *Magnetic resonance imaging*，7（1）：89-94，1989.

［526］M. Jozwiak，J. -L. Teboul，and X. Monnet. Extravascular lung water in critical care：recent advances and clinical applications. *Annals of Intensive Care*，5（1）：38，2015.

［527］Y. M. Jung and S. Yun. Impedance imaging with first-order tv regularization. *IEEE transactions on medical imaging*，34（1）：193-202，2014.

［528］E. Kaden，N. D. Kelm，R. P. Carson，M. D. Does，and D. C. Alexander. Multi-compartment microscopic diffusion imaging. *NeuroImage*，139：346-359，2016.

［529］J. P. Kaipio，V. Kolehmainen，E. Somersalo，and M. Vauhkonen. Statistical inversion and monte carlo sampling methods in electrical impedance tomography. *Inverse problems*，16（5）：1487，2000.

［530］J. P. Kaipio，A. Sepp" anen，E. Somersalo，and H. Haario. Posterior covariance related optimal current patterns in electrical impedance tomography. *Inverse Problems*，20：919-936，2004.

［531］M. Kallio，A. -S. van der Zwaag，A. D. Waldmann，M. Rahtu，M. Miedema，T. Papadouri，A. H. van Kaam，P. C. Rimensberger，R. Bayford，and I. Frerichs. Initial observations on the effect of repeated surfactant dose on lung volume and ventilation in neonatal respiratory distress syndrome. *Neonatology*，116（4）：385-389，2019.

［532］T. -J. Kao，G. Boverman，B. S. Kim，D. Isaacson，G. J. Saulnier，J. C. Newell，M. H. Choi，R. H. Moore，and D. B. Kopans. Regional admittivity spectra with tomosynthesis images for breast cancer detection：preliminary patient study. *IEEE transactions on medical imaging*，27（12）：1762-1768，2008.

［533］C. Karagiannidis，A. D. Waldmann，P. L. Róka，T. Schreiber，S. Strassmann，W. Windisch，and S. H. Böhm. Regional expiratory time constants in severe respiratory failure estimated by electrical impedance tomography：a feasibility study. *Critical Care*，22（1），Sept. 2018.

［534］M. Karaoulis，P. Tsourlos，J. Kim，and A. Revil. 4D time-lapse ERT inversion：introducing combined time and space constraints. *Near Surface Geophysics*，12（1）：25-34，2014.

［535］B. Karbeyaz and N. Gencer. Electrical conductivity imaging via contactless measurements：an experimental study. *IEEE Transactions on Medical Imaging*，22（5）：627-635，May 2003.

［536］J. Karsten，C. Grusnick，H. Paarmann，M. Heringlake，and H. Heinze. Positive end-expiratory pressure titration at bedside using electrical impedance tomography in post-operative cardiac surgery patients. *Acta Anaesthesiologica Scandinavica*，59（6）：723-732，Apr. 2015.

［537］J. Karsten，K. Krabbe，H. Heinze，K. Dalhoff，T. Meier，and D. Drömann. Bedside monitoring of ventilation distribution and alveolar inflammation in community-acquired pneumonia. *Journal of Clinical Monitoring and Computing*，28（4）：403-408，Jan. 2014.

［538］J. Karsten，T. Stueber，N. Voigt，E. Teschner，and H. Heinze. Influence of different electrode belt positions on electrical impedance tomography imaging of regional ventilation：a prospective observational study. *Critical Care*，20（1），Dec. 2016.

［539］N. Katoch，B. K. Choi，S. Z. Sajib，E. A. Lee，H. J. Kim，O. I. Kwon，and E. J. Woo. Conductivity tensor imaging of in vivo human brain and experimental validation using giant vesicle suspension. *IEEE Transactions on Medical Imaging*，2018.

［540］U. Katscher，T. Voigt，C. Findeklee，P. Vernickel，K. Nehrke，and O. Doessel. Determination of electric conductivity and local SAR via B1 mapping. *IEEE transactions on medical imaging*, 28（9）: 1365-1374, 2009.

[541] J. M. Kay. Blood vessels of the lung. In Comparative Biology of the Normal Lung, pages 759-768. *Elsevier*, 2015.

[542] C. P. Kellner, E. Sauvageau, K. V. Snyder, K. M. Fargen, A. S. Arthur, R. D. Turner, and A. V. Alexandrov. The vital study and overall pooled analysis with the vips non-invasive stroke detection device. *Journal of Neurointerventional Surgery*, 10（11）: 1079-1084, 2018.

[543] K. M. Kelly, J. Dean, S. -J. Lee, and W. S. Comulada. Breast cancer detection: radiologists' performance using mammography with and without automated whole-breast ultrasound. *European radiology*, 20（11）: 2557-2564, 2010.

[544] A. Kemna, A. Binley, G. Cassiani, E. Niederleithinger, A. Revil, L. Slater, K. Williams, F. Orozco, F. Haegel, A. Hördt, S. Kruschwitz, V. Leroux, K. Titov, and E. Zimmermann. An overview of the spectral induced polarization method for near-surface applications. *Near Surface Geophysics*, 10（6）: 453-468, 2012.

[545] J. B. Kendrick, A. D. Kaye, Y. Tong, K. Belani, R. D. Urman, C. Hoffman, and H. Liu. Goal-directed fluid therapy in the perioperative setting. *Journal of anaesthesiology, clinical pharmacology*, 35（Suppl 1）: S29-S34, 2019.

[546] K. Kerlikowske, D. Grady, J. Barclay, E. A. Sickles, and V. Ernster. Effect of age, breast density, and family history on the sensitivity of first screening mammography. *JAMA*, 276（1）: 33-38, 1996.

[547] T. E. Kerner. *Electrical impedance tomography for breast imaging*. PhD thesis, Dartmouth College, Hannover, NH, USA, 2001.

[548] T. E. Kerner, D. B. Williams, K. S. Osterman, F. R. Reiss, A. Hartov, and K. D. Paulsen. Electrical impedance imaging at multiple frequencies in phantoms. *Physiological measurement*, 21（1）: 67, 2000.

[549] N. Kerrouche, C. McLeod, and W. Lionheart. Time series of EIT chest images using singular value decomposition and fourier transform. *Physiological Measurement*, 22（1）: 147-157, 2 2001.

[550] T. K. A. Khairuddin and W. R. B. Lionheart. Characterization of objects by electrosensing fish based on the first order polarization tensor. *Bioinspiration & biomimetics*, 11（5）: 055004, 2016.

[551] S. Khan, A. Mahara, E. S. Hyams, A. R. Schned, and R. J. Halter. Prostate cancer detection using composite impedance metric. *IEEE transactions on medical imaging*, 35（12）: 2513-2523, 2016.

[552] H. Ki and D. Shen. Numerical inversion of discontinuous conductivities. *Inverse Problems*, 16: 33-47, 2000.

[553] B. S. Kim, D. Isaacson, H. Xia, T. -J. Kao, J. C. Newell, and G. J. Saulnier. A method for analyzing electrical impedance spectroscopy data from breast cancer patients. *Physiological measurement*, 28（7）: S237, 2007.

[554] D. -H. Kim, N. Choi, S. -M. Gho, J. Shin, and C. Liu. Simultaneous imaging of in vivo

conductivity and susceptibility. *Magnetic resonance in medicine*, 71（3）: 1144-1150, 2014.

［555］M. Kim, J. Jang, H. Kim, J. Lee, J. Lee, J. Lee, K. -R. Lee, K. Kim, Y. Lee, K. J. Lee,, and H. -J. Yoo. A 1. 4-mΩ-sensitivity 94-dB dynamic-range electrical impedance tomography SoC and 48-channel hubSoC for 3-D lung ventilation monitoring system. *IEEE Journal of Solid State Circuits*, 52（11）: 2829-2842, 2017.

［556］M. N. Kim, T. Y. Ha, E. J. Woo, and O. I. Kwon. Improved conductivity reconstruction from multi-echo MREIT utilizing weighted voxel-specific signal-to-noise ratios. *Physics in Medicine & Biology*, 57（11）: 3643, 2012.

［557］Y. T. Kim, P. J. Yoo, T. I. Oh, and E. J. Woo. Magnetic flux density measurement in magnetic resonance electrical impedance tomography using a low-noise current source. *Measurement Science and Technology*, 22（10）: 105803, 2011.

［558］C. Klein and K. D. T. -R. McLaughlin. Spectral approach to D-bar problems. *Comm. Pure Appl. Math.*, 70（6）: 1052-1083, 2017.

［559］K. A. Klivington and R. Galambos. Resistance shifts accompanying the evoked cortical response in the cat. *Science*, 157（3785）: 211-213, 1967.

［560］K. A. Klivington and R. Galambos. Rapid resistance shifts in cat cortex during click-evoked responses. *Journal of Neurophysiology*, 31（4）: 565-573, 1968.

［561］K. Knudsen, M. Lassas, J. Mueller, and S. Siltanen. D-bar method for electrical impedance tomography with discontinuous conductivities. *SIAM Journal on Applied Mathematics*, 67（3）: 893, 2007.

［562］K. Knudsen, M. Lassas, J. Mueller, and S. Siltanen. Regularized D-bar method for the inverse conductivity problem. *Inverse Problems and Imaging*, 3（4）: 599-624, 2009.

［563］K. Knudsen and J. Mueller. The born approximation and Calderon's method for reconstructions of conductivities in 3-D. *Discrete and Continuous Dynamical Systems*, pages 884-893, 2011.

［564］K. Knudsen, J. Mueller, and S. Siltanen. Numerical solution method for the dbar-equation in the plane. *Journal of Computational Physics*, 198: 500-517, 2004.

［565］K. Knudsen and A. Tamasan. Reconstruction of less regular conductivities in the plane. *Communications in Partial Differential Equations*, 29: 361-381, 2004.

［566］L. Koessler, S. Colnat-Coulbois, T. Cecchin, J. Hofmanis, J. P. Dmochowski, A. M. Norcia, and L. G. Maillard. In-vivo measurements of human brain tissue conductivity using focal electrical current injection through intracerebral multicontact electrodes. *Human brain mapping*, 38（2）: 974-986, 2017.

［567］R. V. Kohn and M. Vogelius. Determining conductivity by boundary measurements. ii. interior results. *Comm. Pure Appl. Math*, 38: 643-667, 1985.

［568］A. Koksal, M. Eyuboglu, and M. Demirbilek. A quasi-static analysis for a class of induced-current EIT systems using discrete coils. *IEEE Transactions on Medical Imaging*, 21（6）: 688-694, June 2002.

［569］A. Köksal and B. M. Eyüboğlu. Determination of optimum injected current patterns in electrical impedance tomography. *Pysiol Meas*, 16: A99-A109, 1995.

［570］K. Kolehmainen, S. R. Arridge, L. Wrb, M. Vauhkonen, and J. P. Kaipio. Recovery of region boundaries of piecewise constant coefficients of elliptic pde from boundary data. *Inverse*

Problems，15：1375-1391，1999.

［571］V. Kolehmainen. *Novel Approaches to Image Reconstruction in Diffusion Tomography*. PhD thesis，Department of Applied Physics Kuopio University，2002.

［572］V. Kolehmainen, M. Vauhkonen, J. P. Kaipio, and S. R. Arridge. Recovery of piecewise constant coefficients in optical diffusion tomography. *Optics Express*，7：468-480，2000.

［573］A. Korjenevsky. Solving inverse problems in electrical impedance and magnetic induction tomography by artificial neural networks. *J Radioelectronics*，（12），2001.

［574］A. Korjenevsky, V. Cherepenin, and S. Sapetsky. Magnetic induction tomography：experimental realization. *Physiological Measurement*，21（1）：89-94，Feb. 2000.

［575］A. Korjenevsky, V. Cherepenin, and S. Sapetsky. Magnetic induction tomography - new imaging method in biomedicine. In *Proc 2nd World Congress on Process Tomography*，pages 240-246，2001.

［576］A. Korzhenevskii and V. Cherapenin. Magnetic induction tomography. *J. Comm. Tech. Electronics*，42（4）：469-474，1997.

［577］A. Korzhenevsky and S. Sapetsky. Visualization of the internal structure of extended conducting objects by magnetoinduction tomography. *Bulletin of the Russian Academy of Sciences-Physics*，65（12）：1945-1949，2001.

［578］J. D. Kosterich, K. R. Foster, and S. R. Pollack. Dielectric permittivity and electrical conductivity of fluid saturated bone. *IEEE Transactions on Biomedical Engineering*，BME-30（2）：81-86，Feb. 1983.

［579］C. J. Kotre. A sensitivity coefficient method for the reconstruction of electrical impedance tomograms. *Clin. Phys. Physiol. Meas*，10：275-81，1989.

［580］R. Kotzé, A. Adler, A. Sutherland, and C. Deba. Evaluation of electrical resistance tomography imaging algorithms to monitor settling slurry pipe flow. *Flow Measurement and Instrumentation*，68：101572，2019.

［581］P. Krack and L. Vercueil. Review of the functional surgical treatment of dystonia. *European journal of neurology*，8（5）：389-399，2001.

［582］J. K. Krauss, J. Yianni, T. J. Loher, and T. Z. Aziz. Deep brain stimulation for dystonia. *Journal of Clinical Neurophysiology*，21（1）：18-30，2004.

［583］A. Krivoshei, M. Min, T. Parve, and A. Ronk. An adaptive filtering system for separation of cardiac and respiratory components of bioimpedance signal. In *IEEE International Workshop on Medical Measurement and Applications*，MeMeA 2006，volume 2006，pages 10 - 15，02 2006.

［584］S. Krueger-Ziolek, B. Schullcke, J. Kretschmer, U. Müller-Lisse, K. Möller, and Z. Zhao. Positioning of electrode plane systematically influences EIT imaging. *Physiological Measurement*，36（6）：1109-1118，May 2015.

［585］S. Krueger-Ziolek, B. Schullcke, Z. Zhao, B. Gong, S. Naehrig, U. Müller-Lisse, and K. Moeller. Multi-layer ventilation inhomogeneity in cystic fibrosis. *Respiratory Physiology & Neurobiology*，233：25-32，Nov. 2016.

［586］C. Ktistis, D. W. Armitage, and A. J. Peyton. Calculation of the forward problem for absolute image reconstruction in MIT. *Physiological Measurement*，29（6）：S455-S464，June 2008.

［587］G. Kühnel, G. Hahn, I. Frerichs, T. Schröder, and G. Hellige. Neue verfahren zur verbesserung der abbildungsqualität bei funktionellen EIT-tomogrammen der lunge. *Biomedizinische Technik/Biomedical Engineering*, 42（s2）: 470-471, 1997.

[588] E. Kuligowska, M. A. Barish, H. M. Fenlon, and M. Blake. Predictors of prostate carcinoma: accuracy of gray-scale and color doppler us and serum markers. *Radiology*, 220（3）: 757-764, 2001.

[589] V. Kulkarni, J. Hutchison, and J. Mallard. The aberdeen impedance imaging system. *Biomedical sciences instrumentation*, 25: 47-58, 1989.

[590] V. Kulkarni, J. Hutchison, I. Ritchie, and J. Mallard. Impedance imaging in upper arm fractures. *Journal of biomedical engineering*, 12（3）: 219-227, 1990.

[591] M. -F. Kuo, W. Paulus, and M. A. Nitsche. Therapeutic effects of non-invasive brain stimulation with direct currents（tdcs）in neuropsychiatric diseases. Neuroimage, 85: 948-960, 2014.

[592] Kuo-Sheng Cheng, D. Isaacson, J. C. Newell, and D. G. Gisser. Electrode models for electric current computed tomography. *IEEE Transactions on Biomedical Engineering*, 36（9）: 918-924, 1989.

[593] O. Kuras, D. Beamish, P. I. Meldrum, and R. D. Ogilvy. Fundamentals of the capacitive resistivity technique. *Geophysics*, 71（3）: G135-G152, May 2006.

[594] O. Kuras, P. I. Meldrum, D. Beamish, R. D. Ogilvy, and D. Lala. Capacitive resistivity imaging with towed arrays. *Journal of Environmental and Engineering Geophysics*, 12（3）: 267-279, Sept. 2007.

[595] O. Kuras, J. Pritchard, P. Meldrum, J. E. Chambers, P. B. Wilkinson, R. Ogilvy, and G. Wealthall. Monitoring hyrdaulic processes with automated time-lapse electrical resistivity tomography（ALERT）. *Comptes Rendus Geoscience*, 341（10-11）: 868-885, Nov. 2009.

[596] O. Kuras, P. B. Wilkinson, P. Meldrum, L. Oxby, S. Uhlemann, J. Chambers, A. Binley, J. Graham, N. Smith, and N. Atherton. Geoelectrical monitoring of simulated subsurface leakage to support high-hazard nuclear decommissioning at the Sellafield Site, UK. *Science of the Total Environment*, 566-567: 350-359, 2016.

[597] O. Kuras, P. B. Wilkinson, P. I. Meldrum, R. T. Swift, S. S. Uhlemann, J. E. Chambers, F. C. Walsh, J. A. Wharton, and N. Atherton. Performance assessment of novel electrode materials for long-term ERT monitoring. In *Near Surface Geoscience 2015*, Turin, Italy, Sept. 2015.

[598] O. Kwon, E. J. Woo, J. -R. Yoon, and J. K. Seo. Magnetic resonance electrical impedance tomography（MREIT）: simulation study of j-substitution algorithm. *IEEE Transactions on Biomedical Engineering*, 49（2）: 160-167, 2002.

[599] O. I. Kwon, W. C. Jeong, S. Z. Sajib, H. J. Kim, E. J. Woo, and T. I. Oh. Reconstruction of dualfrequency conductivity by optimization of phase map in MREIT and MREPT. *Biomedical engineering online*, 13（1）: 24, 2014.

[600] O. I. Kwon, S. Z. Sajib, I. Sersa, T. I. Oh, W. C. Jeong, H. J. Kim, and E. J. Woo. Current density imaging during transcranial direct current stimulation using DT-MRI and MREIT: algorithm development and numerical simulations. *IEEE Transactions on Biomedical Engineering*, 63（1）: 168-175, 2015.

[601] D. LaBrecque, M. Miletto, W. Daily, A. Ramirez, and E. Owen. The effects of noise on

Occam's inversion of resistivity tomography data. *Geophysics*, 62（2）: 538-548, 1996.

［602］D. LaBrecque and X. Yang. Difference inversion of ert data: a fast inversion method for 3-d in situ monitoring. *Journal of Environmental and Engineering Geophysics*, 6（2）: 83-89, 2001.

［603］J. Larsson. Electromagnetics from a quasistatic perspective. *American Journal of Physics*, 75（3）: 230-239, 2007.

［604］L. Lasarow, B. Vogt, Z. Zhao, L. Balke, N. Weiler, and I. Frerichs. Regional lung fuction measures determined by electrical impendance tomography during repetive ventilation manoeuvres in patients with COPD. *Physiological Measurement*, 42（1）: 015008, 2021.

［605］M. Lassas, M. Taylor, and G. Uhlmann. The dirichlet-to-neumann map for complete riemannian manifolds with boundary, comm. *Comp. Anal. Geom*, 11: 207-222, 2003.

［606］J. Latikka, J. Hyttinen, T. Kuurne, H. Eskola, and J. Malmivuo. The conductivity of brain tissues: comparison of results in vivo and in vitro measurements. *In 2001 Conference Proceedings of the 23rd Annual International Conference of the IEEE Engineering in Medicine and Biology Society*, volume 1, pages 910-912. IEEE, 2001.

［607］S. K. Law. Thickness and resistivity variations over the upper surface of the human skull. *Brain Topography*, 6（2）: 99-109, Dec. 1993.

［608］D. Le Bihan. Intravoxel incoherent motion perfusion MR imaging: a wake-up call. *Radiology*, 249（3）: 748-752, 2008.

［609］B. R. Lee, W. W. Roberts, D. G. Smith, H. W. Ko, J. I. Epstein, K. Lecksell, and A. W. Partin. Bioimpedance: novel use of a minimally invasive technique for cancer localization in the intact prostate. *The Prostate*, 39（3）: 213-218, 1999.

［610］J. Lee, S. Gweon, K. Lee, S. Um, K. -R. Lee, K. Kim, J. Lee, and H. -J. Yoo. A 9.6mw/ch 10mhz wide-bandwidth electrical impedance tomography ic with accurate phase compensation for breast cancer detection. *In 2020 IEEE Custom Integrated Circuits Conference（CICC）*, pages 1-4. IEEE, 2020.

［611］J. Lee, J. Shin, and D. H. Kim. MR-based conductivity imaging using multiple receiver coils. *Magnetic resonance in medicine*, 76（2）: 530-539, 2016.

［612］M. H. Lee, G. Y. Jang, Y. E. Kim, P. J. Yoo, H. Wi, T. I. Oh, and E. J. Woo. Portable multi-parameter electrical impedance tomography for sleep apnea and hypoventilation monitoring: Feasibility study. *Physiological measurement*, 39（12）: 124004, 2018.

［613］C. D. Lehman, R. F. Arao, B. L. Sprague, J. M. Lee, D. S. Buist, K. Kerlikowske, L. M. Henderson, T. Onega, A. N. Tosteson, G. H. Rauscher, et al. National performance benchmarks for modern screening digital mammography: update from the breast cancer surveillance consortium. *Radiology*, 283（1）: 49-58, 2017.

［614］S. Lehmann, S. Leonhardt, C. Ngo, L. Bergmann, I. Ayed, S. Schrading, and K. Tenbrock. Global and regional lung function in cystic fibrosis measured by electrical impedance tomography. *Pediatric Pulmonology*, 51（11）: 1191-1199, Apr. 2016.

［615］S. Leonhardt, R. Pikkemaat, O. Stenqvist, and S. Lundin. Electrical impedance tomography for hemodynamic monitoring. Conference proceedings: ... Annual International Conference of the IEEE Engineering in Medicine and Biology Society. *IEEE Engineering in Medicine and Biology Society. Annual Conference*, 2012: 122-125, 2012.

［616］N. Lesparre, A. Boyle, B. Grychtol, J. Cabrerra, J. Marteau, and A. Adler. Electrical resistivity imaging in transmission between the surface and underground tunnel for fault characterization. *J. Applied Geophys.*, 128（1）: 163-178, May 2016.

［617］N. Lesparre, F. Nguyen, A. Kemna, T. Robert, T. Hermans, M. Daoudi, and A. Flores-Orozco. A new approach for time-lapse data weighting in electrical resistivity tomography. *Geophysics*, 82（6）: E325-E333, 2017.

［618］S. Levy, D. Adam, and Y. Bresler. Electromagnetic impedance tomography（EMIT）: a new method for impedance imaging. *IEEE Transactions on Medical Imaging*, 21（6）: 676-687, June 2002.

［619］C. -L. Li, G. Mathews, and A. F. Bak. Action potential of somatic and autonomic nerves. *Experimental neurology*, 56（3）: 527-537, 1977.

［620］G. Li, K. Ma, J. Sun, G. Jin, M. Qin, and H. Feng. Twenty-four-hour real-time continuous monitoring of cerebral edema in rabbits based on a noninvasive and noncontact system of magnetic induction. *Sensors*, 17（3）: 537, Mar. 2017.

［621］H. Li, R. Chen, C. Xu, B. Liu, M. Tang, L. Yang, X. Dong, and F. Fu. Unveiling the development of intracranial injury using dynamic brain EIT: an evaluation of current reconstruction algorithms. *Physiological measurement*, 38（9）: 1776, 2017.

［622］H. Li, H. Ma, B. Yang, C. Xu, L. Cao, X. Dong, and F. Fu. Automatic evaluation of mannitol dehydration treatments on controlling intracranial pressure using electrical impedance tomography. *IEEE Sensors Journal*, 20（9）: 4832-4839, 2020.

［623］Y. Li, R. Liu, and X. Dong. A magnetic induction tomography system using fully synchronous phase detection. In *3rd International Conference on Bioinformatics and Biomedical Engineering*, volume 1-11, pages 2271-2274. IEEE, June 2009.

［624］F. Liebold, M. Hamsch, and C. Igney. Contact-less human vital sign monitoring with a 12 channel synchronous parallel processing magnetic impedance measurement system. In *IFMBE Proceedings*, pages 1070-1073. Springer Berlin Heidelberg, 2009.

［625］P. Limousin, P. Krack, P. Pollak, A. Benazzouz, C. Ardouin, D. Hoffmann, and A. -L. Benabid. Electrical stimulation of the subthalamic nucleus in advanced parkinson's disease. *New England Journal of Medicine*, 339（16）: 1105-1111, 1998.

［626］P. Linderholm, L. Marescot, M. H. Loke, and P. Renaud. Cell culture imaging using micro-impedance tomography. *IEEE Transactions on Biomedical Engineering*, 55（1）: 138-146, Jan. 2008.

［627］B. Lionheart. Reconstruction algorithms for permittivity and conductivity imaging. In *Proc 2nd World Congress on Process Tomography*, pages 4-11, 2001.

［628］W. R. B. Lionheart. EIT reconstruction algorithms: pitfalls, challenges and recent developments. *Physiological Measurement*, 25（1）: 125-142, Feb. 2004.

［629］W. R. B. Lionheart, J. Kaipio, and C. N. McLeod. Generalized optimal current patterns and electrical safety in EIT. *Physiological measurement*, 22（1）: 85, 2001.

［630］W. R. B. Lionheart and K. Paridis. Finite elements and anisotropic EIT reconstruction. *Journal of Physics: Conference Series*, 224: 012022, apr 2010.

［631］W. R. B. Lionheart, M. Soleimani, and A. J. Peyton. Sensitivity analysis of 3d magnetic induction tomography（MIT）. In *Proc. 3rd World Congress on Industrial Process Tomography*, pages 239-244, 2003.

[632] A. Liston, R. Bayford, and D. Holder. A cable theory based biophysical model of resistance change in crab peripheral nerve and human cerebral cortex during neuronal depolarisation: implications for electrical impedance tomography of fast neural activity in the brain. *Medical & Biological Engineering & Computing*, 50（5）: 425-437, Apr. 2012.

[633] A. D. Liston, R. Bayford, and D. S. Holder. The effect of layers in imaging brain function using electrical impedance tomoghraghy. *Physiological Measurement*, 25（1）: 143, 2004.

[634] A. D. Liston, R. Bayford, A. Tidswell, and D. S. Holder. A multi-shell algorithm to reconstruct EIT images of brain function. *Physiological measurement*, 23（1）: 105, 2002.

[635] B. Liu, G. Wang, Y. Li, L. Zeng, H. Li, Y. Gao, Y. Ma, Y. Lian, and C. -H. Heng. A 13-channel 1.53-mw 11.28-mm 2 electrical impedance tomography soc based on frequency division multiplexing for lung physiological imaging. *IEEE transactions on biomedical circuits and systems*, 13（5）: 938-949, 2019.

[636] B. Liu, G. Wang, Y. Li, L. Zeng, H. Li, Y. Gao, Y. Ma, Y. Lian, and C. -H. Heng. A 13-channel 1.53-mW 11.28-mm^2 electrical impedance tomography SoC based on frequency division multiplexing for lung physiological imaging. *IEEE Transactions on Biomedical Circuits and Systems*, 2019.

[637] D. Liu, Y. Zhao, A. K. Khambampati, A. Seppänen, and J. Du. A parametric level set method for imaging multiphase conductivity using electrical impedance tomography. *IEEE Transactions on Computational Imaging*, 4（4）: 552-561, 2018.

[638] J. Liu, X. Zhang, S. Schmitter, P. -F. V. de Moortele, and B. He. Gradient-based electrical properties tomography（gEPT）: A robust method for mapping electrical properties of biological tissues in vivo using magnetic resonance imaging. *Magnetic Resonance in Medicine*, 74（3）: 634-646, Sept. 2015.

[639] Q. Liu, T. I. Oh, H. Wi, E. J. Lee, J. K. Seo, and E. J. Woo. Design of a microscopic electrical impedance tomography system using two current injections. *Physiological Measurement*, 32（9）: 1505-1516, Aug. 2011.

[640] S. Liu, Y. Huang, H. Wu, C. Tan, and J. Jia. Efficient multitask structure-aware sparse bayesian learning for frequency-difference electrical impedance tomography. *IEEE Transactions on Industrial Informatics*, 17（1）: 463-472, 2020.

[641] X. Liu, H. Li, H. Ma, C. Xu, B. Yang, M. Dai, X. Dong, and F. Fu. An iterative damped least-squares algorithm for simultaneously monitoring the development of hemorrhagic and secondary ischemic lesions in brain injuries. *Medical & Biological Engineering & Computing*, 57（9）: 1917-1931, June 2019.

[642] N. K. Logothetis, C. Kayser, and A. Oeltermann. In vivo measurement of cortical impedance spectrum in monkeys: Implications for signal propagation. *Neuron*, 55（5）: 809-823, Sept. 2007.

[643] W. W. Loh, R. C. Waterfall, J. Cory, and G. P. Lucas. Using ert for multi-phase flow monitoring. In Proc. *1st World Congress on Industrial Process Tomography*, pages 47-53, Apr. 1999.

[644] M. H. Loke and R. Barker. Rapid least-squares inversion of apparent resistivity pseudosections by a quasi-Newton method. *Geophys. Prospect.*, 44（1）: 131-152, Jan. 1996.

[645] M. H. Loke and R. D. Barker. Practical techniques for 3d resistivity surveys and data inversion. *Geophysical Prospecting*, 44: 499-523, 1996.

[646] M. H. Loke, J. E. Chambers, D. Rucker, O. Kuras, and P. B. Wilkinson. Recent developments in the direct-current geoelectrical imaging method. *J. Applied Geophys.*, 95: 135-156, Aug. 2013.

[647] M. H. Loke, T. Dahlin, and D. Rucker. Smoothness-constrained time-lapse inversion of data from 3D resistivity surveys. *Near Surface Geophysics*, 12（1）: 5-24, 2014.

[648] M. H. Loke, H. Kiflu, P. B. Wilkinson, D. Harro, and S. Kruse. Optimized arrays for 2D resistivity surveys with combined surface and buried arrays. *Near Surface Geophysics*, 13（5）: 505-517, 2015.

[649] M. H. Loke, P. B. Wilkinson, J. E. Chambers, and P. Meldrum. Rapid inversion of data from 2D resistivity surveys with electrode displacements. *Geophys. Prospect.*, 66（3）: 579-594, 2018.

[650] M. H. Loke, P. B. Wilkinson, J. E. Chambers, S. Uhlemann, and J. P. R. Sorensen. Optimized arrays for 2-D resistivity survey lines with a large number of electrodes. *Journal of Applied Geophysics*, 112: 136-146, Jan. 2015.

[651] Y. Long, D. -W. Liu, H. -W. He, and Z. -Q. Zhao. Positive end-expiratory pressure titration after alveolar recruitment directed by electrical impedance tomography. *Chinese Medical Journal*, 128（11）: 1421-1427, June 2015.

[652] H. A. Lorentz. The theorem of poynting concerning the energy in the electromagnetic field and two general propositions concerning the propagtion of light. *Amsterdammer Akacdemie* der Wetenschappen, 4: 176-187, 1896.

[653] M. Lourens, B. van den Berg, J. Aerts, A. Verbraak, H. Hoogsteden, and J. Bogaard. Expiratory time constants in mechanically ventilated patients with and without COPD. *Intensive Care Medicine*, 26（11）: 1612-1618, Oct. 2000.

[654] J. R. Lovell. *Finite Element Methods in Resistivity Logging*. PhD thesis, Delft University of Technology, 1993.

[655] K. Lowhagen, S. Lundin, and O. Stenqvist. xregional intratidal gas distribution in acute lung injury and acute respiratory distress syndrome-assessed by electric impedance tomography. *Minerva Anesthesiol*, 76: 1024-1035, 2010.

[656] H. Luepschen, S. Leonhardt, and C. Putensen. Measuring stroke volume using electrical impedance tomography. In J. -L. Vincent, editor, *Yearbook of Intensive Care and Emergency Medicine 2010*, pages 46 - 55. Springer Berlin Heidelberg, 2010.

[657] M. Lukaschewitsch, P. Maass, and M. Pidcock. Tikhonov regularization for electrical impedance tomography on unbounded domains. *Inverse Problems*, 19: 585-610, 2003.

[658] S. Lundin and O. Stenqvist. Electrical impedance tomography: potentials and pitfalls. *Current opinion in critical care*, 18（1）: 35-41, 2012.

[659] A. R. Lupton-Smith, A. C. Argent, P. C. Rimensberger, and B. M. Morrow. Challenging a paradigm: Positional changes in ventilation distribution are highly variable in healthy infants

and children. *Pediatric Pulmonology*, 49（8）: 764-771, Sept. 2014.

［660］H. Lux, U. Heinemann, and I. Dietzel. Ionic changes and alterations in the size of the extracellular space during epileptic activity. *Advances in neurology*, 44: 619-639, 1986.

［661］R. G. Lyons. *Understanding Digital Signal Processing（2nd Edition）*. Prentice Hall PTR, Upper Saddle River, NJ, USA, 2004.

［662］G. Lytle, P. Perry, and S. Siltanen. Nachman's reconstruction method for the Calder´on problem with discontinuous conductivities. *Inverse Problems*, 36: 035018, 2020.

［663］L. Ma, D. McCann, and A. Hunt. Combining magnetic induction tomography and electromagnetic velocity tomography for water continuous multiphase flows. *IEEE Sensors Journal*, 17（24）: 8271-8281, Dec. 2017.

［664］L. Ma and M. Soleimani. Hidden defect identification in carbon fibre reinforced polymer plates using magnetic induction tomography. *Measurement Science and Technology*, 25（5）: 055404, Apr. 2014.

［665］X. Ma, A. J. Peyton, R. Binns, and S. R. Higson. Imaging the flow profile of molten steel through a submerged pouring nozzle. *In Proc. 3rd World Congress on Industrial Process Tomography*, Sept. 2003.

［666］T. D. Machin, H. -Y. Wei, R. W. Greenwood, and M. J. Simmons. In-pipe rheology and mixing characterisation using electrical resistance sensing. *Chemical Engineering Science*, 187: 327-341, 2018.

［667］A. Mahara, S. Khan, E. K. Murphy, A. R. Schned, E. S. Hyams, and R. J. Halter. 3d microendoscopic electrical impedance tomography for margin assessment during robot-assisted laparoscopic prostatectomy. *IEEE transactions on medical imaging*, 34（7）: 1590-1601, 2015.

［668］R. Mahdavi, P. Hosseinpour, F. Abbasvandi, S. Mehrvarz, N. Yousefpour, H. Ataee, M. Parniani, A. Mamdouh, H. Ghafari, and M. Abdolahad. Bioelectrical pathology of the breast; real-time diagnosis of malignancy by clinically calibrated impedance spectroscopy of freshly dissected tissue. *Biosensors and Bioelectronics*, 165: 112421, 2020.

［669］S. E. Maier, S. Vajapeyam, H. Mamata, C. -F. Westin, F. A. Jolesz, and R. V. Mulkern. Biexponential diffusion tensor analysis of human brain diffusion data. *Magnetic Resonance in Medicine: An Official Journal of the International Society for Magnetic Resonance in Medicine*, 51（2）: 321-330, 2004.

［670］S. Maisch, S. H. Bohm, J. Solà, M. S. Goepfert, J. C. Kubitz, H. P. Richter, J. Ridder, A. E. Goetz, and D. A. Reuter. Heart-lung interactions measured by electrical impedance tomography. *Critical care medicine*, 39（9）: 2173-2176, 2011.

［671］J. Makkonen, L. Marsh, J. Vihonen, A. Järvi, D. Armitage, A. Visa, and A. Peyton. KNN classification of metallic targets using the magnetic polarizability tensor. *Measurement Science and Technology*, 25（5）: 055105, 2014.

［672］A. Malehmir, L. Socco, M. Bastani, C. Krawczyk, A. Pfaffhuber, R. Miller, H. Maurer, R. Frauenfelder, K. Suto, S. Bazin, K. Merz, and T. Dahlin. Chapter two — near-surface geophysical characterization of areas prone to natural hazards: A review of the current and perspective on the future. *Advances in Geophysics*, 57: 51-146, 2016.

［673］A. Malich, T. Böhm, M. Facius, M. G. Freesmeyer, M. Fleck, R. Anderson, and W. A.

Kaiser. Differentiation of mammographically suspicious lesions: evaluation of breast ultrasound, mri mammography and electrical impedance scanning as adjunctive technologies in breast cancer detection. *Clinical radiology*, 56（4）: 278-283, 2001.

[674] A. Malich, T. Böhm, M. Facius, M. Freessmeyer, M. Fleck, R. Anderson, and W. Kaiser. Additional value of electrical impedance scanning: experience of 240 histologically-proven breast lesions. *European Journal of Cancer*, 37（18）: 2324-2330, 2001.

[675] A. Malich, T. Fritsch, R. Anderson, T. Boehm, M. Freesmeyer, M. Fleck, and W. Kaiser. Electrical impedance scanning for classifying suspicious breast lesions: first results. *European radiology*, 10（10）: 1555-1561, 2000.

[676] J. Malmivuo and R. Plonsey. *Bioelectromagnetism Principles and Applications of Bioelectric and Biomagnetic Fields*. Oxford University Press, Oct. 1995.

[677] E. Malone, G. S. dos Santos, D. Holder, and S. Arridge. Multifrequency electrical impedance tomography using spectral constraints. *IEEE transactions on medical imaging*, 33（2）: 340-350, 2014.

[678] E. Malone, G. S. dos Santos, D. Holder, and S. Arridge. A reconstruction-classification method for multifrequency electrical impedance tomography. *IEEE transactions on medical imaging*, 34（7）: 1486-1497, 2015.

[679] E. Malone, M. Jehl, S. Arridge, T. Betcke, and D. Holder. Stroke type differentiation using spectrally constrained multifrequency EIT: evaluation of feasibility in a realistic head model. *Physiological measurement*, 35（6）: 1051, 2014.

[680] D. Malonek, U. Dirnagl, U. Lindauer, K. Yamada, I. Kanno, and A. Grinvald. Vascular imprints of neuronal activity: relationships between the dynamics of cortical blood flow, oxygenation, and volume changes following sensory stimulation. *Proceedings of the National Academy of Sciences*, 94（26）: 14826-14831, 1997.

[681] Y. Mamatjan, A. Borsic, D. Gürsoy, and A. Adler. Experimental/clinical evaluation of eit image reconstruction with ` 1 data and image norms. In *Proc. 15th Int. Conf. Electrical Bioimpedance and 14th Int. Conf. Biomedical Applications of EIT*, Apr. 2013.

[682] R. Mann. Augmented-reality visualization of fluid mixing in stirred chemical reactors using electrical resistance tomography. *Journal of Electronic Imaging*, 10（3）: 620, July 2001.

[683] P. Mansfield. Multi-planar image formation using NMR spin echoes. *Journal of Physics C: Solid State Physics*, 10（3）: L55, 1977.

[684] E. N. Marieb and K. Hoehn. *Human Anatomy & Physiology 9th Edition*. Pearson, 2015.

[685] D. Marquardt. An algorithm for least squares estimation of nonlinear parameters. *SIAM J. Appl. Math*, 11: 431-441, 1963.

[686] F. Marquis, N. Coulombe, R. Costa, H. Gagnon, R. Guardo, and Y. Skrobik. Electrical impedance tomography's correlation to lung volume is not influenced by anthropometric parameters. *Journal of Clinical Monitoring and Computing*, 20（3）: 201-207, May 2006.

[687] L. A. Marsh, C. Ktistis, A. Järvi, D. W. Armitage, and A. J. Peyton. Three-dimensional object location and inversion of the magnetic polarizability tensor at a single frequency using a walk-through metal detector. *Measurement Science and Technology*, 24（4）: 045102, Mar. 2013.

［688］G. Martín, R. Martín, M. Brieva, and L. Santamaría. Electrical impedance scanning in breast cancer imaging: correlation with mammographic and histologic diagnosis. *European radiology*, 12 （6）: 1471-1478, 2002.

［689］O. G. Martinsen and S. Grimnes. *Bioimpedance and bioelectricity basics*. Academic press, 2011.

［690］S. S. Marven, A. R. Hampshire, R. H. Smallwood, B. H. Brown, and R. A. Primhak. Reproducibility of electrical impedance tomographic spectroscopy （EITS） parametric images of neonatal lungs. *Physiological Measurement*, 17 （4A）: A205-A212, Nov. 1996.

［691］N. Matoorian. Dental electromagnetic tomography: properties of tooth tissues. *In IEE Colloquium on Innovations in Instrumentation for Electrical Tomography*, pages 3/1-3/7. IEE, 1995.

［692］Y. Matsuoka and K. -A. Hossmann. Cortical impedance and extracellular volume changes following middle cerebral artery occlusion in cats. *Journal of Cerebral Blood Flow & Metabolism*, 2 （4）: 466-474, 1982.

［693］T. Mauri, L. Alban, C. Turrini, B. Cambiaghi, E. Carlesso, P. Taccone, N. Bottino, A. Lissoni, S. Spadaro, C. A. Volta, L. Gattinoni, A. Pesenti, and G. Grasselli. Optimum support by high-flow nasal cannula in acute hypoxemic respiratory failure: effects of increasing flow rates. *Intensive Care Medicine*, 43 （10）: 1453-1463, July 2017.

［694］T. Mauri, G. Bellani, A. Confalonieri, P. Tagliabue, M. Turella, A. Coppadoro, G. Citerio, N. Patroniti, and A. Pesenti. Topographic distribution of tidal ventilation in acute respiratory distress syndrome. *Critical Care Medicine*, 41 （7）: 1664-1673, July 2013.

［695］T. Mauri, N. Eronia, C. Abbruzzese, R. Marcolin, A. Coppadoro, S. Spadaro, N. Patroniti, G. Bellani, and A. Pesenti. Effects of sigh on regional lung strain and ventilation heterogeneity in acute respiratory failure patients undergoing assisted mechanical ventilation. *Critical Care Medicine*, 43 （9）: 1823-1831, Sept. 2015.

［696］T. Mauri, N. Eronia, C. Turrini, M. Battistini, G. Grasselli, R. Rona, C. A. Volta, G. Bellani, and A. Pesenti. Bedside assessment of the effects of positive end-expiratory pressure on lung inflation and recruitment by the helium dilution technique and electrical impedance tomography. *Intensive Care Medicine*, 42 （10）: 1576-1587, Aug. 2016.

［697］T. Mauri, E. Spinelli, E. Scotti, G. Colussi, M. Basile, S. Crotti, D. Tubiolo, P. Tagliabue, A. Zanella, G. Grasselli, and A. Pesenti. Potential for lung recruitment and ventilation-perfusion mismatch in patients with the acute respiratory distress syndrome from coronavirus disease 2019. *Critical Care Medicine*, 48 （8）, Aug. 2020.

［698］S. F. McCormick and J. G. Wade. Multigrid solution of a linearized. regularized least-squares problem in electrical impedance tomography *Inverse Problems*, 9 （697）: 713, 1993.

［699］B. McDermott, A. Elahi, A. Santorelli, M. O'Halloran, J. Avery, and E. Porter. Multi-frequency symmetry difference electrical impedance tomography with machine learning for human stroke diagnosis. *Physiological Measurement*, 41 （7）: 075010, 2020.

［700］K. T. McDonald. Dielectric （and magnetic） image methods, Mar. 2020.

［701］A. McEwan, G. Cusick, and D. Holder. A review of errors in multi-frequency EIT instrumentation. *Physiological measurement*, 28 （7）: S197, 2007.

［702］A. McEwan, A. Romsauerova, R. Yerworth, L. Horesh, R. Bayford, and D. Holder.

Design and calibration of a compact multi-frequency EIT system for acute stroke imaging. *Physiological measurement*, 27（5）: S199, 2006.

[703] A. L. McEwan, M. Hamsch, S. Watson, C. H. Igney, and J. Kahlert. A comparison of two phase measurement techniques for magnetic impedance tomography. In *IFMBE Proceedings*, pages 4-6. Springer Berlin Heidelberg, 2009.

[704] C. N. McLeod, C. W. Denyer, F. J. Lidgey, W. R. B. Lionheart, K. S. Paulson, M. K. Pidcock, and Y. Shi. High speed in vivo chest imaging with OXBACT III. In *Proceedings of the 18th Annual International Conference of the IEEE Engineering in Biology Society*, pages 770-771, 1996.

[705] T. Meier, H. Luepschen, J. Karsten, T. Leibecke, M. Großherr, H. Gehring, and S. Leonhardt. Assessment of regional lung recruitment and derecruitment during a PEEP trial based on electrical impedance tomography. *Intensive Care Medicine*, 34（3）: 543-550, July 2008.

[706] C. Meira, F. B. Joerger, A. P. Kutter, A. Waldmann, S. K. Ringer, S. H. Böhm, S. Iff, and M. Mosing. Comparison of three continuous positive airway pressure（CPAP）interfaces in healthy beagle dogs during medetomidine-propofol constant rate infusions. *Veterinary Anaesthesia and Analgesia*, 45（2）: 145-157, Mar. 2018.

[707] M. M. Mellenthin, J. L. Mueller, E. D. L. B. de Camargo, F. S. de Moura, T. B. R. Santos, R. G. Lima, S. J. Hamilton, P. A. Muller, and M. Alsaker. The ACE1 electrical impedance tomography system for thoracic imaging. *IEEE Transactions on Instrumentation and Measurement*, 68（9）: 3137-3150, 2019.

[708] R. Merwa, K. Hollaus, O. Bir'o, and H. Scharfetter. Detection of brain oedema using magnetic induction tomography: a feasibility study of the likely sensitivity and detectability. *Physiological Measurement*, 25（1）: 347-354, Feb. 2004.

[709] R. Merwa, K. Hollaus, B. B. tter, and H. Scharfetter. Numerical solution of the general 3D eddy current problem for magnetic induction tomography（spectroscopy）. *Physiological Measurement*, 24（2）: 545-554, Apr. 2003.

[710] R. Merwa and H. Scharfetter. Magnetic induction tomography: evaluation of the point spread function and analysis of resolution and image distortion. *Physiological Measurement*, 28（7）: S313-S324, June 2007.

[711] R. Merwa and H. Scharfetter. Magnetic induction tomography: comparison of the image quality using different types of receivers. *Physiological Measurement*, 29（6）: S417-S429, June 2008.

[712] P. Metherall. *Three Dimensional Electrical Impedance Tomography of the Human Thorax*. PhD thesis, University of Sheffield, 1998.

[713] P. Metherall, D. C. Barber, R. H. Smallwood, and B. H. Brown. Three dimensional electrical impedance tomography. *Nature*, 380: 509-512, 1996.

[714] M. Miedema, A. Adler, K. E. McCall, E. J. Perkins, A. H. van Kaam, and D. G. Tingay. Electrical impedance tomography identifies a distinct change in regional phase angle delay pattern in ventilation filling immediately prior to a spontaneous pneumothorax. *Journal of Applied Physiology*, 127（3）: 707-712, Sept. 2019.

[715] M. Miedema, F. H. de Jongh, I. Frerichs, M. B. van Veenendaal, and A. H. van Kaam. Regional respiratory time constants during lung recruitment in high-frequency oscillatory ventilated

preterm infants. *Intensive care medicine*, 38（2）: 294-299, 2012.

［716］M. Miedema, K. E. McCall, E. J. Perkins, M. Sourial, S. H. Böhm, A. Waldmann, A. H. van Kaam, and D. G. Tingay. First real-time visualization of a spontaneous pneumothorax developing in a preterm lamb using electrical impedance tomography. *American Journal of Respiratory and Critical Care Medicine*, 194（1）: 116-118, July 2016.

［717］S. Milne, J. Huvanandana, C. Nguyen, J. M. Duncan, D. G. Chapman, K. O. Tonga, S. C. Zimmermann, A. Slattery, G. G. King, and C. Thamrin. Time-based pulmonary features from electrical impedance tomography demonstrate ventilation heterogeneity in chronic obstructive pulmonary disease. *Journal of Applied Physiology*, 127（5）: 1441-1452, Nov. 2019.

［718］R. Minns and J. Brown. Intracranial pressure changes associated with childhood seizures. *Developmental Medicine & Child Neurology*, 20（5）: 561-569, 1978.

［719］S. A. Mitchell and S. A. Vavasis. Quality mesh generation in higher dimensions. *SIAM Journal on Computing*, 29（4）: 1334-1370, Jan. 2000.

［720］A. Modiri, S. Goudreau, A. Rahimi, and K. Kiasaleh. Review of breast screening: Toward clinical realization of microwave imaging. *Medical physics*, 44（12）: e446-e458, 2017.

［721］Y. Moens, J. P. Schramel, G. Tusman, T. D. Ambrisko, J. Solà, J. X. Brunner, L. Kowalczyk, and S. H. Böhm. Variety of non-invasive continuous monitoring methodologies including electrical impedance tomography provides novel insights into the physiology of lung collapse and recruitment - case report of an anaesthetized horse. *Veterinary Anaesthesia and Analgesia*, 41（2）: 196-204, Mar. 2014.

［722］M. Molinari. *High Fidelity Imaging in Electrical Impedance Tomography*. PhD thesis, University of Southampton, 2003.

［723］M. Molinari, S. J. Cox, B. H. Blott, and G. J. Daniell. Comparison of algorithms for non-linear inverse 3d electrical tomography reconstruction. *Physiol Meas*, 23: 95-104, 2002.

［724］P. H. Möller, K. -G. Tranberg, B. Blad, P. Henriksson, L. Lindberg, L. Weber, and B. R. Persson. Eit for measurement of temperature distribution in laser thermotherapy（laserthermia）. 1993.

［725］G. Montante and A. Paglianti. Gas hold-up distribution and mixing time in gas-liquid stirred tanks. *Chemical Engineering Journal*, 279: 648-658, 2015.

［726］M. Moorkamp. Integrating electromagnetic data with other geophysical observations for enhanced imaging of the earth: a tutorial and review. *Surveys in Geophysics*, 38（5）: 935-962, 2017.

［727］A. Morega, A. Dobre, and M. Morega. Electrical cardiometry simulation for the assessment of circulatory parameters. *Proceedings of the Romanian Academy - Series A: Mathematics, Physics, Technical Sciences, Information Science*, 17: 259-266, 07 2016.

［728］T. Morimoto, Y. Kinouchi, T. Iritani, S. Kimura, Y. Konishi, N. Mitsuyama, K. Komaki, and Y. Monden. Measurement of the electrical bio-impedance of breast tumors. *European surgical research*, 22（2）: 86-92, 1990.

［729］A. Morris and H. Griffiths. A comparison of image reconstruction in EIT and MIT by inversion of the sensitivity matrix. In *Proc of 3rd EPSRC Engineering Network Meeting on Biomedical Applications of EIT*, Apr. 2001.

［730］A. Morris, H. Griffiths, and W. Gough. A numerical model for magnetic induction tomographic measurements in biological tissues. *Physiological Measurement*, 22（1）: 113-119, Feb. 2001.

［731］D. F. Morrison. *Applied linear statistical methods*. Prentice Hall, New Jersey, 1983.

［732］M. Morrow, R. Schmidt, B. Cregger, C. Hassett, and S. Cox. Preoperative evaluation of abnormal mammographic findings to avoid unnecessary breast biopsies. *Archives of Surgery*, 129（10）: 1091-1096, 1994.

［733］M. Mosing, U. Auer, P. MacFarlane, D. Bardell, J. P. Schramel, S. H. Böhm, R. Bettschart-Wolfensberger, and A. D. Waldmann. Regional ventilation distribution and dead space in anaesthetized horses treated with and without continuous positive airway pressure: novel insights by electrical impedance tomography and volumetric capnography. *Veterinary Anaesthesia and Analgesia*, 45（1）: 31-40, Jan. 2018.

［734］M. Mosing, S. H. Böhm, A. Rasis, G. Hoosgood, U. Auer, G. Tusman, R. Bettschart-Wolfensberger, and J. P. Schramel. Physiologic factors influencing the arterial-to-end-tidal CO2 difference and the alveolar dead space fraction in spontaneously breathing anesthetised horses. *Frontiers in Veterinary Science*, 5, Mar. 2018.

［735］M. Mosing, C. Marly-Voquer, P. MacFarlane, D. Bardell, S. H. Böhm, R. Bettschart-Wolfensberger, and A. D. Waldmann. Regional distribution of ventilation in horses in dorsal recumbency during spontaneous and mechanical ventilation assessed by electrical impedance tomography: a case series. *Veterinary Anaesthesia and Analgesia*, 44（1）: 127-132, Jan. 2017.

［736］M. Mosing, M. Sacks, S. A. Tahas, E. Ranninger, S. H. Böhm, I. Campagnia, and A. D. Waldmann. Ventilatory incidents monitored by electrical impedance tomography in an anaesthetized orangutan（pongo abelii）. *Veterinary anaesthesia and analgesia*, 44（4）: 973-976, 2017.

［737］M. Mosing, M. Sacks, S. Wenger, S. H. Böhm, P. Buss, and D. V. Cooper. Distribution of ventilation in anaesthetised southern white rhinoceroses evaluated by electrical impedance tomography（EIT）. In *Science Week of the Australian and New Zealand College of Veterinary Scientists*, 2017.

［738］M. Mosing, A. D. Waldmann, P. MacFarlane, S. Iff, U. Auer, S. H. Bohm, R. Bettschart-Wolfensberger, and D. Bardell. Horses auto-recruit their lungs by inspiratory breath holding following recovery from general anaesthesia. *PLOS ONE*, 11（6）: e0158080, June 2016.

［739］M. Mosing, A. D. Waldmann, A. Raisis, S. H. Böhm, E. Drynan, and K. Wilson. Monitoring of tidal ventilation by electrical impedance tomography in anaesthetised horses. *Equine Veterinary Journal*, 51（2）: 222-226, Aug. 2019.

［740］M. Mosing, A. D. Waldmann, M. Sacks, P. Buss, J. M. Boesch, G. E. Zeiler, G. Hosgood, R. D. Gleed, M. Miller, L. C. R. Meyer, and S. H. Böhm. What hinders pulmonary gas exchange and changes distribution of ventilation in immobilized white rhinoceroses（ceratotherium simum）in lateral recumbency? *Journal of Applied Physiology*, 129（5）: 1140-1149, Nov. 2020.

［741］M. Moskowitz, T. Ryan, K. Paulsen, and S. Mitchell. Clinical implementation of electrical impedance tomography with hyperthermia. *International journal of hyperthermia*, 11（2）: 141-149, 1995.

［742］ T. Muders, H. Luepschen, J. Zinserling, S. Greschus, R. Fimmers, U. Guenther, M. Buchwald, D. Grigutsch, S. Leonhardt, C. Putensen, and H. Wrigge. Tidal recruitment assessed by electrical impedance tomography and computed tomography in a porcine model of lung injury. *Critical Care Medicine*, 40（3）：903-911, Mar. 2012.

［743］ J. Mueller, P. Muller, M. Mellenthin, E. DeBoer, R. Murthy, M. Capps, M. Alsaker, R. Deterding, and S. Sagel. A method of estimating regions of air trapping from electrical impedance tomography data. *Physiological Measurement*, 39（5）：05NT01, 2018.

［744］ J. Mueller and S. Siltanen. Direct reconstructions of conductivities from boundary measurements. *SIAM Journal on Scientific Computing*, 24（4）：1232-1266, 2003.

［745］ J. Mueller and S. Siltanen. *Linear and Nonlinear Inverse Problems with Practical Applications*. SIAM, 2012.

［746］ J. L. Mueller, P. Muller, M. Mellenthin, R. Murthy, M. Capps, M. Alsaker, R. Deterding, S. D. Sagel, and E. DeBoer. Estimating regions of air trapping from electrical impedance tomography data. *Physiological Measurement*, 39（5）：05NT01, May 2018.

［747］ J. L. Mueller, S. Siltanen, and D. Isaacson. A direct reconstruction algorithm for electrical impedance tomography. *IEEE Transactions on Medical Imaging*, 21（6）：555-559, 2002.

［748］ B. G. Muller, J. H. Shih, S. Sankineni, J. Marko, S. Rais-Bahrami, A. K. George, J. J. de la Rosette, M. J. Merino, B. J. Wood, P. Pinto, et al. Prostate cancer：interobserver agreement and accuracy with the revised prostate imaging reporting and data system at multiparametric mr imaging. *Radiology*, 277（3）：741-750, 2015.

［749］ P. A. Muller. *Numerical Methods for Electrical Impedance Tomography*. PhD thesis, Rensselaer Polytechnic Institute, Troy, NY, 2014.

［750］ P. A. Muller, D. Isaacson, J. C. Newell, and G. J. Saulnier. Calder′on's method on an elliptical domain. *Physiological Measurement*, 32：609-622, 2013.

［751］ P. A. Muller, J. L. Mueller, and M. Mellenthin. Real-time implementation of Calder′on's method on subject-specific domains. *IEEE Transactions on Medical Imaging*, 36（9）：1868-1875, 2017.

［752］ P. A. Muller, J. L. Mueller, M. Mellenthin, R. Murthy, M. Capps, B. D. Wagner, M. Alsaker, R. Deterding, S. D. Sagel, and J. Hoppe. Evaluation of surrogate measures of pulmonary function derived from electrical impedance tomography data in children with cystic fibrosis. *Physiological Measurement*, 39（4）：045008, Apr. 2018.

［753］ J. P. Mullin, M. Shriver, S. Alomar, I. Najm, J. Bulacio, P. Chauvel, and J. Gonzalez-Martinez. Is seeg safe? a systematic review and meta-analysis of stereo-electroencephalography-related complications. *Epilepsia*, 57（3）：386-401, 2016.

［754］ T. Murai and Y. Kagawa. Electrical impedance computed tomography based on a finite element model. *IEEE Transactions on Biomedical Engineering*,（3）：177-184, 1985.

［755］ E. Murphy. *2-D D-bar Conductivity Reconstructions on Non-circular Domains*. PhD thesis, Colorado State University, Fort Collins, CO, 2007.

［756］ E. K. Murphy, J. Amoh, S. H. Arshad, R. J. Halter, and K. Odame. Noise-robust bioimpedance approach for cardiac output measurement. *Physiological Measurement*, 40（7）：074004, 07 2019.

［757］E. K. Murphy, A. Mahara, and R. J. Halter. A novel regularization technique for microendoscopic electrical impedance tomography. *IEEE transactions on medical imaging*, 35（7）: 1593-1603, 2016.

［758］E. K. Murphy, A. Mahara, S. Khan, E. S. Hyams, A. R. Schned, J. Pettus, and R. J. Halter. Comparative study of separation between ex vivo prostatic malignant and benign tissue using electrical impedance spectroscopy and electrical impedance tomography. *Physiological measurement*, 38（6）: 1242, 2017.

［759］E. K. Murphy, J. Skinner, M. Martucci, S. B. Rutkove, and R. J. Halter. Toward electrical impedance tomography coupled ultrasound imaging for assessing muscle health. *IEEE transactions on medical imaging*, 38（6）: 1409-1419, 2018.

［760］E. K. Murphy, X. Wu, A. C. Everitt, and R. J. Halter. Phantom studies of fused-data TREIT using only biopsy-probe electrodes. *IEEE transactions on medical imaging*, 39（11）: 3367-3378, 2020.

［761］E. K. Murphy, X. Wu, and R. J. Halter. Fused-data transrectal EIT for prostate cancer imaging. *Physiological measurement*, 39（5）: 054005, 2018.

［762］J. Murton, O. Kuras, M. Krautblatter, T. Cane, D. Tschofen, S. Uhlemann, S. Schober, and P. Watson. Monitoring rock freezing and thawing by novel geoelectrical and acoustic techniques. *Journal of Geophysical Research: Earth Surface*, 121（12）: 2309-2332, 2016.

［763］K. Mwakanyamale, L. Slater, A. Binley, and D. Ntarlagiannis. Lithologic imaging using complex conductivity: Lessons learned from the Hanford 300 area. *Geophysics*, 77（6）: E397-E409, 2012.

［764］A. I. Nachman. Global uniqueness for a two-dimensional inverse boundary value problem. *Annals of Mathematics*, 143: 71-96, 1996.

［765］H. S. Nam, B. I. Lee, J. Choi, C. Park, and O. I. Kwon. Conductivity imaging with low level current injection using transversal j-substitution algorithm in MREIT. *Physics in Medicine & Biology*, 52（22）: 6717, 2007.

［766］H. S. Nam, C. Park, and O. I. Kwon. Non-iterative conductivity reconstruction algorithm using projected current density in MREIT. *Physics in Medicine & Biology*, 53（23）: 6947, 2008.

［767］F. Natterer. *The Mathematics of Comuterized Tomogrpahy*. Wiley, 1982.

［768］N. Neshatvar, P. Langlois, R. Bayford, and A. Demosthenous. Analog integrated current drivers for bioimpedance applications: A review. *Sensors（Basel）*, 19（4）: 756, 2019.

［769］J. Netz, E. Forner, and S. Haagemann. Contactless impedance measurement by magnetic induction - a possible method for investigation of brain impedance. *Physiological Measurement*, 14（4）: 463-471, Nov. 1993.

［770］M. Neukirch and N. Klitzsch. Inverting capacitive resistivity（line electrode）measurements with direct current inversion programs. *Vadose Zone Journal*, 9（4）: 882-892, 2010.

［771］J. Newell, P. Edic, X. Ren, J. Larson-Wiseman, and M. Danyleiko. Assessment of acute pulmonary edema in dogs by electrical impedance imaging. *IEEE Transactions on Biomedical Engineering*, 43（2）: 133-138, 1996.

［772］J. C. Newell, R. S. Blue, D. Isaacson, G. J. Saulnier, and A. S. Ross. Phasic three-dimensional impedance imaging of cardiac activity. *Physiological Measurement*, 23（1）: 203-209,

Jan. 2002.

[773] J. C. Newell, D. G. Gisser, and D. Isaacson. An electric current tomograph. *IEEE Trans. Biomed. Eng.*, 35 (10): 828-833, 1988.

[774] C. Ngo, F. Dippel, K. Tenbrock, S. Leonhardt, and S. Lehmann. Flow-volume loops measured with electrical impedance tomography in pediatric patients with asthma. *Pediatric Pulmonology*, 53 (5): 636-644, Feb. 2018.

[775] C. Ngo, S. Leonhardt, T. Zhang, M. Lüken, B. Misgeld, T. Vollmer, K. Tenbrock, and S. Lehmann. Linearity of electrical impedance tomography during maximum effort breathing and forced expiration maneuvers. *Physiological Measurement*, 38 (1): 77-86, Dec. 2017.

[776] C. Ngo, S. Leonhardt, T. Zhang, M. Lüken, B. Misgeld, T. Vollmer, K. Tenbrock, and S. Lehmann. Linearity of electrical impedance tomography during maximum effort breathing and forced expiration maneuvers. *Physiological Measurement*, 38 (1): 77-86, dec 2016.

[777] D. T. Nguyen, A. Bhaskaran, W. Chik, M. A. Barry, J. Pouliopoulos, R. Kosobrodov, C. Jin, T. I. Oh, A. Thiagalingam, and A. L. McEwan. Perfusion redistribution after a pulmonary-embolism-like event with contrast enhanced EIT. *Physiological Measurement*, 36 (6): 1297-1309, May 2015.

[778] D. T. Nguyen, C. Jin, A. Thiagalingam, and A. L. McEwan. A review on electrical impedance tomography for pulmonary perfusion imaging. *Physiological Measurement*, 33 (5): 695-706, apr 2012.

[779] P. W. Nicholson. Specific impedance of cerebral white matter. *Experimental neurology*, 13 (4): 386-401, 1965.

[780] J. D. Nielsen, K. H. Madsen, O. Puonti, H. R. Siebner, C. Bauer, C. G. Madsen, G. B. Saturnino, and A. Thielscher. Automatic skull segmentation from MR images for realistic volume conductor models of the head: Assessment of the state-of-the-art. *NeuroImage*, 174: 587-598, July 2018.

[781] M. A. Nitsche, P. S. Boggio, F. Fregni, and A. Pascual-Leone. Treatment of depression with transcranial direct current stimulation (tdcs): a review. *Experimental neurology*, 219 (1): 14-19, 2009.

[782] M. A. Nitsche and W. Paulus. Excitability changes induced in the human motor cortex by weak transcranial direct current stimulation. The Journal of physiology, 527 (3): 633-639, 2000.

[783] T. J. Noble, N. D. Harris, A. H. Morice, P. Milnes, and B. H. Brown. Diuretic induced change in lung water assessed by electrical impedance tomography. *Physiological Measurement*, 21 (1): 155-163, feb 2000.

[784] M. Noel and B. Xu. Archaeological investigation by electrical resistivity tomography: a preliminary study. *Geophysical Journal International*, 107 (1): 95-102, Oct. 1991.

[785] P. Nopp, N. D. Harris, T. X. Zhao, and B. H. Brown. Model for the dielectric properties of human lung tissue against frequency and air content. *Medical & Biological Engineering & Computing*, 35 (6): 695-702, Nov. 1997.

[786] P. Nopp, E. Rapp, H. Pfutzner, H. Nakesch, and C. Rusham. Dielectric properties of lung tissue as a function of air content. *Physics in Medicine and Biology*, 38 (6): 699-716, June 1993.

［787］S. Nordebo, M. Dalarsson, D. Khodadad, B. Müller, A. Waldmann, T. Becher, I. Fre-richs, L. Sophocleous, D. Sjöberg, N. Seifnaraghi, and R. Bayford. A parametric model for the changes in the complex valued conductivity of a lung during tidal breathing. *Journal of Physics D: Applied Physics*, 51, 01 2018.

［788］R. Novikov. A multidimensional inverse spectral problem for the equation. *Functional Analysis and Its Applications*, 22（4）: 263-272, 1988.

［789］G. Nyman and G. Hedenstierna. Ventilation-perfusion relationships in the anaesthetised horse. Equine *Veterinary Journal*, 21（4）: 274-281, July 1989.

［790］T. Oh, O. Gilad, A. Ghosh, M. Schuettler, and D. S. Holder. A novel method for recording neuronal depolarization with recording at 125-825hz: implications for imaging fast neural activity in the brain with electrical impedance tomography. *Medical & biological engineering & computing*, 49（5）: 593-604, 2011.

［791］T. I. Oh, H. Wi, D. Y. Kim, P. J. Yoo, and E. J. Woo. A fully parallel multi-frequency EIT system with flexible electrode configuration: KHU Mark2. *Physiological Measurement*, 32: 835-849, 2011.

［792］T. I. Oh, E. J. Woo, and D. Holder. Multi-frequency EIT system with radially symmetricarchitecture: KHU Mark1. *Physiological Measurement*, 28: S183-S196, 2007.

［793］Y. Ohmine, T. Morimoto, Y. Kinouchi, T. Iritani, M. Takeuchi, and Y. Monden. Noninvasive measurement of the electrical bioimpedance of breast tumors. *Anticancer research*, 20（3B）: 1941-1946, 2000.

［794］J. O. Ollikainen, M. Vauhkonen, P. A. Karjalainen, and J. P. Kaipio. Effects of local skull inhomogeneities on EEG source estimation. *Medical Engineering & Physics*, 21（3）: 143-154, Apr. 1999.

［795］T. Oostendorp, J. Delbeke, and D. Stegeman. The conductivity of the human skull: results of in vivo and in vitro measurements. *IEEE Transactions on Biomedical Engineering*, 47（11）: 1487-1492, Nov. 2000.

［796］K. Osterman, T. Kerner, D. Williams, A. Hartov, S. Poplack, and K. Paulsen. Multifrequency electrical impedance imaging: preliminary in vivo experience in breast. *Physiological measurement*, 21（1）: 99, 2000.

［797］K. Ostrowski, S. Luke, M. Bennett, and R. Williams. Application of capacitance electrical tomography for on-line and off-line analysis of flow pattern in horizontal pipeline of pneumatic conveyer. *Chemical Engineering Journal*, 77（1-2）: 43-50, Apr. 2000.

［798］M. D. O'Toole, L. A. Marsh, J. L. Davidson, Y. M. Tan, D. W. Armitage, and A. J. Peyton. Non-contact multi-frequency magnetic induction spectroscopy system for industrial-scale bio-impedance measurement. *Measurement Science and Technology*, 26（3）: 035102, Feb. 2015.

［799］D. M. Otten and B. Rubinsky. Cryosurgical monitoring using bioimpedance measurements-a feasibility study for electrical impedance tomography. *IEEE transactions on biomedical engineering*, 47（10）: 1376-1381, 2000.

［800］S. Ozdemir and Y. Z. Ider. bssfp phase correction and its use in magnetic resonance electrical properties tomography. *Magnetic Resonance in Medicine*, 81（2）: 934-946, 2019.

［801］D. Pacho and G. Davies. Application of electrical capacitance measurements to study the collapse of oil foams. In *Proc 2nd World Congress on Process Tomography*, pages 618-627, 2001.

［802］A. D. Pachowko, M. Wang, C. Poole, and D. Rhodes. The use of electrical resistance tomography（ert）to monitor flow patterns in horizontal slurry transport pipelines. In *Proc. 3rd World Congress on Industrial Process Tomography*, Sept. 2001.

［803］B. Packham, H. Koo, A. Romsauerova, S. Ahn, A. McEwan, S. Jun, and D. Holder. Comparison of frequency difference reconstruction algorithms for the detection of acute stroke using EIT in a realistic head-shaped tank. *Physiological measurement*, 33（5）: 767, 2012.

［804］C. C. Pain, J. rg V Herwanger, J. H. Saunders, M. H. Worthington, and C. R. E. de Oliveira. Anisotropic resistivity inversion. *Inverse Problems*, 19（5）: 1081-1111, Sept. 2003.

［805］J. Palmer, A. De Crespigny, S. -P. Williams, E. Busch, and N. Van Bruggen. High-resolution mapping of discrete representational areas in rat somatosensory cortex using blood volume-dependent functional mri. *Neuroimage*, 9（4）: 383-392, 1999.

［806］C. Park, B. I. Lee, O. Kwon, and E. J. Woo. Measurement of induced magnetic flux density using injection current nonlinear encoding（ICNE）in MREIT. *Physiological Measurement*, 28（2）: 117, 2006.

［807］J. A. Park, K. J. Kang, I. O. Ko, K. C. Lee, B. K. Choi, N. Katoch, J. W. Kim, H. J. Kim, O. I. Kwon, and E. J. Woo. In vivo measurement of brain tissue response after irradiation: Comparison of t2 relaxation, apparent diffusion coefficient, and electrical conductivity. *IEEE transactions on medical imaging*, 2019.

［808］R. L. Parke, A. Bloch, and S. P. McGuinness. Effect of very-high-flow nasal therapy on airway pressure and end-expiratory lung impedance in healthy volunteers. *Respiratory Care*, 60（10）: 1397-1403, Sept. 2015.

［809］A. A. Pathiraja, R. A. Weerakkody, A. C. von Roon, P. Ziprin, and R. Bayford. The clinical application of electrical impedance technology in the detection of malignant neoplasms: a systematic review. *Journal of Translational Medicine*, 18: 1-11, 2020.

［810］R. Patz, S. Watson, C. Ktistis, M. Hamsch, and A. J. Peyton. Performance of a FPGA-based direct digitising signal measurement module for MIT. *Journal of Physics: Conference Series*, 224: 012017, Apr. 2010.

［811］K. Paulson, W. Breckon, and M. Pidcock. Electrode modelling in electrical impedance tomography. *SIAM Journal on Applied Mathematics*, 52（4）: 1012-1022, Aug. 1992.

［812］K. S. Paulson, L. Wrb, and M. K. Pidcock. POMPUS - an optimized eit reconstruction algorithm. *Inverse Problems*, 11: 425-437, 1995.

［813］J. L. Peake and K. E. Pinkerton. Gross and subgross anatomy of lungs, pleura, connective tissue septa, distal airways, and structural units. In Comparative Biology of the Normal Lung, pages 21-31. *Elsevier*, 2015.

［814］S. Penz, H. Chauris, D. Donno, and C. Mehl. Resistivity modelling with topography. *Geophys. J. Int.*, 194（3）: 1486-1497, 2013.

［815］S. M. Pereira, M. R. Tucci, C. C. A. Morais, C. M. Sim˜oes, B. F. F. Tonelotto, M. S. Pompeo, F. U. Kay, P. Pelosi, J. E. Vieira, and M. B. P. Amato. Individual positive end-expiratory pressure settings optimize intraoperative mechanical ventilation and reduce postoperative atelectasis. *Anesthesiology*, 129（6）: 1070-1081, Dec. 2018.

［816］J. F. Perez-Juste Abascal. *The Anisotropic Inverse Conductivity Problem*. PhD thesis, MSc Thesis, University of Manchester, 2003.

［817］A. Perrone, V. Lapenna, and S. Piscitelli. Electrical resistivity tomography technique for landslide investigation: A review. *Earth-Science Reviews*, 135: 65-82, Aug. 2014.

［818］A. Peyman, C. Gabriel, and E. Grant. Complex permittivity of sodium chloride solutions at microwave frequencies. *Bioelectromagnetics*, 28（4）: 264-274, 2007.

［819］A. J. Peyton, A. R. Borges, J. de Oliveira, G. M. Lyon, Z. Z. Yu, M. W. Brown, and J. Ferreira. Development of electromagnetic tomography（emt）for industrial applications. part 1: Sensor design and instrumentation. In *Proc. 1st World Congress on Industrial Process Tomography*, pages 306-312, Apr. 1999.

［820］A. J. Peyton, R. Mackin, D. Goss, E. Crescenzo, and H. S. Tapp. The development of high frequency electromagnetic inductance tomography for low conductivity materials. In *Proc. 2nd International Symposium Process Tomography*, pages 25-40, Sept. 2002.

［821］A. J. Peyton, S. Watson, R. J. Williams, H. Griffiths, and W. Gough. Characterising the effects of the external electromagnetic shield on a magnetic induction tomography sensor. In *Proc. 3rd World Congress on Industrial Process Tomography*, pages 352-357, 2003.

［822］A. J. Peyton, Z. Z. Yu, G. Lyon, S. Al-Zeibak, J. Ferreira, J. Velez, F. Linhares, A. R. Borges, H. L. Xiong, N. H. Saunders, and M. S. Beck. An overview of electromagnetic inductance tomography: description of three different systems. *Measurement Science and Technology*, 7（3）: 261-271, Mar. 1996.

［823］H. Pfützner. Dielectric analysis of blood by means of a raster-electrode technique. *Medical and biological engineering and computing*, 22（2）: 142-146, 1984.

［824］M. H. Pham, Y. Hua, and N. B. Gray. Eddy current tomography for metal solidification imaging. In *Proc. 1st World Congress on Industrial Process Tomography*, pages 451-458, Apr. 1999.

［825］T. M. T. Pham, M. Yuill, C. Dakin, and A. Schibler. Regional ventilation distribution in the first 6 months of life. *European Respiratory Journal*, 37（4）: 919-924, July 2011.

［826］D. L. Phillips. A technique for the numerical solution of certain integral equations of the first kind. *J Assoc Comput Mach*, 9: 84-97, 1962.

［827］A. Pidlisecky, R. Knight, and E. Haber. Cone-based electrical resistivity tomography. *Geophysics*, 71（4）: G157-G167, 2006.

［828］R. Pikkemaat, S. Lundin, O. Stenqvist, R. -D. Hilgers, and S. Leonhardt. Recent advances in and limitations of cardiac output monitoring by means of electrical impedance tomography. *Anesthesia and analgesia*, 119（1）: 76-83, 2014.

［829］M. R. Pinsky. Functional haemodynamic monitoring. *Current opinion in critical care*, 20（3）: 288-293, 2014.

［830］G. Piperno, E. Frei, and M. Moshitzky. Breast cancer screening by impedance measurements. *Frontiers of medical and biological engineering: the international journal of the Japan Society of Medical Electronics and Biological Engineering*, 2（2）: 111-117, 1990.

［831］A. Plaskowski, T. Piotrowski, and M. Fraczak. Electrical process tomography application to industrial safety problems. In *Proc. 2nd International Symposium Process Tomography*, pages 63-72, 2002.

[832] M. A. Player, J. van Weereld, A. R. Allen, and C. Dal. Truncated-newton algorithm for three-dimensional electrical impedance tomography. *Electronics Letters*, 35: 2189-2191, 1999.

[833] T. Pleyers, O. Levionnois, J. Siegenthaler, C. Spadavecchia, and M. Raillard. Investigation of selected respiratory effects of (dex) medetomidine in healthy beagles. *Veterinary Anaesthesia and Analgesia*, 47 (5): 667-671, Sept. 2020.

[834] B. W. Pogue, S. P. Poplack, T. O. McBride, W. A. Wells, K. S. Osterman, U. L. Osterberg, and K. D. Paulsen. Quantitative hemoglobin tomography with diffuse near-infrared spectroscopy: pilot results in the breast. *Radiology*, 218 (1): 261-266, 2001.

[835] L. Pointon. Mri breast screening study, 2003.

[836] N. Polydorides. *Image Reconstruction Algorithms for Soft Field Tomography*. PhD thesis, UMIST, 2002.

[837] N. Polydorides and H. Lionheart, W. R. B. McCann. Krylov subspace itemacserative techniques: on the detection of brain activity with electrical impedance tomography. *IEEE Trans Med Imaging*, 21: 596-603, 2002.

[838] N. Polydorides and L. Wrb. A matlab toolkit for three-dimensional electrical impedance tomography: a contribution to the electrical impedance and diffuse optical reconstruction software project, meas. *Sci. Technol.*, 13: 1871-1883, 2002.

[839] S. P. Poplack, K. D. Paulsen, A. Hartov, P. M. Meaney, B. W. Pogue, T. D. Tosteson, M. R. Grove, S. K. Soho, and W. A. Wells. Electromagnetic breast imaging: average tissue property values in women with negative clinical findings. *Radiology*, 231 (2): 571-580, 2004.

[840] S. P. Poplack, T. D. Tosteson, W. A. Wells, B. W. Pogue, P. M. Meaney, A. Hartov, C. A. Kogel, S. K. Soho, J. J. Gibson, and K. D. Paulsen. Electromagnetic breast imaging: results of a pilot study in women with abnormal mammograms. *Radiology*, 243 (2): 350-359, 2007.

[841] M. Proença, F. Braun, J. Solà, A. Adler, M. Lemay, J. -P. Thiran, and S. F. Rimoldi. Non-invasive monitoring of pulmonary artery pressure from timing information by EIT: experimental evaluation during induced hypoxia. *Physiological Measurement*, 37 (6): 713-726, may 2016.

[842] M. Proença, F. Braun, J. Solà, J. -P. Thiran, and M. Lemay. Noninvasive pulmonary artery pressure monitoring by EIT: a model-based feasibility study. *Medical & Biological Engineering & Computing*, 55 (6): 949-963, Jun 2017.

[843] M. Proença, F. Braun, M. Rapin, J. Solà, A. Adler, B. Grychtol, S. Bohm, M. Lemay, and J. -P. Thiran. Influence of heart motion on cardiac output estimation by means of electrical impedance tomography: a case study. *Physiological measurement*, 36: 1075-1091, 05 2015.

[844] S. Pulletz, A. Adler, M. Kott, G. Elke, B. Gawelczyk, D. Schädler, G. Zick, N. Weiler, and I. Frerichs. Regional lung opening and closing pressures in patients with acute lung injury. *Journal of Critical Care*, 27 (3): 323. e11-323. e18, June 2012.

[845] S. PULLETZ, G. ELKE, G. ZICK, D. SCHÄDLER, F. REIFFERSCHEID, N. WEILER, and I. FRERICHS. Effects of restricted thoracic movement on the regional distribution of ven-

tilation. *Acta Anaesthesiologica Scandinavica*, 54（6）: 751-760, Apr. 2010.

[846] S. Pulletz, H. R. van Genderingen, G. Schmitz, G. Zick, D. Schädler, J. Scholz, N. Weiler, and I. Frerichs. Comparison of different methods to define regions of interest for evaluation of regional lung ventilation by EIT. *Physiological Measurement*, 27（5）: S115-S127, apr 2006.

[847] M. Radai, S. Zlochiver, M. Rosenfeld, and A. Abboud. Combined injected and induced current approaches in EIT - a simulation study. In *Proc 4th Int conf Biomedical Applications of EIT（EIT 2003）*, page 33, Apr. 2003.

[848] R. W. Radcliffe, P. Morkel, M. Jago, A. A. Taft, P. Du Preez, M. A. Miller, D. Candra, D. V. Nydam, J. S. Barry, and R. D. Gleed. Pulmonary dead space in free-ranging immobilized black rhinoceroses（diceros bicornis）in namibia. *Journal of Zoo and Wildlife Medicine*, 45（2）: 263-271, 2014.

[849] O. C. Radke, T. Schneider, A. R. Heller, and T. Koch. Spontaneous breathing during general anesthesia prevents the ventral redistribution of ventilation as detected by electrical impedance tomography. *Anesthesiology*, 116（6）: 1227-1234, June 2012.

[850] A. R. A. Rahman, J. Register, G. Vuppala, and S. Bhansali. Cell culture monitoring by impedance mapping using a multielectrode scanning impedance spectroscopy system（CellMap）. *Physiological Measurement*, 29（6）: S227-S239, June 2008.

[851] P. Rahmati, M. Soleimani, S. Pulletz, I. Frerichs, and A. Adler. Level-set-based reconstruction algorithm for eit lung images: first clinical results. *Physiological measurement*, 33（5）: 739, 2012.

[852] M. Rahtu, I. Frerichs, A. D. Waldmann, C. Strodthoff, T. Becher, R. Bayford, and M. Kallio. Early recognition of pneumothorax in neonatal respiratory distress syndrome with electrical impedance tomography. *American Journal of Respiratory and Critical Care Medicine*, 200（8）: 1060-1061, Oct. 2019.

[853] V. Raicu, T. Saibara, H. Enzan, and A. Irimajiri. Dielectric properties of rat liver in vivo: analysis by modeling hepatocytes in the tissue architecture. *Bioelectrochemistry and Bioenergetics*, 47（2）: 333-342, Dec. 1998.

[854] V. Raicu, T. Saibara, and A. Irimajiri. Dielectric properties of rat liver in vivo: a noninvasive approach using an open-ended coaxial probe at audio/radio frequencies. *Bioelectrochemistry and bioenergetics*, 47（2）: 325-332, 1998.

[855] A. L. Raisis, M. Mosing, G. L. Hosgood, C. J. Secombe, A. Adler, and A. D. Waldmann. The use of cardiac related impedance changes measured with electrical impedance tomography（EIT）to evaluate pulse rate in anaesthetised horses. *submitted: The Veterinary Journal*, 2020.

[856] S. Ramakrishna, L. Tian, and C. Wang. *Medical Devices: Regulations, Standards and Practices（Woodhead Publishing Series in Biomaterials*. Woodhead Publishing, 2015.

[857] S. Ramli and A. J. Peyton. Feasibility study of planar-array electromagnetic inductance tomography. *In Proc. 1st World Congress on Industrial Process Tomography*, pages 502-510, 1999.

[858] X. Ramus. Demystifying the operational transconductance amplifier. Texas Instruments Application Report SBOA117A, 2009（revised 2013）.

[859] J. B. Ranck. Specific impedance of rabbit cerebral cortex. *Experimental Neurology*, 7（2）:

144-152, Feb. 1963.

[860] J. B. Ranck Jr and S. L. BeMent. The specific impedance of the dorsal columns of cat: an aniso-tropic medium. *Experimental neurology*, 11（4）: 451-463, 1965.

[861] A. Randazzo, E. Tavanti, M. Mikulenas, F. Boero, A. Fedeli, A. Sansalone, G. Alla-sia, and M. Pastorino. An electrical impedance tomography system for brain stroke imaging based on a lebesgue-space inversion procedure. *IEEE Journal of Electromagnetics*, *RF and Microwaves in Medicine and Biology*, 2020.

[862] O. Raneta, V. Bella, L. Bellova, and E. Zamecnikova. The use of electrical impedance tomography to the differential diagnosis of pathological mammographic/sonographic findings. *Neo-plasma*, 60（6）: 647-54, 2013.

[863] A. Rao, A. Gibson, and D. Holder. EIT images of electrically induced epileptic activity in anaesthetized rabbits. *Medical and Biological Engineering and Computing*, 35（1）: 327, 1997.

[864] A. Rao, E. K. Murphy, R. J. Halter, and K. M. Odame. A 1mhz miniaturized electrical impedance tomography system for prostate imaging. *IEEE transactions on biomedical circuits and systems*, 14（4）: 787-799, 2020.

[865] A. Rao, Y. -C. Teng, C. Schaef, E. K. Murphy, S. Arshad, R. J. Halter, and K. Odame. An analog front end ASIC for cardiac electrical impedance tomography. *IEEE Transac-tions on Biomedical Circuits and Systems*, 12（4）: 729-738, 2018.

[866] A. J. Rao, E. K. Murphy, M. Shahghasemi, and K. M. Odame. Current-conveyor-based wide-band current driver for electrical impedance tomography. *Physiological Measurement*, 40（3）, 2019.

[867] S. Rauchenzauner, P. Thaler, B. Meldt, and H. Scharfetter. High resolution hardware and digital data acquisition for magnetic induction spectroscopy of biological tissue. In Proc. *Int. Fed. Med. Biol. Eng.*（*EMBEC02*）, pages 118-119, Dec. 2002.

[868] E. Ravagli, S. Mastitkaya, N. Thompson, F. Iacoviello, P. R. Shearing, J. Perkins, A. V. Gourine, K. Aristovich, and D. Holder. Imaging fascicular organization of peripheral nerves with fast neural electrical impedance tomography（EIT）. *bioRxiv*, 2020.

[869] E. Ravagli, S. Mastitskaya, N. Thompson, K. Aristovich, and D. Holder. Optimization of the electrode drive pattern for imaging fascicular compound action potentials in peripheral nerve with fast neural electrical impedance tomography. *Physiological Measurement*, 40（11）: 115007, 2019.

[870] F. REIFFERSCHEID, G. Elke, S. Pulletz, B. Gawelczyk, I. Lautenschläger, M. Steinfath, N. Weiler, and I. Frerichs. Regional ventilation distribution determined by electrical impedance to-mography: Reproducibility and effects of posture and chest plane. *Respirology*, 16（3）: 523-531, Mar. 2011.

[871] Z. Ren, A. Kowalski, and T. Rodgers. Measuring inline velocity profile of shampoo by electri-cal resistance tomography（ert）. *Flow Measurement and Instrumentation*, 58: 31-37, 2017.

[872] Z. Ren, L. Trinh, M. Cooke, S. C. De Hert, J. Silvaluengo, J. Ashley, I. E. Tothill, and T. L. Rodgers. Development of a novel linear ert sensor to measure surface deposits. *IEEE Transactions on Instrumentation and Measurement*, 68（3）: 754-761, 2018.

[873] A. Renner, U. Marschner, and W. -J. Fischer. A new imaging approach for in situ and ex situ

inspections of conductive fiber-reinforced composites by magnetic induction tomography. *Journal of Intelligent Material Systems and Structures*, 25（9）: 1149-1162, Oct. 2014.

［874］D. A. Reuter, T. W. Felbinger, C. Schmidt, E. Kilger, O. Goedje, P. Lamm, and A. E. Goetz. Stroke volume variations for assessment of cardiac responsiveness to volume loading in mechanically ventilated patients after cardiac surgery. *Intensive care medicine*, 28（4）: 392-398, 2002.

［875］D. A. Reuter, C. Huang, T. Edrich, S. K. Shernan, and H. K. Eltzschig. Cardiac output monitoring using indicator-dilution techniques: basics, limits, and perspectives. *Anesthesia and analgesia*, 110（3）: 799-811, 2010.

［876］A. Revil, M. Karaoulis, T. Johnson, and A. Kemna. Review: Some low-frequency electrical methods for subsurface characterization and monitoring in hydrogeology. *Hydrogeology Journal*, 20（4）: 617-658, 2012.

［877］F. Ricard, C. Brechtelsbauer, C. Lawrence, Y. Xu, and A. Pannier. Application of electrical resistance tomography technology to pharmaceutical processes. In *Proc. 3rd World Congress on Industrial Process Tomography*, Sept. 2003.

［878］P. Ridd. *Electric potential due to a ring electrode*. 19（3）: 464-467, 1994.

［879］C. H. Riedel and O. Dössel. Planar system for magnetic induction impedance measurement. In *Proc 4th Int conf Biomedical Applications of EIT（EIT 2003）*, page 32, Apr. 2003.

［880］C. H. Riedel, M. A. Golombeck, M. von Saint-George, and O. Dössel. Data acquisition system for contact-free conductivity measurement of biological tissue. In *Proc. Int. Fed. Med. Biol. Eng.（EMBEC02）*, pages 86-87, Dec. 2002.

［881］C. H. Riedel, M. Keppelen, S. Nani, and O. Dössel. Post mortem conductivity measurement of liver tissue using a contact free magnetic induction sensor. In *Proc 25th Int Conf IEEE EMBS*, volume 57, pages 3126-3129, 2003.

［882］C. H. Riedel, M. Keppelen, S. Nani, R. D. Merges, and O. Dössel. Planar system for magnetic induction conductivity measurement using a sensor matrix. *Physiological Measurement*, 25（1）: 403-411, Feb. 2004.

［883］T. Riedel, M. Kyburz, P. Latzin, C. Thamrin, and U. Frey. Regional and overall ventilation inhomogeneities in preterm and term-born infants. *Intensive Care Medicine*, 35（1）: 144-151, Sept. 2009.

［884］T. Riedel, T. Richards, and A. Schibler. The value of electrical impedance tomography in assessing the effect of body position and positive airway pressures on regional lung ventilation in spontaneously breathing subjects. *Intensive Care Medicine*, 31（11）: 1522-1528, Sept. 2005.

［885］J. Riera, P. Perez, J. Cortes, O. Roca, J. R. Masclans, and J. Rello. Effect of high-flow nasal cannula and body position on end-expiratory lung volume: A cohort study using electrical impedance tomography. *Respiratory Care*, 58（4）: 589-596, Apr. 2013.

［886］B. Rigaud, Y. Shi, N. Chauveau, and J. P. Morucci. Experimental acquisition system for impedance tomography with active electrode approach. *Medical and Biological Engineering and Computing*, 31（6）: 593-599, 1993.

［887］P. Ripka. *Magnetic Sensors and Magnetometers*. Artech House Inc., Northwood, MA, USA, 2001.

[888] N. Robinson. Some functional consequences of species differences in lung anatomy. *Adv Vet Sci Comp Med*, 26: 1-33, 1982.

[889] N. Robitaille, R. Guardo, I. Maurice, A. E. Hartinger, and H. Gagnon. A multi-frequency eit system design based on telecommunication signal processors. *Physiological measurement*, 30 (6): S57, 2009.

[890] A. Rocchi, R. Hagen, C. Rohrer, U. Auer, and M. Mosing. Comparison of three positions for the electric impedance tomography (EIT) belt in dogs. In *Association of Veterinary Anaesthetists*, *Spring Meeting*, 2014.

[891] T. Rodgers and A. Kowalski. An electrical resistance tomography method for determining mixing in batch addition with a level change. *Chemical Engineering Research and Design*, 88 (2): 204-212, 2010.

[892] T. L. Rodgers, M. Cooke, F. R. Siperstein, and A. Kowalski. Mixing and dissolution times for a cowles disk agitator in large-scale emulsion preparation. *Industrial & engineering chemistry research*, 48 (14): 6859-6868, 2009.

[893] A. Romsauerova, A. McEwan, and D. Holder. Identification of a suitable current waveform for acute stroke imaging. *Physiological Measurement*, 27 (5): S211, 2006.

[894] A. Romsauerova, A. McEwan, L. Horesh, R. Yerworth, R. Bayford, and D. S. Holder. Multi-frequency electrical impedance tomography (EIT) of the adult human head: initial findings in brain tumours, arteriovenous malformations and chronic stroke, development of an analysis method and calibration. *Physiological measurement*, 27 (5): S147, 2006.

[895] L. Rondi and F. Santosa. Enhanced electrical impedance tomographyviathe mumford-shah functional. *ESAIM: Control*, *Optimisation and Calculus of Variations*, 6: 517-538, 2001.

[896] J. Rosell, R. Casañas, and H. Scharfetter. Sensitivity maps and system requirements for magnetic induction tomography using a planar gradiometer. *Physiological Measurement*, 22 (1): 121-130, Feb. 2001.

[897] J. Rosell and P. Riu. Common-mode feedback in electrical impedance tomography. *Clinical Physics and Physiological Measurement*, 13: 11-14, 1992.

[898] J. Rosell-Ferrer, R. Merwa, P. Brunner, and H. Scharfetter. A multifrequency magnetic induction tomography system using planar gradiometers: data collection and calibration. *Physiological Measurement*, 27 (5): S271-S280, Apr. 2006.

[899] R. D. Rosenberg, W. C. Hunt, M. R. Williamson, F. D. Gilliland, P. W. Wiest, C. A. Kelsey, C. R. Key, and M. N. Linver. Effects of age, breast density, ethnicity, and estrogen replacement therapy on screening mammographic sensitivity and cancer stage at diagnosis: review of 183, 134 screening mammograms in albuquerque, new mexico. *Radiology*, 209 (2): 511-518, 1998.

[900] A. B. Rosenkrantz, A. Oto, B. Turkbey, and A. C. Westphalen. Prostate imaging reporting and data system (pi-rads), version 2: a critical look. *American Journal of Roentgenology*, 206 (6): 1179-1183, 2016.

[901] A. S. Ross, G. J. Saulnier, J. C. Newell, and D. Isaacson. Current source design for electrical impedance tomography. *Physiological Measurement*, 24 (2): 509-516, May 2003.

[902] C. J. Roth, A. Ehrl, T. Becher, I. Frerichs, J. C. Schittny, N. Weiler, and W. A.

Wall. Correlation between alveolar ventilation and electrical properties of lung parenchyma. *Physiological Measurement*, 36（6）: 1211-1226, may 2015.

［903］C. Rücker and T. Günther. The simulation of finite ERT electrodes using the complete electrode model. *Geophysics*, 76（4）: F227-F238, 2011.

［904］C. Rücker, T. Günther, and K. Spitzer. Three-dimensional modelling and inversion of DC resistivity data incorporating topography - I. Modelling. *Geophys. J. Int.*, 166（2）: 495-505, 2006.

［905］S. Rush, J. Abildskov, and R. McFee. Resistivity of body tissues at low frequencies. *Circulation research*, 12（1）: 40-50, 1963.

［906］S. Rush and D. A. Driscoll. Current distribution in the brain from surface electrodes. *Anesthesia & Analgesia*, 47（6）: 717-723, Nov. 1968.

［907］T. Rymarczyk, G. Kłosowski, E. Kozłowski, and P. Tchórzewski. Comparison of selected machine learning algorithms for industrial electrical tomography. *Sensors*, 19（7）: 1521, 2019.

［908］T. Rymarczyk and P. Tchórzewski. Implementation 3D level set method to solve inverse problem in EIT. In *2018 International Interdisciplinary PhD Workshop（IIPhDW）*, pages 159-161. IEEE, 2018.

［909］Y. Saad and M. H. Schultz. Gmres: A generalized minimal residual algorithm for solving nonsymmetric linear systems, *SIAM J. Sci. Statist.* Comput., 7: 856-869, 1986.

［910］R. Sadleir and R. Fox. Quantification of blood volume by electrical impedance tomography using a tissue-equivalent phantom. *Physiological measurement*, 19（4）: 501, 1998.

［911］R. Sadleir, S. Grant, S. U. Zhang, B. I. Lee, H. C. Pyo, S. H. Oh, C. Park, E. J. Woo, S. Y. Lee, O. Kwon, et al. Noise analysis in magnetic resonance electrical impedance tomography at 3 and 11 t field strengths. *Physiological measurement*, 26（5）: 875, 2005.

［912］R. J. Sadleir and A. Argibay. Modeling skull electrical properties. *Annals of Biomedical Engineering*, 35（10）: 1699-1712, July 2007.

［913］R. J. Sadleir and R. A. Fox. Detection and quantification of intraperitoneal fluid using electrical impedance tomography. *IEEE transactions on biomedical engineering*, 48（4）: 484-491, 2001.

［914］R. J. Sadleir, F. Fu, and M. Chauhan. Functional magnetic resonance electrical impedance tomography（fMREIT）sensitivity analysis using an active bidomain finite-element model of neural tissue. *Magnetic Resonance in Medicine*, 81（1）: 602-614, May 2019.

［915］R. J. Sadleir, F. Fu, C. Falgas, S. Holland, M. Boggess, S. C. Grant, and E. J. Woo. Direct detection of neural activity in vitro using magnetic resonance electrical impedance tomography（MREIT）. *NeuroImage*, 161: 104-119, Nov. 2017.

［916］S. Z. Sajib, N. Katoch, H. J. Kim, O. I. Kwon, and E. J. Woo. Software toolbox for low-frequency conductivity and current density imaging using mri. *IEEE Transactions on Biomedical Engineering*, 64（11）: 2505-2514, 2017.

［917］S. Z. Sajib, O. I. Kwon, H. J. Kim, and E. J. Woo. Electrodeless conductivity tensor imaging（cti）using mri: basic theory and animal experiments. *Biomedical Engineering Letters*, 8: 273-282, 2018.

［918］S. Z. Sajib, T. I. Oh, H. J. Kim, O. I. Kwon, and E. J. Woo. In vivo mapping of current density distribution in brain tissues during deep brain stimulation（dbs）. *AIP Advances*, 7（1）:

015004，2017.

[919] S. G. Sakka, D. A. Reuter, and A. Perel. The transpulmonary thermodilution technique. *Journal of Clinical Monitoring and Computing*，26（5）：347-353，Oct 2012.

[920] S. G. Sakka, C. C. Rühl, U. J. Pfeiffer, R. Beale, A. McLuckie, K. Reinhart, and A. Meier-Hellmann. Assessment of cardiac preload and extravascular lung water by single transpulmonary thermodilution. *Intensive Care Medicine*，26（2）：180-187，Mar 2000.

[921] G. Salomon, T. Hess, A. Erbersdobler, C. Eichelberg, S. Greschner, A. N. Sobchuk, A. K. Korolik, N. A. Nemkovich, J. Schreiber, M. Herms, et al. The feasibility of prostate cancer detection by triple spectroscopy. *european urology*，55（2）：376-384，2009.

[922] S. A. Santos, M. Czaplik, J. Orschulik, N. Hochhausen, and S. Leonhardt. Lung pathologies analyzed with multi-frequency electrical impedance tomography：Pilot animal study. *Respiratory Physiology & Neurobiology*，254：1-9，Aug. 2018.

[923] T. B. R. Santos, R. M. Nakanishi, J. P. Kaipio, J. L. Mueller, and R. G. Lima. Introduction of sample based prior into the D-bar method through a Schur complement property. *IEEE Transactions on Medical Imaging*，39（12）：4085-4093，2020.

[924] T. B. R. Santos, R. M. Nakanishi, J. P. Kaipio, J. L. Mueller, and R. G. Lima. Introduction of sample based prior into the D-bar method through a Schur complement property. *IEEE Transactions on Medical Imaging*，2020.

[925] F. Santosa and M. Vogelius. A backprojection algorithm for electrical impedance imaging, *SIAM J. Appl. Math*，50：216-243，1991.

[926] G. J. Saulnier, A. Abdelwahab, and O. R. Shishvan. Dsp-based current source for electrical impedance tomography. *Physiological Measurement*，41（6）：64002，June 2020.

[927] G. J. Saulnier, A. S. Ross, and N. Liu. A high-precision voltage source for EIT. *Physiological Measurement*，27（5）：S221-S236，2006.

[928] I. Savukov, Y. J. Kim, V. Shah, and M. G. Boshier. High-sensitivity operation of single-beam optically pumped magnetometer in a kHz frequency range. *Measurement Science and Technology*，28（3）：035104，Feb. 2017.

[929] B. Schappel. Electrical impedance tomography of the half space：Locating obstacles by electrostatic measurements on the boundary. In *Proceedings of the 3rd World Congress on Industrial Process Tomography*，pages 2-5，Canada，September，788-793，2003. Banff.

[930] H. Scharfetter. Single-shot dual frequency excitation for magnetic induction tomography（MIT）at frequencies above 1MHz. *Journal of Physics：Conference Series*，224：012041，Apr. 2010.

[931] H. Scharfetter, R. Casanas, R. Merwa, and J. Rosell. Magnetic induction spectroscopy of biological tissue with a conducting background：experimental demonstration within the β-dispersion. In *Proc. Int. Fed. Med. Biol. Eng.（EMBEC02）*，pages 88-89，Dec. 2002.

[932] H. Scharfetter, R. Casanas, and J. Rosell. Biological tissue characterization by magnetic induction spectroscopy（MIS）：requirements and limitations. *IEEE Transactions on Biomedical Engineering*，50（7）：870-880，July 2003.

[933] H. Scharfetter, A. Köstinger, and S. Issa. Hardware for quasi-single-shot multifrequency magnetic induction tomography（MIT）：the Graz Mk2 system. *Physiological Measurement*，29（6）：S431-S443，June 2008.

［934］H. Scharfetter, H. K. Lackner, and J. Rosell. Magnetic induction tomography: hardware for multi-frequency measurements in biological tissues. *Physiological Measurement*, 22（1）: 131-146, Feb. 2001.

［935］H. Scharfetter, R. Merwa, and K. Pilz. A new type of gradiometer for the receiving circuit of magnetic induction tomography（MIT）. *Physiological Measurement*, 26（2）: S307-S318, Mar. 2005.

［936］H. Scharfetter, S. Rauchenzauner, R. Merwa, O. Biró, and K. Hollaus. Planar gradiometer for magnetic induction tomography（MIT）: theoretical and experimental sensitivity maps for a low-contrast phantom. *Physiological Measurement*, 25（1）: 325-333, Feb. 2004.

［937］H. Scharfetter, P. Riu, M. Populo, and J. Rosell. Sensitivity maps for low-contrast perturbations within conducting background in magnetic induction tomography. *Physiological Measurement*, 23（1）: 195-202, Jan. 2002.

［938］U. Schaumloffel-Schulze, S. H. Heywang-Kobrunner, C. Alter, D. Lampe, and J. Buchmann. Diagnostische vakuumbiopsie der brust—ergebnisse von 600 patienten. *Fortschr. Roentgenstr.*, 72: S1-170, 1999.

［939］A. Schibler, T. M. T. Pham, A. A. Moray, and C. Stocker. Ventilation and cardiac related impedance changes in children undergoing corrective open heart surgery. *Physiological Measurement*, 34（10）: 1319-1327, Sept. 2013.

［940］A. Schibler, M. Yuill, C. Parsley, T. Pham, K. Gilshenan, and C. Dakin. Regional ventilation distribution in non-sedated spontaneously breathing newborns and adults is not different. *Pediatric Pulmonology*, 44（9）: 851-858, Aug. 2009.

［941］C. Schlumberger. *Étude sur la Prospection Électrique du Sous-sol*. Gauthier-Villars et Cie, 1920.

［942］S. Schnidrig, C. Casaulta, A. Schibler, and T. Riedel. Influence of end-expiratory level and tidal volume on gravitational ventilation distribution during tidal breathing in healthy adults. *European Journal of Applied Physiology*, 113（3）: 591-598, Aug. 2013.

［943］J. Schöberl. Netgen - an advancing front 2d/3d-mesh generator based on abstract rules, *Visual Sci comput*, 1: 41-52, 1997.

［944］J. Schramel, C. Nagel, U. Auer, F. Palm, C. Aurich, and Y. Moens. Distribution of ventilation in pregnant shetland ponies measured by electrical impedance tomography. *Respiratory Physiology & Neurobiology*, 180（2-3）: 258-262, Mar. 2012.

［945］B. Schullcke, S. Krueger-Ziolek, B. Gong, R. A. Jörres, U. Mueller-Lisse, and K. Moeller. Ventilation inhomogeneity in obstructive lung diseases measured by electrical impedance tomography: a simulation study. *Journal of Clinical Monitoring and Computing*, 32（4）: 753-761, Oct. 2017.

［946］M. Schwarz, M. Jendrusch, and I. Constantinou. Spatially resolved electrical impedance methods for cell and particle characterization. *Electrophoresis*, 41（1-2）: 65-80, 2020.

［947］D. M. Scott and O. W. Gutsche. Ect studies of bead fluidization in vertical mills. In *Proc. 1st World Congress on Industrial Process Tomography*, pages 90-95, Apr. 1999.

［948］G. Scott, M. Joy, R. Armstrong, and R. Henkelman. Sensitivity of magnetic-resonance current-density imaging. *Journal of Magnetic Resonance（1969）*, 97（2）: 235-254, 1992.

［949］A. D. Seagar. *Probing with low frequency electric current, PhD Thesis*. PhD thesis, University of Canterbury, Christchurch, NZ, 1983.

[950] C. Secombe, A. Adler, A. Raisis, G. Hosgood, and M. Mosing. Bronchoconstriction and bronchodilation in horses can be verified using electrical impedance tomography (EIT). In *Proc. Asthma Workshop 2019*, 2019.

[951] C. Secombe, A. D. Waldmann, G. Hosgood, and M. Mosing. Evaluation of histamine-provoked changes in airflow using electrical impedance tomography in horses. *Equine Veterinary Journal*, 52 (4): 556-563, Feb. 2020.

[952] A. S. Sedra and K. C. Smith. A second-generation current conveyor and its applications. *IEEE Transactions on Circuit Theory*, 17 (1), February 1970.

[953] M. Sekino, K. Yamaguchi, N. Iriguchi, and S. Ueno. Conductivity tensor imaging of the brain using diffusion-weighted magnetic resonance imaging. *Journal of applied physics*, 93 (10): 6730-6732, 2003.

[954] N. Sella, F. Zarantonello, G. Andreatta, V. Gagliardi, A. Boscolo, and P. Navalesi. Positive end-expiratory pressure titration in COVID-19 acute respiratory failure: electrical impedance tomography vs. PEEP/FiO$_2$ tables. *Critical Care*, 24 (1), Sept. 2020.

[955] J. K. Seo, D. -H. Kim, J. Lee, O. I. Kwon, S. Z. Sajib, and E. J. Woo. Electrical tissue property imaging using mri at dc and larmor frequency. *Inverse Problems*, 28 (8): 084002, 2012.

[956] J. K. Seo, M. -O. Kim, J. Lee, N. Choi, E. J. Woo, H. J. Kim, O. I. Kwon, and D. -H. Kim. Error analysis of nonconstant admittivity for mr-based electric property imaging. *IEEE transactions on medical imaging*, 31 (2): 430-437, 2011.

[957] J. K. Seo, J. Lee, S. W. Kim, H. Zribi, and E. J. Woo. Frequency-difference electrical impedance tomography (fdEIT): algorithm development and feasibility study. *Physiological measurement*, 29 (8): 929, 2008.

[958] J. K. Seo and E. J. Woo. Electrical tissue property imaging at low frequency using MREIT. *IEEE Transactions on Biomedical Engineering*, 61 (5): 1390-1399, 2014.

[959] J. K. Seo, J. -R. Yoon, E. J. Woo, and O. Kwon. Reconstruction of conductivity and current density images using only one component of magnetic field measurements. *IEEE Transactions on Biomedical Engineering*, 50 (9): 1121-1124, 2003.

[960] J. E. Serrallés, L. Daniel, J. K. White, D. K. Sodickson, R. Lattanzi, and A. G. Polimeridis. Global maxwell tomography: a novel technique for electrical properties mapping based on mr measurements and volume integral equation formulations. In *2016 IEEE International Symposium on Antennas and Propagation (APSURSI)*, pages 1395-1396. IEEE, 2016.

[961] R. E. Serrano, B. de Lema, O. Casas, T. Feixas, N. Calaf, V. Camacho, I. Carrió, P. Casan, J. Sanchis, and P. J. Riu. Use of electrical impedance tomography (EIT) for the assessment of unilateral pulmonary function. *Physiological Measurement*, 23 (1): 211-220, Jan. 2002.

[962] R. E. Serrano, P. J. Riu, B. de Lema, and P. Casan. Assessment of the unilateral pulmonary function by means of electrical impedance tomography using a reduced electrode set. *Physiological Measurement*, 25 (4): 803-813, July 2004.

[963] M. Shalit. The effect of metrazol on the hemodynamics and impedance of the cat's brain cortex.

Journal of Neuropathology & Experimental Neurology，24（1）：75-84，1965.

［964］E. Sharif, C. Bell, P. F. Morris, and A. J. Peyton. Imaging the transformation of hot strip steel using magnetic techniques. *Journal of Electronic Imaging*，10（3）：669，July 2001.

［965］M. Sharifi and B. Young. Electrical resistance tomography（ert）applications to chemical engineering. *Chemical Engineering Research and Design*，91（9）：1625-1645，2013.

［966］X. Shi, W. Li, F. You, X. Huo, C. Xu, Z. Ji, R. Liu, B. Liu, Y. Li, F. Fu, et al. High-precision electrical impedance tomography data acquisition system for brain imaging. *IEEE Sensors Journal*，18（14）：5974-5984，2018.

［967］K. Shimada and D. C. Gossard. Bubble mesh：automated triangular meshing of non-manifold geometry by sphere packing. In A. Symposium, editor, *Proceedings of the third ACM symposium on Solid modeling and applications*，pages 409-419，USA，1995. Utah.

［968］K. Shin and J. L. Mueller. An improved calderón's method for absolute images with a priori information. *Inverse Problem*，36（12）：124005，2020.

［969］A. Shono, N. Katayama, T. Fujihara, S. H. Böhm, A. D. Waldmann, K. Ugata, T. Nikai, and Y. Saito. Positive end-expiratory pressure and distribution of ventilation in pneumoperitoneum combined with steep trendelenburg position. *Anesthesiology*，132（3）：476-490，Mar. 2020.

［970］W. Shuai, F. You, H. Zhang, W. Zhang, F. Fu, X. Shi, R. Liu, T. Bao, and X. Dong. Application of electrical impedance tomography for continuous monitoring of retroperitoneal bleeding after blunt trauma. *Annals of biomedical engineering*，37（11）：2373-2379，2009.

［971］R. L. Siegel, K. D. Miller, H. E. Fuchs, and A. Jemal. Cancer statistics, 2021. *CA：a Cancer Journal for Clinicians*，71（1）：7-33，2021.

［972］K. C. Siegmann, T. Xydeas, R. Sinkus, B. Kraemer, U. Vogel, and C. D. Claussen. Diagnostic value of mr elastography in addition to contrast-enhanced mr imaging of the breast—initial clinical results. *European radiology*，20（2）：318-325，2010.

［973］S. Siltanen, J. Mueller, and D. Isaacson. An implementation of the reconstruction algorithm of A. Nachman for the 2-D inverse conductivity problem. *Inverse Problems*，16：681-699，2000.

［974］S. Siltanen and J. P. Tamminen. Reconstructing conductivities with boundary corrected D-bar method. *Journal of Inverse and Ill-posed Problems*，22（6）：847-870，2014.

［975］P. P. Silvester and R. L. Ferrari. *Finite Elements for Electrical Engineers*. Cambridge University Press，Cambridge，1990.

［976］B. Singh, C. Smith, and R. Hughes. In vivo dielectric spectrometer. *Medical and Biological Engineering and Computing*，17（1）：45-60，1979.

［977］K. Singha, F. Day-Lewis, T. Johnson, and L. Slater. Advances in interpretation of subsurface processes with time-lapse electrical imaging. *Hydrological Processes*，29（6）：1549-1576，2015.

［978］A. Sinton, B. Brown, D. Barber, F. McArdle, and A. Leathard. Noise and spatial resolution of a realtime electrical impedance tomograph. *Clinical Physics and Physiological Measurement*，13（A）：125，1992.

［979］R. Sirian and J. Wills. Physiology of apnoea and the benefits of preoxygenation. *Continuing Education in Anaesthesia Critical Care & Pain*，9（4）：105-108，06 2009.

［980］L. Slater. Near surface electrical characterization of hydraulic conductivity: From petrophysical properties to aquifer geometries — a review. *Surveys in Geophysics*, 28（2-3）: 169-197, 2007.

［981］A. S. Slutsky and V. M. Ranieri. Ventilator-induced lung injury. *New England Journal of Medicine*, 369（22）: 2126-2136, Nov. 2013.

［982］H. J. Smit, A. Vonk Noordegraaf, J. T. Marcus, A. Boonstra, P. M. de Vries, and P. E. Postmus. Determinants of pulmonary perfusion measured by electrical impedance tomography. *European Journal of Applied Physiology*, 92（1）: 45-49, Jun 2004.

［983］R. Smith, I. Freeston, and B. Brown. A real-time electrical impedance tomography system for clinical use-design and preliminary results. *IEEE Transactions on Biomedical Engineering*, 42（2）: 133-140, 1995.

［984］R. W. M. Smith, I. L. Freeston, B. H. Brown, and A. M. Sinton. Design of a phase sensitive detector to maximize signal-to-noise ratio in the presence of Gaussian wideband noise. *Meas. Sci. Technol.*, 3: 1054-1062, 1992.

［985］V. Sobota, M. Müller, and K. Roubík. Intravenous administration of normal saline may be misinterpreted as a change of end-expiratory lung volume when using electrical impedance tomography. *Scientific Reports*, 9（1）, Apr. 2019.

［986］V. Sobota and K. Roubik. Center of ventilation-methods of calculation using electrical impedance tomography and the influence of image segmentation. In *Proc IFBME*, volume 57, pages 1258-1263, 2016.

［987］J. Solà, A. Adler, A. Santos, G. Tusman, F. S. Sipmann, and S. H. Bohm. Non-invasive monitoring of central blood pressure by electrical impedance tomography: first experimental evidence. *Medical & Biological Engineering & Computing*, 49（4）: 409, Mar 2011.

［988］J. Solà, R. Vetter, P. Renevey, O. Chételat, C. Sartori, and S. F. Rimoldi. Parametric estimation of pulse arrival time: a robust approach to pulse wave velocity. *Physiological Measurement*, 30（7）: 603-615, jun 2009.

［989］J. Solà i Caros and J. X. Brunner. Method for determining non-invasively a heart-lung interaction, 04 2014.

［990］M. Soleimani. Electrical impedance tomography imaging using a priori ultrasound data. *Biomedical engineering online*, 5（1）: 1-8, 2006.

［991］M. Soleimani, C. Gómez-Laberge, and A. Adler. Imaging of conductivity changes and electrode movement in eit. *Physiological measurement*, 27（5）: S103, 2006.

［992］M. Soleimani and W. R. B. Lionheart. Absolute conductivity reconstruction in magnetic induction tomography using a nonlinear method. *IEEE Transactions on Medical Imaging*, 25（12）: 1521-1530, Dec. 2006.

［993］B. D. Sollish, Y. Drier, E. Hammerman, E. H. Frei, and B. Man. Dielectric breast scanner. In Proc. *XII International Conference on Medicine and Biology Engineering/V Conference on Medical Physics II*, pages 30-33, 1979.

［994］E. Somersalo, M. Cheney, D. Isaacson, and E. Isaacson. Layer stripping, a direct numerical method for impedance imaging. *Inverse Problems*, 7: 899-926, 1991.

［995］E. Somersalo, D. Isaacson, and M. Cheney. A linearized inverse boundary value problem for maxwell's equations. *J. Comput. Appl. Math*, 42: 123-136, 1992.

［996］E. Somersalo, J. P. Kaipio, M. Vauhkonen, and D. D. Baroudi. Impedance imaging and Markov chain monte carlo methods. In *Proc. SPIE's 42nd Annual Meeting*, pages 175-185, 1997.

［997］N. K. Soni, A. Hartov, C. Kogel, S. P. Poplack, and K. D. Paulsen. Multi-frequency electrical impedance tomography of the breast: new clinical results. *Physiological measurement*, 25 (1): 301, 2004.

［998］B. Souffaché, P. Cosenza, S. Flageul, J. Pencolé, S. Seladji, and A. Tabbagh. Electrostatic multipole for electrical resistivity measurements at the decimetric scale. *J. Applied Geophys.*, 71 (1): 6-12, 2010.

［999］S. Spadaro, T. Mauri, S. H. Böhm, G. Scaramuzzo, C. Turrini, A. D. Waldmann, R. Ragazzi, A. Pesenti, and C. A. Volta. Variation of poorly ventilated lung units (silent spaces) measured by electrical impedance tomography to dynamically assess recruitment. *Critical Care*, 22 (1), Jan. 2018.

［1000］B. L. Sprague, R. F. Arao, D. L. Miglioretti, L. M. Henderson, D. S. Buist, T. Onega, G. H. Rauscher, J. M. Lee, A. N. Tosteson, K. Kerlikowske, et al. National performance benchmarks for modern diagnostic digital mammography: update from the breast cancer surveillance consortium. *Radiology*, 283 (1): 59-69, 2017.

［1001］C. A. Stahl, K. Möller, S. Schumann, R. Kuhlen, M. Sydow, C. Putensen, and J. Guttmann. Dynamic versus static respiratory mechanics in acute lung injury and acute respiratory distress syndrome. *Critical Care Medicine*, 34 (8): 2090-2098, Aug. 2006.

［1002］E. H. Starling and M. B. Visscher. The regulation of the energy output of the heart. *The Journal of physiology*, 62 (3): 243-261, 1927.

［1003］M. Steffen, K. Heimann, N. Bernstein, and S. Leonhardt. Multichannel simultaneous magnetic induction measurement system (MUSIMITOS). *Physiological Measurement*, 29 (6): S291-S306, June 2008.

［1004］C. Stehning, T. Voigt, and U. Katscher. Real-time conductivity mapping using balanced ssfp and phase-based reconstruction. In *Proceedings of the 19th Scientific Meeting of the International Society of Magnetic Resonance in Medicine (ISMRM11)*, volume 128, 2011.

［1005］J. Stelter, J. Wtorek, A. Nowakowski, A. Kopacz, and T. Jastrzembski. Complex permittivity of breast tumor tissue. In *Proc 10th Int Conference on Electrical Bio-Impedance*, 1998.

［1006］A. Stojadinovic, O. Moskovitz, Z. Gallimidi, S. Fields, A. D. Brooks, R. Brem, R. N. Mucciola, M. Singh, M. Maniscalco-Theberge, H. E. Rockette, et al. Prospective study of electrical impedance scanning for identifying young women at risk for breast cancer. *Breast cancer research and treatment*, 97 (2): 179-189, 2006.

［1007］A. Stojadinovic, A. Nissan, Z. Gallimidi, S. Lenington, W. Logan, M. Zuley, A. Yeshaya, M. Shimonov, M. Melloul, S. Fields, et al. Electrical impedance scanning for the early detection of breast cancer in young women: preliminary results of a multicenter prospective clinical trial. *Journal of Clinical Oncology*, 23 (12): 2703-2715, 2005.

［1008］S. Stowe, A. Boyle, M. Sage, W. See, J. -P. Praud, É. Fortin-Pellerin, and A. Adler. Comparison of bolus and filtering-based EIT measures of lung perfusion in an animal model. *Physiological Measurement*, 40 (5): 054002, June 2019.

[1009] G. Strang. *Introduction to Linear Algebra*, 3rd edition, volume 3. Wellesley-Cambridge Press, 1988.

[1010] G. Strang and G. J. Fix. *An Analysis of the Finite Element Method*. Prentice-Hall, New York, 1973.

[1011] N. A. Stutzke, S. E. Russek, D. P. Pappas, and M. Tondra. Low-frequency noise measurements on commercial magnetoresistive magnetic field sensors. *Journal of Applied Physics*, 97 (10): 10Q107, 2005.

[1012] B. Sun, S. Yue, Z. Hao, Z. Cui, and H. Wang. An improved tikhonov regularization method for lung cancer monitoring using electrical impedance tomography. *IEEE Sensors Journal*, 19 (8): 3049-3057, 2019.

[1013] R. Supper, D. Ottowitz, B. Jochum, J. Kim, A. Römer, I. Baron, S. Pfeiler, M. Lovisolo, S. Gruber, and F. Vecchiotti. Geoelectrical monitoring: an innovative method to supplement landslide surveillance and early warning. *Near Surface Geophysics*, 12 (1): 133-150, Feb. 2014.

[1014] A. Surowiec, S. Stuchly, J. Barr, and A. Swarup. Dielectric properties of breast carcinoma and the surrounding tissues. *IEEE Transactions on Biomedical Engineering*, 35 (4): 257-263, Apr. 1988.

[1015] A. Surowiec, S. S. Stuchly, M. Keaney, and A. Swarup. In vivo and in vitro dielectric properties of feline tissues at low radiofrequencies. *Physics in Medicine and Biology*, 31 (8): 901-909, Aug. 1986.

[1016] J. Sylvester and G. Uhlmann. A uniqueness theorem for an inverse boundary value problem in electrical prospection. *Communications on Pure and Applied Mathematics*, 39 (1): 91-112, 1986.

[1017] J. Sylvester and G. Uhlmann. A global uniqueness theorem for an inverse boundary value problem. *Annals of Mathematics*, 125: 153-169, 1987.

[1018] M. Takhti, Y. -C. Teng, and K. Odame. A 10 mhz read-out chain for electrical impedance tomography. *IEEE transactions on biomedical circuits and systems*, 12 (1): 222-230, 2018.

[1019] A. Tamburrino and G. Rubinacci. A new non-iterative inversion method in electrical resistance-tomography. *Inverse Problems*, 18: 2002, 2002.

[1020] A. Tamburrino and G. Rubinacci. Fast methods for quantitative eddy-current tomography of conductive materials. *IEEE transactions on magnetics*, 42 (8): 2017-2028, 2006.

[1021] A. Tamburrino, G. Rubinacci, M. Soleimani, and W. R. B. Lionheart. Non iterative inversion method for electrical resistance, capacitance and inductance tomography for two phase materials. In *Proc. 3rd World Congress on Industrial Process Tomography*, pages 233-238, 2003.

[1022] J. Tamminen, T. Tarvainen, and S. Siltanen. The D-bar method for diffuse optical tomography: a computational study. *Experimental Mathematics*, 26 (2): 225-240, 2017.

[1023] C. Tang, F. You, G. Cheng, D. Gao, F. Fu, G. Yang, and X. Dong. Correlation between structure and resistivity variations of the live human skull. *IEEE Transactions on Biomedical Engineering*, 55 (9): 2286-2292, 2008.

[1024] L. -F. Tanguay, H. Gagnon, and R. Guardo. Comparison of applied and induced current electrical impedance tomography. *IEEE transactions on biomedical engineering*, 54 (9): 1643-

1649, 2007.

[1025] H. Tapp, A. Peyton, E. Kemsley, and R. Wilson. Chemical engineering applications of electrical process tomography. *Sensors and Actuators B: Chemical*, 92（1-2）: 17-24, July 2003.

[1026] H. S. Tapp and A. J. Peyton. A state of the art review of electromagnetic tomography. In *Proc. 3rd World Congress on Industrial Process Tomography*, pages 340-346, Sept. 2003.

[1027] A. Tarantola. Inverse Problem Theory. *Elsevier*, 1987.

[1028] P. P. Tarjan and R. McFee. Electrodeless measurements of the effective resistivity of the human torso and head by magnetic induction. *IEEE Transactions on Biomedical Engineering*, BME-15（4）: 266-278, Oct. 1968.

[1029] I. Tarotin, K. Aristovich, and D. Holder. Effect of dispersion in nerve on compound action potential and impedance change: a modelling study. *Physiological Measurement*, 40（3）: 034001, Mar. 2019.

[1030] I. Tarotin, K. Aristovich, and D. Holder. Model of impedance changes in unmyelinated nerve fibers. *IEEE Transactions on Biomedical Engineering*, 66（2）: 471-484, Feb. 2019.

[1031] D. Thomas, J. Siddall-Allum, I. Sutherland, and R. Beard. Correction of the non-uniform spatial sensitivity of electrical impedance tomography images. *Physiological measurement*, 15（2A）: A147, 1994.

[1032] F. Thuerk, A. Waldmann, K. H. Wodack, M. F. Grässler, S. Nishimoto, C. J. Trepte, D. Reuter, S. H. Böhm, S. Kampusch, and E. Kaniusas. Hypertonic saline injection to detect aorta in porcine EIT. In *Proceedings of the 17th International Conference on Electrical Impedance Tomography*, page 121, 06 2016.

[1033] F. Thürk, S. Boehme, D. Mudrak, S. Kampusch, A. Wielandner, H. Prosch, C. Braun, F. P. R. Toemboel, J. Hofmanninger, and E. Kaniusas. Effects of individualized electrical impedance tomography and image reconstruction settings upon the assessment of regional ventilation distribution: Comparison to 4-dimensional computed tomography in a porcine model. *PLOS ONE*, 12（8）: e0182215, Aug. 2017.

[1034] F. Thürk, A. D. Waldmann, K. H. Wodack, C. J. Trepte, D. Reuter, S. Kampusch, and E. Kaniusas. Evaluation of reconstruction parameters of electrical impedance tomography on aorta detection during saline bolus injection. *Current Directions in Biomedical Engineering*, 2（1）: 394, 2016.

[1035] G. Y. Tian, A. Al-Qubaa, and J. Wilson. Design of an electromagnetic imaging system for weapon detection based on GMR sensor arrays. *Sensors and Actuators A: Physical*, 174: 75-84, Feb. 2012.

[1036] A. Tidswell, A. P. Bagshaw, D. S. Holder, R. J. Yerworth, L. Eadie, S. Murray, L. Morgan, and R. Bayford. A comparison of headnet electrode arrays for electrical impedance tomography of the human head. *Physiological measurement*, 24（2）: 527, 2003.

[1037] A. Tidswell, A. Gibson, R. Bayford, and D. S. Holder. Validation of a 3d reconstruction algorithm for EIT of human brain function in a realistic head-shaped tank. *Physiological measurement*, 22（1）: 177, 2001.

[1038] T. Tidswell, A. Gibson, R. H. Bayford, and D. S. Holder. Three-dimensional electrical

impedance tomography of human brain activity. *NeuroImage*, 13（2）: 283-294, 2001.

[1039] A. N. Tikhonov. Solution of incorrectly formulated problems and the regularization method. *Soviet Math Dokl*, 4: 1035-1038, 1963.

[1040] D. D. G. Tingay, A. A. D. Waldmann, I. I. Frerichs, S. S. Ranganathan, and A. Adler. Electrical impedance tomography can identify ventilation and perfusion defects: A neonatal case. *American Journal of Respiratory and Critical Care Medicine*, 199（3）: 384-386, Feb. 2019.

[1041] D. G. Tingay, R. Bhatia, G. M. Schmölzer, M. J. Wallace, V. A. Zahra, and P. G. Davis. Effect of sustained inflation vs. stepwise PEEP strategy at birth on gas exchange and lung mechanics in preterm lambs. *Pediatric Research*, 75（2）: 288-294, Nov. 2014.

[1042] D. G. Tingay, O. Farrell, J. Thomson, E. J. Perkins, P. M. Pereira-Fantini, A. D. Waldmann, C. Rüegger, A. Adler, P. G. Davis, and I. Frerichs. Imaging the respiratory transition at birth: Unravelling the complexities of the first breaths of life. *American Journal of Respiratory and Critical Care Medicine*,（ja）, 2021.

[1043] D. G. Tingay, G. R. Polglase, R. Bhatia, C. A. Berry, R. J. Kopotic, C. P. Kopotic, Y. Song, E. Szyld, A. H. Jobe, and J. J. Pillow. Pressure-limited sustained inflation vs. gradual tidal inflations for resuscitation in preterm lambs. *Journal of Applied Physiology*, 118（7）: 890-897, Apr. 2015.

[1044] D. G. Tingay, A. Togo, P. M. Pereira-Fantini, M. Miedema, K. E. McCall, E. J. Perkins, J. Thomson, G. Dowse, M. Sourial, R. L. Dellacà, P. G. Davis, and P. A. Dargaville. Aeration strategy at birth influences the physiological response to surfactant in preterm lambs. *Archives of Disease in Childhood - Fetal and Neonatal Edition*, 104（6）: F587-F593, Feb. 2019.

[1045] D. G. Tingay, M. J. Wallace, R. Bhatia, G. M. Schmölzer, V. A. Zahra, M. J. Dolan, S. B. Hooper, and P. G. Davis. Surfactant before the first inflation at birth improves spatial distribution of ventilation and reduces lung injury in preterm lambs. *Journal of Applied Physiology*, 116（3）: 251-258, Feb. 2014.

[1046] K. Tomkiewicz, A. Plaskowski, M. S. Beck, and M. Byars. Testing of the failure of solid rocket propellant with tomography methods. In *Proc. 1st World Congress on Industrial Process Tomography*, pages 249-255, Apr. 1999.

[1047] A. Torosyan and A. Willson. Exact analysis of DDS spurs and SNR due to phase truncation and arbitrary phase-to-amplitude errors. In *Proceedings of the 2005 IEEE International Frequency Control Symposium and Exposition*, pages 50-58, August 2005.

[1048] J. C. Tozer, R. H. Ireland, D. C. Barber, and A. T. Barker. Magnetic impedance tomography. In *Proc of 10th Int. Conf. on Electrical Bioimpedance*, pages 369-372, Apr. 1998.

[1049] A. Trakic, N. Eskandarnia, B. K. Li, E. Weber, H. Wang, and S. Crozier. Rotational magnetic induction tomography. *Measurement Science and Technology*, 23（2）: 025402, Jan. 2012.

[1050] L. Traser, J. Knab, M. Echternach, H. Fuhrer, B. Richter, H. Buerkle, and S. Schumann. Regional ventilation during phonation in professional male and female singers. *Respiratory Physiology & Neurobiology*, 239: 26-33, May 2017.

［1051］C. J. C. Trepte, C. Phillips, J. Sol`a, A. Adler, B. Saugel, S. Haas, S. H. Bohm, and D. A. Reuter. Electrical impedance tomography for non-invasive assessment of stroke volume variation in health and experimental lung injury. *British journal of anaesthesia*, 118（1）: 68-76, 2017.

［1052］C. J. C. Trepte, C. R. Phillips, J. Solà, A. Adler, S. A. Haas, M. Rapin, S. H. Böhm, and D. A. Reuter. Electrical impedance tomography（eit）for quantification of pulmonary edema in acute lung injury. *Critical care（London, England）*, 20: 18, 2016.

［1053］I. F. Triantis, A. Demosthenous, M. Rahal, H. Hong, and R. Bayford. A multi-frequency bioimpedance measurement asic for electrical impedance tomography. In *2011 Proceedings of the ESSCIRC（ESSCIRC）*, pages 331-334. IEEE, 2011.

［1054］O. Trokhanova, Y. Chijova, M. Okhapkin, A. Korjenevsky, and T. Tuykin. Possibilities of electrical impedance tomography in gynecology. *In Journal of Physics: Conference Series*, volume 434, page 012038, Apr. 2013.

［1055］O. Trokhanova, M. Okhapkin, and A. Korjenevsky. Dual-frequency electrical impedance mammography for the diagnosis of non-malignant breast disease. *Physiological measurement*, 29（6）: S331, 2008.

［1056］B. J. Tromberg, B. W. Pogue, K. D. Paulsen, A. G. Yodh, D. A. Boas, and A. E. Cerussi. Assessing the future of diffuse optical imaging technologies for breast cancer management. *Medical physics*, 35（6Part1）: 2443-2451, 2008.

［1057］C. Tso, O. Kuras, P. B. Wilkinson, S. Uhlemann, J. E. Chambers, P. Meldrum, J. Graham, E. Sherlock, and A. Binley. Improved characterisation and modelling of measurement errors in electrical resistivity tomography（ERT）surveys. *J. Applied Geophys.*, 146（1）: 103-119, 2017.

［1058］M. T˘soeu and M. R. Inggs. Fully parallel electrical impedance tomography using code division multi-plexing. *IEEE Transactions on Biomedical Circuits and Systems*, 10（3）: 556-566, 2015.

［1059］G. Tsokas, P. Tsourlos, J. Kim, C. Papazachos, G. Vargemezis, and P. Bogiatzis. Assessing the condition of the rock mass over the Tunnel of Eupalinus in Samos（Greece）using both conventional geophysical methods and surface to tunnel electrical resistivity tomography. *Archaeological Prospection*, 21（4）: 277-291, 2014.

［1060］A. S. Tucker, E. A. Ross, J. Paugh-Miller, and R. J. Sadleir. In vivo quantification of accumulating abdominal fluid using an electrical impedance tomography hemiarray. *Physiological measurement*, 32（2）: 151, 2010.

［1061］S. Uhlemann, J. E. Chambers, P. B. Wilkinson, H. Maurer, A. Merritt, P. Meldrum, O. Kuras, D. Gunn, A. Smith, and T. Dijkstra. Four-dimensional imaging of moisture dynamics during landslide reactivation. *Journal of Geophysical Research: Earth Surface*, 122（1）: 398-418, 2017.

［1062］S. Uhlemann, J. Sorensen, A. House, P. B. Wilkinson, C. Roberts, D. Gooddy, A. Binley, and J. E. Chambers. Integrated time-lapse geoelectrical imaging of wetland hydrological processes. *Water Resources Research*, 52（3）: 1607-1625, 2016.

［1063］S. Uhlemann, P. B. Wilkinson, H. Maurer, F. Wagner, T. Johnson, and J. Chambers. Optimized survey design for electrical resistivity tomography: combined optimization of measurement configuration and electrode placement. *Geophys. J. Int.*, 214（1）: 108-121, 2018.

［1064］A. Ukere, A. März, K. Wodack, C. Trepte, A. Haese, A. Waldmann, S. Böhm, and D. Reuter. Perioperative assessment of regional ventilation during changing body positions and ventilation conditions by electrical impedance tomography. *British Journal of Anaesthesia*, 117（2）: 228-235, Aug. 2016.

［1065］B. Ulker and N. Gencer. Implementation of a data acquisition system for contactless conductivity imaging. *IEEE Engineering in Medicine and Biology Magazine*, 21（5）: 152-155, Sept. 2002.

［1066］G. Vainikko. Fast solvers of the Lippmann-Schwinger equation. In Direct and inverse problems of mathematical physics（Newark, DE, 1997）, volume 5 of *Int. Soc. Anal. Appl. Comput.*, pages 423-440. Kluwer Acad. Publ., Dordrecht, 2000.

［1067］M. E. V. Valkenburg. *Analog Filter Design*. Holt, Rinehart and Winston, 1982.

［1068］P. S. van der Burg, F. H. de Jongh, M. Miedema, I. Frerichs, and A. H. van Kaam. The effect of prolonged lateral positioning during routine care on regional lung volume changes in preterm infants. *Pediatric Pulmonology*, 51（3）: 280-285, Aug. 2016.

［1069］P. van der Zee, P. Somhorst, H. Endeman, and D. Gommers. Electrical impedance tomography for positive end-expiratory pressure titration in COVID-19-related acute respiratory distress syndrome. *American Journal of Respiratory and Critical Care Medicine*, 202（2）: 280-284, July 2020.

［1070］A. van Harreveld, T. Murphy, and K. Nobel. Specific impedance of rabbit's cortical tissue. *American Journal of Physiology-Legacy Content*, 205（1）: 203-207, 1963.

［1071］A. Van Harreveld and S. Ochs. Cerebral impedance changes after circulatory arrest. *American Journal of Physiology-Legacy Content*, 187（1）: 180-192, 1956.

［1072］A. van Harreveld and J. Schadé. Changes in the electrical conductivity of cerebral cortex during seizure activity. *Experimental neurology*, 5（5）: 383-400, 1962.

［1073］E. E. Van Houten, M. M. Doyley, F. E. Kennedy, J. B. Weaver, and K. D. Paulsen. Initial in vivo experience with steady-state subzone-based mr elastography of the human breast. *Journal of Magnetic Resonance Imaging: An Official Journal of the International Society for Magnetic Resonance in Medicine*, 17（1）: 72-85, 2003.

［1074］H. Vargas, A. Hötker, D. Goldman, C. Moskowitz, T. Gondo, K. Matsumoto, B. Ehdaie, S. Woo, S. Fine, V. Reuter, et al. Updated prostate imaging reporting and data system（pirads v2）recommendations for the detection of clinically significant prostate cancer using multiparametric mri: critical evaluation using whole-mount pathology as standard of reference. *European radiology*, 26（6）: 1606-1612, 2016.

［1075］M. Vauhkonen. *Electrical Impedance Tomography and Prior Information*. PhD thesis, University of Kuopio, 1997.

［1076］M. Vauhkonen, M. Hamsch, and C. H. Igney. A measurement system and image reconstruction in magnetic induction tomography. *Physiological Measurement*, 29（6）: S445-S454, June 2008.

［1077］M. Vauhkonen, P. A. Karjalainen, and J. P. Kaipio. A kalman filter approach to track fast impedance changes in electrical impedance tomography. *IEEE Transactions on Biomedical Engineering*, 45（4）: 486-493, 1998.

［1078］M. Vauhkonen, W. R. B. Lionheart, L. M. Heikkinen, P. J. Vauhkonen, and J. P.

Kaipio. A MATLAB package for the EIDORS project to reconstruct two-dimensional EIT images. *Physiological Measurement*, 22（1）: 107-111, Feb. 2001.

[1079] M. Vauhkonen, D. Vadasz, P. A. Karjalainen, E. Somersalo, and J. P. Kaipio. Tikhonov regularization and prior information in electrical impedance tomography. *IEEE Transactions on Medical Imaging*, 17（2）: 285-293, 1998.

[1080] P. J. Vauhkonen. *Second order and Infinite Elements in Three-Dimensional Electrical Impedance Tomography*. PhD thesis, Department of Applied Physics, University of Kuopio, Finland, 1999.

[1081] P. J. Vauhkonen, M. Vauhkonen, T. Savolainen, and J. P. Kaipio. Static three dimensional electrical impedance tomography. In *Proceedings of ICEBI'98*, pages 125-135, Spain, 41 PaiviInfVauhkonen PJ, Vauhkonen M, Kaipio JP, 2000, Errors due to the truncation of the computational domain in static three-dimensional electrical impedance tomography. Physiol Meas, 21, 1998. Barcelona.

[1082] R. Velluti, K. Klivington, and R. Galambos. Evoked resistance shifts in subcortical nuclei. *Biosystems*, 2（2）: 78-80, 1968.

[1083] C. Verdet, Y. Anguy, C. Sirieix, R. Clément, and C. Gaborieau. On the effect of electrode finiteness in small-scale electrical resistivity imaging. *Geophysics*, 83（6）: 1ND-Z38, 2018.

[1084] J. -L. Vincent, A. Rhodes, A. Perel, G. S. Martin, G. Della Rocca, B. Vallet, M. R. Pinsky, C. K. Hofer, J. -L. Teboul, W. -P. de Boode, S. Scolletta, A. Vieillard-Baron, D. de Backer, K. R. Walley, M. Maggiorini, and M. Singer. Clinical review: Update on hemodynamic monitoring-a consensus of 16. *Critical care（London, England）*, 15（4）: 229, 2011.

[1085] A. Vinciguerra, M. Aleardi, and P. Costantini. Full-waveform inversion of complex resistivity IP spectra: Sensitivity analysis and inversion tests using local and global optimization strategies on synthetic datasets. *Near Surface Geophysics*, 17（2）: 109-125, 2019.

[1086] K. R. Visser. Electric conductivity of stationary and flowing human blood at low frequencies. Medical & Biological Engineering & Computing, 30（6）: 636-640, Nov. 1992.

[1087] C. R. Vogel. *Computational Methods for Inverse Problems*. Society for Industrial and Applied Mathematics, Jan. 2002.

[1088] B. Vogt, K. Deuß, V. Hennig, Z. Zhao, I. Lautenschläger, N. Weiler, and I. Frerichs. Regional lung function in nonsmokers and asymptomatic current and former smokers. *ERJ Open Research*, 5（3）: 00240-2018, July 2019.

[1089] B. Vogt, S. Löhr, Z. Zhao, C. Falkenberg, T. Ankermann, N. Weiler, and I. Frerichs. Regional lung function testing in children using electrical impedance tomography. *Pediatric Pulmonology*, 53（3）: 293-301, Nov. 2018.

[1090] B. Vogt, L. Mendes, I. Chouvarda, E. Perantoni, E. Kaimakamis, T. Becher, N. Weiler, V. Tsara, R. P. Paiva, N. Maglaveras, and I. Frerichs. Influence of torso and arm positions on chest examinations by electrical impedance tomography. *Physiological Measurement*, 37（6）: 904-921, May 2016.

[1091] B. Vogt, S. Pulletz, G. Elke, Z. Zhao, P. Zabel, N. Weiler, and I. Frerichs. Spatial and temporal heterogeneity of regional lung ventilation determined by electrical impedance tomography during pulmonary function testing. *Journal of Applied Physiology*, 113（7）: 1154-1161, Oct. 2012.

［1092］ B. Vogt, Z. Zhao, P. Zabel, N. Weiler, and I. Frerichs. Regional lung response to bronchodilator reversibility testing determined by electrical impedance tomography in chronic obstructive pulmonary disease. *American Journal of Physiology-Lung Cellular and Molecular Physiology*, 311（1）: L8-L19, July 2016.

［1093］ T. Voigt, H. Homann, U. Katscher, and O. Doessel. Patient-individual local sar determination: in vivo measurements and numerical validation. *Magnetic resonance in medicine*, 68（4）: 1117-1126, 2012.

［1094］ T. Voigt, U. Katscher, and O. Doessel. Quantitative conductivity and permittivity imaging of the human brain using electric properties tomography. *Magnetic Resonance in Medicine*, 66（2）: 456-466, 2011.

［1095］ A. Volkov, S. Paula, and D. Deamer. Two mechanisms of permeation of small neutral molecules and hydrated ions across phospholipid bilayers. *Bioelectrochemistry and bioenergetics*, 42（2）: 153-160, 1997.

［1096］ J. Vollmer-Haase, H. W. Folkerts, C. G. Haase, M. Deppe, and E. B. Ringelstein. Cerebral hemodynamics during electrically induced seizures. *Neuroreport*, 9（3）: 407-410, 1998.

［1097］ M. Vonach, B. Marson, M. Yun, J. Cardoso, M. Modat, S. Ourselin, and D. Holder. A method for rapid production of subject specific finite element meshes for electrical impedance tomography of the human head. *Physiological measurement*, 33（5）: 801, 2012.

［1098］ A. N. Vongerichten, G. S. dos Santos, K. Aristovich, J. Avery, A. McEvoy, M. Walker, and D. S. Holder. Characterisation and imaging of cortical impedance changes during interictal and ictal activity in the anaesthetised rat. *NeuroImage*, 124: 813-823, Jan. 2016.

［1099］ A. Vonk Noordegraaf, T. J. C. Faes, A. Janse, J. T. Marcus, R. M. Heethaar, P. E. Postmus, and P. M. J. M. de Vries. Improvement of cardiac imaging in electrical impedance tomography by means of a new electrode configuration. *Physiological Measurement*, 17（3）: 179-188, aug 1996.

［1100］ A. Vonk Noordegraaf, A. Janse, J. T. Marcus, J. G. F. Bronzwaer, P. E. Postmus, T. J. C. Faes, and P. M. J. M. de Vries. Determination of stroke volume by means of electrical impedance tomography. *Physiological Measurement*, 21（2）: 285-293, may 2000.

［1101］ A. Vonk Noordegraaf, P. W. A. Kunst, A. Janse, R. A. Smulders, R. M. Heethaar, P. E. Postmus, T. J. C. Faes, and P. M. J. M. de Vries. Validity and reproducibility of electrical impedance tomography for measurement of calf blood flow in healthy subjects. *Medical and Biological Engineering and Computing*, 35（2）: 107-112, Mar 1997.

［1102］ J. G. Wade, K. Senior, and S. Seubert. Convergence of derivative approximations in the inverse conductivity problem. Technical Report No. 96-14, Bowling Green State University, 1996.

［1103］ F. M. Wagner, P. Bergmann, C. Rücker, B. Wiese, T. Labitzke, C. Schmidt-Hattenberger, and H. Maurer. Impact and mitigation of borehole related effects in permanent crosshole resistivity imaging: An example from the Ketzin CO2 storage site. *J. Applied Geophys.*, 123（1）: 102-111, 2015.

［1104］ F. M. Wagner, T. Günther, C. Schmidt-Hattenberger, and H. Maurer. Constructive optimization of electrode locations for target-focused resistivity monitoring. *Geophysics*, 80（2）: 1MA-Z50, 2015.

［1105］ F. M. Wagner and B. Wiese. Fully coupled inversion on a multi-physical reservoir model —— part II: The Ketzin CO2 storage reservoir. *International Journal of Greenhouse Gas Control*, 75（1）: 273-281, 2018.

［1106］ A. Waldmann, C. Meira, U. Auer, S. Böhme, C. Braun, and S. Böhm. Finite element model data base for animals. In *Proc 17th Int conf Biomedical Applications of EIT（EIT 2016）*, 2016.

［1107］ A. Waldmann, C. Meira, S. Böhm, M. Dennler, and M. Mosing. Construction of a robust beagle model for EIT applications. In *Proc 17th Int conf Biomedical Applications of EIT（EIT 2016）*, 2016.

［1108］ A. J. Walker, J. Ruzevick, A. A. Malayeri, D. Rigamonti, M. Lim, K. J. Redmond, and L. Kleinberg. Postradiation imaging changes in the cns: how can we differentiate between treatment effect and disease progression? *Future Oncology*, 10（7）: 1277-1297, 2014.

［1109］ Y. Wan, A. Borsic, A. Hartov, and R. Halter. Incorporating a biopsy needle as an electrode in transrectal electrical impedance imaging. In *2012 Annual International Conference of the IEEE Engineering in Medicine and Biology Society*, pages 6220-6223. IEEE, 2012.

［1110］ Y. Wan, A. Borsic, J. Heaney, J. Seigne, A. Schned, M. Baker, S. Wason, A. Hartov, and R. Halter. Transrectal electrical impedance tomography of the prostate: spatially coregistered pathological findings for prostate cancer detection. *Medical physics*, 40（6Part1）: 063102, 2013.

［1111］ Y. Wan, R. Halter, A. Borsic, P. Manwaring, A. Hartov, and K. Paulsen. Sensitivity study of an ultra-sound coupled transrectal electrical impedance tomography system for prostate imaging. *Physiological measurement*, 31（8）: S17, 2010.

［1112］ C. Wang, H. He, Z. Cui, Q. Cao, P. Zou, and H. Wang. A novel EMT system based on TMR sensors for reconstruction of permeability distribution. *Measurement Science and Technology*, 29（10）: 104008, Sept. 2018.

［1113］ J. -R. Wang, B. -U. Sun, H. -X. Wang, S. Pang, X. Xu, and Q. Sun. Experimental study of dielectric properties of human lung tissue in vitro. *Journal of Medical and Biological Engineering*, 34: 598-604, 2014.

［1114］ J. -Y. Wang, T. Healey, A. Barker, B. Brown, C. Monk, and D. Anumba. Magnetic induction spectroscopy（MIS）——probe design for cervical tissue measurements. *Physiological Measurement*, 38（5）: 729-744, Apr. 2017.

［1115］ L. Wang and R. Patterson. Multiple sources of the impedance cardiogram based on 3-d finite difference human thorax models. *IEEE Transactions on Biomedical Engineering*, 42（2）: 141-148, 1 1995.

［1116］ M. Wang, S. Johnstone, W. J. N. Pritchard, and T. A. York. Modelling and mapping electrical resistance changes due to hearth erosion in a 'cold' model of a blast furnace. In Proc.

1st World Congress on Industrial Process Tomography, pages 161-166, Apr. 1999.

[1117] S. Wang, D. Geldart, M. Beck, and T. Dyakowski. A behaviour of a catalyst powder flowing down in a dipleg. *Chemical Engineering Journal*, 77 (1-2): 51-56, Apr. 2000.

[1118] S. Wang, T. Kalscheuer, M. Bastani, A. Malehmir, L. Pedersen, T. Dahlin, and N. Meqbel. Joint inversion of lake-floor electrical resistivity tomography and boat-towed radio-magnetotelluric data illustrated on synthetic data and an application from the ¨aspö Hard Rock Laboratory site, Sweden. *Geophys. J. Int.*, 213 (1): 511-533, 2018.

[1119] S. Wang and W. Yin. Monitoring cleaning-in-place by electrical resistance tomography with dynamic references. In *2016 IEEE International Conference on Imaging Systems and Techniques (IST)*, pages 300-305. IEEE, 2016.

[1120] Y. Wang, P. Spincemaille, Z. Liu, A. Dimov, K. Deh, J. Li, Y. Zhang, Y. Yao, K. M. Gillen, A. H. Wilman, A. Gupta, A. J. Tsiouris, I. Kovanlikaya, G. C. -Y. Chiang, J. W. Weinsaft, L. Tanenbaum, W. Chen, W. Zhu, S. Chang, M. Lou, B. H. Kopell, M. G. Kaplitt, D. Devos, T. Hirai, X. Huang, Y. Korogi, A. Shtilbans, G. -H. Jahng, D. Pelletier, S. A. Gauthier, D. Pitt, A. I. Bush, G. M. Brittenham, and M. R. Prince. Clinical quantitative susceptibility mapping (QSM): Biometal imaging and its emerging roles in patient care. *Journal of Magnetic Resonance Imaging*, 46 (4): 951-971, Mar. 2017.

[1121] R. Ward, M. Joseph, A. Langley, S. Taylor, and J. C. Watson. Magnetic induction tomography of objects for security applications. In *Emerging Imaging and Sensing Technologies for Security and Defence II*, volume 10438, page 104380G. International Society for Optics and Photonics, 2017.

[1122] R. C. Waterfall, R. He, P. Wolanski, and Z. Gut. Monitoring flame position and stability in combustion cans using ect. In *Proc. 1st World Congress on Industrial Process Tomography*, pages 35-38, Apr. 1999.

[1123] S. Watson. *Instrumentation for low-conductivity Magnetic Induction Tomography*. PhD thesis, University of South Wales, Cardiff, United Kingdom, 2009.

[1124] S. Watson, A. Morris, R. J. Williams, H. Griffiths, and W. Gough. A primary field compensation scheme for planar array magnetic induction tomography. Physiological Measurement, 25 (1): 271-279, Feb. 2004.

[1125] S. Watson, H. C. Wee, H. Griffiths, and R. J. Williams. A highly phase-stable differential detector amplifier for magnetic induction tomography. *Physiological Measurement*, 32 (7): 917-926, June 2011.

[1126] S. Watson, R. Williams, A. Morris, W. Gough, and H. Griffiths. The Cardiff magnetic induction tomography system. *Proc. Int. Fed. Med. Biol. Eng.* EMBEC02, 3: 116-7, 2002.

[1127] S. Watson, R. J. Williams, W. Gough, and H. Griffiths. A magnetic induction tomography system for samples with conductivities below 10 S m^{-1}. *Measurement Science and Technology*, 19 (4): 045501, Feb. 2008.

[1128] S. Watson, R. J. Williams, W. Gough, A. Morris, and H. Griffiths. Phase measurement in biomedical magnetic induction tomography. In *Proc 2nd World Congress on Process Tomography*, pages 517-524, Aug. 2001.

［1129］S. Watson, R. J. Williams, H. Griffiths, W. Gough, and A. Morris. Frequency down-conversion and phase noise in MIT. *Physiological Measurement*, 23（1）: 189-194, Jan. 2002.

［1130］S. Watson, R. J. Williams, H. Griffiths, W. Gough, and A. Morris. Magnetic induction tomography: phase versus vector-voltmeter measurement techniques. *Physiological Measurement*, 24（2）: 555-564, Apr. 2003.

［1131］M. Waxman and L. Smits. Electrical conductivities in oil-bearing shaly sands. *SPE Journal*, 8（2）: 107-122, June 1968.

［1132］H. -Y. Wei and M. Soleimani. Hardware and software design for a national instrument-based magnetic induction tomography system for prospective biomedical applications. *Physiological Measurement*, 33（5）: 863-879, Apr. 2012.

［1133］H. -Y. Wei and M. Soleimani. Theoretical and experimental evaluation of rotational magnetic induction tomography. *IEEE Transactions on Instrumentation and Measurement*, 61（12）: 3324-3331, 2012.

［1134］K. Wei, C. Qiu, D. McCormack, and K. Primrose. Its densitometer: an electrical resistance tomography based densitometer. In *Proc. 8th World Congress on Industrial Process Tomography*（*WCIPT8*）, Sept. 2016.

［1135］K. Wei, C. -H. Qiu, and K. Primrose. Super-sensing technology: Industrial applications and future challenges of electrical tomography. *Philosophical Transactions of the Royal Society A: Mathematical, Physical and Engineering Sciences*, 374（2070）: 20150328, 2016.

［1136］J. C. Weinreb, J. O. Barentsz, P. L. Choyke, F. Cornud, M. A. Haider, K. J. Macura, D. Margolis, M. D. Schnall, F. Shtern, C. M. Tempany, et al. Pi-rads prostate imaging-reporting and data system: 2015, version 2. *European urology*, 69（1）: 16-40, 2016.

［1137］R. M. West, R. G. Aykroyd, S. Meng, and R. A. Williams. Markov chain monte carlo techniques and spatial-temporal modelling for medical EIT. *Physiological Measurement*, 25（1）: 181-194, Feb. 2004.

［1138］R. M. West, D. M. Scott, G. Sunshine, J. Kostuch, L. Heikkinen, M. Vauhkonen, B. S. Hoyle, H. I. Schlaberg, R. Hou, and R. A. Williams. In situimaging of paste extrusion using electrical impedance tomography. *Measurement Science and Technology*, 13（12）: 1890-1897, Nov. 2002.

［1139］M. Wettstein, L. Radlinger, and T. Riedel. Effect of different breathing aids on ventilation distribution in adults with cystic fibrosis. *PLoS ONE*, 9（9）: e106591, Sept. 2014.

［1140］R. B. White. Using electrical capacitance tomography to monitor gas voids in a packed bed of solids. In *Proc 2nd World Congress on Process Tomography*, pages 307-314, 2001.

［1141］J. Whiteley, J. Chambers, S. Uhlemann, P. B. Wilkinson, and J. Kendall. Geophysical monitoring of moisture-induced landslides: A review. *Review of Geophysics*, 57（1）: 106-145, 2019.

［1142］H. Wi, A. L. McEwan, V. Lam, H. J. Kim, E. J. Woo, and T. I. Oh. Real-time conductivity imaging of temperature and tissue property changes during radiofrequency ablation: An ex vivo model using weighted frequency difference. *Bioelectromagnetics*, 36（4）: 277-286, 2015.

［1143］H. Wi, H. Sohal, A. L. McEwan, E. J. Woo, and T. I. Oh. Multi-frequency electrical impedance tomography system with automatic self-calibration for long-term monitoring. *IEEE Transactions on Biomedical Circuits and Systems*, 8（1）：119-128, 2014.

［1144］A. Wickenbrock, F. Tricot, and F. Renzoni. Magnetic induction measurements using an all-optical 87 Rb atomic magnetometer. *Applied Physics Letters*, 103（24）：243503, Dec. 2013.

［1145］M. Wiegel, S. Hammermüller, H. Wrigge, and A. W. Reske. Electrical impedance tomography visualizes impaired ventilation due to hemidiaphragmatic paresis after interscalene brachial plexus block. *Anesthesiology*, 125（4）：807-807, Oct. 2016.

［1146］P. B. Wilkinson, J. Chambers, O. Kuras, P. Meldrum, and D. Gunn. Long-term time-lapse geoelectrical monitoring. *First Break*, 29（8）：77-84, 2011.

［1147］P. B. Wilkinson, J. Chambers, P. Meldrum, R. Ogilvy, and S. Caunt. Optimization of array configurations and panel combinations for the detection and imaging of abandoned mineshafts using 3D cross-hole electrical resistivity tomography. *Journal of Environmental & Engineering Geophysics*, 11（3）：161-224, 2006.

［1148］P. B. Wilkinson, J. E. Chambers, M. Lelliot, G. Wealthall, and R. Ogilvy. Extreme sensitivity of crosshole electrical resistivity tomography measurements to geometric errors. *Geophys. J. Int.*, 173（1）：49-62, Apr. 2008.

［1149］P. B. Wilkinson, J. E. Chambers, S. Uhlemann, P. Meldrum, A. Smith, N. Dixon, and M. H. Loke. Reconstruction of landslide movements by inversion of 4-D electrical resistivity tomography monitoring data. *Geophysical Research Letters*, 43（3）：1166-1174, Feb. 2016.

［1150］P. B. Wilkinson, M. H. Loke, P. I. Meldrum, J. E. Chambers, O. Kuras, D. A. Gunn, and R. D. Ogilvy. Practical aspects of applied optimized survey design for electrical resistivity tomography. *Geophys. J. Int.*, 189（1）：428-440, Apr. 2012.

［1151］P. B. Wilkinson, P. Meldrum, O. Kuras, J. Chambers, S. Holyoake, and R. Ogilvy. High-resolution electrical resistivity tomography monitoring of a tracer test in a confined aquifer. *J. Applied Geophys.*, 70（4）：268-276, 2010.

［1152］P. B. Wilkinson, S. Uhlemann, P. Meldrum, J. Chambers, S. Carrière, L. Oxby, and M. H. Loke. Adaptive time-lapse optimized survey design for electrical resistivity tomography monitoring. *Geophys. J. Int.*, 203（1）：755-766, 2015.

［1153］R. Williams, S. Luke, K. Ostrowski, and M. Bennett. Measurement of bulk particulates on belt conveyor using dielectric tomography. *Chemical Engineering Journal*, 77（1-2）：57-63, Apr. 2000.

［1154］R. A. Williams and M. S. Beck. *Process Tomography：Principles, Techniques and Applications*. Butterworth-Heinemann：Oxford, UK, 1995.

［1155］R. A. Williams and T. A. York. Microtomographic sensors for microfactories. In *Proc Int Conf on Process Innovation and Intensification*, Oct. 1998.

［1156］A. J. Wilson, P. Milnes, A. R. Waterworth, R. H. Smallwood, and B. H. Brown. Mk3. 5：a modular, multi-frequency successor to the mk3a EIS/EIT system. *Physiological Measurement*, 22（1）：49-54, Feb. 2001.

［1157］A. Witkowska-Wrobel. *Imaging Physiological Brain Activity and Epilepsy with Electrical Impedance Tomography*. PhD thesis, University College London, 2020.

［1158］A. Witkowska-Wrobel, K. Aristovich, M. Faulkner, J. Avery, and D. Holder. Feasibility of imaging epileptic seizure onset with EIT and depth electrodes. *NeuroImage*, 173: 311-321, 2018.

［1159］K. H. Wodack, S. Buehler, S. A. Nishimoto, M. F. Graessler, C. R. Behem, A. D. Waldmann, B. Mueller, S. H. Böhm, E. Kaniusas, F. Thürk, A. Maerz, C. J. C. Trepte, and D. A. Reuter. Detection of thoracic vascular structures by electrical impedance tomography: a systematic assessment of prominence peak analysis of impedance changes. *Physiological measurement*, 39（2）: 024002, 2018.

［1160］C. F. Wojslaw and E. A. Moustakas. *Operational Amplifiers*. Wiley, New York, 1986.

［1161］G. K. Wolf, B. Grychtol, I. Frerichs, D. Zurakowski, and J. H. Arnold. Regional lung volume changes during high-frequency oscillatory ventilation. *Pediatric Critical Care Medicine*, 11（5）: 610-615, Sept. 2010.

［1162］T. Wondrak, U. Hampel, M. Ratajczak, I. Glavinic, F. Stefani, S. Eckert, D. van der Plas, P. Pennerstorfer, I. Muttakin, M. Soleimani, S. Abouelazayem, J. Hlava, A. Blishchik, and S. Kenjeres. Real-time control of the mould flow in a model of continuous casting in frame of the TOMOCON project. *IOP Conference Series: Materials Science and Engineering*, 424: 012003, Oct. 2018.

［1163］E. J. Woo, P. Hua, J. G. Webster, and W. J. Tompkins. Measuring lung resistivity using electrical impedance tomography. *IEEE transactions on biomedical engineering*, 39（7）: 756-760, 1992.

［1164］E. J. Woo and M. Kranjc. Principles and use of magnetic resonance electrical impedance tomography in tissue electroporation. *Handbook of Electroporation*, pages 1-18, 2016.

［1165］E. J. Woo and J. K. Seo. Magnetic resonance electrical impedance tomography（MREIT）for high-resolution conductivity imaging. *Physiological measurement*, 29（10）: R1, 2008.

［1166］A. J. Woolcock and P. T. Macklem. Mechanical factors influencing collateral ventilation in human, dog, and pig lungs. *Journal of Applied Physiology*, 30（1）: 99-115, Jan. 1971.

［1167］L. Wrb. Conformal uniqueness results in anisotropic electrical impedance imaging. *Inverse Problems*, 13: 125-134, 1997.

［1168］L. Wrb. EIT reconstruction algorithms: pitfalls. challenges and recent developments, to appear in special issue *Physiol Meas*. 25: 125, 2004.

［1169］H. Wrigge, J. Zinserling, T. Muders, D. Varelmann, U. Günther, C. von der Groeben, A. Magnusson, G. Hedenstierna, and C. Putensen. Electrical impedance tomography compared with thoracic computed tomography during a slow inflation maneuver in experimental models of lung injury. *Critical Care Medicine*, 36（3）: 903-909, Mar. 2008.

［1170］C. Wu and M. Soleimani. Frequency difference EIT with localization: A potential medical imaging tool during cancer treatment. *IEEE Access*, 7: 21870-21878, 2019.

［1171］H. Wu, Y. Yang, P. -O. Bagnaninchi, and J. Jia. Calibrated frequency-difference electrical impedance tomography for 3d tissue culture monitoring. *IEEE Sensors Journal*, 19（18）: 7813-7821, 2019.

［1172］H. Wu, W. Zhou, Y. Yang, J. Jia, and P. Bagnaninchi. Exploring the potential of electrical impedance tomography for tissue engineering applications. *Materials*, 11（6）: 930, 2018.

［1173］Y. Wu, D. Jiang, A. Bardill, R. Bayford, and A. Demosthenous. A 122 fps, 1 MHz bandwidth multi-frequency wearable EIT belt featuring novel active electrode architecture for neonatal thorax vital sign monitoring. *IEEE Transactions on Biomedical Circuits and Systems*, 2019.

［1174］Y. Wu, D. Jiang, A. Bardill, S. de Gelidi, R. Bayford, and A. Demosthenous. A high frame rate wearable EIT system using active electrode ASICs for lung respiration and heart rate monitoring. *IEEE Transactions on Circuits and Systems-I: Regular Papers*, 65 (11), 2018.

［1175］Y. Wu, D. Jiang, X. Liu, R. Bayford, and A. Demosthenous. A human-machine interface using electrical impedance tomography for hand prosthesis control. *IEEE transactions on biomedical circuits and systems*, 12 (6): 1322-1333, 2018.

［1176］Z. Xiao, C. Tan, and F. Dong. Multi-frequency difference method for intracranial hemorrhage detection by magnetic induction tomography. *Physiological Measurement*, 39 (5): 055006, May 2018.

［1177］Z. Xu, H. Luo, W. He, C. He, X. Song, and Z. Zahng. A multi-channel magnetic induction tomography measurement system for human brain model imaging. *Physiological Measurement*, 30 (6): S175-S186, June 2009.

［1178］D. A. Yablonskiy, J. J. Ackerman, and M. E. Raichle. Coupling between changes in human brain temperature and oxidative metabolism during prolonged visual stimulation. *Proceedings of the National Academy of Sciences*, 97 (13): 7603-7608, 2000.

［1179］B. Yang, B. Li, C. Xu, S. Hu, M. Dai, J. Xia, P. Luo, X. Shi, Z. Zhao, X. Dong, et al. Comparison of electrical impedance tomography and intracranial pressure during dehydration treatment of cerebral edema. *NeuroImage: Clinical*, 23: 101909, 2019.

［1180］B. Yang, X. Shi, M. Dai, C. Xu, F. You, F. Fu, R. Liu, and X. Dong. Real-time imaging of cerebral infarction in rabbits using electrical impedance tomography. *Journal of international medical research*, 42 (1): 173-183, 2014.

［1181］J. Yang, Y. Liu, and X. Wu. 3-D DC resistivity modelling with arbitrary long electrode sources using finite element method on unstructured grids. *Geophys. J. Int.*, 211 (2): 1162-1176, 2017.

［1182］L. Yang, M. Dai, K. Möller, I. Frerichs, A. Adler, F. Fu, and Z. Zhao. Lung regions identified with ct improve the value of global inhomogeneity index measured with electrical impedance tomography. *in Press, Quantitative Imaging in Medicine and Surgery*, 2020.

［1183］L. Yang, G. Zhang, J. Song, M. Dai, C. Xu, X. Dong, and F. Fu. Ex-vivo characterization of bioimpedance spectroscopy of normal, ischemic and hemorrhagic rabbit brain tissue at frequencies from 10 hz to 1 MHz. *Sensors*, 16 (11): 1942, Nov. 2016.

［1184］W. Q. Yang, D. M. Spink, T. A. York, and H. McCann. An image-reconstruction algorithm based on landweber's iteration method for electrical-capacitance tomography. *Measurement Science and Technology*, 10 (11): 1065-1069, Sept. 1999.

［1185］Y. Yang, J. Jia, S. Smith, N. Jamil, W. Gamal, and P. -O. Bagnaninchi. A miniature electrical impedance tomography sensor and 3-d image reconstruction for cell imaging. *IEEE Sensors Journal*, 17 (2): 514-523, 2016.

［1186］J. Yao, H. Chen, Z. Xu, J. Huang, J. Li, J. Jia, and H. Wu. Development of a wearable electrical impedance tomographic sensor for gesture recognition with machine learning. *IEEE journal of biomedical and health informatics*, 24（6）：1550-1556, 2019.

［1187］R. J. Yerworth, R. Bayford, B. Brown, P. Milnes, M. Conway, and D. S. Holder. Electrical impedance tomography spectroscopy（EITS）for human head imaging. *Physiological measurement*, 24（2）：477, 2003.

［1188］R. J. Yerworth, R. H. Bayford, G. Cusick, M. Conway, and D. S. Holder. Design and performance of the UCLH mark 1b 64 channel electrical impedance tomography（EIT）system, optimized for imaging brain function. *Physiological Measurement*, 23（1）：149-158, Jan. 2002.

［1189］R. J. Yerworth, I. Frerichs, and R. Bayford. Analysis and compensation for errors in electrical impedance tomography images and ventilation-related measures due to serial data collection. *Journal of clinical monitoring and computing*, 31（5）：1093-1101, 2017.

［1190］W. Yin and A. J. Peyton. A planar EMT system for the detection of faults on thin metallic plates. *Measurement Science and Technology*, 17（8）：2130-2135, July 2006.

［1191］T. York. Status of electrical tomography in industrial applications. *Journal of Electronic Imaging*, 10（3）：608, July 2001.

［1192］T. York, Q. Smit, J. Davidson, and B. Grieve. An intrinsically safe electrical tomography system. In *2003 IEEE International Symposium on Industrial Electronics*, volume 2, pages 946-951. IEEE, 2003.

［1193］T. York, L. Sun, C. Gregory, and J. Hatfield. Silicon-based miniature sensor for electrical tomography. *Sensors and Actuators A：Physical*, 110（1-3）：213-218, Feb. 2004.

［1194］T. J. Yorkey, J. G. Webster, and W. J. Tompkins. Comparing reconstruction algorithms for electrical impedance tomography. *IEEE Transactions on Biomedical Engineering*, BME-34（11）：843-852, 1987.

［1195］Z. Yu, A. Peyton, and M. Beck. Electromagnetic tomography（EMT）, part i: Design of a sensor and a system with a parallel excitation field. In *Proc. European Concerted Action in Process Tomography*, pages 147-154, Mar. 1994.

［1196］Z. Yu, A. Peyton, M. Beck, W. Conway, and L. Xu. Imaging system based on electromagnetic tomography（EMT）. *Electronics Letters*, 29（7）：625-626, 1993.

［1197］Y. Yuan, J. Qiang, J. Tang, Z. Ren, and Z. Xiao. 2. 5D direct-current resistivity forward modelling and inversion by finite-element—infinite-element coupled method. *Geophys. Prospect.*, 64（3）：767-779, 2016.

［1198］E. Yuen, D. Vlaev, R. Mann, T. Dyakowski, B. Grieve, and T. A. York. Applying electrical resistance tomography（ert）to solid-fluid filtration processes. In *Proc World Filtration Congress 8*, April 2000.

［1199］A. D. Zacharopoulos, S. R. Arridge, O. Dorn, V. Kolehmainen, and J. Sikora. Three-dimensional reconstruction of shape and piecewise constant region values for optical tomography using spherical harmonic parametrization and a boundary element method. *Inverse Problems*, 22（5）：1509, 2006.

［1200］M. Zadehkoochak, B. Blott, T. K. Hames, and R. F. George. Pulmonary perfusion and ventricular ejection imaging by frequency domain filtering of EIT images. *Clinical Physics and Physiological Measurement*, 13：191-196, 01 1992.

[1201] T. Zaehle, S. Rach, and C. S. Herrmann. Transcranial alternating current stimulation enhances individual alpha activity in human eeg. *PloS one*, 5（11）: e13766, 2010.

[1202] C. Zhang, M. Dai, W. Liu, X. Bai, J. Wu, C. Xu, J. Xia, F. Fu, X. Shi, X. Dong, F. Jin, and F. You. Global and regional degree of obstruction determined by electrical impedance tomography in patients with obstructive ventilatory defect. *PLOS ONE*, 13（12）: e0209473, Dec. 2018.

[1203] H. Zhang, T. Schneider, C. Wheeler-Kingshott, and D. Alexander. NODDI: practical in vivo neurite orientation dispersion and density imaging of the human brain. *Neuroimage*, 61（4）: 1000-1016, 2012.

[1204] J. Zhang, B. Yang, H. Li, F. Fu, X. Shi, X. Dong, and M. Dai. A novel 3d-printed head phantom with anatomically realistic geometry and continuously varying skull resistivity distribution for electrical impedance tomography. *Scientific reports*, 7（1）: 1-9, 2017.

[1205] Y. Zhang and C. Harrison. Tomo: Wearable, low-cost electrical impedance tomography for hand gesture recognition. In *Proceedings of the 28th Annual ACM Symposium on User Interface Software & Technology*, pages 167-173, 2015.

[1206] Z. Zhao, R. Fischer, I. Frerichs, U. Müller-Lisse, and K. Möller. Regional ventilation in cystic fibrosis measured by electrical impedance tomography. *Journal of Cystic Fibrosis*, 11（5）: 412-418, Sept. 2012.

[1207] Z. Zhao, H. He, J. Luo, A. Adler, X. Zhang, R. Liu, Y. Lan, S. Lu, X. Luo, Y. Lei, I. Frerichs, X. Huang, and K. Möller. Detection of pulmonary oedema by electrical impedance tomography: validation of previously proposed approaches in a clinical setting. *Physiological Measurement*, 40（5）: 054008, June 2019.

[1208] Z. Zhao, K. Möller, D. Steinmann, I. Frerichs, and J. Guttmann. Evaluation of an electrical impedance tomography-based global inhomogeneity index for pulmonary ventilation distribution. *Intensive Care Medicine*, 35（11）, Aug. 2009.

[1209] Z. Zhao, U. Müller-Lisse, I. Frerichs, R. Fischer, and K. Möller. Regional airway obstruction in cystic fibrosis determined by electrical impedance tomography in comparison with high resolution CT. *Physiological Measurement*, 34（11）: N107-N114, Oct. 2013.

[1210] Z. Zhao, S. -Y. Peng, M. -Y. Chang, Y. -L. Hsu, I. Frerichs, H. -T. Chang, and K. Möller. Spontaneous breathing trials after prolonged mechanical ventilation monitored by electrical impedance tomography: an observational study. *Acta Anaesthesiologica Scandinavica*, 61（9）: 1166-1175, Aug. 2017.

[1211] Z. Zhao, S. Pulletz, I. Frerichs, U. Müller-Lisse, and K. Möller. The EIT-based global inhomogeneity index is highly correlated with regional lung opening in patients with acute respiratory distress syndrome. *BMC Research Notes*, 7（1）, Feb. 2014.

[1212] Z. Zhao, D. Steinmann, I. Frerichs, J. Guttmann, and K. Möller. PEEP titration guided by ventilation homogeneity: a feasibility study using electrical impedance tomography. *Critical Care*, 14（1）: R8, 2010.

[1213] Z. Zhao, P. -J. Yun, Y. -L. Kuo, F. Fu, M. Dai, I. Frerichs, and K. Möller. Comparison of different functional EIT approaches to quantify tidal ventilation distribution. *Physiological Measurement*, 39（1）: 01NT01, Jan. 2018.

［1214］L. Zhou, B. Harrach, and J. K. Seo. Monotonicity-based electrical impedance tomography for lung imaging. *Inverse Problems*, 34（4）: 045005, 2018.

［1215］Z. Zhou, G. S. dos Santos, T. Dowrick, J. Avery, Z. Sun, H. Xu, and D. S. Holder. Comparison of total variation algorithms for electrical impedance tomography. *Physiological measurement*, 36（6）: 1193, 2015.

［1216］Z. Zhu, W. R. B. Lionheart, F. J. Lidgey, C. N. McLeod, K. S. Paulson, and M. K. Pidcock. An adaptive current tomograph using voltage sources. *IEEE Transactions on Biomedical Engineering*, 40（2）: 163-168, 1993.

［1217］G. Zick, G. Elke, T. Becher, D. Schädler, S. Pulletz, S. Freitag-Wolf, N. Weiler, and I. Frerichs. Effect of PEEP and tidal volume on ventilation distribution and end-expiratory lung volume: A prospective experimental animal and pilot clinical study. *PLoS ONE*, 8（8）: e72675, Aug. 2013.

［1218］S. Zlochiver, M. M. Radai, S. Abboud, M. Rosenfeld, X. -Z. Dong, R. -G. Liu, F. -S. You, H. -Y. Xiang, and X. -T. Shi. Induced current electrical impedance tomography system: experimental results and numerical simulations. *Physiological Measurement*, 25（1）: 239-255, Feb. 2004.

［1219］M. Zolgharni, H. Griffiths, and P. D. Ledger. Frequency-difference MIT imaging of cerebral haemorrhage with a hemispherical coil array: numerical modelling. *Physiological Measurement*, 31（8）: S111-S125, July 2010.

［1220］M. Zolgharni, P. D. Ledger, D. W. Armitage, D. S. Holder, and H. Griffiths. Imaging cerebral haemorrhage with magnetic induction tomography: numerical modelling. *Physiological Measurement*, 30（6）: S187-S200, June 2009.

［1221］Y. Zou and Z. Guo. A review of electrical impedance techniques for breast cancer detection. *Medical engineering & physics*, 25（2）: 79-90, 2003.

索　引